CHIRURGIE IN EINZELDARSTELLUNGEN

BAND 34

F. MICHELSSON UND L. RICKMANN

DIE AKTIVE BEHANDLUNG DER LUNGENTUBERKULOSE

DIE AKTIVE BEHANDLUNG DER LUNGENTUBERKULOSE

VON

DR. MED. FRIEDRICH MICHELSSON
FACHARZT FÜR CHIRURGIE

UND

DR. MED. HABIL. LUDGER RICKMANN
FACHARZT FÜR LUNGENKRANKHEITEN

Mit 112 Abbildungen

1952

WALTER DE GRUYTER & CO.
vorm. G. J. Göschen'sche Verlagshandlung · J. Guttentag, Verlagsbuchhandlung
Georg Reimer · Karl J. Trübner · Veit & Comp.
BERLIN W 35

vorm. G. J. Göschen'sche Verlagshandlung, J. Guttentag, Verlagsbuchhandlung,
Georg Reimer, Karl J. Trübner, Veit & Comp.
Berlin W 35
Archiv-Nr. 515252/34, Printed in Germany
Satz: Walter de Gruyter, Berlin W 35
Druck: Hermann Wendt G. m. b. H., Berlin W 35

Inhalt

Der Wirkungsmechanismus des Lungenkollapses auf den tuberkulösen Krankheitsherd

von F. Michelsson

Die moderne aktive Behandlung der Lungentuberkulose ist fast ausschließlich Kollapsbehandlung, die durch einen möglichst ausgeglichenen, genügend lange anhaltenden Lungenkollaps günstige Bedingungen für eine Heilung zu schaffen sucht.

Es ist daher erforderlich, daß wir uns zunächst ein Bild von der physiologischen Wirkung des therapeutischen Kollapses auf das Lungengewebe und den Krankheitsherd zu machen suchen. Trotz der ungeheuren Verbreitung der Kollapsbehandlung und trotz der unübersehbaren Zahl von Untersuchungen, die dieser Behandlungsart gewidmet sind, kann diese Frage aber noch immer nicht als völlig gelöst betrachtet werden. Zum Teil gehen die Meinungen auch heute noch in manchen nicht unwesentlichen Punkten recht weit auseinander. Wir werden uns bei unserer Darstellung im wesentlichen an die Untersuchungsergebnisse von Würm halten, der sich mit diesen Fragen besonders eingehend beschäftigt hat und, wie uns scheint, die in Betracht kommenden Fragen am befriedigendsten beantwortet.

Die Kollapsbehandlung der Lungentuberkulose sucht durch Verringerung des Dehnungszustandes der Lunge eine Verkleinerung ihres Volumens herbeizuführen. Diese Entspannung der Lunge kann natürlich nur durch Verminderung ihres Luftgehaltes erreicht werden, führt also zu einer mehr oder weniger ausgesprochenen Entspannungsatelektase. Diese Atelektase darf man sich aber nicht als eine gleichmäßige Abnahme des Luftgehaltes der ganzen Lunge vorstellen, sondern es finden sich stets neben atelektatischen Bezirken auch normal geblähte Lungenbezirke, was für die spätere Wiederentfaltung der kollabierten Lunge wichtig ist.

Dieser selektive Kollaps der Lunge, der in erster Linie das erkrankte Gewebe betrifft, erklärt sich nach den Untersuchungen von Dijkstra dadurch, daß der Lungenkollaps kein rein passiver Vorgang ist.

Bei einer Herdbildung in der Lunge kommt es fast immer auch zu einer umschriebenen entzündlichen Reizung des entsprechenden Bezirks der Pleura pulmonalis. Die fast nie fehlenden Verwachsungen beweisen das (Bronkhorst). Auch Michetti fand bei seinen systematischen thorakoskopischen Untersuchungen in 85% der Fälle eine deutliche Hyperämie oder sonstige Zeichen einer Entzündung. Die Veränderung war stets am stärksten über dem erkrankten Lungenteil, vor allem in der Nachbarschaft der Verwachsung. Michetti glaubt allerdings, daß die Verwachsung die Ursache dieser entzündlichen Reaktion sei, es wird aber wohl richtiger sein, sie als eine Entzündungsfolge anzusehen.

Diese umschriebene Pleuritis wirkt als starker pleuropulmonaler Reiz auf das neuromuskuläre System der Lunge und ruft reflektorisch eine Kontraktion des Lungengewebes hervor. Außerdem dürfte auch vom Entzündungsherd in der Lunge ein Reiz auf die Lungenmuskulatur ausgeübt werden, da aus den experimentellen Untersuchungen von Dijkstra hervorgeht, daß schon eine geringe Erhöhung der Wasserstoffionenkonzentration zu einer Erhöhung des Tonus der Lungenmuskulatur führt.

Durch die Atelektase wird selbstverständlich die Beatmung der Lungen herabgesetzt, doch entspricht die dadurch erreichte funktionelle Ruhigstellung der Lunge gewöhnlich nicht ihrer Volumverringerung, da durch das Ausweichen des Mittelfells und die Elastizität der Rippen der Verlust an Durchlüftung mehr oder weniger ausgeglichen wird.

Außer der Herabsetzung der Durchlüftung und des Luftgehaltes der Lunge bedingt der Lungenkollaps auch eine Veränderung der Durchblutung und des Blutgehaltes der Lunge. Die ursprüngliche Annahme, daß die Durchblutung der Kollapslunge vermehrt würde, hat sich als irrig erwiesen; es kommt auch nicht zu einer venösen Stauung in ihr, sondern der Blutgehalt nimmt etwas ab. Dagegen verändert sich die kapillare Blutdurchströmung derart, daß zuvor verengerte oder verschlossene Kapillargebiete erweitert werden. Die damit zwangsläufig verbundene Verlangsamung der kapillaren Blutströmung tritt dabei aber nicht in Erscheinung, weil die Größenabnahme der Lunge notwendigerweise auch eine Verkürzung der Strombahnen zur Folge haben muß. Der Blutgehalt ist nur in geringem Maße vermindert. Kompression der kollabierten Lunge verschlechtert aber natürlich die Durchblutung und vermindert den Blutgehalt. Bei langer Dauer des Kollapszustandes kann die Durchblutungsgröße und der Blutgehalt infolge indurativer Veränderungen abnehmen.

Die Annahme Tendeloos, daß die Stärke der Lymphströmung in geradem Verhältnis zur Stärke der Lungenventilation steht und daher beim Lungenkollaps abnehmen muß, ist allgemein anerkannt. Unmittelbar nach der Lungenentspannung kommt es allerdings zunächst, infolge der Verkürzung der Lymphbahnen, zu einer verstärkten Abströmung der Lymphe (Schulze und May). Dieser Zustand ist aber nur kurzdauernd und macht bald einer deutlichen Verlangsamung Platz, die durch vielfache Experimente erwiesen ist. Brauer hat dieser Verlangsamung der Lymphbewegung in der Kollapslunge eine örtliche Toxinstauung bei relativer Entgiftung des Gesamtorganismus zugeschrieben. Die gestörte Fortschwemmung der sich in der Lunge stauenden Toxine sieht er als Ursache dafür an, daß die Patienten sich alsbald wohler und frischer fühlen. Die Tatsache, daß diese subjektive Besserung ziemlich regelmäßig mit einem Abfall der Temperatur einhergeht, zeigt, daß suggestive Wirkung hier nicht ausschlaggebend ist. Parallel zu alledem geht zumeist eine Hebung des Ernährungszustandes, eine Besserung des Appetits, der Verlust der Nachtschweiße usw.

Die örtliche Toxinstauung bedingt eine reaktive Bindegewebswucherung und wohl auch eine Unterstützung der Demarkation des erkrankten Gewebes. Da die Ausbreitung der Tuberkelbazillen im Körper guten Teils auf dem Lymphwege stattfindet, so führt der Lungenkollaps durch Änderung der Lymphströmung auch zur Lokalisation des Krankheitsprozesses.

Von den Stoffwechselveränderungen des Lungengewebes, welche durch den Kollaps bedingt werden, ist die verminderte Sauerstoffaufnahme und die Herabsetzung der Kohlensäureausscheidung ohne weiteres verständlich. Außerdem ist eine Hemmung der Fettspaltung in der Lunge festgestellt worden, die wohl als Folge der mangelhaften Sauerstoffversorgung aufzufassen ist.

Beim idealen Kollaps zieht sich die Lunge allseitig nach dem Hilus hin zurück, so daß die Teile der Lunge, die vom Hilus am weitesten entfernt sind und respiratorisch am stärksten bewegt werden, am meisten entspannt werden. Die Lunge ändert dabei auch ihre Gestalt, indem ihre Ränder deutlich abgerundet werden. Hand in Hand damit ändert auch der Bronchialbaum seine Form. Die Bronchialknorpel rücken zusammen und die Spreizung der Bronchialverzweigung höherer Ordnung geht zurück. Das Verhalten der Bronchien ändert sich, wenn die Entspannung in Kompression übergeht oder wenn der Kollaps durch eine operative Einengung des Pleuraraums herbeigeführt wird. Dabei kommt es häufig zu Abknickungen von Bronchien. Wenn es sich um einen ableitenden Bronchus handelt, so kann das zur Kavernenheilung durch Umwandlung der Kaverne in einen geschlossenen soliden Käseherd beitragen, wenn gleichzeitig ein Stillstand der Kavernenverkäsung eintritt. Bei dünnwandigen, elastischen Kavernen mit fortschreitender Wandverkäsung wird dagegen die Erschwerung des Abflusses des Kaverneninhalts durch die Inhaltsstauung und die Steigerung des Wanddrucks im Gegenteil eher zu einer Ausbreitung des Prozesses führen.

Neben der durch die Volumverringerung bedingten Zusammendrängung des Bindegewebes der Lunge ist durch zahlreiche Tierversuche auch einwandfrei eine echte Zunahme des Bindegewebes in der Kollapslunge nachgewiesen worden, welche das subpleurale, peribronchiale und perivaskuläre Bindegewebe betrifft. WURM sieht darin allerdings keine eigentliche Kollapswirkung, sondern glaubt, daß in erster Linie entzündliche Reize dafür verantwortlich zu machen seien, die durch Sekretstauung in den Bronchien und milde bronchogene Infektion der schlecht durchbluteten Lunge bedingt sind. Er stellt dabei nicht in Abrede, daß die mit dem Lungenkollaps verbundenen Änderungen der Blut- und Lymphströmung zusammen mit dem Ausfall der Blutarterialisierung eine Bindegewebsvermehrung bedingen können, wie wir sie auch von anderen Organen bei Störungen der Blut- und Lymphströmung kennen. In keinem Fall läßt sich aber diese geringe Bindegewebsvermehrung mit der Stauungsinduration der Lunge auf eine Stufe stellen.

Wie zahlreiche pathologisch-anatomische Untersuchungen gelehrt haben, führt der Kollaps der tuberkulösen Lunge zu einer Hemmung des Auftretens frischer tuberkulöser Herde und fördert gleichzeitig die Heilungsvorgänge in dem bestehenden Herd. Die Verhinderung der Neuherdbildung zeigt sich nicht nur im Ausbleiben frischer bronchogener Streuungen, sondern auch im Fehlen hämatogener Metastasen.

Die Förderung der Vernarbungsvorgänge erstreckt sich sowohl auf die spezifische Narbenbildung durch hyalin-fibröse Umwandlung von tuberkulösem Granulationsgewebe, als auch auf die unspezifische Wucherung fibrillären Bindegewebes außerhalb des tuberkulösen Herdes. Diese unspezifische Bindegewebswucherung geht, wie bei der gesunden Kollapslunge, vom subpleuralen, perivaskulären und peribronchialen Bindegewebe aus, erreicht aber, besonders in der Nachbarschaft tuberkulöser Herde in der kranken Lunge viel höhere Grade. Die Ausbildung einer Kapsel um die tuberkulösen Herde durch bindegewebige Umwandlung der Epitheloidzellen wird durch den Kollaps ebenfalls begünstigt.

Die therapeutische Wirkung des Kollapses auf die Lungentuberkulose zeigt sich also

1. in der Erschwerung bronchogener und hämatogener Herdbildung in der kollabierten Lunge,

2. in der Begünstigung der Abgrenzung und spezifischen Abkapselung käsiger tuberkulöser Lungenherde,

3. in der Begünstigung einer Bindegewebsvermehrung der Lunge durch indurative Veränderungen des atelektatischen Lungengewebes mit dem Erfolg vermehrter Schrumpfung krankhaft veränderter Lungenteile und verstärkter unspezifischer Abkapselung tuberkulöser Herde.

Über die letzte Ursache, die diese Veränderungen in der Kollapslunge hervorrufen, sind sehr verschiedene Meinungen geäußert worden. Immer wieder wird darauf hingewiesen, daß bei dem großen Sauerstoffbedürfnis des Tuberkelbazillus die durch den Lungenkollaps hervorgerufene Atelektase und Verschlechterung der Arterialisierung des Lungenblutes auch die Lebensbedingungen für die Tuberkelbazillen verschlechtern müßte, was in einer Abnahme ihrer Virulenz zum Ausdruck kommen soll. Adams hat bei Hunden endoskopisch die Bronchien verätzt, um eine Atelektase des zugehörigen Lungenlappens zu erzeugen und gleichzeitig die Tiere auf bronchialem, pleuralem und intravenösem Wege mit Tuberkelbazillen infiziert. Die atelektatischen Bezirke erwiesen sich stets bedeutend weniger ergriffen; die Tuberkel waren klein und enthielten meist keine Bazillen, so daß die mangelhafte Sauerstoff- und Kohlensäureversorgung doch eine deutliche Wirkung auf die Tuberkelbazillen zu haben scheint. Die meisten Verfasser sehen aber die Gründe für die günstige Wirkung des Lungenkollapses mehr in einer Beeinflussung der Gewebsreaktion in der kranken Lunge, wobei der Reiz zur Bindegewebsneubildung an erster Stelle steht. Wie bereits erwähnt, ist die Bindegewebsvermehrung in der gesunden Kollapslunge in erster Linie einer milden Infektion zuzuschreiben. In der tuberkulösen Kollapslunge sind die Beziehungen der tuberkulösen Herde zu den Bindegewebswucherungen im respiratorischen Parenchym, im subpleuralen Gewebe und in der Umgebung der Bronchien und Gefäße so deutlich, daß sie nach Ansicht von Wurm auf perifokale tuberkulöse Giftwirkungen zurückgeführt werden müssen. Brauer und seine Schüler haben das als erste erkannt und in der von ihnen nachgewiesenen Verlangsamung des Lymphabflusses die wichtigste Ursache für die Steigerung der fibroplastischen Wirkung tuberkulöser Giftstoffe in der kollabierten Lunge nachgewiesen. Man muß annehmen, daß die Verlangsamung des Lymphabflusses einerseits die Toxinausschwemmung aus den tuberkulösen Herden herabsetzt und andererseits eine diffuse Durchtränkung des umgebenden gesunden Lungengewebes mit einer, wenn auch nur schwach toxinhaltigen Lymphe in viel größerer Ausdehnung als in der nicht kollabierten Lunge hervorruft.

Wurm glaubt, daß es auf diese Verringerung der Giftausschwemmung aus dem tuberkulösen Herd zurückgeführt werden kann, wenn er in der Kollapslunge an käsigen Aspirationsherden eine besondere Neigung zur Herdabrundung und gleichmäßigen spezifischen Kapselbildung feststellen konnte. Toxinanhäufung im verkästen Herd und verzögerte Diffusion in die Umgebung müßten nach allen Seiten ein sehr starkes Gefälle der Giftwirkung und damit die Bedingungen zu einer gleichmäßigen und kräftigen Kapselbildung entstehen lassen. Während in der normal beatmeten Lunge die Bindegewebsneubildung im allgemeinen nur auf die unmittelbare Umgebung des Herdes und der abführenden Lymphbahnen beschränkt ist, erstrecken sich die mit Bindegewebsbildung und Elastinfasernentartung einhergehenden Veränderungen im interstiellen Gewebe der tuberkulösen Kollapslunge erheblich weiter, was auf die größere Ausdehnung schwacher Giftwirkung auf das nicht erkrankte Lungengewebe hindeuten soll.

Neben der örtlichen Wirkung des Lungenkollapses hat BRAUER auch immer seinen günstigen Einfluß auf den ganzen Organismus und den gesamten Krankheitsablauf betont. Durch die Verhinderung einer Toxinüberschwemmung des Körpers wird dessen allgemeine Widerstandskraft gehoben, die immunbiologische Lage verbessert und die Neigung zur Vernarbung gesteigert.

Neben diesen physiologischen Momenten tritt das mechanische Moment der Ruhigstellung bedeutend zurück, besonders bei der modernen Kollapstherapie, die nur eine völlige Entspannung und keine Kompression des Lungengewebes erstrebt. Da aber die erkrankten Partien sich stärker kontrahieren, so tritt damit gerade an der wichtigsten Stelle doch eine erhebliche Einschränkung der Atembewegungen ein. Die große Bedeutung der Ruhigstellung für die Heilung entzündeter Wunden ist jedem Chirurgen bekannt und von ASAL in großen klinischen Versuchsreihen einwandfrei bewiesen worden.

WURM sieht vom pathologisch-anatomischen Standpunkt aus die Grenzen für eine heilsame Kollapswirkung, vor allem bei exsudativ-entzündlichen, verkäsenden und einschmelzenden Lungenveränderungen größerer Ausdehnung gegeben. Diese sind schon durch die starre, alveolenfüllende Infiltration einer Kollapswirkung entzogen und gehen unbeeinflußt ihrem Schicksal entgegen. Die Pleuritis, die in solchen Fällen nach dem Kollaps meist auftritt und sich zum Empyem entwickelt, wird nach der Überzeugung von WURM in ihrer Entstehung durch die vom Kollaps erzeugte Lymph- und Toxinstauung begünstigt. Aber auch bei örtlich begrenzten, klinisch nicht ungünstig erscheinenden Fällen könne dem Kollaps jeder hemmende Einfluß auf eine fortschreitende Entwicklung der Krankheit versagt bleiben, wenn der Grad der Ausbreitung im Körper wesentlich über das hinausging, was klinisch erkennbar war.

Die Beurteilung der Operationsfähigkeit

von F. Michelsson

Bei allen unseren kollapstherapeutischen Eingriffen wird der Krankheitsherd nicht aus der Lunge entfernt, wir können nur bestenfalls dem kranken Organismus günstigere Bedingungen für seinen Kampf mit der Krankheit schaffen. Bei der Anzeigenstellung zu jedem Eingriff müssen wir uns daher nicht nur darüber ein Urteil zu bilden suchen, ob der Kranke imstande ist, ungefährdet den Eingriff zu überstehen, sondern ob er auch darüber hinaus noch soviel Kraftreserven besitzt, um die durch den Eingriff neu geschaffenen Verhältnisse zur Überwindung der Krankheit auszunutzen. Letzten Endes hängt das von der immunbiologischen Lage ab; diese wird aber nicht nur durch den Eingriff vorübergehend herabgesetzt, sondern wird nicht selten auch noch erhöhten Anforderungen ausgesetzt infolge erhöhter Toxinausschwemmung, Aufstörungen zur Ruhe gekommener Krankheitsherde, Verschleppung infektiösen Materials usw.

Ein Verfahren, das uns erlaubt, direkt den Stand der Abwehrlage und die Höhe der noch verfügbaren Kraftreserven abzulesen, gibt es nicht. Wir können uns unser Urteil immer nur auf Grund von Einzelfeststellungen bilden, von denen jede für sich kaum etwas Sicheres aussagt und die uns nur in gegenseitiger Ergänzung und kritischer Abwägung gegeneinander einen gewissen Einblick in die Kampflage gestatten, der um so sicherer ist, je breiter die Grundlage, auf der wir unser prognostisches Urteil aufbauen. Lediglich auf Grund einer einzigen Untersuchungsmethode, etwa dem Röntgenbild, die Anzeige zu einem therapeutischen Eingriff stellen zu wollen, kann nur zu häufigen Fehlentscheidungen führen. Die Grundlage unseres Handelns muß stets die sorgfältige Ausnutzung aller uns zu Gebote stehenden klinischen Untersuchungs- und Laboratoriumsmethoden bilden, ergänzt durch die Würdigung der ganzen Persönlichkeit des Kranken, der seelischen Voraussetzungen und der Umweltfaktoren, die mit durch klinische Erfahrung geschärftem ärztlichem Blick auf ihre jeweilige Tragweite abgeschätzt und synthetisch zu einem ganzen Bild zusammengefaßt werden müssen.

Trotz der hochentwickelten modernen Untersuchungs- und Laboratoriumstechnik können uns die altbewährten klinischen Untersuchungsmethoden immer noch sehr wertvolle Aufschlüsse geben; sie dürfen deshalb nicht als längst überholt vernachlässigt werden.

So gibt uns schon die fortgesetzte Beobachtung des Körpergewichts wertvolle Fingerzeige für die Beurteilung der Gleichgewichtslage. Eine Verschlimmerung im Zustand des Kranken wird nicht selten zuerst durch ein Sinken des Körpergewichts angezeigt, wie umgekehrt ein anhaltendes Ansteigen ein sehr wertvolles Zeichen dafür ist, daß sich eine positive Phase im Krankheitsverlauf anbahnt. Man muß sich hier allerdings vor voreiligen Schlüssen hüten, da der Übergang in das geschützte Milieu der Heilstätte mit ihrer meist besseren Ernährung und vollkommenen körperlichen Schonung, zunächst wohl immer zu einer Besserung des Allgemeinbefindens, des Appetits und Schlafs und damit auch des Körpergewichts führt. Bleibt aber diese Besserung aus oder macht sie bald einem Rückschritt wieder Platz, so muß das doch bedenklich stimmen und zu einer genauen Prüfung aller sonstigen Umstände veranlassen, ehe man sich zu dem geplanten Eingriff entschließt.

Die Körpertemperatur ist eines der wichtigsten und am leichtesten genau festzustellenden Zeichen für die Beurteilung der immunbiologischen Lage und der Aussichten eines geplanten Eingriffs. Für diese Zwecke ist allerdings die gewöhnlich in der chirurgischen Klinik übliche zweimalige tägliche Messung nicht ausreichend. Die Messungen sollen 4 bis 5 mal täglich vorgenommen werden, wobei darauf zu achten ist, daß sie stets zur selben Zeit erfolgen, da sonst keine Vergleichsmöglichkeit besteht. Am zweckmäßigtsen ist die Mundmessung (Schröder), die beim Gesunden 36,5—37,0° ergibt. Durch örtliche Entzündungen, wie z. B. Zahngeschwüre u. ä., können fälschlicherweise Erhöhungen der Temperatur vorgetäuscht werden. Man darf überhaupt nicht jede Temperatursteigerung immer ohne weiteres auf die Lunge beziehen, sondern man muß nach anderen möglichen Fieberquellen suchen. Aufschlußreich sind auch die Messungen nach körperlicher Bewegung, etwa nach einem halbstündigen Spaziergang. Wenn sich bei den Messungen unmittelbar vorher und nachher merkliche Differenzen ergeben, so deutet das darauf hin, daß die Abwehrlage noch labil ist und eine stärkere Belastung nicht verträgt. Ebenso sind bei Frauen prämenstruelle Temperaturanstiege und eine stärker erhöhte Temperatur während der Regel zu beurteilen.

Wichtig sind nicht nur Temperaturerhöhungen, sondern auch der ganze Charakter der Temperaturkurve. Bei den meisten unserer Kranken messen wir nur subfebrile Temperaturen, die bei ihrer geringen Höhe weiter nichts Beunruhigendes haben. Hier ist es die Hartnäckigkeit dieser geringen Temperatursteigerung, die unsere Aufmerksamkeit erregen muß. Die durch den Zyklus bedingten leichten Temperaturanstiege wurden schon erwähnt; auch sonst beobachten wir bei diesen Kranken nicht selten, daß geringfügige physische oder psychische Alterationen sich durch kleine Spitzen auf der Temperaturkurve äußern. Diese Labilität der Temperatur muß, trotz ihres harmlosen, die Patienten meist in eine falsche Sicherheit einwiegenden Anscheins, durchaus prognostisch ernst bewertet werden, da in solchen Fällen häufig erstere postoperative Störungen zu befürchten sind. Häufig sind diese anhaltenden, hartnäckigen subfebrilen Temperaturen ein Zeichen für eine perifokale Entzündung oder Infiltration. In jedem Fall wird man nach der Ursache forschen müssen, die die Temperatur nicht zur Ruhe kommen läßt. Nicht selten werden wir dabei bei der Röntgendurchleuchtung feststellen können, daß der Krankheitsherd einem ständigen respiratorischen Trauma ausgesetzt ist. In solchen Fällen kann ein operativer Eingriff zur Ruhigstellung des Krankheitsherdes oder zur Lösung von Adhäsionen sogar angezeigt sein, selbst wenn die Temperaturkurve unruhiger ist und gelegentlich auch höhere Anstiege zeigt. Es bedarf hier aber immer einer sorgfältigen vorhergehenden Prüfung, bevor man sich zu einem Eingriff entschließt. W. Schmidt stellt sich ebenfalls auf den Standpunkt, daß grundsätzlich im Fieber keine kollapstherapeutischen Maßnahmen getroffen werden sollen. Er betont aber gleichzeitig, daß es jedem Tuberkulosearzt aus der Praxis geläufig sei, daß in Ausnahmefällen auch bei lange bestehendem Fieber eine Kollapstherapie, sei es in Form eines Pneumothorax oder einer Thorakoplastik, bei gut beobachteten Kranken nicht nur zulässig, sondern sogar manchmal unbedingt notwendig sein könne. Delbecq und Le Foyer weisen darauf hin, daß die erhöhte Temperatur das einzig alarmierende Symptom sein darf, während alle örtlichen und sonstigen Allgemeinerscheinungen für einen kollapstherapeutischen Eingriff günstig sein müssen. Es wird sich hier um einseitige, zur Schrumpfung neigende Prozesse handeln bei gutem Allgemeinzustand des Kranken und fehlenden Anzeichen einer schwereren Intoxikation. A. Maurer hält bei solchen Kranken, bei denen die operative Prognose immer etwas zweifelhaft bleiben wird, eine extrapleurale „Rettungs“-Pneumolyse für das geeignetste Verfahren.

Unruhigere Temperaturkurven, die von Zeit zu Zeit etwas höhere Anstiege und im ganzen einen unregelmäßigen Verlauf zeigen und die meist mit einer reichlicheren eitrigen Expektoration einhergehen, werden im allgemeinen zu größerer Zurückhaltung mit operativen Eingriffen zwingen.

Anders ist es, wenn die Fieberkurve von Zeit zu Zeit durch steile Zacken, die nur einige Tage anhalten, unterbrochen wird. Meist werden diese plötzlichen Fieberanstiege von einer merklichen Abnahme der täglichen Auswurfmenge begleitet, was an eine Sputumverhaltung in der Kaverne denken läßt. Bestätigt wird dieser Verdacht durch einen Flüssigkeitsspiegel in der Kaverne bei der Röntgendurchleuchtung. In solchen Fällen wird man trotz des erhöhten Risikos doch eine operative Verbesserung der Entleerungsmöglichkeiten der Kaverne und ihrer endgültigen Beseitigung ins Auge fassen müssen.

Natürlich werden sich beim wechselvollen Verlauf der Lungentuberkulose die hier etwas schematisch geschilderten Temperaturkurven kaum längere Zeit in reiner Form finden, sondern wir werden hier auch meist einen wechselvollen Übergang der einen Form in die andere beobachten, was unsere Entscheidung häufig erschweren wird. Sie kann immer nur bei sorgfältiger kritischer Bewertung auch aller anderen Krankheitserscheinungen erfolgen. Die Bedeutung, die hierbei gelegentlich die Menge und der Charakter des Auswurfs haben kann, wurde schon erwähnt.

Im allgemeinen wird eine große tägliche Auswurfmenge, besonders wenn sie noch mit anderen Zeichen einer Progredienz des Krankheitsprozesses einhergeht, uns Vorsicht bei der Anzeigenstellung zu einem operativen Eingriff zur Pflicht machen. In jedem Fall wird es ratsam sein, zunächst abzuwarten, ob es sich nicht nur um eine vorübergehende Erscheinung handelt, die etwa durch einen zusätzlichen banalen Infekt oder einen kurzen frischen Schub bedingt sein könnte.

Bei den anhaltend großen Auswurfmengen ist ihr Charakter von Wichtigkeit. Handelt es sich dabei im wesentlichen um Schleim, so deutet das wohl darauf hin, daß der Auswurf nicht aus der Kaverne stammt, sondern von einer chronischen Bronchitis oder Bronchiektasie herrührt. In solchen Fällen wird man bei günstiger Lage der Bronchialerweiterungen durchaus an einen operativen Eingriff denken können, wenn der Allgemeinzustand des Kranken das nicht verbietet. Von amerikanischer Seite wird hier die Lobektomie empfohlen, doch wird auch vielfach in der Literatur über günstige Erfolge einer Thorakoplastik berichtet.

Wenn der reichliche Auswurf vorwiegend aus der Kaverne stammt, so müssen wir versuchen, die Ursache hierfür festzustellen. Dabei werden wir gelegentlich bei der Röntgendurchleuchtung die Beobachtung machen, daß die Kaverne durch Adhäsionen verzogen und teilweise abgeknickt ist oder infolge von Verklebung einer ständigen Zerrung durch die Atembewegungen ausgesetzt wird. In solchen Fällen erscheint eine Entspannung und Ruhigstellung der Kaverne durchaus angebracht. Wir haben in solchen Fällen als Voroperation zu einer Plastik eine beschränkte Pneumolyse empfohlen.

Im allgemeinen deuten aber große Mengen eitrigen Sputums auf einen fortschreitenden Gewebszerfall hin, der sich auch durch andere klinische Zeichen erkennen lassen wird und eine operative Behandlung ausschließt.

Lungenblutungen gelten vielfach noch als Gegenanzeige für einen kollapstherapeutischen Eingriff. Wenn es sich um gelegentliche kleine Blutungen handelt oder auch um eine einmalige große, so wird man sich wohl in der Regel zu einem konservativen Verhalten entschließen. Wenn die Blutung die Exazerbation des bestehenden Herdes oder einen frischen Schub anzeigt, so ist eine abwartende Haltung anzunehmen. Wenn dagegen beträchtlichere Blutungen sich in kürzeren Intervallen wiederholen und wenn dabei der Allgemeinzustand des Kranken nicht zu stark mitgenommen ist, so erscheint ein aktives Eingreifen häufig direkt geboten. Bei der Wahl des Verfahrens wird man sich in der Regel für den möglichst schonenden Eingriff entscheiden; also zunächst für einen künstlichen Pneumothorax oder in dazu geeigneten Fällen für eine Phrenikusausschaltung. Bei verwachsenem Pleuraspalt kommt aber auch die Pneumolyse in Frage. Wir haben in solchen Fällen gelegentlich auch eine Spitzenplastik mit Erfolg angewandt. In einem Fall von vorwiegend exsudativer Spitzentuberkulose führte die Plastik zu keinem Kollaps der Lunge, doch hörten die bis dahin sich häufenden mittelschweren Blutungen nach der Operation auf.

Das aufschlußreichste Verfahren für die Beurteilung des Sitzes, der Größe und der Ausdehnung der Lungenerkrankung und teilweise auch ihres Charakters ist die Röntgenuntersuchung. Besonders die in regelmäßigen Abständen vorgenommenen Reihenuntersuchungen geben uns ein gutes Bild von der Richtung und dem Tempo des Krankheitsverlaufs. Wenn auch zugegeben werden muß, daß es Tuberkuloseformen gibt, die nur gesehen und nicht gehört werden können, so muß doch vor der vielfach zutage tretenden Überwertung dieser Untersuchungsmethode gewarnt werden. Ihre vermeintliche Objektivität ist doch nur bedingt, da es sich im Grunde um die Deutung sich vielfach überschneidender Schattenbilder handelt, die dem subjektiven Ermessen dazwischen einen recht weiten Spielraum lassen. Zur richtigen Deutung eines Röntgenbildes gehört nicht nur große klinische Erfahrung, sondern auch Vertrautheit mit der pathologischen Anatomie der Lungentuberkulose. Sehr wertvolle Fingerzeige gerade auch für die Anzeigenstellung, können uns seitliche Aufnahmen und das Schichtaufnahmeverfahren bieten.

Wenn wir bei der fortgesetzten Röntgenkontrolle eines Kranken mit befriedigendem Allgemeinzustand eine langsame stetige Vergrößerung der Kaverne feststellen, so muß hier bald die Frage eines operativen Eingriffes in Betracht gezogen werden, um den offenbar unaufhaltsam der Katastrophe zustrebenden Prozeß zum Stillstand zu bringen.

Wenn wir dagegen bei der Röntgenkontrolle eine schnell fortschreitende Vergrößerung der Kaverne sehen, so deutet das auf eine rapide Einschmelzung des Lungengewebes hin, also auf eine negative Abwehrphase, die nicht durch ein operatives Trauma noch weiter gefährdet werden darf.

Bei jeder Röntgenuntersuchung müssen wir natürlich immer beide Lungen eingehend auf etwaige krankhafte Veränderungen absuchen, die gegebenenfalls die Anzeigenstellung zu einem operativen Eingriff ohne weiteres im negativen Sinne entscheiden können. Von erheblichem praktischen Wert sind mitunter die Erscheinungen in der unmittelbaren Umgebung der Kaverne, insbesondere die umschriebenen tiefen Verschattungen, die meist, wohl etwas voreilig, als ausgedehnte Schwarten gedeutet und als Zeichen der Starrheit und somit der schweren Beeinflußbarkeit der Kaverne angesehen werden. Gar nicht selten handelt es sich dabei aber um eine aktive Atelektase der Lunge, also einen für die Heilung der Kaverne durchaus nützlichen Vorgang (Dijkstra, Sturm). Differentialdiagnostisch wichtig ist, daß bei einer Atelektase die Ränder der Verschattung meist scharf, oft geradlinig begrenzt sind und daß außerdem die Kaverne ihre Rundform nicht verliert und weitere Zeichen eines Gewebekollapses, wie Verziehung der Trachea, Höhertreten des Interlobärspalts und Verengerung der Interkostalräume bestehen. Dieses atelektatische Gewebe hat seine Elastizität durchaus bewahrt und besitzt eine ausgesprochene Neigung zur Retraktion (Alexander, Stephani, Sturm), an der es durch die Fixation des Lungenlappens an der Thoraxwand durch bestehende Adhäsionen und wie es scheint, in einigen, allerdings nur seltenen Fällen, vielleicht auch durch einen Überdruck in der Kaverne gehindert wird. Bei diesen Verhältnissen hat somit ein operativer Eingriff in Form einer Pneumolyse oder Plastik, unter sonst gegebenen Voraussetzungen, die größte Aussicht auf einen günstigen Erfolg. Man muß hier aber immer auch eine genaue tomographische Untersuchung der Lunge vorausschicken. Wird bei dieser das Auftreten frischer Zerfallsherde aufgedeckt, so ist damit der Charakter der Verschattung als frischer exsudativer Schub festgelegt und ein operativer Eingriff zunächst ausgeschlossen.

Vorwiegend exsudative Prozesse äußern sich im Röntgenbild sowohl auf der Übersichts- wie auf der Schichtaufnahme durch verwaschene, unregelmäßige Konturen der Verschattungen und den flockigen, wolkigen und knotigen Charakter der Schatten selbst. Im akut fortschreitenden Stadium verbietet sich jede aktive Therapie. Bei mehr begrenzten, subakuten Prozessen kommt die temporäre Phrenikusausschaltung oder in gewissen Fällen auch die antero-laterale Plastik von Monaldi als vorläufiger vorbereitender Eingriff in Frage.

Das Differentialbild der weißen Blutkörperchen ist ein sehr empfindliches Reagens für den Ablauf der Lungentuberkulose. Wenn auch einer Linksverschiebung keine absolute Bedeutung zukommt, da die Zahl der Stabkernigen nicht unbedingt der Schwere der Krankheit parallel geht, so wird sie doch in jedem Fall zur Vorsicht mahnen. Das Auftreten einer regenerativen Linksverschiebung mit myeloischen Jugendformen wird immer ein schlechtes prognostisches Zeichen sein, bei dem wohl jeder Eingriff verboten erscheint.

Der Anteil der Lymphozyten am weißen Blutbild besitzt ebenfalls große prognostische Bedeutung. Eine Lymphopenie, besonders in Verbindung mit einer Leukozytose und stärkerer Linksverschiebung ist immer als ernstes Zeichen einer schlechten Abwehr aufzufassen. Zeigt das Differentialblutbild längere Zeit hindurch eine Lymphopenie unter 10% und läßt keinen besseren Verlauf erkennen, so soll nach W. Schmidt und Gaubatz von einem kollapstherapeutischen Eingriff abgesehen werden.

Über die Bedeutung der Eosinophilie besteht noch keine völlige Einigkeit. Meist wird sie auch bei der Tuberkulose als günstiges Zeichen einer gesteigerten Abwehr aufgefaßt. Von der Weth sieht in der Eosinophilie mit relativer Lymphopenie ein ungünstiges Zeichen. Das völlige Fehlen von Eosinophilen bei auch sonst ungünstigem Blutbild wird allgemein als schlechtes Zeichen gewertet.

Die Senkungszeit der roten Blutkörperchen hat keine spezifische Bedeutung. Ein einzelner Senkungswert gibt kaum brauchbare Anhaltspunkte, da in etwa 10—20% der Fälle auch bei aktiver Lungentuberkulose normale Senkungswerte vorkommen können (Berg, Banyai und Caldwell, Götzky, Schute-Tigges, Thiele, Pessar und Hurst u. a.). Wertvoll für die Beurteilung des Krankheitsverlaufes wird erst die fortlaufende Registrierung der Senkungsgeschwindigkeit. Anhaltende starke Erhöhung der Senkungszeit, etwa über 70 nach Westergren, ist jedenfalls ein Alarmzeichen, das sorgfältige Überlegung und das Heranziehen aller anderen diagnostischen Hilfsmittel verlangt und uns zunächst wenigstens zum Abwarten veranlassen muß. In England wird der Blutsenkungsreaktion bei der Anzeigenstellung zu einem operativen Eingriff bei Lungentuberkulose im allgemeinen eine sehr große Bedeutung beigelegt. Bei einem Anstieg der Senkungszeit wird die geplante Operation in der Regel verschoben, auch wenn die sonstigen Bedingungen günstig sind (Daumet).

Diese hohe Einschätzung der Blutsenkungszeit, die dieser fast eine ausschlaggebende Bedeutung für die Beurteilung der Operabilität einräumt, scheint durch Nachuntersuchungen von Glaser gestützt zu werden. Glaser konnte nämlich einen deutlichen Einfluß der Senkungszeit der roten Blutkörperchen auf die Dauerergebnisse bei der Lungenplombierung feststellen, wie aus folgender Tabelle hervorgeht:

Blutsenkung unmittelbar vor der Operation (Einstundenwert)	Anzahl der Kranken	Operationserfolge nach 5—11 Jahren		
		gestorben	positiv	negativ
1—10 mm	16	4	2	10
11—20 mm	14	2	2	10
21—30 mm	14	8	—	6
31—40 mm	10	7	2	1
41—50 mm	7	4	2	1
51—60 mm	8	7	1	—
Über 60 mm	4	4	—	—

Aus so kleinen Zahlreihen darf man natürlich keine bindenden Schlüsse ableiten. Sie mahnen aber doch zur Vorsicht und fordern zur Nachprüfung auf.

Westergren und Mayrhofer haben das Verhältnis der Tuberkulinempfindlichkeit und der Senkungsgeschwindigkeit der roten Blutkörperchen untersucht und sind dabei zu folgenden Feststellungen gekommen:

1. Starke Tuberkulinempfindlichkeit und niedrige Senkungsgeschwindigkeit sind prognostisch günstig.

2. Starke Allergie und hohe Senkungszeit deuten auf eine Neigung zur Rückbildung des Prozesses unter baldiger Abnahme der Senkungswerte.

3. Schwache Tuberkulinempfindlichkeit und hohe Senkungsgeschwindigkeit sind ein prognostisch ungünstiges Zeichen.

Domanig empfiehlt zur Allergieprüfung die intrakutane Injektion von 0,05 ccm Alt-Tuberkulin 1 : 10000. Im allgemeinen wird man dabei einen hohen Allergiezustand finden. Nur heruntergekommene, kachektische Patienten verhalten sich negativ, wobei nicht die Ausdehnung des Prozesses, sondern der Allgemeinzustand ausschlaggebend ist. Wenn auch ein negativer Ausfall nicht als prognostisch absolut ungünstig angesehen werden muß, so ist er doch eine ernste Warnung. Von 11 solchen Kranken hatten 10 ein schweres postoperatives Stadium zu überstehen, bei dem es bei 6 Kranken zu einer Propagation des Krankheitsprozesses kam, als Ausdruck der schlechten allgemeinen Lage des Organismus. Bei 33 Patienten mit hoher Allergie kam es nur zweimal nach der Plastik zu einer stärkeren Exazerbation. W. Schmidt und Gaubatz weisen wohl mit Recht darauf hin, daß beim behandlungsbedürftigen, offenen Tuberkulösen jede Tuberkulinisierung zumindest nicht gleichgültig ist und deshalb besser nur in Ausnahmefällen angewandt werden soll.

Von den Funktionsprüfungen des Herzens ist die einfachste beim Kranken die Pulszahl vor und nach einer gewissen Arbeitsleistung (Kniebeugen, Treppensteigen) zu bestimmen und den Zeitpunkt festzustellen, bis sie wieder den Ausgangswert erreicht, was in der Norm spätestens in zwei Minuten der Fall ist. Bedarf es zur Beruhigung des Pulses mehr als 3 Minuten, so deutet das auf eine Schädigung des Kreislaufapparates hin.

Diese einfache Probe gibt natürlich nur einen groben Hinweis; wesentlich weiter führt die Bestimmung der Pulsfrequenz in Verbindung mit einer Blutdruckmessung.

Nach Ickert hat sich zur Kreislaufprüfung bei Tuberkulösen der Schellong-Test als sehr brauchbar erwiesen. Diese Prüfung besteht aus einer Bestimmung von Puls und Blutdruck im Liegen, dann im Stehen, wieder im Liegen und endlich nach einer körperlichen Arbeitsleistung, für die Ickert einen dreiviertelstündigen Spaziergang wählt. Die auf diese Weise erlangten Kurven zeigen bei allen Kranken mit aktiver Tuberkulose eine kleine Erhöhung des diastolischen Blutdrucks beim Aufstehen; bei 80% aller Kranken aber nach der Arbeitsleistung ein mehr oder weniger starkes Absinken, so daß sich im ganzen anstatt des geradlinigen ein S-förmiger Verlauf der diastolischen Druckkurve ergibt. Der Schellong-Test gewährt bei einfachen Mitteln einen guten Einblick in die Regulationsfähigkeit des betreffenden Kranken. Wie bei allen Belastungsproben, ist weniger die absolute Höhe der Kurve von ausschlaggebender Bedeutung, als vielmehr die Zeit, die nötig ist, bis die durch die Arbeitsleistung verursachte Sauerstoffschuld wieder getilgt, d. h. Puls und Blutdruck wieder zu den Ausgangswerten zurückgekehrt sind.

Der Kaufmannsche Wasserversuch, der durch den Nachweis latenter Ödeme eine Herzinsuffizienz aufdecken soll, hat sich nach längeren Versuchen als zu ungenau erwiesen, so daß wir ihn wieder aufgegeben haben. Die Wasserretention in den Geweben ist durchaus nicht nur von der Herzfunktion abhängig, was ja auch die Hungerödeme zeigen. Außerdem waren die erhaltenen Ergebnisse bei wiederholten Versuchen bei der gleichen Person vielfach wechselnd und widersprechend.

Von einem besonderen Wert der Elektrokardiographie für die Indikationsstellung zu operativen Eingriffen haben wir uns, ebenso wie HOLST, HARBITZ und JERVELL, STEGEMANN, GOLDMAN, SEGAL und SHERMAN u. a., nicht überzeugen können. Wenn keine Dekompensation vorlag, wurden die Eingriffe trotz ungünstigen Elektrokardiogramms meist anstandslos überstanden. RAUCHWERGER und ERSKINE haben kürzlich darauf hingewiesen, daß in etwa 30% der Fälle bei wegen Lungentuberkulose operierten Kranken eine Änderung der T-Zacke im Elektrokardiogramm auftritt, die gewöhnlich als Beweis für einen schweren Myokardschaden gilt, während bei den Kranken keinerlei Anzeichen für eine Herzschädigung bestehen. GAUBATZ mißt allerdings der Elektrokardiographie in Verbindung mit den spirographischen Untersuchungsmethoden größte Bedeutung für die Beurteilung der Herz- und Kreislaufverhältnisse vor jedem kollapstherapeutischen Eingriff zu.

Die für die Indikationsstellung brauchbarsten Daten erhalten wir durch die Prüfung der Arbeitsleistung und der Atemreserven der Lunge, die uns die Grenze bis zu der wir die erkrankte Lunge noch weiter belasten dürfen, anzeigen. Für die Feststellung der Leistungsbreite der Atmung kommt die Ermittlung folgender Werte in Betracht:

1. Atemminutenvolumen = Luftmenge, die in Ruhelage in der Minute eingeatmet wird.
2. Reserveluft = Luftmenge, die nach ruhiger Einatmung noch durch angestrengte Exspiration ausgeatmet werden kann.
3. Komplementärluft = Luftmenge, die nach ruhiger Einatmung noch durch krampfhafte Inspiration eingeatmet werden kann.
4. Vitalkapazität = Luftmenge, die nach maximaler Inspiration und größter Ausatmungsanstrengung ausgeatmet werden kann.
5. Atemgrenzwert = Luftmenge, die bei forcierter Atmung in einer Minute geatmet werden kann.
6. Atemreserve = Differenz zwischen dem Atemgrenzwert und dem Ruheminutenvolumen der Atmung.
7. Atemäquivalent = Luftmenge, die die Lunge braucht, um 100 ccm O_2 aufzunehmen.

Diese Werte können ohne weitere Vorbereitung mittels des KNIPPINGschen Spirometers im klinischen Betrieb leicht festgestellt werden, da sie vom Apparat automatisch aufgezeichnet werden.

Der Spirometer ist im wesentlichen ein geschlossenes Gassystem, in dem sich als einzig beweglicher Teil die Spirometerglocke befindet, die jede Volumänderung im System anzeigt und auf den Kymograph überträgt. Eine Pumpe sorgt für einen dauernden Kreislauf der im System befindlichen Luft, die durch eine Waschflasche mit Kalilauge von Kohlensäure befreit wird.

In dieses System wird der zu Untersuchende mittels einer Gesichtsmaske aus Zelluloid — die freie Nasen- und Mundatmung sichert und eine Beobachtung des Patienten und Verständigung ermöglicht — eingeschaltet, so daß nunmehr seine Atmung als Volumänderung im System auf den Kymograph übertragen wird. Da die Übertragung über eine Rolle erfolgt, entspricht jeder Inspiration ein Kurvenanstieg, jeder Exspiration ein Abfallen der Kurve. Da nun einerseits Sauerstoff aus dem im System befindlichen Luftgemisch aufgenommen wird, die Kalilauge in der Waschflasche aber anderseits die abgegebene Kohlensäure bindet, so ergibt sich eine der Sauerstoffaufnahme entsprechende Volumverringerung im System, d. h. ein Ansteigen der kymographisch aufgenommenen Kurve.

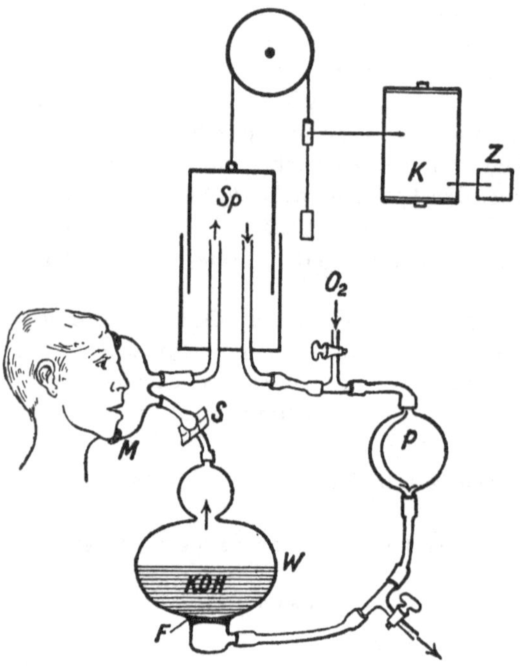

Sp = Spirometer; *P* = Pumpe; *W* = Waschflasche mit KOH; *F* = Filter; *S* = Sicherheitsflasche; *M* = Gesichtsmaske; *K* = Kymographion; *Z* = Zeitschreiber. → = Richtung des Luftstromes im System.

Abb. 1. Spirometer nach KNIPPING. (Umzeichnung nach BRAUER und WOLF, Beitr. Klim. Tbk. Bd. 94. J. Springer, Berlin.)

Aus dem Anstieg der Atemkurve in der Zeiteinheit läßt sich somit die Sauerstoffaufnahme errechnen.

Zur Aufnahme der Atemkurve wird der Kranke morgens nüchtern in Ruhelage an den Apparat angeschlossen. Zunächst läßt man ihn einige Minuten ruhig atmen, um ihn an die Versuchsbedingungen zu gewöhnen und das Atemvolumen und die Atemfrequenz zu bestimmen. Dann wird durch möglichst tiefe Inspiration die Komplementärluft ermittelt, woraufwieder einige Minuten ruhiger Atmung folgen. Nach völliger Beruhigung der Atmung fordert man den Kranken zu tiefster Exspiration auf, wodurch die Menge der Reserveluft festgestellt wird und gleichzeitig aus der Summe Atemvolumen + Komplementärluft + Reserveluft die Vitalkapazität errechnet wird. Zur Bestimmung des Atemgrenzwertes läßt man den Kranken eine bestimmte Zeit, etwa 10 Sekunden, so rasch und so tief wie möglich durchatmen und multipliziert die auf der Kurve verzeichnete Luftmenge mit 6.

Nach BOGARD und HERMANNSEN beträgt der Normalwert für den Atemgrenzwert bei gut Disponierten 100—155 l, bei mäßig Disponierten 80—120 und bei schlecht Disponierten 50—100 l.

Die Bestimmung der Vitalkapazität ist wichtig, weil sie ein Urteil über die Verminderung der Atemfläche gestattet. Nach VIERORDT besteht folgende Abhängigkeit zwischen Vitalkapazität und Körperlänge:

Körperlänge cm	Vitalkapazität ccm
154,5—157	2635
157—159,5	2841
159,5—162	2982
162—164,5	3167

Körperlänge cm	Vitalkapazität ccm
164,5—167	3284
167—169,5	3484
169,5—172	3560
172—174,5	3634
174,5—177	3842
177—179,5	3884
179,5—182	4034
182—	4454

Der Sollwert der Komplementärluft beträgt $^1/_3$ der Soll-Vitalkapazität, der Sollwert der Reserveluft $^1/_5$, der Residualluft 25—38% der Vitalkapazität (Björkman).

Ist die Vitalkapazität um mehr als 60% ihres Sollwertes verringert, so muß man durch Röntgenaufnahmen prüfen, ob diese Verminderung durch ausgedehnte Verschwartung oder durch ein stärkeres Emphysem oder eine große Kaverne bedingt ist. Wenn die Schwarte oder die Kaverne sich auf der zu operierenden Seite befinden, so wird durch diesen Befund ein operativer Eingriff nicht kontraindiziert. Anders verhält es sich aber, wenn auf der Gegenseite eine ausgedehnte Verschwartung oder ein stärkeres Emphysem gefunden wird; in solchen Fällen kann ein zusätzlicher Kollaps leicht verhängnisvoll werden. Im allgemeinen gilt als untere Grenze der Vitalkapazität, bei der noch eine Plastik ausgeführt werden kann, etwa 1500 ccm.

Noch wichtiger, wie die Ermittlung der Vitalkapazität, die mehr eine Raum- als Funktionsgröße darstellt, ist die Feststellung des Verhältnisses von Ruheminutenvolumen zum Atemgrenzwert, das normalerweise 1 : 8 bis 1 : 10 beträgt. Verringert sich dieses Verhältnis, so zeigt das eine Abnahme der Atemreserven an, die, wenn das Verhältnis unter 1 : 2 sinkt, nach den Untersuchungen von Gaubatz, so gering sind, daß eine starke Ruheinsuffizienz unvermeidbar ist und die volle Arterialisierung des Blutes in der Lunge nicht mehr gewährleistet wird.

Es kommt zum Sauerstoffdefizit, den die Lunge zunächst durch forcierte Atemtätigkeit ausgleicht, was eine starke Beunruhigung des Krankheitsherdes in der Lunge mit sich bringt und Streuungen Vorschub leistet. Es liegt auf der Hand, daß es von größter Wichtigkeit ist, vor jedem geplanten Eingriff sich davon zu vergewissern, ob die Atemreserve noch so groß ist, daß dem Kranken eine zusätzliche Verringerung durch den Eingriff zugemutet werden kann.

Diese Prüfung der noch vorhandenen Atemreserven wird ebenfalls mit dem Knippingschen Spirometer vorgenommen. Nachdem bei Luftatmung die Sauerstoffaufnahme in der Zeiteinheit bestimmt worden ist, wird auf Sauerstoffatmung umgestellt und wieder die Sauerstoffaufnahme gemessen. Unter normalen Verhältnissen wird bei Luftatmung mit etwa 21% O_2 das die Lunge passierende Blut mit Sauerstoff praktisch gesättigt. Wird die Sauerstoffkonzentration in der eingeatmeten Luft erhöht, so erfolgt beim Gesunden praktisch keine Mehraufnahme von O_2. Ist aber das vom rechten Herzen kommende Blut in der Lunge nicht voll arterialisiert worden, so zeigt sich nach dem Übergang auf O_2-Atmung eine vergrößerte Sauerstoffaufnahme, weil das bestehende arterielle O_2-Defizit aufgefüllt wird. Auf diese Weise läßt sich also einfach und sicher der vorhandene Grad einer respiratorischen Insuffizienz nachweisen.

Die Kurve gibt auch ein anschauliches Bild von dem Verhalten der Atmung. Normalerweise zeigt diese bei Luft- oder Sauerstoffatmung den gleichen Umfang. Wie aus der nebenstehenden Kurve ersichtlich ist, hat dagegen bei einer Ateminsuffizienz der Sauerstoff eine überraschende Wirkung: Trotz erhöhter Sauerstoffaufnahme sinkt das Atemvolumen erheblich ab, die Ausschläge der Kurve werden niedriger und seltener, es tritt eine deutliche Beruhigung der Atmung ein. Ein solches Verhalten der Atmung kann schon allein, auch wenn unter Sauerstoffatmung keine erhöhte O_2-Aufnahme erfolgt, anzeigen, daß vorher doch ein O_2-Defizit bestand.

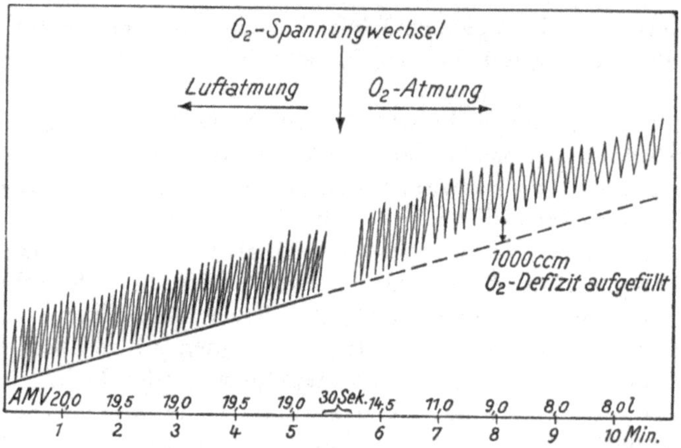

Abb. 2. Spirometerkurve nach Brauer und Wolf.
Beitr. Klin. Tbk. 94. J. Springer, Berlin.

Die zur Prüfung der Ateminsuffizienz noch vielfach, besonders in Amerika und Frankreich, benutzte Bestimmung der apnoischen Pause, d. h. der Zeit, bis zu welcher der Atem angehalten werden kann, gibt nur recht ungenaue Werte, da ihr Ausfall weitgehend vom Willen abhängig ist. Herrlinger kommt auf Grund seiner Untersuchungen zum Ergebnis, daß ein einigermaßen sicheres Bild von der Leistungsfähigkeit von Lunge und Kreislauf durch den willkürlichen Atemstillstand nur gewonnen werden kann, wenn die Gesamtkurve des Atemanhaltens nach Hyperventilation bis zu 50 Atemzügen aufgenommen wird. Trotz verhältnismäßig langer Atempause nach einer Inspiration kann die Gesamtkurve in ihrem weiteren Verlauf sehr flach verlaufen, andererseits kann nach einem niedrigen Anfangspunkt die Kurve noch steil ansteigen. Die individuellen Unterschiede sowohl zwischen den Einzelwerten wie zwischen den Gesamtwerten des Atemanhaltens sind sehr groß, so daß schon für den Normalwert der Atempause eine sehr große Schwankungsbreite angenommen werden muß. Bei seinen 15 Versuchspersonen fanden sich Schwankungen zwischen 30 und 105 Sekunden.

Häufig ist eine respiratorische Insuffizienz nicht so ausgesprochen, daß bereits in Ruhe eine arterielle Untersättigung eintritt. Ein arterielles Defizit tritt nicht selten erst in Erscheinung, wenn unter Arbeit erhöhte Anforderungen an die Lunge gestellt werden. Das kann ebenfalls leicht mit dem Spirometer festgestellt werden, wenn man die Atemkurve unter Arbeitsbelastung registriert.

Die Belastung wird am zweckmäßigsten am elektrischen Ergometer von KNIPPING durch Drehkurbelarbeit durchgeführt, wobei durch Einschalten von Widerständen die Belastung von der kleinsten bis zur größten Stufe gesteigert werden kann. Diese Belastungsform hat den großen Vorzug, daß sie genau dosiert werden kann, und daher eine Überanstrengung der kranken Versuchsperson sicher vermieden wird. Da die Drehkurbelarbeit außerdem für jeden zu Untersuchenden gleich ist, werden gut vergleichbare Größen gewonnen.

Am Ergometer wird stufenweise solange belastet, bis sich beim Umschalten von Luft- auf Sauerstoffatmung eine Erhöhung der Sauerstoffaufnahme zeigt, wodurch die Grenze der Leistungsfähigkeit angezeigt wird.

KNIPPING hat für die Beurteilung der Leistungsbreite folgendes Schema angegeben:

1. Kleiner Atemgrenzwert, kleiner maximaler O_2-Wert bei Luft- und großer maximaler O_2-Wert bei Sauerstoffatmung beweist das Vorliegen einer respiratorischen Insuffizienz.

2. Kleiner Atemgrenzwert, kleiner maximaler O_2-Wert sowohl bei Luft- als auch bei Sauerstoffatmung zeigt das Vorliegen einer respiratorischen und kardialen Insuffizienz an.

3. Großer Atemgrenzwert, kleiner maximaler O_2-Wert bei Luft- und großer maximaler O_2-Wert bei Sauerstoffatmung deutet auf eine Ventilationsökonomie, Pneumonose u. ä., hin.

4. Großer Atemgrenzwert, kleiner maximaler O_2-Wert unter Luft- und Sauerstoffatmung beweist eine kardiale Insuffizienz bei ausreichender Atemleistung.

5. Großer Atemgrenzwert und großer maximaler O_2-Wert unter Luft- und Sauerstoffatmung geben die Gewähr für eine normale Funktionsleistung von Atmung und Kreislauf.

GAUBATZ hat durch zahlreiche Untersuchungen an Kranken ungefähr die Höhe der Anforderungen, die die einzelnen kollapstherapeutischen Eingriffe an die respiratorische Leistungsfähigkeit stellen, zu ermitteln versucht. Er fand bei der Phrenikusausschaltung eine Verminderung der Atemvolumina bis zu 30% der Vitalkapazität. Bei Einseitigkeit des Prozesses wird aber durch den Zwerchfellhochstand die funktionstüchtige Atemfläche nie soweit herabgesetzt, daß es zu einer pulmonalen Insuffizienz kommt, doch wird der Unterlappen für die Atmung praktisch ausgeschaltet. Auch beim künstlichen Pneumothorax sind weitgehende Verringerungen nicht zu befürchten, wenn nicht ausgedehnte beiderseitige zirrhotische Lungenveränderungen mit Begleitemphysem bestehen. Beim extrapleuralen Pneumothorax ist der Funktionsausfall wesentlich geringer, als auf Grund der Ausdehnung der Pneumolyse angenommen werden könnte. Das erklärt sich dadurch, daß bei der Pneumolyse nach den Feststellungen von GAUBATZ nur eine selektive Ausschaltung des erkrankten Gewebes stattfindet. Bei ausgesprochen zirrhotischen Prozessen, bei denen die Atmung durch Verlust der Lungenelastizität stärker eingeschränkt ist, als der Ausdehnung des erkrankten Gewebes entspricht, kann eine Pneumolyse sogar zu einer funktionellen Besserung führen.

Bei der Thorakoplastik wird stets auch funktionstüchtiges Gewebe geopfert. Bei einer 1—5 Rippenplastik beträgt der Verlust 15%; bei einer 1—7 Rippenplastik 30%; bei einer subtotalen oder totalen Plastik bis 40%.

Durch den Eingriff darf die Vitalkapazität nicht unter 80% des Sollwertes herabgedrückt werden. Das Verhältnis Atemgrenzwert: Minutenvolumen darf nicht unter 2:1 sinken, wenn nicht eine irreparable pulmonale Insuffizienz eintreten soll.

Aber wenn es auch nicht zu einer so ausgesprochenen Verminderung der Atemleistung kommt, kann schon durch einen relativen Sauerstoffhunger sowohl Atmung als auch Herz zu angestrengter, beschleunigter Tätigkeit gezwungen werden, so daß es dadurch zu einer dauernden Beunruhigung der kranken Lunge kommt. Dadurch wird dann gerade das Gegenteil von dem erreicht, was man eigentlich mit dem Eingriff bezweckte: Statt der erwarteten Entspannung und Ruhigstellung — Anspannung und Beunruhigung.

Über die isolierte spirometrische Untersuchung jeder Lunge, die Bronchospirometrie, wie sie von Jacobaeus vorgeschlagen und später besonders von Arnaud vervollkommnet worden ist, fehlen uns eigene Erfahrungen. Zweifellos bietet diese Methode präzisere, prognostisch äußerst wertvolle, in manchen Fällen geradezu unersetzliche Daten. So ist es bei der Anzeigenstellung zur Thorakoplastik oder Lungenresektion von vitalem Interesse, den Anteil der kontralateralen Lunge an der Atemleistung festzustellen, da die Ausschaltung einer am gesamten Gasaustausch wesentlich beteiligten Lunge sich unmittelbar nach dem Eingriff oder auch erst später verhängnisvoll auswirken muß (Véret, Mérigot und Chevallier). Vaccarézza, Lanari und Soubrié, haben ebenso wie Levy, Seabury und Hull an größeren Reihen von Krankengeschichten gezeigt, daß auch mit größter Sorgfalt und genauester Berücksichtigung aller in Betracht kommender Nebenumstände durchgeführte klinische Untersuchungen, einschließlich Röntgen und Spirometrie, in einem recht erheblichen Prozentsatz zu einer falschen Einschätzung der Atemleistungen der Lungen führen können. Aktive Herde auf der Gegenseite können sich infolge ihrer Kleinheit oder versteckten Lage dem klinischen Nachweis entziehen; die funktionsmindernde Bedeutung emphysematöser Bezirke oder einer röntgenologisch nicht manifesten Lungenfibrose oder Pleuraobliteration läßt sich nicht abschätzen, selbst von der Atmung völlig ausgeschlossene Lungenbezirke können infolge „bronchialer Luftfiltration“ (Vaccarézza), d. h. Diffusion von Luft aus benachbarten Bezirken auf dem Röntgenbilde normal durchlüftet erscheinen.

Die Bronchospirometrie verdient daher wohl besonders bei doppelseitig kranken Grenzfällen häufiger angewandt zu werden, als es bei uns bisher geschieht. Die Erlernung der nicht ganz einfachen Technik erfordert natürlich viel Übung, bietet aber mit dem inzwischen sehr vervollkommneten Instrumentarium keine allzu großen Schwierigkeiten, besonders der jüngst von Carlens beschriebene biegsame doppelläufige Bronchialkatheter scheint eine wesentliche Erleichterung zu bedeuten. Ein gewisses Risiko der Bronchospirometrie auch bei kunstgerechter Ausführung kann nicht bestritten werden. Doch wenn man Kranke, die kürzlich eine Lungenblutung gezeigt haben oder fiebernde Kranke von der Untersuchung ausschließt und sich jedesmal vorher bronchoskopisch davon überzeugt, daß keine Erkrankung der Bronchien vorliegt, so sind Komplikationen kaum zu befürchten. Jacobaeus und Björkman sahen bei 300 Kranken keine Schädigung, Levy und Mitarbeiter sahen nur bei einem ihrer 60 Kranken eine Streuung und je zweimal Reaktionen auf Kokain bzw. Pantokain, die aber nicht von weiterer Bedeutung waren.

Der einseitige und doppelseitige künstliche Pneumothorax

von L. Rickmann

Durch die Einführung des künstlichen Pneumothorax im Jahre 1882 durch Forlanini wurde die Therapie der fortgeschrittenen Lungentuberkulose, die bis dahin wenig hoffnungsvoll war, in neue Bahnen gelenkt. Forlanini's genialer therapeutischer Gedankengang verwandte einen empirischen Zusammenhang ohne Kenntnis der einzelnen Vorgänge, deren pathologisch-physiologisches Wesen ungeklärt war. Schon vor ihm hatten Carson 1820, Krimmer 1829, Ramadge 1834 u. a. eine Pneumothoraxbehandlung versucht. Die eigentlichen Begründer des Pneumothoraxverfahrens, zu denen wir neben Forlanini auch Brauer, Lucius Spengler,, Saugmann, Murphy u. a. zählen, sahen in der Kollapsbehandlung zunächst nur ein örtliches Kampfmittel gegen die Tuberkulose. Diese Vorstellung war um so verständlicher, als das medizinische Denken damals viel mehr als heute vom Geist der Virchow-Schule mit ihrer Überwertung des sedes morbi beherrscht war. Dementsprechend bildeten auch die Untersuchungen über die örtliche Wirkung des Lungenkollapses viele Jahre hindurch den Hauptgegenstand der Forschungen.

Es gibt wohl kaum einen chirurgischen Eingriff, dessen Wert so allgemeine Anerkennung gefunden hat, wie der künstliche Pneumothorax. Mit zunehmender Erfahrung wurde die Indikationsstellung schärfer umgrenzt, die Technik verbessert und der Lungenkollaps, insbesondere durch die Einführung der Thorakokaustik vervollständigt. Dadurch wurden die Erfolge immer erfreulicher. Heute liegt über die Pneumothoraxtherapie eine unübersehbare Literatur vor. Bei dieser Therapie scheint ein gewisser Abschluß erreicht zu sein, so daß in den letzten Jahren wesentliche Verbesserungen und Ergänzungen derselben nicht mehr erfolgt sind. Es soll daher auch im Rahmen dieser Abhandlung nichts über längst Bekanntes und Bewährtes in der Pneumothoraxtherapie berichtet werden; vielmehr soll auf Grund eigener Erfahrungen und unter Berücksichtigung der Literatur der letzten 10 Jahre der heutige Stand dieser Behandlungsmethode kurz dargestellt werden.

Seit dem Jahre 1930 sind zuerst in der italienischen, dann auch in der französischen und anglo-amerikanischen Literatur immer häufiger kritische Stimmen laut geworden, die nicht mehr in mechanischen, sondern in vegetativ-nervösen Faktoren die Wirkung des Pneumothorax suchen. Diese Vorstellungen finden heute, gefördert durch die Arbeiten von Sturm, Seidel u. a. auch in Deutschland weitgehende Anerkennung und Beachtung. Wir dürfen die Lunge nicht mehr als ein vollkommen passives Organ ansehen, dessen retraktile Kräfte im elastischen Fasersystem zu suchen sind. Bronkhorst und Dijkstra, Engel, Baudrimond, W. S. Miller, A. Policard u. a. haben das Muskelsystem der Lunge, das neben der glatten Muskulatur der Bronchien und Gefäße in der Lunge besteht, zum Gegenstand eingehender anatomisch-physiologischer und pharmakologischer Studien gemacht. Sie unterscheiden in einer funktionellen Einteilung neben den Muskeln der Bronchien die Alveolarmuskulatur und fassen unter diesen Begriff die gesamte Muskulatur der Alveolargänge, der Bronchi respiratorii und die interstitiellen Muskeln zusammen. An diesem Muskelsystem konnten sie zeigen, daß es der gegensätzlichen Innervation des parasympathischen und sympathischen Nervensystems ebenso folgt wie uns das bei allen anderen glatten Muskelfasern des Körpers bekannt ist. Der Parasympatikus wirkt kontrahierend, der Sympathikus erschlaffend auf die Alveolarmuskulatur.

Tierversuche von Reinhardt und Dijkstra haben gezeigt, daß die Berührung der Pleura visceralis mit einem feinen Kanülendraht reflektorische Kontraktionsatelektasen unmittelbar an der Berührungsstelle und lungenparetische alveoläre Dilatationen in der weiteren Umgebung hervorruft. Diese Erscheinungen sind von großer Bedeutung; sie schlagen eine Brücke zu den klinischen Beobachtungen an kranken Lungen unter der Einwirkung des künstlichen Pneumothorax. Wir wissen auch seit langem, daß die bei der Pleuritis exsudativa auftretenden Lungenatelektasen nicht ausschließlich mechanisch bedingt sind.

Von unseren bisherigen Vorstellungen, von der Lunge als einem „passiven Gummischwamm" oder von dem luftleermachenden Kompressionsdruck des Pleuraexsudates müssen wir uns freimachen. Der Beweis, daß die Lunge nicht ein passivelastischer Gummischwamm, sondern ein neuromuskuläres und nervovaskuläres Organ mit aktiv kontraktilen und dilatorischen Reaktionsmöglichkeiten ist, kann heute als erbracht gelten.

Für den Erfolg der Pneumothoraxbehandlung ist der vegetativ-nervöse Lungenzustand bzw. die nervöse Reaktionsbereitschaft der Lunge ein wichtiger Faktor. Dieser vegetativ-nervöse Lungentonus kann durch den pleuralen Reiz bei der Pneumothoraxfüllung im Wege des pleuropulmonalen Reflexes weitgehend verändert werden. Wir wissen, daß bei kleineren tuberkulösen Lungenprozessen bei der Anlage eines Pneumothorax die erkrankten Lungenbezirke stärker vom Kollaps erfaßt werden, als die nicht pathologisch veränderten Lungenteile. Es entsteht ein Selektivkollaps, bei dem man fast immer größere oder kleinere Atelektasen bemerkt, die durch pleuropulmonale Reflexe bedingt sein können, oder deren Ursache im entzündlichen pulmonalen Gebiet selbst liegt, in dem es zu einer Tonuserhöhung der Muskulatur dieser Lungenabschnitte kommt. Der länger bestehende Selektivkollaps kann allerdings teilweise seine Ursache in narbigen Einziehungen haben, mit denen der pathologische Befund ausheilt. Beim Selektivpneumothorax läßt sich auch häufig eine Verengerung der Bronchien der besser kollabierten Lungenlappen erkennen. Beim frischen Pneumothorax wird diese Verengerung durch Ödeme der Schleimhaut und der Submukosa und oft durch vermehrte Schleimabsonderung verursacht. Bei älteren Fällen finden sich im submukösen Gewebe vermehrte Histiozyten und oft auch tuberkulöse bronchiale Veränderungen. Diese Überlegungen sind für die Indikationsstellung beim künstlichen Pneumothorax von großer Bedeutung.

Die Zahl der mit dem künstlichen Pneumothorax behandelten Tuberkulosekranken ist im Laufe der Jahre immer mehr gestiegen, nicht nur als Folge einer erweiterten Indikationsstellung, sondern wohl in erster Linie durch die frühzeitigere Erfassung der Kranken, insbesondere auch im Rahmen des Röntgen-Reihenschirmbild-Verfahrens und seiner Massenorganisationen. Jeder Arzt, der einen Pneumothorax anlegt, muß sich darüber klar sein, daß er einen operativen Eingriff vornimmt, durch den er den Kranken oft jahrelang an den Arzt fesselt. Man sollte ihn schon aus diesem Grunde nur dann anlegen, wenn es unbedingt notwendig ist und wenn man auf anderem Wege nicht zum Ziel kommt. Eine Pneumothoraxbehandlung ist keineswegs immer so harmlos, wie es dem Anfänger zunächst erscheinen mag. Auf der anderen Seite darf man aber mit der Pneumothoraxanlage niemals länger zögern, wenn die Indikation gegeben ist. Eine Ablehnung dieses Eingriffs durch den Patienten gehört heute zu den seltenen Ausnahmen, ein Beweis zugleich dafür, daß die Kranken den Wert dieser Behandlungsmethode zu schätzen wissen.

Wir dürfen die Indikation zur Pneumothoraxanlage nicht, wie Ahringsmann vorgeschlagen hat, dem „Blinddarmstandpunkt" angleichen. Eine akute Appendizitis kann ohne Perforation zur Narbenbildung, sie kann mit Perforation zur Peritonitis führen; keiner weiß es vorher, wie der Verlauf sein wird. Bei einer produktiven Lungentuberkulose wissen wir auch nicht mit Sicherheit, wie der Prozeß verlaufen wird, ob er zu einer narbigen Heilung unter Verkalkung der Herde führen wird oder unter Konfluieren der einzelnen Herde in die exsudative Form umschlägt. Wird bei der Appendizitis sofort operiert, kommt es gar nicht zur Peritonitis. Lege ich sofort einen Pneumothorax an, kann es aber trotzdem zu einem weiteren Fortschreiten des Prozesses kommen. Hier hinkt der Vergleich. Keinem Menschen wird es einfallen, einem Chirurgen vorzuwerfen, daß er auch einmal bei einer ohne Operation gutartig verlaufenden Blinddarmentzündung operierte. Man könnte es im Gegenteil als Kunstfehler bezeichnen, wenn er es unterließ. Die Lungentuberkulose erfordert aber im Gegensatz zur Appendizitis selten ein sofortiges Handeln. Die klinische Beobachtung gibt zudem die Möglichkeit, mit großer Wahrscheinlichkeit festzustellen, ob der Prozeß zum weiteren Fortschreiten neigt oder die Tendenz zur Rückbildung in sich trägt. Gerade diese Tatsache spricht auch gegen die von Ahringsmann empfohlene ambulante Pneumothoraxanlage.

Bei dem großen Indikationsgebiet des Pneumothorax läßt sich die Frage, in welchen Fällen seine Anlage notwendig, bzw. erfolgversprechend ist, vielleicht am zweckmäßigsten dadurch erklären, daß einmal die Erkrankungen hervorgehoben werden, bei denen eine Pneumothoraxanlage keine Aussicht auf Erfolg bietet. Der bekannte französische Tuberkuloseforscher Dumarest vertritt den Standpunkt, daß die Anwendung des Pneumothorax nur für die Formen der Tuberkulose vorbehalten sein solle, die zur Ausbreitung und Einschmelzung neigen, dagegen nicht für fibröse Prozesse. Daher soll der Pneumothorax, nach seinen Erfahrungen, bei folgenden Formen nicht zur Anwendung gebracht werden:

1. Bei den Epituberkulosen, die in den meisten Fällen die Primärinfektionen begleiten, eine günstige Heilungstendenz aufweisen und keine lokale Läsion hinterlassen.

2. Bei abortiven Bazillosen, die sich von den ersteren dadurch unterscheiden, daß nach Abklingen der entzündlichen Epiphänomene eine lokale Läsion zurückbleibt, die sich langsam zurückbildet und entweder völlig verschwindet oder einen harmlosen Kalkherd zurückläßt.

3. Bei diffusen, fibrösen oder begrenzten nodösen Formen ohne Substanzverlust, zu denen die zahlreichen Fälle von älteren Tuberkulosen gehören, die nur durch eine zufällige Röntgenuntersuchung oder durch eine „wie von der Vorsehung gesandten Hämoptoe“ aufgedeckt werden. Bei ihnen wäre der Pneumothorax nutzlos, da er keine Änderung in der spontanen Entwicklung herbeiführen könnte. Man muß sich daher hüten, die Indikation der Pneumothoraxbehandlung ohne jede Rücksicht auf die evtl. daraus entstehenden Folgen zu stellen. Daß die miliare Form der Tuberkulose eine Gegenanzeige gegen jede Kollapsbehandlung darstellt, bedarf keiner besonderen Bestätigung.

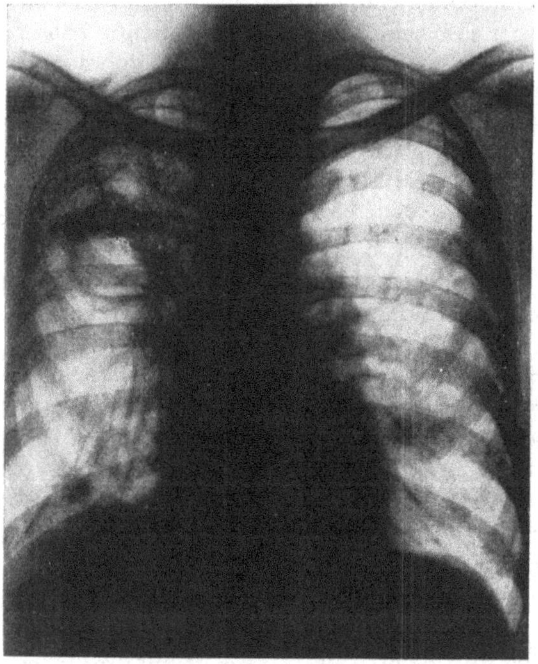

Abb. 3. Exsudativ-kavernöse Tuberkulose d. rechten Lunge. Weichfleckige Streuungen in beiden Unterfeldern. Vor der Pneumothoraxbehandlung.

Übereinstimmung besteht bei allen Autoren darin, daß die Pneumothoraxbehandlung nicht angezeigt ist bei den Primärformen, von den Franzosen als kindliche Tuberkulose (formes de tuberculose infantile) bezeichnet, die wir zum sekundären Stadium nach Ranke, Simon, Redeker rechnen (parahiläre Infiltrierungen, Epituberkulosen). Sie sind klar abgegrenzt von der tertiären Phthise Rankes, von französischen Autoren wiederum als „formes de tuberculose des adultes“ bezeichnet. Die Anlage eines Pneumothorax bei der sogenannten „kindlichen“ Form der Tuberkulose führt meistens zur Verschlechterung und Ausstreuung des Prozesses.

Bei Kindern ist es auch zwecklos, eine Pneumothoraxtherapie bei ausgedehnten doppelseitigen oder auch bei einseitigen ausgedehnten, hoch aktiven Krankheitsformen in schlechter immunbiologischer Lage durchzuführen (Brügger, Müller).

Es ist aber auch nicht richtig, die exsudative Phthise ohne weiteres von der Kollapsbehandlung auszuschließen, wie dies früher vielfach geschah. Ungeeignet für die Pneumothoraxbehandlung ist in jedem Falle die lobär-käsige Pneumonie, während die lobuläre-exsudative Tuberkulose oder käsige Bronchopneumonie, sowie besonders die sublobuläre Form schon bessere Aussichten bietet. Bei der Entscheidung, ob Pneumothorax oder nicht, muß man sich ein klares Bild von den jeweiligen pathologisch-anatomischen Verhältnissen zu machen versuchen. Oft entscheidet die jeweilige Kampfphase, mit Hilfe des weißen Blutbildes erkannt, über die Notwendigkeit des Eingriffs.

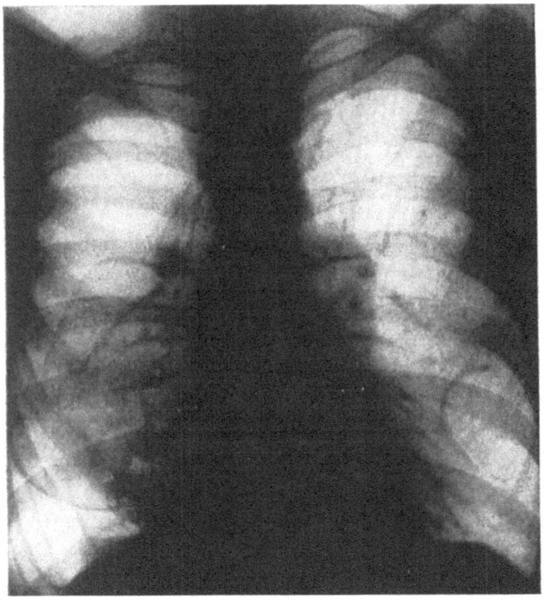

Abb. 4. Derselbe Fall. Pneumothorax rechts durch Thorakokaustik ergänzt. Streuung links in Rückbildung.

Hüten muß man sich jedoch, bei nicht spezifischen Infiltrationen einen Pneumothorax anzulegen. Eosinophile Infiltrate, Pleuritiden, Tumoren, Lungenlues usw. lassen sich nicht immer ohne weiteres von tuberkulösen Veränderungen unterscheiden. Wollte man sämtliche Fälle einmal zusammenstellen, veröffentlichte und nicht veröffentlichte, bei denen irrtümlich infolge falscher Diagnose ein Pneumothorax angelegt wurde, so würde man eine erstaunlich große Zahl erhalten, wobei allerdings zu berücksichtigen wäre, daß diese diagnostischen und therapeutischen Irrtümer im Laufe der Jahre immer weniger geworden sind.

Große randständige Kavernen wird man nicht immer durch einen Pneumothorax zum Kollaps bringen. Der Versuch einer Pneumothoraxanlage ist aber schon deshalb notwendig, um bei freiem Pleuraspalt die Pleurablätter künstlich zum Verkleben zu bringen und dadurch den Weg für erfolgreichere therapeutische Eingriffe zu ebnen.

Schließlich sei noch darauf hingewiesen, daß bei älteren Patienten mit starrem Brustkorb und Emphysem eine Pneumothoraxanlage nicht angezeigt ist. Nach dem 50. Lebensjahr wird man sich immer schwerer zu einem Eingriff entschließen, wenngleich es nicht möglich ist, ein bestimmtes Alter als Grenze festzulegen.

Die Versuche einer Pneumothoraxbehandlung bei Lungenabszeß, Lungengangrän, Bronchiektasen und Echinokokkus sind wohl allgemein aufgegeben worden.

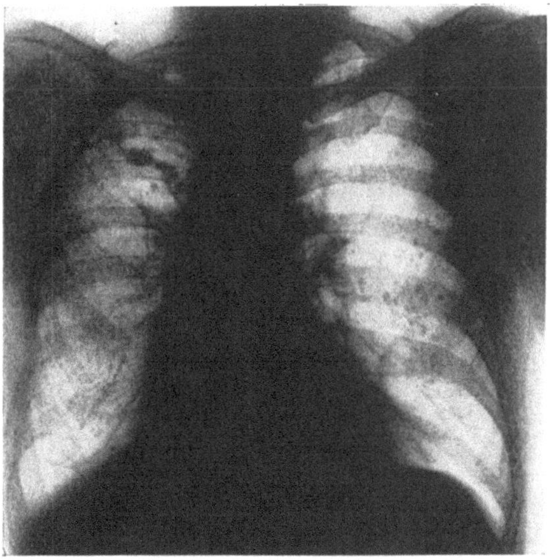

Abb. 5. Derselbe Fall. 3 Jahre später. Rechte Lunge entfaltet. Verschieden große kalkdichte Fleckschatten im rechten Oberfeld. Restlose Heilung.

Bei komplizierender Darm- und Kehlkopftuberkulose, die als Zeichen einer Dekompensation des gesamten Tuberkulosegeschehens angesehen werden müssen, ist eine Pneumothoraxanlage nur dann sinnvoll, wenn erwartet werden kann, daß die Erholungsfähigkeit des Kranken ausreicht, um in ein kompensiertes Stadium der Gesamttuberkulose zu gelangen, in dem die Abwehrkräfte des Organismus Übergewicht haben. Bei schweren Prozessen in Darm und Larynx wird dies in der Regel nicht mehr zu erreichen sein. Nicht zu weit fortgeschrittene Veränderungen können aber durch Ausschaltung des Hauptherdes, besonders bei der Kehlkopftuberkulose, zur Ausheilung bzw. zum Stillstand gebracht werden. In jedem Falle ist vor der Anlage eine genaue konstitutionelle Analyse des Kranken zu empfehlen. Andere extrapulmonale Tuberkuloseformen, wie Nierentuberkulose, Gelenk- und Knochentuberkulose, rechtfertigen keine grundsätzliche Ablehnung des Pneumothorax. Die hämotogene Entstehungs- und Auswirkungsart läßt aber trotzdem den Enderfolg vielmals problematisch erscheinen (E. M. Müller).

Trotz aller erwähnten Einschränkungen und Gegensätze bleibt die Zahl der für diese Behandlung geeigneten Fälle doch sehr groß. „Der künstliche Pneumothorax bei der offenen Lungentuberkulose kann sehr leicht zu spät kommen, aber nur selten, wenn überhaupt, kommt er zu früh" (Ulrici). Der negative Sputumbefund schließt den Pneumothorax nicht aus. Man wird sich im Zweifelsfalle bemühen, den Auswurf besonders eingehend unter Heranziehung des Kulturverfahrens und des Tierversuchs zu untersuchen. Es bleibt eine gewisse Zahl von Krankheitsfällen, bei denen nach eingehender klinischer Beobachtung die Erfahrung und das Gefühl darüber entscheiden, ob die Pneumothoraxanlage angezeigt ist oder nicht.

Eines besonderen Hinweises bedarf der doppelseitige Pneumothorax, den Ascoli, ein Schüler von Forlanini, 1912 zuerst anwandte und der in Deutschland 1923 von Harms eingeführt wurde. Er war vielleicht schon eine, wenn auch nicht ganz bewußte Folge der nervalen Betrachtungsweise des Pneumothoraxproblems. Da zahlreiche Kliniker und Physiologen den Standpunkt vertraten, daß ein doppelseitiger Pneumothorax den Tod unmittelbar zur Folge haben würde, konnte sich diese Behandlungsmethode nur langsam durchsetzen. Heute erscheint sie, vor allem in den Tuberkuloseheilstätten, unentbehrlich.

Für die Indikation des doppelseitigen Pneumothorax gelten auch heute noch im wesentlichen die schon von Ascoli aufgestellten Richtlinien. Angezeigt ist er

1. Bei doppelseitigen aktiven Prozessen mit positivem Bazillenbefund, sofern die Messung der Vitalkapazität noch eine genügende Atmungsfläche anzeigt.

2. Wenn bei Bestehen eines einseitigen Pneumothorax auf der kontralateralen Seite ältere Tuberkuloseherde progredient werden bzw. sich frische Herde zeigen.

3. Bei Verdrängung des Mittelfells als sogenannter Stützpneumothorax.

Es ist selbstverständlich, daß die Indikation nicht auf die schwersten Fälle ausgedehnt werden darf, da dann Mißerfolge entstehen, die nicht der Methode zur Last fallen. Je nach Lage des Falles kann die Pneumothoraxbehandlung gleichzeitig auf beiden Seiten durchgeführt werden oder auch als sogenannter alternierender Pneumothorax nach Auflassung des ersten. In einzelnen Fällen kann auch ein kurzdauernder „transitorischer" Pneumothorax erfolgreich sein. Bei Erkrankungen, die von vornherein doppelseitig sind, wird man zweckmäßig auf der stärker befallenen Seite mit der Behandlung beginnen.

In der Technik der Pneumothoraxanlage und Nachfüllung hat sich in den letzten 10—20 Jahren wenig geändert. Die von BRAUER angegebene Schnittmethode findet heute keine Anwendung mehr, sondern nur noch die Stichmethode. Da die Pneumothoraxbehandlung keine großen Schwierigkeiten macht, ist jeder Arzt imstande, sie durchzuführen. Gerade diese Einfachheit der technischen Durchführung macht sie aber bisweilen zu einer gefährlichen Waffe in den Händen von Ärzten, denen die notwendige Erfahrung fehlt, um die drohenden Komplikationen zu verhüten und die Behandlung auch so durchzuführen, daß sie dem Kranken Nutzen bringt.

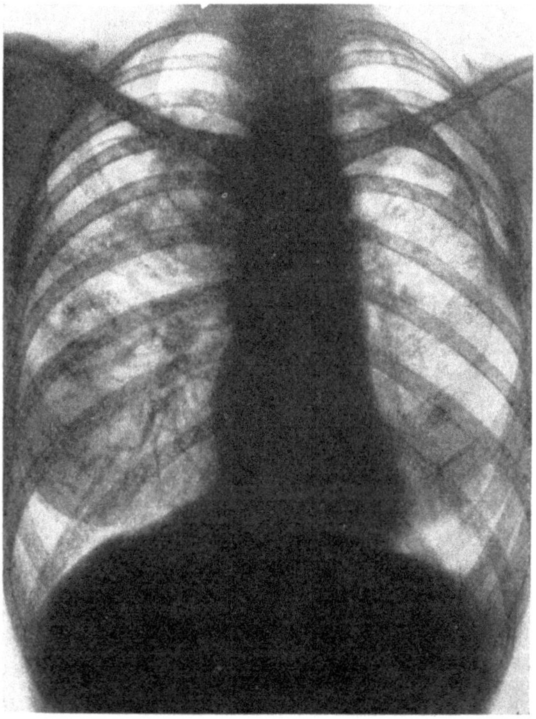

Abb. 6. Zweckloser doppelseitiger Teilpneumothorax bei exsudativ-kavernöser Tuberkulose beiderseits.

Zur Durchführung der Pneumothoraxbehandlung bedient man sich eines Pneumothoraxapparates, von dem im Laufe der Jahre eine Anzahl verschiedenartiger Modelle konstruiert und empfohlen wurden. Sie sind alle nach dem gleichen Prinzip gebaut, so daß es letzten Endes Erfahrungs- und Geschmackssache bleibt, welchen Pneumothoraxapparat man verwendet. Für den klinischen Betrieb hat sich uns der Pneumothoraxapparat nach LADEBECK (Beelitzer Modell) Abb. 7 bestens bewährt, während für die ambulante Behandlung der Mikro-Pneumothoraxapparat nach THOMSEN (Abb. 8) sehr zweckmäßig ist.

Besondere Vorbereitungen sind für den Eingriff nicht erforderlich. Besteht starker Hustenreiz, so empfiehlt es sich, dem Kranken vorher etwas Codein oder Dicodid zu geben, damit bei Hustenbewegungen die Lunge nicht durch die Pneumothoraxnadel verletzt wird. Eine gründliche Händedesinfektion des Arztes ist nicht erforderlich; ebenso erübrigt sich die Benutzung von Gummihandschuhen, wie sie hier und da noch üblich ist. Nach Desinfektion der Einstichstelle wird bei der Anlage eine Anästhesie mit 2 ccm $^1/_2$%iger Novocainlösung vorgenommen, bei der es besonders darauf ankommt, die Pleura gefühllos zu machen. Die Nachfüllungen werden ohne vorherige Anästhesie vorgenommen; insbesondere hat sich die Vereisung der Haut mit Chloräthyl als überflüssig erwiesen.

Für das Eindringen in die Pleurahöhle ist eine ganze Reihe von Pneumothoraxnadeln empfohlen worden, von denen am bekanntesten die nach Saugmann, Salomon und Denecke sind. Wir benutzen bevorzugt die Denecke-Nadel, deren Spitze geschlossen ist. Dicht oberhalb des schrägen Schliffes befindet sich eine seitliche Öffnung. Für die Neuanlage benutzt man eine Nadel mit kurzer, stumpf geschliffener Spitze, während man bei den Nachfüllungen eine Nadel mit längerer, scharf geschliffener Spitze verwenden kann.

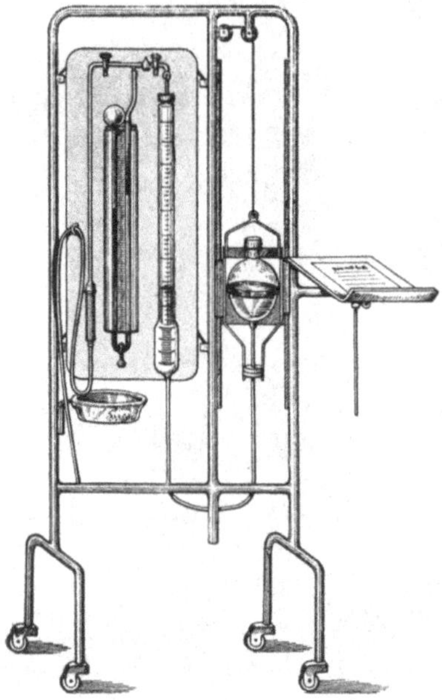

Abb. 7. Pneumothoraxapparat nach Ladebeck (Beelitzer Modell) für den klinischen Betrieb.

Der Ausschlag des Manometers läßt unschwer erkennen, ob man mit der Kanüle in die Pleurahöhle, in die Lunge oder in einen Bronchus gekommen ist. Grundsätzlich darf man nur dann Luft einlassen, wenn ein einwandfreier negativer Manometerausschlag beweist, daß sich die Nadel in der freien Pleurahöhle befindet. Bei stärkeren Verwachsungen tritt schnell ein Druckgefühl und ein positiver Manometerausschlag ein.

Von größter Bedeutung ist die Bestimmung und Kontrolle der Druckwerte im Pneumothorax. Bei der Feststellung des Druckoptimums hat man sowohl die Ausbreitung des Krankheitsprozesses als auch das Verhalten der Pleura, den Ort der Verwachsungen, etwaige Komplikationen, kurz sämtliche Begleitumstände sorgfältig zu beachten. Am schonendsten wird sich die Behandlung gestalten, wenn die Druckkurve möglichst gleichmäßige Schwankungen aufweist. In keinem Falle soll man, wie es früher vielfach üblich war, sofort bei der Neuanlage 800—1000 ccm Luft einfüllen. Es soll und darf niemals eine Kompression der Lungen erreicht werden. Mit einem gewissen Unbehagen erinnern wir uns an frühere Versuche, den Verschluß einer Kaverne durch gesteigerten Druck in der Pleurahöhle zu erzwingen oder einen partiellen Pneumothorax durch Einspritzen von physiologischer Kochsalzlösung unter Druck zu vergrößern. Durch die Verdrängung des Mediastinums drohten bei diesen Versuchen dem Kranken große Gefahren. Die Exsudatbildung wurde dabei erheblich gefördert, nicht selten kam es auch zur Kavernenruptur. Wir pflegen bei der Neuanlage 300—400 ccm Luft einzulassen, um dann nach zwei Tagen nach vorheriger Röntgenkontrolle etwa die gleiche Menge nachzufüllen. Häufigere kleinere Nachfüllungen haben zu Beginn der Pneumothoraxbehandlung den Vorteil, daß sie einen gleichmäßigeren Lungenkollaps ermöglichen.

Die Frage, welches Gas man bei der Pneumothoraxbehandlung am zweckmäßigsten verwendet, ist früher lebhaft diskutiert worden. Bei der Verwendung von Stickstoff, Sauerstoff und Kohlensäure ging man einerseits von der Vorstellung aus, daß man damit die Gefahren einer etwaigen Gasembolie herabsetzen könnte, andererseits glaubte man, eine langsamere Resorption des Gases werde die Häufigkeit der Nachfüllungen verringern können. Heute verwendet man fast ausschließlich atmosphärische Luft. Eingehende Untersuchungen haben ergeben, daß sich unabhängig von der Art des eingelassenen Gases bzw. Gasgemisches nach einiger Zeit ein konstantes Verhältnis der Gase im Pleuraraum einstellt (ANTHONY, SCHWARZ, SLOTTY). Sie enthalten etwa 6% Sauerstoff, 5% Kohlensäure und 89% Stickstoff.

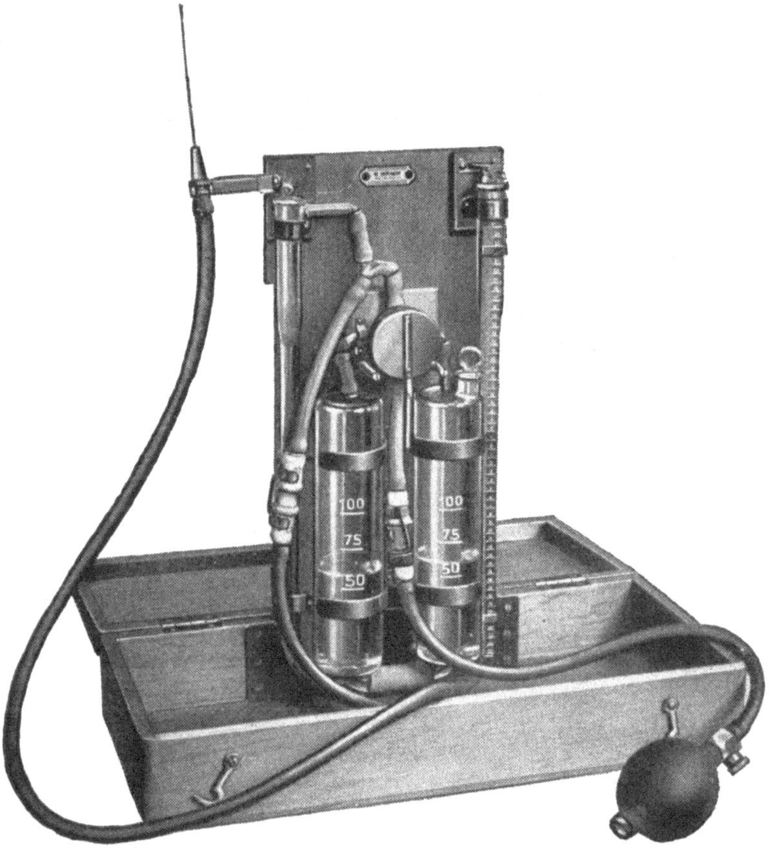

Abb. 8. Mikro-Pneumothoraxapparat nach THOMSEN für die ambulante Behandlung.

Bei Exsudatbildung steigt der CO_2-Gehalt, während der O_2-Gehalt absinkt. Die Pleura resorbiert nicht nur Gas, sie scheidet auch Gas in Form von Kohlensäure aus. Neuere in Amerika durchgeführte Versuche, den Pneumothorax mit Heliumgas zu füllen, sind bisher über das erste Versuchsstadium nicht hinausgekommen.

Es ist auch versucht worden, mit der Luft zugleich Medikamente in den Pleuraraum zu bringen, um dadurch zugleich eine therapeutische Wirkung auf die Lunge und den Gesamtorganismus zu erzielen. Hierfür wurde folgende Zusammenstellung empfohlen:

Rp.	Trypaflavini	0,25
	Camphor trit., Mentholi $\overline{aa}$ . . .	1,0
	Thymoli	0,25
	Ol. Eucalypti ad	10,0

Dieser sogenannte Medikothorax hat allerdings keine größere Verbreitung gefunden. Daß das Medikament wenigstens teilweise die Lunge passiert, zeigt sich dadurch, daß die Atemluft bald nach der Füllung nach der Arznei riecht. Kreutzberg machte den Vorschlag, die einzulassende Luft vorher über Formaldehydtabletten streichen zu lassen.

Wie lange muß ein Pneumothorax unterhalten werden, um einen Dauererfolg zu gewährleisten? Diese Frage ist gerade in den letzten Jahren mehrfach ventiliert worden. Früher führte man die Pneumothoraxbehandlung im Durchschnitt 2—3 Jahre durch. Während der Auflassung schickte man den Kranken möglichst zu einem Abschlußheilverfahren in die Heilstätte. Heute pflegt man den Lungenkollaps 3—5 Jahre zu unterhalten. Nicht selten begegnet man Patienten, die ihren Pneumothorax 10 Jahre und länger tragen und sich auch nach dieser Zeit durch eigenen Entschluß oder auf Anraten des behandelnden Arztes nicht von ihm trennen wollen. Diese Pneumothoraxveteranen sind keine Empfehlung für den behandelnden Arzt und das um so weniger, wenn bei einem schmalen Pleuraspalt nur 50—100 ccm Luft bei stark positivem Enddruck eingelassen werden können. Es gab auch Pneumothoraxträger, die ihren Pneumothorax nur deshalb nicht aufgeben wollten, weil sie befürchteten, ihre Lebensmittelzulagekarten zu verlieren.

Über die Dauer der Pneumothoraxbehandlung lassen sich keine genauen Angaben machen. Sie richtet sich 1. nach der Ausdehnung des Krankheitsprozesses, 2. nach dem Verlauf der Erkrankung, die nur durch wiederholte Röntgenuntersuchungen beurteilt werden kann. 3. Nach der Möglichkeit der Komplikationen. 4. Nach dem Alter des Patienten (je jünger der Kranke, um so länger die Behandlung). 5. Nach dem Beruf (bei leichten Berufen weniger lang). 6. Nach den sozialen Verhältnissen. 7. Nach epidemiologischen Grundsätzen.

Ist die Anamnese nur kurz und der Beginn der Erkrankung akut, so braucht der Pneumothorax nicht länger als bis zu 2 Jahren aufrecht erhalten zu werden. Auch ein kurzfristiger Pneumothorax kann in bestimmten Fällen befriedigende Erfolge bringen. Minet und Cornillé stellten bei vorzeitiger Beendigung des Pneumothorax in 68,4% der Fälle günstige Ergebnisse fest. Ist der Lungenprozeß weit fortgeschritten und finden sich ältere Kavernen, so ist eine Behandlung von 2—4 Jahren, oft noch länger, notwendig. Alle klinischen Daten müssen berücksichtigt werden, um den richtigen Zeitpunkt der Entfaltung der Lunge zu bestimmen. Während der Auflassung ist Heilstättenbehandlung angezeigt.

In vielen Fällen beantwortet sich die Frage der Fortführung des Pneumothorax von selbst, wenn eine vorzeitige Verschwartung der Pleurablätter einsetzt. Einige Phthisiologen empfehlen, den Pneumothorax nicht im Frühjahr oder Herbst eingehen zu lassen, da in diesen Monaten häufiger Exsudatbildung und interkurrente Erkältungskrankheiten auftreten.

Kommt es nach abgeschlossener Pneumothoraxbehandlung später zu einem Rezidiv, so ist in jedem Falle ein erneuter Pneumothoraxversuch angezeigt. Die hin und wieder vertretene Ansicht, daß die frühere Behandlungsmethode doch nicht genügend wirksam gewesen sei und daß man infolgedessen den Prozeß jetzt mit anderen erfolgreicheren Methoden angehen solle, ist nicht begründet. Gelingt die Wiederanlage nicht oder nur unvollkommen, so ist damit für andere Maßnahmen nichts verdorben, und das um so weniger, als ein Pneumothoraxversuch die

Voraussetzung für jeden anderen operativen Eingriff ist. Die Dauer der ersten Pneumothoraxbehandlung und der Zeitabstand von ihrer Beendigung bis zur Wiederanlage spielt für ihr Gelingen oder Mißlingen keine Rolle. Akut beginnende, mehr exsudativ-infiltrative Formen der Lungentuberkulose scheinen infolge ihrer geringeren Neigung zu Pleuraverwachsungen die Aussichten für das Gelingen einer Wiederanlage zu verbessern, und zwar um so mehr, je frühzeitiger die Kollapsbehandlung einsetzt (H. ALEXANDER, BOLLINGER). Im Durchschnitt gelingt die Wiederanlage eines früheren Pneumothorax in 30—40% aller Fälle. Vorausgegangene Pleuraergüsse müssen nicht unbedingt zu einer Verklebung der Pleurablätter führen.

„Die Anlage eines Pneumothorax hat immer während klinischer Beobachtung zu erfolgen, dagegen können die Nachfüllungen ambulant durchgeführt werden" (VOIT). Die Durchführung dieser Forderung sichert zweifellos in vielen Fällen den Erfolg, sie ist aber heute nicht immer möglich. SCHEIDEMANDEL hat den Vorschlag gemacht, den Lungenkranken, bei dem eine Lungenkollapsbehandlung erforderlich ist, wenigstens für kurze Zeit in ein Krankenhaus oder in eine Heilstätte zur Pneumothoraxanlage aufzunehmen, um ihn dann, der Not gehorchend, bald wieder in ambulante Behandlung zu entlassen. Einen Krankenhausaufenthalt von 14 Tagen hält er für ausreichend. Diese, im Prinzip richtige Forderung möchten wir dahin erweitern, daß jeder Lungenkranke, bei dem eine Pneumothoraxbehandlung erforderlich ist, sofort und unbekümmert um den Kostenträger für 4 Wochen in die nächstgelegene Heilstätte aufgenommen wird, um dort den Pneumothorax anzulegen und die wahrscheinlich notwendige Thorakokaustik sofort anzuschließen. Diese Forderung gilt naturgemäß nur, solange es nicht möglich ist, angesichts des großen Bettenmangels und der ungünstigen sozialen und wirtschaftlichen Verhältnisse weiter Bevölkerungskreise den Kranken bevorzugt zu einem ordnungsgemäßen Heilverfahren in einer Heilstätte unterzubringen.

Trotz allen guten Willens läßt sich auch die ambulante Pneumothoraxanlage nicht immer ganz vermeiden; wenngleich ihre Nachteile unverkennbar sind. Ohne Röntgendurchleuchtung ist die Pneumothoraxanlage in jedem Fall als Kunstfehler zu bezeichnen. Man sollte bei der ambulanten Pneumothoraxanlage wenigstens die Möglichkeit haben, den Patienten einige Stunden nach der Anlage hinlegen und ihn dann in einem Wagen nach Hause bringen zu lassen.

WEICHSEL berichtet über einen Fall, der sofort nach der Pneumothoraxanlage mit dem Fahrrad 4 km nach Hause fahren mußte, kurzatmig dort ankam, sich sofort ins Bett legte und nach einigen Tagen in schwerkrankem Zustand mit einem großen Exsudat ins Krankenhaus aufgenommen werden mußte.

Auf die jeweiligen Umwelteinflüsse ist gerade bei der ambulanten Pneumothoraxanlage besondere Rücksicht zu nehmen. Einzelne Tuberkuloseärzte legen grundsätzlich keinen ambulanten Pneumothorax bei Föhn an; sie vermeiden die Anlage weitgehend bei stürmischem Wetter und niedrigem Luftdruck.

Es darf auch nie vergessen werden, daß die ambulante Pneumothoraxbehandlung für den Kranken selbst, für die Krankenkasse und den Versicherungsträger mit erheblichen Kosten und für den Kranken, der nicht gerade in einer Stadt wohnt, in der eine Nachfüllmöglichkeit besteht, mit großem Zeitverlust verbunden ist. Die wechselnde körperliche Belastung des Pneumothoraxträgers außerhalb der Heilstätte bringt auch einen Wechsel in der Schnelligkeit der Luftaufsaugung in der Brusthöhle. Die unvermeidlichen Erschütterungen bei Benutzung von Beförderungsmitteln zur Nachfüllstation lassen es zudem notwendig erscheinen, den intrathorakalen Druck möglichst niedrig zu halten. Die Kranken empfinden bei zu starker Füllung auf der Heimfahrt oft Atemnot, starken Druck und Übelkeit. Ein erheblicher Höhenunterschied zwischen Nachfüllungs- und Wohnort kann zu größeren Druckschwankungen im Pneumothorax führen. Die Verhältnisse zwingen vielfach dazu, die ambulanten Nachfüllungen mit größeren Zwischenpausen vorzunehmen und den doppelseitigen Pneumothorax gleichzeitig nachzufüllen, um damit den Kranken die oft umständliche Reise zum Arzt zu ersparen.

Nichts ist bei der ambulanten Pneumothoraxbehandlung so zu verurteilen, wie die zentralen Nachfüllstellen, in denen „am laufenden Band" gefüllt wird und in denen sich ein junger Assistent rühmen kann, an einem Tag 100 und mehr Nachfüllungen gemacht zu haben. Für eine Landesversicherungsanstalt mögen derartige „Tankstellen" oder „Pneumothoraxfabriken", wie sie von den Kranken gern genannt werden, bequem und wirtschaftlich sein, den Kranken bringen sie keinen Segen. Nirgends rächt sich Schematismus in der Heilbehandlung mehr, als gerade in der Pneumothoraxtherapie. Bei dem heutigen Bestreben einiger Versicherungsträger, die Ärzte weitgehend aus den leitenden Verwaltungsstellen zu entfernen und die Entscheidung, auch in ärztlichen Dingen, selbst zu treffen, besteht die große Gefahr einer zunehmenden Technisierung und Mechanisierung der Heilkunde überhaupt. Die Ärzte müssen sich mit allen Mitteln dagegen wehren, daß die ambulante Pneumothoraxbehandlung zu einem rein technischen Verfahren herabgewürdigt wird. Möglichst viele, und für den Kranken leicht erreichbare, mit erfahrenen Fachärzten besetzte Nachfüllstellen sind für die ambulante Pneumothoraxbehandlung das erstrebenswerte Ziel.

Zu den unangenehmsten und am meisten gefürchteten Komplikationen im Verlauf einer Pneumothoraxbehandlung gehört immer noch die Luftembolie. In der Weltliteratur waren bis zum Jahre 1933 insgesamt 98 Fälle beschrieben, bei denen man die Erscheinung einer Luftembolie beobachten konnte. In Wirklichkeit ist diese unerfreuliche Komplikation viel häufiger, wenngleich sich der erfahrene Tuberkulosetherapeut davor weitgehend zu schützen weiß. Mit Sicherheit kann man sie nie verhüten. Johnke berichtet aus der Klinik des Wilhelminenhospitals in Wien über 31 Fälle auf 30000 Füllungen, von denen 3 letal verliefen. Diese Zahl dürfen wir auch heute wohl noch als Durchschnitt annehmen, d. h. einen Todesfall bei 10000 Nachfüllungen infolge Luftembolie.

Der junge Assistent lächelt bisweilen, wenn er beobachtet, mit welcher Vorsicht der ältere Arzt an jede Pneumothoraxanlage und -Nachfüllung herangeht, bis er selbst eines Tages diese schwere Komplikation sieht. Wohl ihm, wenn er sie nicht in der freien Praxis erlebt; allein auf sich angewiesen, vielleicht sogar ohne Sprechstundenhilfe. Jeder erfahrene Tuberkulosetherapeut kennt die unangenehmen Symptome einer vermutlichen Luftembolie: Blasses Gesicht, kalter Schweiß, Bewußtlosigkeit. Der Kopf wird spontan zurückgedreht. Krampf im Nacken, in den Armen und Beinen, röchelnde Atmung, frequenter Puls, Atemstillstand; schneller Tod oder langsame Erholung nach etwa 10 Minuten; darnach noch lallende

Sprache, Amaurose, starke Kopfschmerzen und Rückbildung der Erscheinungen nach 2—3 Tagen.

Die Differentialdiagnose zwischen Luftembolie und Pleuraschock ist nicht immer leicht. Ein wiederholtes Auftreten solcher Zustände spricht für Pleuraschock. Das Vorhandensein von Gasblasen in den Gefäßen der Retina deutet auf Luftembolie. Die Diagnose Luftembolie ist ohne genaue klinische Beobachtung rein anatomisch nur mit großen Schwierigkeiten zu stellen. Selbst wenn im Gehirn Luft in den Gefäßen des Plex. chorioideus gefunden wird, ist damit noch nicht der Beweis einer Luftembolie erbracht, da auch sonst immer wieder Ansammlung von Luft in den Gefäßen der Hirnhäute beobachtet wird (Benner, Strassmann). Die Frage, wie es bei der Pneumothoraxanlage oder -Nachfüllung, die lege artis vorgenommen wird, zum Eindringen der Luft in die Arterien und damit in den großen Blutkreislauf kommen kann, ist noch nicht geklärt. Martonfi glaubt, daß die Luftembolie durch Senken des Oberkörpers, insbesondere des Kopfes bei der Anlage des Pneumothorax vermieden werden kann. Nach seiner Ansicht gelangt die durch die Vena pulmonalis in die linke Kammer gedrungene Luftblase mit der ersten Systole auf dem Wege der Aorta ascendens bis zum Arcus aortae, aus dessen höchstem Teil die Gasembolie durch den einzig möglichen Weg, die Carotiden, nach oben drängt.

Die Verletzung der Lunge mit der Pneumothoraxnadel bei der Anlage, die zu einem Spontanpneumothorax führt, ist häufiger, als angenommen wird. Immer wieder kann man nach der Anlage einen ausgiebigen Pneumothorax feststellen, trotzdem nur geringe Luftmengen eingelassen wurden. Die kleine Verletzung der Lunge, die zum Spontanpneumothorax führte, schließt sich bald wieder, so daß dieser Komplikation keine besondere Bedeutung zukommt.

Unangenehmer ist der bisweilen im Verlauf der Behandlung oder auch der spontan auftretende Ventilpneumothorax, der eine wiederholte Entlastung mit Hilfe des Pneumothoraxapparates oder das Anlegen einer Dauerkanüle mit aufgesetztem Ventil erforderlich macht. Schließt sich das Lungenventil nicht nach kurzer Zeit, so ist der Versuch berechtigt, durch eine Kaustik oder Diathermie-Koagulation einen Verschluß herbeizuführen. Selbst dem geübten Operateur gelingt es aber nicht immer, bei der Thorakoskopie die Ventilöffnung aufzufinden. In vielen Fällen bringt auch eine künstlich erzeugte Pleuritis mit Exsudatbildung den gewünschten Erfolg. Empfohlen wird dazu die intrapleurale Einspritzung von hochprozentiger Traubenzucker- oder Kalziumlösung oder auch die Einbringung von Talkumpulver.

Zu den häufigsten Komplikationen im Verlauf der Pneumothoraxbehandlung gehört die Exsudatbildung. Flüchtige Sinusexsudate, die man des öfteren beobachtet, sind harmlos und bedürfen keiner weiteren Beachtung. Voll ausgebildete pleuritische Ergüsse, die eine Breite von 2—3 Querfingern und mehr einnehmen und die durch ihren chronischen Verlauf, durch Temperatursteigerungen und Beeinträchtigung des Allgemeinbefindens gekennzeichnet sind, müssen wir als eine unangenehme Begleiterscheinung der Pneumothoraxbehandlung ansehen. Die Zahl der beobachteten Exsudate schwankt in den Literaturangaben zwischen 20% und 90%. Ihre Entstehung wird durch bestimmte endogene und exogene Faktoren während der Pneumothoraxbehandlung begünstigt. Bei unvollständigem Pneumothorax treten die Exsudate häufiger auf, als bei adhäsionsfreiem Lungenkollaps, bei der exsudativen Lungentuberkulose häufiger, als bei der vorwiegend produktiven Form. Ungünstige Lebensbedingungen des Kranken, Erkältungen, Infektionen der oberen Luftwege sowie zu starker Druck bei den Nachfüllungen tragen zur Entstehung der Exsudatbildung bei.

Für die tuberkulöse Pathogenese der meisten Exsudate sprechen die Ergebnisse der mikroskopischen Untersuchungen, der Verimpfung auf Versuchstiere und die Thorakoskopie.

Tritt zum Exsudat eine Sekundärinfektion, so sind endopleurale Spülungen in Verbindung mit Sulfonamiden und Penicillin angezeigt (s. Oleothorax S. 37).

Unverricht empfiehlt nach der Pneumothoraxanlage die Instillation von Olivenöl in die Pleurahöhle, wodurch er eine verminderte Frequenz von Pleuraexsudaten erzielte.

Die meisten Autoren sehen die Ergüsse im Pneumothorax als pleuritische Exsudate an, und zwar als Zeichen einer tuberkulösen Pleuritis. Daneben werden von einigen auch andere Ursachen angeführt, so der Umstand, daß das eingelassene Gas als unphysiologische Umwelt die Pleura reizt, oder die Herabsetzung der natürlichen Abwehrkräfte der Pleura, mechanische Zerrung von Pleuraadhäsionen, Infektionen infolge mangelnder Asepsis bei den Nachfüllungen usw. Für die große Mehrzahl der Ergüsse besteht kein Zweifel an der tuberkulösen Ätiologie. Immerhin ist die Möglichkeit, daß der Erguß auch einmal nicht entzündlicher Natur sein kann, daß es sich also um ein Transudat handelt, nicht zu bestreiten. Das gilt insbesondere für die Ergüsse, die während oder nach der Behandlung des Pneumothorax als Folge eines atelektatischen Kollapses der kranken Lunge auftreten können (Fleischner, Neumann). In der Tat unterscheiden sich die bei Beendigung der Pneumothoraxbehandlung hin und wieder auftretenden Exsudate grundsätzlich von denen, die wir während der Pneumothoraxbehandlung beobachten. Erstere umgeben die sich langsam ausdehnende Lunge mit einer dünnen Mantelschicht oder umhüllen, wie mit einer Haube, die anderen Lungenabschnitte, wenn wegen besonderer Starrheit des Oberlappens nur die unteren Lungenpartien an der Ausdehnung teilnehmen. Diese Exsudate sind nicht spezifischer Natur, kommen vielmehr durch mechanische Faktoren zustande, und zwar durch Störungen des Gleichgewichtes zwischen intrapleuralem und intrapulmonalem Druck sowie des Gleichgewichts zwischen der Atmungsfunktion der Brustwand und Lunge. Infolge des langdauernden Kollapses, ist die Lunge stellenweise atelektatisch geworden und fibrös umgewandelt und daher außerstande, sich entsprechend der Gasresorption auszudehnen, was auch in einer Deformation der Brustwand, Einziehung der Zwischenrippenräume usw. zum Ausdruck kommen kann. Der Pleuraerguß füllt also gewissermaßen ersatzweise den freiwerdenden Raum aus. Eine Bestätigung dieser Auffassung liefert die Erfahrung, daß man in derartigen Fällen durch Phrenikusausschaltung das Auftreten des Ergusses verhüten kann.

Die zweckmäßige Behandlung des Pleuraexsudates kann für den weiteren Verlauf der Lungenerkrankung von großer Bedeutung sein. Es ist nicht richtig, jedes Exsudat grundsätzlich konservativ zu behandeln und auf Druckmessungen, Punktionen und sogar auf regelmäßige Röntgenkontrollen zu verzichten. Die Folge ist nur zu oft die Resorption der Flüssigkeit unter totaler Verschwartung und der vorzeitige Verzicht auf die Pneumothoraxbehandlung überhaupt.

Ein frisches, noch ansteigendes Exsudat läßt man am besten in Ruhe. Bei stark positivem Druck ist man allerdings gezwungen, Luft abzulassen. Eine Punktion nimmt man nur dann vor, wenn bedenkliche Erscheinungen mit lange anhaltendem hohem Fieber (Möglichkeit der Mischinfektion) oder mit Verdrängungserscheinungen mit Herz- und Atembeschwerden auftreten. Besteht bei reaktionslosem Exsudat der Verdacht, daß sich die Lunge ausdehnt und der inneren Brustwand anlegt, so empfiehlt es sich, das Exsudat möglichst restlos zu punktieren und durch Luft, u. U. durch Öl zu ersetzen. Im übrigen beschränkt man die Punktion auf die Ergüsse, die sehr hartnäckig sind und keine Neigung zur Resorption zeigen. In keinem Falle darf man versuchen, durch gewaltsame Nachfüllungen mit stark positivem Druck der Verschwartung entgegenzuarbeiten. In einzelnen Fällen kann man die vorzeitige Verklebung der Pleurablätter nicht verhindern. Keinesfalls darf man bei Exsudatbildung die Nachfüllungen ohne weiteres einstellen, ein Fehler, dem man vor allem in der Ambulanz immer wieder begegnet. Bei Verklebungen der Lunge im Untergeschoß soll man rechtzeitig die Einstichstellen wechseln. Eine unbegründete Abneigung besteht bei vielen Ärzten gegen die Nachfüllungen von hinten paravertebral, die vor allem dann zweckmäßig sein kann, wenn sich der Lungenkollaps auf den Oberlappen beschränkt. Hier gestaltet sich die Nachfüllung so wie beim extrapleuralen Pneumothorax.

Verhältnismäßig häufig ist beim Pneumothorax die „paradoxe Verschattung", d. h. eine Verschattung des Pneumothoraxbereiches in Form einer dunklen Randzone, die die Lunge teilweise oder völlig umgibt und sich nach außen allmählich verliert.

Regelmäßig tritt die Erscheinung bei vorher normalem Pneumothoraxbild dann auf, wenn eine größere oder kleinere flüchtige Exsudatbildung mit nachfolgender flächenhafter parasternaler oder paravertebraler Verwachsung der Lunge aufgetreten ist, die dann im Röntgenbilde von einer dunklen Randzone, der paradoxen Verschattung, nach außen begrenzt wird. Die medial davon gelegenen Lungenteile erscheinen demgegenüber oft besonders aufgehellt und zeichnungsarm. Gleichzeitig braucht der Pneumothorax seltener gefüllt zu werden und hat ein geringeres Fassungsvermögen.

Accorimbini und Fleischner nehmen an, daß es in einem partiell — also schon vor der kleinen exsudativen Pleuritis — verklebten Pneumothorax zu einer exsudativen Pleuritis kommt, die dann nur in den freien seitlichen, nicht aber in den verklebten Partien zu einer Schwartenbildung und damit röntgenologischen Verschattung des Pneumothoraxraumes führt.

Da aber die paradoxe Verschattung sehr oft auftritt, wenn vorher thorakoskopisch und röntgenologisch nichts von der von Accorimbini und Fleischner geforderten flächenhaften Verklebung in größerer Ausdehnung vorhanden ist und z. B. beim Eingehen des Pneumothorax eine paradoxe Verschattung wieder völlig verschwinden kann, erscheint diese Erklärung ungenügend.

Persina hält die Überblähung der aufgehellten und zeichnungsarmen medial von der paradoxen Verschattung gelegenen Lungenbezirke für Überblähung der Lunge durch Störungen der Bronchialdurchlüftung im Sinne eines ventilartigen Verschlusses. Die Ursache der paradoxen Verschattung sieht er in einer Stockung

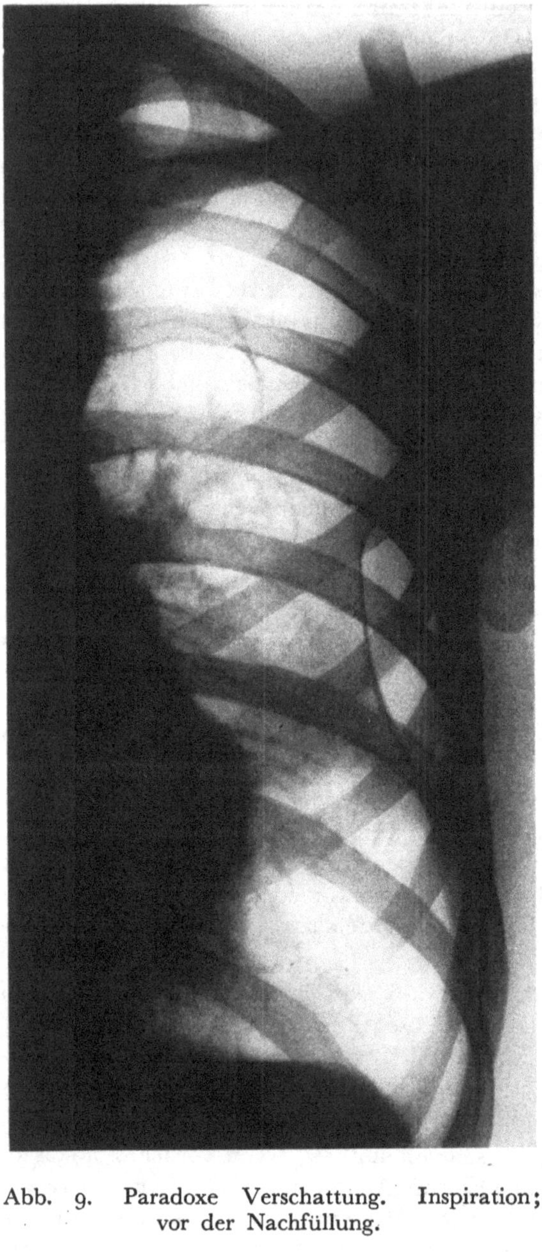

Abb. 9. Paradoxe Verschattung. Inspiration; vor der Nachfüllung.

der Lymph- und Blutzirkulation innerhalb der parietalen Pleura, nicht in einer Verschwartung.

Krings konnte an Hand eines einfachen Versuches (Absaugen und Wiedernachfüllen des Pneumothorax bei gleichzeitiger Durchleuchtung und Röntgenkontrolle) zeigen, daß die paradoxe Verschattung nicht so sehr Ausdruck eines pathologischen oder physiologischen Geschehens, sondern in der Hauptsache ein strahlentechnischer Vorgang ist.

Bei allen paradoxen Verschattungen ist ein unterschiedlicher Kollaps der einzelnen Lungenabschnitte vorhanden, so daß nur die dorsalen oder ventralen Lungenteile infolge der flächenhaften Verwachsungen mit der Brustwand ausgedehnt bleiben, während die mittleren und vorderen oder die mittleren und hinteren Partien dagegen weit bis ans Mediastinum herangeschoben werden. Die einfallenden Röntgenstrahlen haben also nur die dünne Schicht der dorsalen bzw. ventralen ausgedehnt gebliebenen Lungenteile zu durchdringen, so daß hier im Röntgenbild eine Überstrahlung und damit Aufhellung dieser Lungenpartien eintritt.

Die scharfe strichartige Begrenzung einer Pneumothoraxlunge, deren Oberfläche nach einem Exsudat pachypleuritisch verdickt ist, kommt dadurch zustande, daß die Röntgenstrahlen den konvex gekrümmten Rand der Lunge mehrere Zentimeter durchsetzen, ihn gleichsam außen tangieren.

Bei der paradoxen Verschattung ist nun der scharfe Rand innen zu finden, so daß anzunehmen ist, daß die Lungenoberfläche an dieser Stelle konkav gekrümmt ist. Durch Absaugen von Luft läßt sich nun röntgenologisch die konkave Krümmung aufheben, der stärker kollabierte Lungenteil dehnt sich aus — ebenso weit wie der hinten oder vorn verklebte Lungenteil — und die paradoxe Verschattung ist jetzt plötzlich verschwunden und hat wieder einer außen scharf begrenzten Lunge mit einem als normal verschattet imponierenden Pneumothorax Platz gemacht.

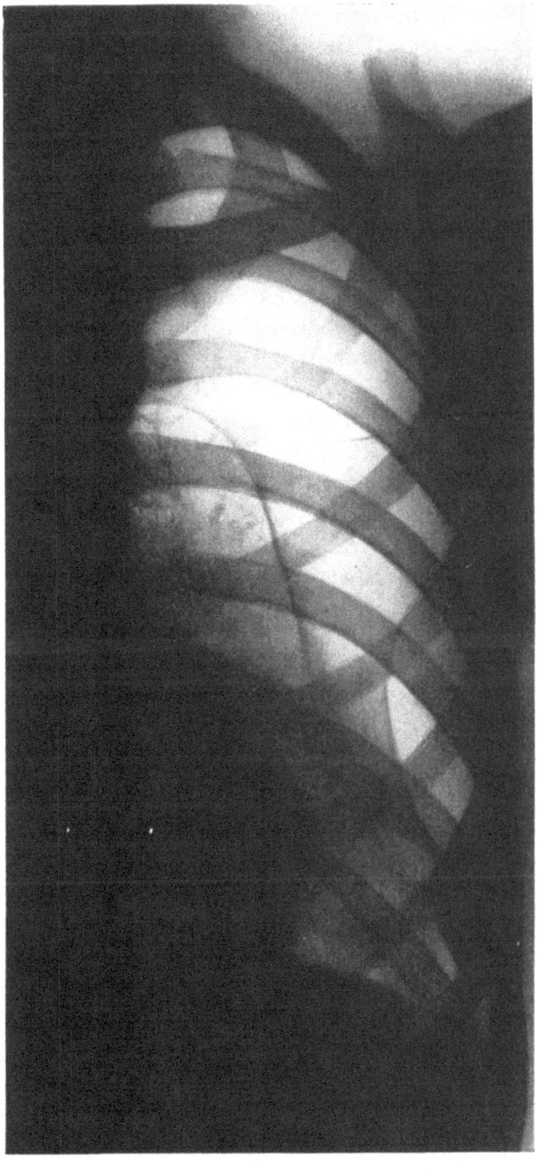

Abb. 10. Paradoxe Verschattung. Exspiration; nach der Nachfüllung.

Bei Wiedernachfüllung tritt sie erneut in Erscheinung. Dies läßt sich sowohl bei der partiellen, wie auch bei der totalen paradoxen Verschattung nachweisen, wobei der Vorgang auch noch z. T. als „optische Täuschung" erkennbar ist, da den größten Anteil der paradoxen Verschattung der in den Randbezirken besonders deutliche Brustwandschatten ausmacht — denn in dem Augenblick, in dem der stärker kollabierte und scharf begrenzte Lungenteil über die dunkle Randverschattung hinaus sich ausdehnt, schwindet sofort der Eindruck der paradoxen Verschattung bei röntgenologisch genau gleicher Helligkeit des Pneumothoraxraumes vor und nach Ausdehnung der ursprünglich stärker kollabierten Lungenpartie.

Zur Nachprüfung dieser durchaus begründet erscheinenden Auffassung von dem Zustandekommen der paradoxen Verschattung haben wir ohne Absaugen von Luft von einer absichtlich etwas hinausgezögerten Nachfüllung eine Röntgenaufnahme in Inspirium (Abb. 9), eine zweite sofort nach der Nachfüllung in Exspirium (Abb. 10) angefertigt und die Beobachtung von Krings bestätigen können. Die mediastinumnahe Begrenzungslinie des stärker kollabierten Lungenteiles wandert nach außen, teilweise bis zur Deckung mit der Linie der paradoxen Verschattung. In diesem Augenblick ist röntgenologisch die Erscheinung der paradoxen Verschattung verschwunden, aber sofort nach der Nachfüllung unverändert wieder nachzuweisen.

Es ist sehr schwer, sich ein zuverlässiges Bild von dem bisher tatsächlich erreichten Erfolg der Pneumothoraxbehandlung zu machen. Erfolgsstatistiken sind meist eine höchst subjektive Angelegenheit. Daß die Erfolge in den letzten Jahren mit zunehmender Erfahrung, insbesondere nach der Einführung der Thorakokaustik immer mehr verbessert werden konnten, wird übereinstimmend von allen anerkannt, die an der Bekämpfung der Tuberkulose besonders interessiert sind.

In zahlreichen Statistiken hat man die Erfolge der Pneumothoraxbehandlung zusammengefaßt. Die Ergebnisse dieser Statistiken besagen aber schon deshalb wenig, weil die Behandlungsergebnisse weitgehend abhängig sind von der Art der Erkrankung und von der Durchführung der Behandlung. Als Maßstab des Erfolges wird zum Teil die klinische Heilung, zum Teil die Wiederherstellung der Arbeitsfähigkeit angenommen. Eine früh begonnene, sowie gut und lange durchgeführte Behandlung zeigt naturgemäß bessere Erfolge, als eine zu spät begonnene und zu früh abgebrochene. Eindrucksvoll ist der Erfolg stets dann, wenn sich bei dem Kranken unmittelbar nach dem Beginn der Kollapsbehandlung eine Wendung zum Besseren zeigt, wenn Husten und Auswurf verschwinden, und die bis dahin erhöhte Temperatur zur Norm abfällt. Viel weniger sichtbar ist dagegen der Erfolg, wenn sich der Kranke vor der Behandlung in einem guten Allgemeinzustand befand und keine Beschwerden hatte. Diese Kranken ahnen zumeist nicht, was aus ihnen geworden wäre, wenn sie keiner Pneumothoraxbehandlung zugeführt worden wären.

Einen gewissen Anhaltspunkt für die tatsächlichen Ergebnisse der Pneumothoraxbehandlung zeigen die Nachprüfungen über das Schicksal der Kranken, die die Anlage des Pneumothorax abgelehnt haben, oder bei denen die Anlage nicht möglich war. Vergleicht man ihre Lebensdauer mit derjenigen der Pneumothoraxpatienten, so ergibt sich ein erheblicher Unterschied zugunsten der Pneumothoraxträger. Dabei darf wiederum nicht vergessen werden, daß sich unter den Ablehnern zahlreiche Uneinsichtige, Gleichgültige, Indolente und Asoziale befinden, während auf der anderen Seite die Pneumothoraxbehandlung zumeist mit heilklimatischen Kuren verbunden wurde.

Die Beseitigung der Mißerfolge der Pneumothoraxbehandlung liegt nicht immer in unserer Hand. Durch weitgehende Vermeidung der in der Technik und Methodik gelegenen Fehler lassen sich die Resultate verbessern; es sind aber der Leistungsfähigkeit Grenzen gesetzt, die man nicht verkennen darf. Durch eine zwecklose Pneumothoraxbehandlung geht für den Kranken nur kostbare Zeit verloren und wenn der intrapleurale Pneumothorax versagt, kann der extrapleurale Pneumothorax helfen. Aber auch die Thorakoplastik darf nicht nur als letztes Hilfsmittel betrachtet werden.

Der Oleothorax

von L. RICKMANN

Das Wesen des Oleothorax besteht darin, daß statt Luft, Öl in die Pleurahöhle eingefüllt wird. Es handelt sich also im wesentlichen um die Ergänzung der Pneumothoraxtherapie, nicht um einen selbständigen Eingriff. Die Ansichten über den Wert der Behandlungsmethode waren stets geteilt. Mit dem methodischen Ausbau des Verfahrens stieg in Deutschland vorübergehend die Zahl der Anhänger des Oleothorax, der vor allem in Frankreich lange vorher mit Begeisterung aufgenommen war, während er heute nur noch vereinzelt Anwendung findet. Es wäre aber falsch, diese Behandlungsmethode von vornherein vollkommen abzulehnen.

Die Indikation zum Oleothorax wurde früher sehr weit gestellt, während heute sein Anwendungsgebiet beschränkt ist.

Die früher begeisterten Anhänger dieser Behandlungsmethode kannten folgende Indikationen:

1. Desinfizierender Oleothorax; nach Absaugung des Exsudates wird die Pleurahöhle mit Öl gefüllt.

2. Antisymphysärer Pneumothorax zur Verhinderung eines vorzeitigen Eingehens des Pneumothorax infolge Verwachsungen.

3. Kompressionsoleothorax zur Erreichung eines genügenden Lungenkollapses, wenn die Luft allein nicht ausreicht.

4. Oleothorax zur Schließung von Kavernen, die durch strangförmige Adhäsionen offen gehalten werden.

5. Oleothorax zur Versteifung des Mediastinums, wenn bei einem zu beweglichen Mediastinum kein genügender Lungenkollaps erzielt werden kann.

6. Oleothorax bei pleuropulmonalen Fisteln mit kleinen Öffnungen.

7. Irritativer Oleothorax zur Verstärkung der Retraktionsfähigkeit der Lunge.

8. Provozierender Oleothorax zur Erzielung einer exsudativen Pleuritis.

9. Nutritiver Oleothorax, bei dem Lebertran in den Pleuraraum gebracht wird, wo er resorbiert werden soll.

10. Sozialer Oleothorax, wenn Pneumothoraxnachfüllungen wegen der großen Entfernung des Kranken vom Arzt auf Schwierigkeiten stoßen.

11. Oleothorax bei nichttuberkulösen Erkrankungen der Lungen und der Pleura (Bronchiektasen, fötide Bronchitis, Empyem).

Um die einzelnen Indikationen hat sich in der Literatur der letzten 20 Jahre ein lebhafter Streit entwickelt. Geblieben sind bis heute im wesentlichen nur zwei Anwendungsgebiete, und zwar der antisymphysäre und der desinfizierende Oleothorax. Die Voraussetzung für einen Oleothorax ist ein wirksamer Pneumothorax, bei dem sich keine strangförmigen Adhäsionen finden. Hochaktive, progrediente Prozesse sowie pleuranahe Kavernen stellen eine Kontraindikation dar. Die Erfahrung hat gezeigt, daß wir nicht in der Lage sind, durch Einlassen von Öl in den unvollständigen Pneumothorax den Lungenkollaps im Sinne einer Kompressionstherapie zu vervollständigen. Auch die Annahme, daß durch den hydrostatischen Druck des Öles gegenüber der leichten Luft im Pneumothorax eine Kaverne sicherer zum Kollaps gebracht werden könnte, hat sich nicht als richtig erwiesen. Durch den künstlich erzeugten Hochdruck mag vielleicht in dem einen oder anderen Fall ein isolierter Strang gedehnt werden; es kann aber nicht als erstrebenswertes Ziel anerkannt werden, auf diese Weise Stränge zu zerreißen. Auch die künstliche Erzeugung einer exsudativen Pleuritis durch Einlassen von Gomenolöl in die Pleurahöhle, wie sie von Courtois und Bonamis empfohlen wurde, hat keine befriedigenden Ergebnisse gebracht. Die Vorstellung, daß man durch den Reiz des Gomenolöls die ungenügende Retraktionsfähigkeit der an sich freien Lunge steigern kann, mag theoretisch richtig sein (Geirsson, Törning), sie hat sich aber in der Praxis nicht bestätigt. Damit werden die früher vielfach geltenden Indikationen immer mehr eingeschränkt.

Eine gewisse Berechtigung hat auch heute noch der antisymphysäre Oleothorax. Hat ein Pneumothorax die Tendenz, infolge zunehmender Pleuraverwachsungen langsam einzugehen, besteht aber der Lungenkollaps noch nicht lange genug, so daß bei größeren Kavernen die Gefahr vorliegt, daß sie sich unter dem Zuge der Verschwartung wieder ausdehnen, dann kann man durch den Oleothorax unter Umständen den Lungenkollaps erhalten, oder wenigstens verlängern. Das Ziel wird nicht in allen Fällen erreicht. Bei länger bestehenden fibrinreichen Exsudaten ist die Verschwartungstendenz oft unüberwindlich; mit der Erhöhung des Öldruckes im Pleuraraum, der sich immer mehr verkleinert, entstehen bisweilen unübersehbare Gefahren. Die Verwachsungen entwickeln sich vielfach unter einem Exsudat, so daß sie nur schwer zu verfolgen sind. Ein genauer Zeitpunkt, wann man das Öl einlassen soll, kann nur schwer angegeben werden. Trotz dieser Schwierigkeiten hat der verwachsungshemmende Oleothorax eine gewisse Berechtigung.

Im Gegensatz hierzu hat der sogenannte desinfizierende Oleothorax besonders in den letzten Jahren immer mehr an Wert verloren, und zwar nicht zum wenigsten durch die Sulfonamide und das Penicillin. Außer der desinfizierenden Wirkung des eingelassenen Öles glaubt man, daß durch die vollständige Ausfüllung der Pneumothoraxhöhle mit Öl den Bazillen der für ihre Entwicklung notwendige Sauerstoff entzogen wird. Die chronisch aktiven, tuberkulösen und mischinfizierten Empyeme werden heute durch zweckmäßige Spülungen in Verbindung mit Sulfonamidstößen erfolgreicher behandelt als durch den desinfizierenden Oleothorax.

Knooff empfiehlt hierfür folgende Behandlung:

Zwischen vorderer zweiter und dritter Rippe wird nach Lokalanästhesie der Haut und Pleura ein Troikart mit Hülse bis in die Pleurahöhle eingeführt. Das Stilett wird zurückgezogen und an seiner Stelle ein möglichst dünner Nelaton-Katheter unter Röntgenkontrolle durch die Hülse eingeführt, bis sein Schnabel genügend weit im Flüssigkeitsspiegel liegt. Sind keine Abknickungen zu sehen und läßt sich mittels Spritze Flüssigkeit aspirieren, so wird die Troikarthülse aus der Brustwand herausgezogen und über den liegenden Katheter abgestreift. Der Schlauch liegt nun fest in der Brustwand und wird fixiert. Nun kann die eingedickte Flüssigkeit mit einer einschlägigen Lösung (Rivanol 1 : 1000, Trypaflavin 1 : 1000,

Azochloramid 1 : 3000, 1—3%ige Borlösung, Jod-Kalilösung, HERMANNSDORFER-Lösung, Physiologische Kochsalzlösung u. a.) mit der am Schlauchende angesetzten Rotandaspritze so lange gespült werden, bis die Flüssigkeit klar herauskommt. Dann wird der intrapleurale Druck reguliert (leicht negativ) und mittels einer mit Band um den Hals befestigten Klemme das Ende des Schlauches verschlossen. (Diese Methode ähnelt im Prinzip der nach MONALDI bei der Kavernen-Saugdrainage.) Diese Spülungen können anfangs täglich mehrmals vorgenommen werden; sie können wochenlang ohne Beschwerden für den Patienten fortgeführt werden, bis ein Nachfließen des Exsudates aufhört. Bei mischinfiziertem Empyem kann durch den Schlauch bequem Sulfonamid liq. in die Pleurahöhle eingeführt werden, verbunden mit peroraler Verabreichung. War der erste Sulfonamidstoß vergeblich, so setzten wir die Spülbehandlung ohne Sulfonamide zehn Tage zur Vermeidung einer Sulfonamidresistenz der Kokken fort und nahmen den nächsten kombinierten intrapleuralen und peroralen Sulfonamidstoß (Supronal) vor. Bisher wurde hier jedes Mischempyem in der für beide Teile angenehmen Form beherrscht und damit eine allgemeine Entgiftung des Körpers begünstigt. Geht die Flüssigkeitsmenge zurück, wird das Exsudat klarer, läßt der Bazillengehalt nach, werden größere Abstände zwischen den Spülungen eingelegt, bis schließlich der Schlauch aus der Brustwand entfernt werden kann. Bis auf eine Ausnahme haben wir bei diesem Verfahren keine Fistel beobachtet, wie sie bei der BÜLAUschen Drainage oder bei häufigen Punktionen fast die Regel ist, wird doch der Schlauch ausreichend weit oben in die Brustwand eingeführt. Die Beweglichkeit des Patienten (bei Schlaf, zur Röntgenuntersuchung, bei Transporten usw.) ist nicht behindert. Ohne den lästigen und als Reiz aufzufassenden Pleuraschock, den die laufenden Punktionsspülungen sonst verursachen, kann diese Behandlung bequem wochenlang fortgesetzt werden, bis der Erfolg einsetzt bzw. sich die Lunge ohne Restempyem an die Pleura parietalis anlegt. Die Weiterführung des Pneumothorax ist selbstverständlich möglich.

Mit Hilfe des Penicillins wird es in vielen Fällen möglich sein, auf die Spülbehandlung zu verzichten. Nach unseren bisherigen Erfahrungen ist die Penicillintherapie allein oder in Verbindung mit anderen Antibiotika bei Pleuraempyemen das Verfahren der Wahl.

In seltenen Fällen wird es vielleicht zweckmäßig sein, einen gut sitzenden und wirksamen Pneumothorax in einen Oleothorax umzuwandeln, wenn regelmäßig Nachfüllungen aus technischen Gründen nicht möglich sind. Ist der nächste Arzt, der Nachfüllungen vornimmt, nur durch eine beschwerliche Tagesreise zu erreichen oder fährt der Pneumothoraxträger auf See, so daß er nur selten und unregelmäßig nachgefüllt werden kann, so ist der Oleothorax dem Verzicht auf den Lungenkollaps vorzuziehen.

Die Technik des Oleothorax bietet keine besonderen Schwierigkeiten, sie gestaltet sich beim sogenannten desinfizierenden Oleothorax etwas anders als beim mechanischen Oleothorax.

Als Öl wird von den meisten Autoren das Gomenol benutzt, das 4—8%ig zu Oliven-, Baumwollsamen- oder Paraffinöl hinzugefügt wird. Dem Gomenolöl wird eine bakterizide Eigenschaft zugeschrieben. DIBRICHS empfiehlt statt des Gomenol das Cajeputöl, ein aus Melalencaarten gewonnenes ätherisches Öl, das dem Niaouliöl eng verwandt ist.

Beim desinfizierenden Oleothorax muß der Eiter vorher restlos aus der Pleurahöhle entfernt werden; das eingelassene Öl soll möglichst die ganze Oberfläche der Pleura ausspülen. Gewöhnlich wird die Pleurahöhle im Verlauf von drei bis sechs Wochen völlig mit Öl gefüllt, auch wenn eine geringe Eiterabsonderung anhält (BROWNING, DUNDON, RAY). Bei jeder Nachfüllung wird das Empyem abpunktiert und sorgfältig auf etwaige Anzeichen von Druckanstieg in der Pleurahöhle geachtet.

Es wurde vielfach beobachtet, daß ein Teiloleothorax wohl den Eiter verflüssigte und die Eiterabsonderung verlangsamte, aber keinen vollen Erfolg brachte. Dieser trat erst ein, wenn die Höhle ganz mit Öl gefüllt war. Man beginnt zunächst mit kleinen Mengen Gomenolöl, um festzustellen, wie der Kranke darauf reagiert. Zur Füllung der Pleurahöhle bei Empyemen werden im Durchschnitt bis zu 1000 ccm Öl gebraucht, während man beim antisymphysären Oleothorax in der Regel mit kleineren Mengen auskommt. Der Enddruck soll möglichst um $\pm$ 0 schwanken.

Zur Vornahme der Punktion bzw. Ölfüllung bedient man sich am zweckmäßigsten der Rotandaspritze oder der von THOMSEN angegebenen Spezialspritze, die noch einen dritten Ansatz hat, der mit dem Pneumothoraxapparat verbunden werden kann. Mit dieser Spritze kann man abwechselnd Exsudat absaugen, Öl einlassen und den Druck im Pneumothoraxraum messen. Das sterile Öl soll eine Temperatur von 40^0 haben.

Erhält man nach einigen Wochen bei wiederholtem Punktieren nur reines Öl, so darf man annehmen, daß der Prozeß zur Ruhe gekommen ist. Man kann dann später das Öl vollständig absaugen und durch Luft ersetzen, um den Pneumothorax fortzuführen; man kann den Oleothorax auch als mechanischen weiterführen. Letzteres empfiehlt sich vor allem deshalb, weil die Neigung zu Verwachsungen nach Empyemen sehr groß ist.

Die Technik des mechanischen bzw. antisymphysären Oleothorax unterscheidet sich nicht wesentlich von der des desinfizierenden. Statt des Gomenolöls kann man Paraffinöl benutzen, dem man u. U. 2—3% Jodipin beifügt. Auch hier soll man, wie beim desinfizierenden Oleothorax, dahin streben, die Pleurahöhle restlos mit Öl auszufüllen (KREMER, DIEHL).

Ist die Pneumothoraxhöhle ganz mit Öl ausgefüllt, so ist eine ständige Kontrolle ihres Außendruckes notwendig. Hierbei bedient man sich am besten der von DIEHL ausgebauten Steigrohrmessung, die am sitzenden Kranken vorgenommen wird. Die Punktionskanüle, die mit einem Hahn versehen ist, wird mit einem 80 cm langen Gummischlauch, der eine lichte Weite von 4—5 mm hat, verbunden. An das freie Ende des Gummischlauches wird ein etwa 30—40 cm langes Glasrohr, das ebenfalls eine Weite von 4—5 mm hat, angeschlossen. Das Glasrohr trägt eine Marke, bis zu der es ebenso wie der Schlauch mit Öl gefüllt wird, wozu man 20—30 ccm benötigt. Nach Anschalten des Schlauches wird der Hahn geöffnet und der Spiegel der Flüssigkeit im Steigrohr durch Heben oder Senken desselben auf die Marke eingestellt. Man hat dann die Gewißheit, daß sich die in das Schlauchsystem eingefüllte Menge Öl, die nur als Puffer dienen soll, tatsächlich in ihm befindet und nicht teilweise in den Thorax abgelaufen ist. Jetzt wird vor dem Röntgenschirm der obere Pol des Oleothorax festgestellt. Schneidet der Flüssigkeitsspiegel im Steigrohr mit diesem Pol ab, so ist der intrathorakale Druck gleich $\pm$ 0; steht er höher, so herrscht positiver, steht er niedriger, negativer Druck.

Den antisymphysären Oleothorax sucht man durch anfänglich dreiwöchentliche, später 3—4monatliche Nachfüllungen zu erhalten. Wie lange der Oleothorax fortbestehen soll, ist schwer zu entscheiden. Die meisten Autoren neigen dazu, ihn nicht zu früh eingehen zu lassen. Eventuell kann man versuchen, den Oleothorax nach einiger Zeit durch einen Pneumothorax zu ersetzen, was allerdings beim desinfizierenden Oleothorax nach Empyembildung nicht ganz unbedenklich erscheint, weil es auch nach längerer Zeit erneut zur Eiterbildung kommen kann.

Zu den häufigsten Komplikationen des Oleothorax gehört die Perforation des Öles in die Lunge, die sich durch öligen Geschmack und ölige Expektoration anzukündigen pflegt. Alle anderen Komplikationen treten dem gegenüber an Häufigkeit und Gefährlichkeit zurück. Sie wird in der Literatur durchschnittlich mit 10% angegeben. Kleinere Perforationen können sich von selbst wieder schließen. In anderen Fällen kommt es zu Mischinfektionen, so daß eine Thorakoplastik notwendig wird.

Kommt es zu einer Verkleinerung des Oleothoraxraumes gegenüber dem früheren Pneumothoraxraum, so daß der Lungenkollaps nachläßt, kann sich eine bis dahin geschlossene Kaverne wieder ausdehnen. Der mit Jodipinöl gefüllte Thorax gibt im Röntgenbild einen dichten homogenen Schatten, der alles verdeckt, was sich, vor oder hinter ihm befindet. Es besteht infolgedessen nicht mehr die Möglichkeit, den Lungenprozeß röntgenologisch zu kontrollieren. Nur zu oft hat man sich mit dem dichten Schattenbild des Oleothorax zufrieden gegeben und nicht erkannt, daß sich hinter ihm ein fortschreitender Prozeß verbirgt.

Die Erfolge der Oleothoraxbehandlung sind schwer zu beurteilen. Unsere eigenen Erfahrungen sind nicht sehr ermutigend. Die in der Literatur wiedergegebenen Erfolgsstatistiken sind nicht leicht gegeneinander auszuwerten, da das Krankengut sehr unterschiedlich ist. Es handelt sich bei dieser Behandlung auch nicht, wie bereits erwähnt, um einen isolierten Eingriff, sondern um die Ergänzung bzw. Fortsetzung eines künstlichen Pneumothorax, der in erster Linie für das Schicksal des Kranken bestimmend ist. Ein weitgehender Unterschied in der Bewertung der Ergebnisse liegt auch darin, ob es sich um Klinikpatienten, um Heilstättenkranke oder gar um ambulant behandelte Kranke handelt. Bei strenger Indikationsstellung und richtiger Technik kann der Oleothorax die Lungenkollapstherapie erfolgreich ergänzen.

Das Pneumoperitoneum

von L. Rickmann

Unter Pneumoperitoneum (Pneumabdomen) verstehen wir die Einblasung von Luft in die freie Bauchhöhle aus diagnostischen oder therapeutischen Gründen. Das Verfahren ist schon alt und wurde bereits 1893 zur Behandlung der tuberkulösen Peritonitis angewandt. Es wurde dann von Lorey, Meyer-Betz, Rautenberg u. a. weiter ausgebaut und diente früher vorwiegend diagnostischen Zwecken, bis es dann auch in der Therapie, besonders bei schwerer Darm- und exsudativer chronischer Bauchfelltuberkulose mehr und mehr Anwendung fand. Dabei galten fortgeschrittene tuberkulöse Veränderungen in den Atmungsorganen als Gegenanzeige.

Über ein unfreiwillig angewandtes Pneumoperitoneum berichtet L. Brauer 1909 aus der Marburger Klinik. Bei der Nachfüllung eines unvollständigen Pneumothorax gelangte die Nadel durch das Zwerchfell in die Bauchhöhle, in die 1000 ccm Stickstoff eindrang. Die Röntgendurchleuchtung ließ einen „subphrenischen Pneumothorax" erkennen. Der Kranke klagte in den ersten Tagen über leichte Schmerzen im Abdomen und hatte mehrfach geringes Erbrechen; die Temperatur blieb aber normal. Zudem war nach einer anfänglichen Vermehrung das Sputum stark vermindert. Der Eingriff wurde als Mißerfolg angesehen. Man war dankbar, daß der Patient keine weiteren Schäden davontrug und wagte nicht, weitere Nachfüllungen vorzunehmen. Die dem Bericht von Brauer beigefügte Röntgenaufnahme läßt einen idealen Hochstand des rechten Zwerchfells erkennen, der auf den Krankheitsprozeß in der rechten Lunge einen günstigen Einfluß hätte ausüben können. Man muß daher bedauern, daß das unfreiwillig angelegte Pneumoperitoneum nicht fortgeführt wurde. Wir wären heute in der Beurteilung und Bewertung dieser Behandlungsmethode wahrscheinlich weiter.

In einem interessanten Gegensatz hierzu konnten Bányai und Jürgens 30 Jahre später über einen Patienten berichten, der nach der Füllung des Pneumoperitoneums starke Kurzatmigkeit mit Schmerzen im Brustkorb bekam. Die sofort vorgenommene Röntgendurchleuchtung zeigte einen rechtsseitigen Pneumothorax. Die Ursache dieser Komplikation konnte nicht geklärt werden.

Einen ähnlichen Mißerfolg wie Brauer, erlebte Amrein im Jahre 1923. Bei einem 26-jährigen Patienten, bei dem eine linksseitige Phrenikotomie vorgenommen worden war, gelangte die Nadel bei dem vierten Versuch einer Pneumothoraxanlage infolge Zwerchfellhochstandes in die Bauchhöhle. Die nach der Luftfüllung vorgenommene Durchleuchtung zeigte zur großen Überraschung keinen Pneumothorax, sondern ein Pneumoperitoneum mit auffallendem Zwerchfellhochstand. Wieder wagte man auch in diesem Fall nicht die Nachfüllungen fortzuführen.

Banyai konnte 1931 über 44 Kranke berichten, bei denen er zur Behandlung einer Darmtuberkulose das Pneumoperitoneum angelegt hatte, während bis dahin diese Behandlungsmethode nur bei der exsudativen Form der Peritonealtuberkulose Anwendung gefunden hatte und nur vereinzelte zaghafte Versuche bei der Darmtuberkulose gemacht waren (Lanay, Hayes). 1932 berichteten Klopstock und Schüler aus dem Waldhaus Charlottenburg (Ulrici, Diehl) über 21 Kranke mit ausgedehnten Darmtuberkulosen, die mit anderen Mitteln nicht zu bekämpfen waren und durch das Pneumoperitoneum sehr günstig beeinflußt werden konnten. Leibschmerzen, Erbrechen und Obstipation wurden bei allen Kranken behoben, die Durchfälle beim größten Teil zum Verschwinden gebracht, bei einzelnen Kranken auf zwei Stuhlentleerungen von breiiger Konsistenz vermindert. Die Frage, ob und in welchem Umfang bei dieser Therapie auch die Lungentuberkulose beeinflußt wurde, blieb ungeklärt.

Erst seit dem Jahre 1933 hat das Pneumoperitoneum auch bei der Lungentuberkulose Anwendung gefunden; zunächst lediglich nur dann, wenn alle anderen therapeutischen Maßnahmen versagten. Es ist das Verdienst von Vajda, auf die generelle Zweckmäßigkeit des Pneumoperitoneums in der Kollapstherapie der Lungentuberkulose als erster bei nicht zu beeinflussenden Lungenblutungen und bei doppelseitigen Lungenprozessen hingewiesen zu haben, bei denen wegen Verwachsungen eine Pneumothoraxbehandlung nicht mehr durchführbar war. An dem weiteren Ausbau des Verfahrens sind in den folgenden Jahren Bányai, Enrico, Centoscudi und in Deutschland vor allem Werwarth und Rehberg beteiligt.

Die Behandlung der Lungentuberkulose mit dem Pneumoperitoneum wird im Gegensatz zur Pneumothoraxtherapie erst seit einigen Jahren gepflegt. In Deutschland ist man auch heute damit noch sehr zurückhaltend, während vor allem amerikanische Autoren bereits über größere Erfahrungen berichten können. So haben Trimble, Eaton, Crenshaw und Gourley in einer Klinik in Oakland bereits 407 Fälle mit Pneumoperitoneum fortlaufend beobachtet und über ihre Erfahrungen berichtet.

Ziel und Zweck des Pneumoperitoneums ist die Ruhig- und Hochstellung des Zwerchfells auf beiden Seiten und damit die Einschränkung des Lungenvolumens. Es ist dabei nach Ansicht amerikanischer Autoren gleichgültig, ob die Krankheitsherde apikal oder basal liegen. Daß die Zwerchfellbewegung nach Einlassen von Luft in die Bauchhöhle weitgehend eingeschränkt ist, läßt sich bei der Röntgendurchleuchtung ohne weiteres erkennen. Ebenso ist die erhebliche Verkleinerung des Gesamtlungenvolumens im Röntgenbild festzustellen.

Nach unseren eigenen Erfahrungen kann das Pneumoperitoneum andere kollapstherapeutische Maßnahmen nicht ersetzen. In Übereinstimmung mit den meisten Autoren gelten für uns heute folgende Indikationen:

1. Nicht beeinflußbare Lungenblutungen, wenn der Sitz der Blutung nicht bestimmt werden kann und die Anlage eines Pneumothorax unmöglich ist.

2. Doppelseitige Lungenprozesse, die anderweitig nicht zu beeinflussen sind.

3. Tuberkulöse Erkrankungen in den Untergeschossen, bei denen die Zwerchfellähmung allein nicht ausreicht.

Centoscudi nimmt an, daß das Pneumoperitoneum auch zur Behebung nichttuberkulöser Erkrankungen (Abszesse, Bronchiektasen, Emphysem) geeignet ist.

Es ist bekannt, daß bei Frauen bisweilen eine auffallende Besserung des Lungenprozesses während einer Gravidität eintritt, während sich die Lungentuberkulose nach der Entbindung vielfach verschlechtert. Der Gedanke lag nahe, daß neben der Veränderung des Chemismus und des hormonalen Zustandes das Höhersteigen des Zwerchfelles damit in Verbindung zu bringen ist. Diese Überlegung veranlaßte eine Reihe von Autoren, durch Einlassen von Luft in die Bauchhöhle das Zwerchfell künstlich hochzudrücken, um damit einen dauernden Einfluß auf die erkrankte Lunge zu gewinnen. Dieses Vorgehen erschien vor allem angezeigt bei tuberkulosekranken Frauen im unmittelbaren Anschluß an die Entbindung. Die frischen Schübe bei lungenkranken Frauen nach dem Partus lassen sich vielleicht mit der plötzlichen Änderung des Zwerchfellhochstandes erklären. Man kann ohne Gefahr unmittelbar nach der Entbindung durch Füllung von 2000—3000 ccm Luft in die Bauchhöhle die Druckänderung im Abdomen wenigstens in seiner Plötzlichkeit und in der Größe der Druckdifferenz abschwächen und die Entlastung des Zwerchfells langsamer herbeiführen. Es ist auch empfohlen worden, kurz vor Ende der Schwangerschaft auf der vorwiegend erkrankten Seite eine künstliche Zwerchfellähmung herbeizuführen, um dann nach dem Partus zusätzlich ein Pneumoperitoneum anzulegen und durch weitere Nachfüllungen nach Maßgabe des Röntgenbildes längere Zeit aufrechtzuerhalten. Sofern schon während der Schwangerschaft ein Pneumothorax bestand, ist damit keine Gegenanzeige gegen die abdominalen Luftfüllungen nach der Entbindung gegeben. Nach den bisher vorliegenden Erfahrungen war durch das Pneumoperitoneum die Nachgeburtsperiode oder der normale Verlauf des Wochenbettes nicht nachteilig beeinflußt.

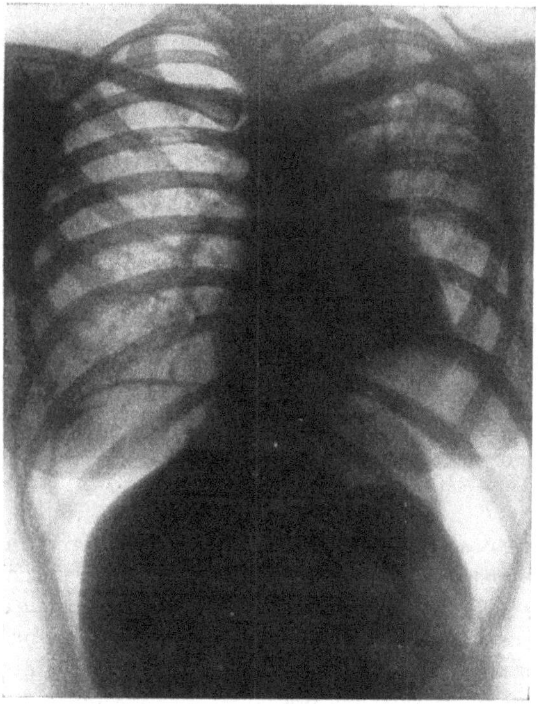

Abb. 11. Pneumoperitoneum mit Zwerchfellhochstand beiderseits. Phrenikusquetschung links. — Exsudativ-kavernöse Tuberkulose links.

Amerikanische Autoren gehen in der Indikationsstellung erheblich weiter und empfehlen das Pneumoperitoneum:

1. Bei geringen Befunden, besonders bei akuten exsudativen Prozessen. In diesen Fällen sollen die Ergebnisse besonders günstig sein.

2. Bei mäßig fortgeschrittenen Prozessen ohne Kavernenbildung.

3. Bei kavernösen Lungenprozessen. Die bisherigen Erfolge rechtfertigen den Versuch um so mehr, weil es jederzeit möglich ist, zu einer radikaleren Kollapsbehandlung überzugehen. Bei größeren frischen Kavernen Jugendlicher bleibt allerdings der Pneumothorax immer noch die Therapie der Wahl.

4. Bei weit fortgeschrittenen Prozessen, die für eine andere Kollapsbehandlung nicht mehr in Frage kommen. Hierbei wird erwartet, daß eine Seite sich soweit bessert, daß auf der anderen Seite später ein Pneumothorax oder eine Plastik vorgenommen werden kann.

5. Bei vorwiegend einseitigen Lungentuberkulosen, die eine Plastik erfordern und infolge exsudativer Herde auf der Plastik- oder Gegenseite noch nicht plastikreif sind.

6. Bei älteren Patienten über 50 Jahre, bei denen infolge eines Lungenemphysems oder einer respiratorischen Insuffizienz ein Pneumothorax als zu gewagt erscheint.

7. Bei tuberkulöser Pneumonie.

8. Bei postthorakoplastischen Streuungen. Hier erweist sich das Pneumoperitoneum als günstig, ebenso wie nach einer Pneumothoraxbehandlung, bei der die Nachfüllungen aus irgendeinem Grunde vorzeitig eingestellt werden mußten.

9. Bei der tuberkulösen Tracheobronchitis; wenngleich hier die Erfolge nicht immer so günstig sind, wie bei den anderen Gruppen.

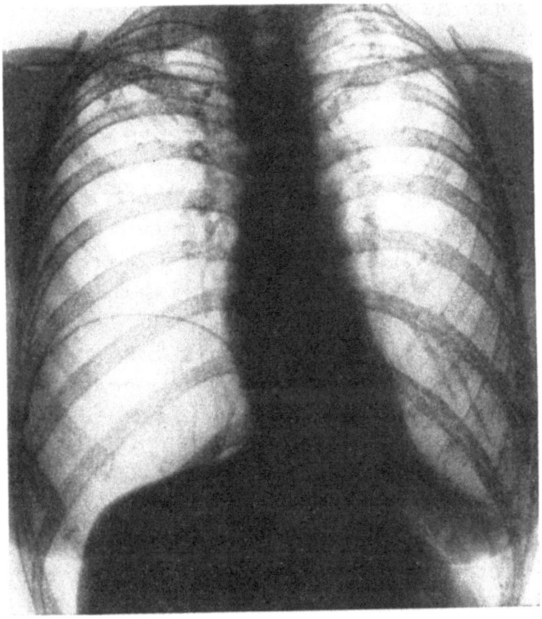

Abb. 12. Pneumoperitoneum. Erheblicher Zwerchfellhochstand rechts. Kleinere Luftblase unter dem linken Zwerchfell. — Kavernöse Tuberkulose im rechten Oberfeld; produktiv knotige Tuberkulose links.

10. Bei exsudativer Pleuritis als Komplikation der Lungentuberkulose; anstatt das Exsudat durch Luft zu ersetzen und so einen Pneumothorax anzulegen, soll man erfolgreicher ein Pneumoperitoneum anlegen.

Kontraindikationen gibt es nach den Erfahrungen amerikanischer Autoren nur sehr wenig: Kranke mit Herzfehlern, mit großem abdominalem Tumor und schließlich Kranke, die man als moribund bezeichnen muß.

Die technische Durchführung des Verfahrens ist einfach und relativ ungefährlich. Anlage und Nachfüllungen gestalten sich nicht schwieriger als beim Pneumothorax.

Der Eingriff wird mit der gewöhnlichen Pneumothoraxnadel ohne vorherige Anästhesie vorgenommen. Ursprünglich wählten wir als Einstichstelle das linke Hypochondrium, etwa die korrespondierende Stelle des MacBurneyschen Punktes;

heute pflegen wir in der Mittellinie einen bis zwei Querfinger breit oberhalb oder unterhalb des Nabels einzugehen. An dieser Stelle sind erfahrungsgemäß Verwachsungen in der Bauchhöhle selten. Das Fehlen der Muskelschicht erleichtert das Eindringen der Nadel.

Der Kranke kommt nüchtern zur Operation und soll gut abgeführt haben. Zur Sicherheit kann man eine Stunde vorher noch ein Darmrohr einlegen, um etwa noch vorhandene Gase zu entfernen. Zur Beruhigung ist die Verabfolgung einer kleinen Menge Scophedal oder Morphium-Atropin zweckmäßig.

Die Füllung erfolgt mit dem Pneumothoraxapparat in horizontaler Lage des Kranken. Nach Einführung der Nadel in die Bauchhöhle bekommt man im allgemeinen keinen Manometerausschlag, und auch nach der Füllung sind die Druckwerte unterschiedlich. Man bekommt aber bald ein sicheres Gefühl dafür, ob man sich mit der Nadelspitze tatsächlich in der Bauchhöhle befindet. Sobald die Kanüle Haut und Unterhautzellgewebe passiert hat, fühlt man bei weiterem Vorgehen zweimal einen deutlichen Ruck, den ersten beim Durchgang durch die äußere Faszie, den zweiten beim Durchgang durch die Fascia transversa abdominis, unter der unmittelbar die Peritonealhöhle erreicht wird. Kontrolliert man die Lage der Nadelspitze an dem Widerstand der Faszien, dann können Komplikationen kaum auftreten. Nach wenigen Nachfüllungen gibt der Kranke oft selbst an, ob die Nadel die beiden Faszien passiert hat. Ernstere Zwischenfälle sind bei dieser Behandlung nach den bisherigen Erfahrungen der meisten Autoren selten, seltener jedenfalls als bei der Pneumothoraxanlage und Nachfüllung. Und doch ist es nicht ratsam, das Pneumoperitoneum ambulant anzulegen, da eine Überwachung des Kranken unbedingt geboten ist.

Bei der Anlage pflegt man 500—600 ccm Luft einzulassen. Zunächst wird alle 3—4 Tage nachgefüllt, um dann die Zwischenpause auf 1—2 Wochen zu erweitern, wobei jedesmal 500—1000 ccm Luft bei einem Enddruck von etwa + 8 + 16 eingelassen wird.

Bei der Anlage des Pneumoperitoneum empfindet der Kranke im allgemeinen keine nennenswerten Beschwerden. Er hat bisweilen ein gewisses Druckgefühl im Leib, wenn er sich vorsichtig aufrichtet und gibt hin und wieder ausstrahlende Schmerzen in den Schultern an. Die Beschwerden lassen aber bald von selbst nach. Über ernstere Komplikationen können wir aus eigener Erfahrung nicht berichten. Verwachsungen der Dünndarmschlingen an der Bauchwand und Fixierung der Leber am Zwerchfell können Anlage und Durchführung des Pneumoperitoneum erschweren oder unmöglich machen (Klopstock und Schüler). Jones hat vorgeschlagen, Verwachsungen zwischen Zwerchfell und Leber, die beim Pneumoperitoneum bisweilen angetroffen werden, mit dem Thermokauter zu durchtrennen. Bei einem 19jährigen Mädchen konnte er die Verwachsungen ohne Schwierigkeiten, ohne Blutung und ohne Schmerzen für die Patientin lösen und damit ein großes Pneumoperitoneum mit hochstehendem Zwerchfell erzielen.

Bei richtiger Technik sind Komplikationen relativ selten. Die Erfahrungen bei der Peritoneoskopie haben uns gelehrt, daß beim Eingehen mit einem Troikart in die Bauchhöhle eine Beschädigung des Darmes im allgemeinen nicht zu erwarten ist. Jedes in seiner Beweglichkeit nicht beschränkte Bauchorgan weicht bei der Einführung eines Troikarts im lebenden Organismus zur Seite (Ruddock, Jacobaeus).

Ist der Darm mit dem parietalen Peritoneum verklebt, so kann er punktiert werden. RUDDOCK erlebte in 500 Fällen 8 Darmpunktionen, die aber ohne Infektion der Bauchhöhle verliefen. Die Gefahr einer Darmpunktion scheint viele Ärzte von der Anlage eines Pneumoperitoneums abgeschreckt zu haben. Wenn auch die Möglichkeiten einer Komplikation beim Pneumoperitoneum geringer sind als beim Pneumothorax, so sollen doch einige charakteristische Zwischenfälle hier Erwähnung finden.

NEGRO berichtete in der Gesellschaft für Phthisiologie in Montevideo über eine tuberkulöse Patientin, die im 6. Monat gravide war. Bei der dritten Nachfüllung des Pneumoperitoneums wurde beim Einstich Blut angesogen. Nachdem die Richtung der Nadel geändert worden war, ging die Füllung ohne Störung vor sich. Nach Aufstehen und Gehen von ein paar Schritten plötzliches Auftreten von Bewußtlosigkeit, Zyanose von Gesicht und Händen, Drehung von Augen und Kopf nach rechts, Kontraktur von rechtem Arm und Hand, Schlaffheit von Beinen und linkem Arm, Kontraktur von Kiefermuskulatur, rascher kleiner Puls, schaumiger blutiger Auswurf. Später wurde ein subkutanes Emphysem des Abdomens festgestellt. Nach einigen Stunden verschwanden die Symptome. Als Ursache dieser Erscheinungen wurde eine Luftembolie infolge der Gefäßverletzung beim Einstich angenommen.

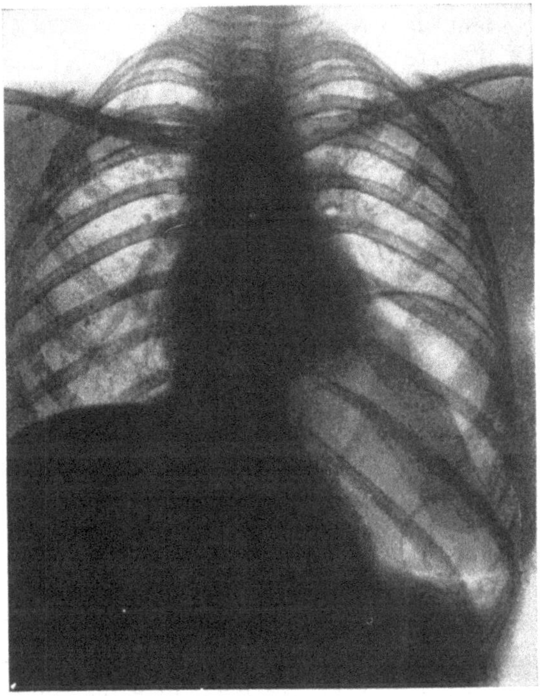

Abb. 13. Pneumoperitoneum in Verbindung mit temporärer Phrenikusausschaltung links. Rechtes Zwerchfell adhärent. Progrediente exsudative Tuberkulose beiderseits.

Eine unangenehme Komplikation beobachtete auch LINGÉMANN in der Heilstätte Roderbirken. Bei der 16. Nachfüllung gab der Patient nach Einfüllung von 200 ccm Luft ein bisher nicht gekanntes, merkwürdiges Gefühl schmerzender Art im mittleren Oberbauch an, das beiderseits entlang den Rippenbogen ausstrahlte. Grund zur Annahme einer falschen Nadellage bestand nicht, so daß an die Lösung von Verklebungen gedacht wurde. Da die geäußerten Beschwerden rasch wieder verschwanden, wurden 600 ccm Luft weiter nachgefüllt. Bei 350 und 500 ccm wurden ähnliche Beschwerden von dem Kranken empfunden, die aber bald wieder nachließen. Röntgenologisch war nach der Füllung im Vergleich zur Vordurchleuchtung ein deutlich erhöhter Zwerchfellstand mit einer Differenz von 5½ cm sichtbar. Sowohl palpatorisch wie röntgenologisch konnte ein Hautemphysem ausgeschlossen werden, so daß die restlose Insufflation der 600 ccm Luft in die Bauchhöhle anzunehmen war. Der Patient fühlte sich nach der Füllung vollkommen beschwerdefrei und verspürte bei Links- und Rechtsbeuge des Rumpfes das gewohnte Hinüberwechseln der Luftblase von einer Seite zur anderen, das auch vor dem Durchleuchtungsschirm zu beobachten war. Nach dem vier Stunden später eingenommenen Mittagessen begab sich der Patient, wie gewöhnt, auf seinen Liegestuhl. Beim Niederlegen fiel ihm das Fehlen des Hinüberwechselns der Luftblase auf, und bald bemerkte er Schluckbeschwerden, das Auftreten einer kloßigen Sprache und ein Knistern bei

Abtasten des anscheinend dicker gewordenen Halses. Dem hinzugezogenen Arzt erklärte der Patient, er habe das Gefühl, als perle Luft aus dem Leib mitten durch die Brust zum Halse hinauf. Als Ursache dieser Erscheinung wurde ein Kontinuitätsdefekt im Hiatus oesophagi angenommen, durch den der Luftübertritt möglich wurde. Die Einnahme eines recht voluminösen Mittagmahles hatte vermutlich zu einer weiteren Drucksteigerung im Abdomen geführt. Die untere Körperhälfte wurde hochgelagert. Nach vier Tagen kam es zum Nachlassen der akuten Erscheinungen, während geringe Schluckbeschwerden noch 10—14 Tage andauerten. Zur Vermeidung einer Wiederholung dieser Komplikation wurde von weiteren Nachfüllungen Abstand genommen.

Bányai und Jürgen erlebten bei 7 Kranken ein Mediastinalemphysem. Es traten Schmerzen um den Kehlkopf und Heiserkeit auf, bei einzelnen bestanden sogar Nackensteifheit, Kurzatmigkeit und behinderte Expektoration, Schulterschmerz mit Ausstrahlungen in die Arme. Die Schwellung des Nackens war zu sehen und ein interstitielles Emphysem zu fühlen. Bei Bettruhe und Sedativa gingen die Erscheinungen in wenigen Tagen zurück.

In vielen Fällen ist es angezeigt, das Pneumoperitoneum mit der künstlichen Zwerchfellähmung zu kombinieren. Die Wirkung wird dadurch auf der besonders erkrankten Seite noch gesteigert. Keineswegs ist diese Kombination die Voraussetzung für den Erfolg. Im allgemeinen ist es ratsam, zuerst die temporäre Phrenikusausschaltung vorzunehmen und dann das Pneumoperitoneum anzulegen. Durch den im Abdomen vorhandenen Druck kann es bei der künstlichen Lähmung des Zwerchfells zu einem allzu plötzlichen Emportreten desselben kommen, was von den Kranken sehr unangenehm empfunden wird. Ist bereits ein Pneumoperitoneum vorhanden, so wird man bis zur Phrenikusausschaltung mit der Nachfüllung etwas länger warten. Der unvollkommene Pneumothorax kann durch das Pneumoperitoneum wirksam ergänzt werden. Ebenso kann die Kombination mit einer Thorakoplastik von Nutzen sein, insbesondere, wenn es zu einer Streuung in der Basis gekommen ist — oder wenn die Kaverne nach unten geglitten ist.

Die Dauer der Behandlung wird sich wie beim Pneumothorax auf 2—5 Jahre erstrecken, je nach der Art und Ausdehnung der Lungenerkrankung.

Wir haben bisher in Deutschland noch keine genügende Erfahrung, um ein zuverlässiges Urteil über den Wert des Pneumoperitoneum abgeben zu können und müssen uns daher auf die Erfolgsergebnisse anderer Länder stützen. Trimble und Mitarbeiter haben vor kurzem in der „American Review of Tuberculosis" über 407 Patienten berichtet, die mit dem Pneumoperitoneum behandelt wurden. 382 konnten für die Beurteilung der Erfolge genauer ausgewertet werden. 218 Patienten (57%) wurden geheilt und weitere 48 (13%) weitgehend gebessert. Die besten Erfolge wurden naturgemäß bei den Kranken mit geringem und mäßigem Befund erzielt. Von 223 Kavernenträgern wurden 106 (47%) geheilt und weitere 40 (18%) wesentlich gebessert. Die Lage der Kavernen, ob in der Spitze, in der Mitte oder im Unterlappen, soll auf die Erfolgsstatistik keinen wesentlichen Einfluß haben. Im Gegensatz hierzu haben Weiss und Siegfried die besten Erfolge bei Kavernen in den unteren Lungenfeldern oder in der Nähe des Hilus erzielt.

Die auffallend günstigen Resultate der amerikanischen Ärzte sind wohl in erster Linie dadurch zu erklären, daß die Kranken die Behandlung 17,4 Monate hindurch bei strenger Bettruhe durchführen konnten. Sie konnten sogar ihre Kranken nach Beendigung des Pneumoperitoneums und vor der Wiederaufnahme der Arbeit noch

2—6 Monate in völliger Ruhe halten. Der große Wert der Bettruhe wird von den amerikanischen Autoren selbst betont. Die Dauer der Bettruhe läßt sich durch das Pneumoperitoneum in jedem Falle abkürzen.

Daß mit dem Pneumoperitoneum allein und in Verbindung mit anderen kollapstherapeutischen Maßnahmen Erfolge zu verzeichnen sind, wird von allen Autoren bestätigt, die sich mit dieser Behandlungsmethode längere Zeit befaßt haben. Ein unverkennbarer Vorteil gegenüber anderen kollapstherapeutischen Maßnahmen besteht darin, daß es sich um ein völlig reversibles Verfahren handelt, das jederzeit auch wieder eingeleitet werden kann.

Über Dauererfolge läßt sich noch nichts Bestimmtes berichten. Die Grenzen, die diesem Eingriff von vornherein gesetzt sind, soll man nicht überschreiten. Die bisher beobachteten Mißerfolge sind wohl teilweise darauf zurückzuführen, daß das Behandlungsverfahren bei jenen Schwerkranken angewandt wurde, bei denen bereits alle anderen konservativen und operativen Maßnahmen versagt hatten, denen also nicht mehr zu helfen war. Welchen Wert das Pneumoperitoneum bei leichten und mittelschweren tuberkulösen Lungenprozessen hat, wird die weitere Erfahrung lehren. Man mache nur nicht den Fehler, die ersten Versuche mit dem Pneumoperitoneum am untauglichen Objekt anzustellen, d. h. bei Schwerkranken mit infauster Prognose, um dann enttäuscht diese Behandlungsmethode wieder aufzugeben. Daß schon vielen Tuberkulosekranken mit dem Pneumoperitoneum geholfen wurde, ist unbestritten.

Ein kurzer Hinweis noch auf den Wirkungsmechanismus des Pneumoperitoneums. Lenggenhager hat sich mit dieser Frage eingehend beschäftigt und zur Erklärung auf das nur wenig bekannte Symptom der spontanen Hüftgelenkverrenkung aufmerksam gemacht. Der Femur zeigt einen erheblichen Widerstand gegenüber der Luxationskraft infolge des Luftdruckes (durchschnittlich 25 kg), weil die leere Gelenkkapsel eine starke Saugwirkung entwickelt. Tritt im Gelenkraum ein Exsudat auf und füllt sich der normalerweise leere Gelenkraum stärker mit Flüssigkeit, dann tritt der Femurkopf schon bei schwächerem Zug aus dem Gelenk, weil die stark zugenommene Gelenkflüssigkeit sich in den Gelenkraum einsaugt und der sich langsam entwickelnde Zug dadurch kein Vakuum im Gelenk hervorbringt. Übertragen wir diese Verhältnisse auf das Pneumoperitoneum. In der normalen Bauchhöhle gibt es wie in einem normalen Gelenkraum keinen luftleeren Raum. Alle Organe stehen in enger Berührung miteinander oder mit der Bauchwand, so daß nur eine dünne kapillare Flüssigkeitsschicht eingeschaltet ist. Demzufolge sind die Zwerchfellkuppeln durch die umgebenden Bauchorgane (Leber, Milz, Magen, Dickdarm) lückenlos ausgefüllt. Das volle Gewicht dieser Organe hängt beim Stehen oder Sitzen praktisch an der Unterfläche des Zwerchfells. Das Zwerchfell nimmt dabei eine Mittelstellung ein als Resultante zwischen der Saugwirkung der Pleura und der Zugkraft der Bauchhöhle, diesen beiden einander entgegenwirkenden Kräften. In dem Augenblick, da eine größere Luftmenge in die Bauchhöhle gelangt, lösen sich die Bauchorgane vom Zwerchfell ab, weil zwischen Zwerchfell und obere Bauchorgane Luft gelangt. Der äußere Druck der Luft kann infolgedessen wie im Falle des Hüftgelenkexsudates nicht mehr wirken. Es befindet sich zwischen den Oberbauchorganen und dem Zwerchfell kein luftleerer Raum mehr. Das Gewicht der Bauchorgane und ihre Zugkraft an der Unterfläche des Zwerchfelles kommt nicht mehr zur Wirkung, wohl aber bleibt die Saugkraft der Pleura, die das Zwerchfell automatisch in einer höheren Stellung hält. Die Annahme, daß die Oberbauchorgane nur durch ihre Bänder an das Zwerchfell fixiert sind, wäre damit widerlegt. Die Aufhängebänder sind so locker, daß sich ein erheblicher Zwischenraum zwischen Zwerchfell und Bauchorganen bilden kann, wie das auf den eindrucksvollen Röntgenaufnahmen beim Pneumoperitoneum immer wieder zur Darstellung kommt. In Anbetracht dessen, daß bei der Anlage des Pneumoperitoneums die schwere Leber vom rechten Zwerchfell abgetrennt wird und das von der großen Last befreite Zwerchfell höher steigen kann als an der linken Seite, ist es verständlich, daß seine auf die rechten Unterlappenprozesse sich entwickelnde kollabierende Heilwirkung im rechten Untergeschoß der Lungen besonders zur Geltung kommt.

Die Blockade der Interkostalnerven

von L. RICKMANN

Wenn auch die Ausschaltung der Interkostalnerven durch Resektion bzw. Durchschneidung oder durch Injektionen nach LEOTTA in Deutschland nur noch selten ausgeführt wird, so hat diese Methode zur Ruhigstellung der tuberkulös erkrankten Lunge im Ausland doch immer noch Anhänger, so daß sie hier beschrieben werden soll. Das Vorgehen von FRIEDRICH und WARSTAT, die schon 1913 Teile der Interkostalnerven resezierten, ist später von J. ALEXANDER aufgegriffen worden, der den Eingriff mit der Ausschaltung des Nervus phrenicus verband. Die Resektion bzw. Durchschneidung der Interkostalnerven zur Ruhigstellung der Lunge wird heute wohl nirgends mehr durchgeführt. MORRELLI empfahl dagegen 1926 die Blockade der Nervenleitung durch Injektionen von hochprozentigem Alkohol. Diese Methode wurde von LEOTTA ausgebaut, dessen Technik heute noch Anwendung findet. 1934 berichtete RABBONI aus der Chirurgischen Universitätsklinik in Palermo über die Erfahrungen, die LEOTTA und seine Schüler mit der Behandlung der Lungentuberkulose durch Alkoholinjektionen in die Interkostalnerven erzielt hatten. Die Ergebnisse, die bei mehreren hundert Tuberkulosekranken erreicht werden konnten, waren durchweg günstig, so daß die Methode zur allgemeinen Anwendung empfohlen wurde. Das Verfahren wird als außerordentlich einfach und vollkommen ungefährlich bezeichnet. „Die Behandlungsmethode von LEOTTA ist extrapleural, nie von Nachteilen gefolgt und besitzt keine Gegenanzeigen. Sie ist nicht nur in Frühfällen, bei denen noch keine Veränderungen der Pleura bestehen, einer Pneumothoraxbehandlung vorzuziehen, da letztere in 90% der Fälle zu schweren Pleuraveränderungen führt, sondern auch bei vorgeschrittenen ulzero-kavernösen und zirrhotischen, mit starken Lungenblutungen einhergehenden oder mit Pleuraverschwartung komplizierten Prozessen, bei denen eine Pneumothoraxbehandlung nicht in Frage kommen kann, anwendbar“ (RABBONI).

Wer hätte nicht den Wunsch gehabt, angesichts der weiten Indikationsstellung, der einfachen Technik und der günstigen Erfolge, über die aus dem gleichen Institut auch in zahlreichen italienischen Arbeiten berichtet wurde, diese bis dahin wenig bekannte Behandlungsmethode bei seinen Kranken durchzuführen? RABBONI wies mit Recht darauf hin, daß die Behandlung genau nach den Vorschriften ausgeführt und dabei beachtet werden muß, daß 1. wirksame Resultate nicht vor drei Monaten erwartet werden können, 2. die Anwendung sich nicht auf eine einzige Serie beschränken darf und 3. die für die Heilung notwendige Zeit durchschnittlich wenigstens ebenso lang wie bei der Pneumothoraxbehandlung ist.

In Deutschland wurde nur in einzelnen Tuberkuloseheilstätten die Ausschaltung der Interkostalnerven durch Alkoholinjektionen versucht (BÖHME, FRIEBEL, RICK-

MANN). Die Versuche scheiterten zum Teil schon an den ersten technischen Schwierigkeiten oder wurden infolge bald auftretender Komplikationen wieder eingestellt. Unsere eigenen Erfahrungen beziehen sich auf 150 Patienten, die in den Jahren 1936—1940 mit Alkoholinjektionen in die Interkostalnerven behandelt wurden.

Die Technik des Eingriffes ist relativ einfach. Sie setzt die genaue Kenntnis der anatomischen Verhältnisse voraus: Der Raum, in dem sich Interkostalnerv zusammen mit der Arterie und Vene finden läßt, stellt sich bekanntlich bei einem Vertikalschnitt durch den Brustraum in einer schmalen, dreieckigen Form dar, die LEOTTA als das kosto-pleurale Dreieck bezeichnet, dessen Basis der untere Rand der oberen Rippe (vom Nerv aus gesehen), dessen Spitze der obere Rand der unteren Rippe bildet; die eine Fläche wird durch die Musc. intercost. extern. mit dem Lig. intercost. posterius, die andere durch das Rippenfell gebildet. In der Mitte der Fläche dieses Dreieckes liegen Nerv, Vene und Arterie, die Vene oben, der Nerv unten.

Der Einstich in diesem Raum erfolgt mit einer feinen, 5 cm langen Nadel, 4 cm lateral von der Dornfortsatzreihe, am unteren Rand der den betreffenden Nerven entsprechenden Rippen. Die Nadel wird soweit vorgestoßen, bis sie den unteren Rand der Rippe berührt. Durch Senken der Spritze wird mit der Nadelspitze der tiefste Punkt des Rippenrandes aufgesucht, wobei die Nadel immer mit dem Knochen in Berührung bleiben muß. Hat die Nadelspitze den tiefsten Punkt um einige Millimeter überschritten, daran zu erkennen, daß sie sich zu heben beginnt, dann ist der Raum des obengenannten kosto-pleuralen Dreiecks erreicht, in den nun die Einspritzung erfolgt, wobei die Nadel den Kontakt mit dem Knochen nicht verlieren darf. Zunächst wird die Anästhesieflüssigkeit, ½—1 ccm 4proz. Novokainlösung, eingespritzt, dann folgen nach einigen Sekunden 2 ccm 95proz. Alkohols. Damit wird der Raum des kosto-pleuralen Dreiecks gefüllt und auf diese Weise der Nerv blockiert. Nach der Alkoholeinspritzung treten nicht unerhebliche Schmerzen auf, die mehr oder weniger lang anhalten. Gewöhnlich sollen in einer Sitzung nicht mehr als zwei Nerven blockiert werden. Nur bei Lungenblutungen können 3 und 4 Injektionen vorgenommen werden. Bei der immer mehr vorgezogenen beiderseitigen Behandlung injiziert man gewöhnlich beiderseits je 4 Nerven, und zwar den 3. bis 6., nötigenfalls kann man auch noch beiderseits den 2. Nerven blockieren.

Im Gegensatz zu den Berichten LEOTTAS und seiner Schüler ließ sich bei uns von Anfang an die große Schmerzhaftigkeit der Alkoholinjektionen feststellen, und zwar gaben alle Patienten einen heftigen, vorwiegend brennenden Schmerz an der Injektionsstelle an. Die Schmerzhaftigkeit des Eingriffes, die durch die vorübergehende Anästhesie mit Novokain, auch wenn man das Novokain länger einwirken ließ, kaum gemildert wurde, bedeutete zunächst die einzige Schwierigkeit, die Behandlung durchzuführen. Ein großer Teil der Kranken lehnte angesichts der Schmerzhaftigkeit die weitere Behandlung ab, neue Patienten, die für die Behandlung vorgesehen waren und von anderen bereits über die Einspritzungen gehört hatten, weigerten sich, die Behandlung an sich vornehmen zu lassen. Aus diesem Grunde haben wir in Abweichung von den Richtlinien LEOTTAS die Injektionen längere Zeit hindurch in einer Kurznarkose vorgenommen, und zwar 6—8 Injektionen in einer Sitzung. Als Narkosemittel wurde Evipannatrium je nach Gewicht des Patienten in einer Menge von 0,25—1,0 g verwandt. Bei 77 Kranken wurde diese Kurznarkose bis zu 6mal durchgeführt. Die mit Chloräthyl versuchsweise durchgeführten Kurznarkosen erwiesen sich als weniger zweckmäßig. Die Kurznarkosen wurden durchweg gut vertragen, irgendwelche Schädigungen ließen sich nicht feststellen.

Die Wirkung der Alkoholisierung besteht in einer Herabsetzung der Brustkorbbeweglichkeit infolge Lähmung der Interkostalmuskulatur in dem von den gelähmten Nerven versorgten Thoraxabschnitt und in einer Einschränkung der Sensibilität in dem von den ausgeschalteten Nerven versorgten Hautgebiet. Die Einschränkung in den Thoraxbewegungen ist grob bereits durch die Inspektion, besser bei Röntgendurchleuchtung in der Unbeweglichkeit der entsprechenden Rippen zu erkennen und kann dann außerdem exakt durch den Thorakographen dargestellt werden. Als Folge dieser Einschränkung kommt es zu einer Herabsetzung der Ausdehnungsfähigkeit der Lunge, die ihrerseits eine Abnahme der spirometrischen Werte und damit der Vitalkapazität bedingt.

Zur Bestimmung der Einschränkung der Brustkorbbewegungen durch die Alkoholinjektionen wurde ein Thorakometer verwandt, das von VERZÀR angegeben und von A. JAQUET näher beschrieben worden ist. Dabei ergab sich, daß die Einschränkung der Thoraxbewegungen in Höhe der Achselfalte bzw. im Bereich zwischen Achselfalte und Proc. xiphoid. am eindeutigsten und größten war. In Höhe bzw. unterhalb des Proc. xiphoid. war nur vereinzelt eine Einschränkung der Thoraxbewegungen festzustellen. Bei einem Teil der Fälle war im Bereich des Epigastrium aber statt der Einschränkung eine deutliche Vergrößerung nachzuweisen; hier war für die eingeschränkte kostale Atmung die abdominale Atmung eingetreten.

Die Untersuchungen mit dem Thorakometer wurden im allgemeinen vierwöchentlich zwischen den einzelnen Sitzungen und vor jeder neuen Sitzung vorgenommen zur Feststellung, ob und in welcher Zeit die Blockade der Interkostalnerven und damit die Einschränkung der Brustkorbbewegungen verschwand. Dabei ließ sich bei etwa der Hälfte der Fälle ein deutliches Wiederansteigen der durch die Injektion herabgesetzten Ausdehnungsfähigkeit des Brustkorbes nachweisen. Die dazu erforderliche Zeit war ganz verschieden. Sie erstreckte sich auf einen bis mehrere Monate. In die Reihe der Fälle, die zwischen den Einspritzungen kein Ansteigen der Thorakometerwerte zeigten, fielen einmal Patienten mit ausgedehnten, zur Zirrhose neigenden Lungenveränderungen, die bereits vor Beginn der Behandlung kleine Werte zeigten, die durch die Injektionen wenig herabgesetzt wurden, und bei denen die fortschreitende Zirrhose den Brustkorb starrer und die Ausdehnungsfähigkeit immer kleiner machte. In dieselbe Rubrik gehörten ferner einige Patienten mit ausgesprochen abdominaler Atmung, bei denen die kostale Atmung gerade in dem ruhig gestellten Bereich von vornherein und damit auch die Einschränkung durch die Injektionen gering war, und bei denen im weiteren Verlauf keine wesentliche Änderung der Werte mehr eintrat. Bei einem Teil der Fälle waren wahrscheinlich die einfache, von Fehlerquellen nicht ganz freie Apparatur und auch die jeweilige Einstellung des Kranken zur Untersuchung die Ursache dafür, daß die Thorakometerwerte sich zwischen den Injektionen nicht änderten.

Neben diesen Untersuchungen mit dem Thorakometer wurde gleichzeitig die Vitalkapazität bestimmt, einmal mit dem Trockenspirometer, sodann im Rahmen einer Lungenfunktionsprüfung mit dem KNIPPING-Apparat. Entsprechend der Einschränkung der Brustkorbbeweglichkeit ließ sich auch eine Herabsetzung der Vitalkapazität feststellen. Die Einschränkung bewegte sich in Werten von 100—1000 ccm, wobei die Werte von 200—600 ccm am häufigsten auftraten, während kleinere Werte bis zu 200 ccm wie bei der Thorakometeruntersuchung vorwiegend bei Patienten mit zirrhotischen Prozessen beobachtet wurden. Die Schrumpfung und das nachfolgende Emphysem ließen bei den letzteren Fällen wahrscheinlich eine stärkere Einschränkung gar nicht zu.

Die Einschränkung der Vitalkapazität war vorwiegend durch eine Herabsetzung der Komplementärluft, weit weniger der Reserveluft entsprechend der vorwiegenden Einschränkung der Inspirationsfähigkeit bedingt. Das Ruheatemvolumen wurde durch die Alkoholinjektionen so gut wie gar nicht beeinflußt. Unterschiede in den Werten am Trockenspirometer und am KNIPPING-Apparat waren dadurch bedingt, daß der Kranke am einfachen Spirometer viel ungezwungener atmete, während am KNIPPING-Apparat die Atmung oft gehemmt war. Die laufende Kontrolle der Vitalkapazität zwischen und vor Wiederholung der Alkoholinjektionen zeigte bei fast allen Kranken ein mehr oder weniger rasches Ansteigen der Werte derart, daß bei der Mehrzahl in verschiedenen Zeiten, d. h. in 1—6 Monaten der Anfangswert der Vitalkapazität wieder erreicht wurde. Bei der Auswertung der Untersuchungen wurde nicht außer acht gelassen, daß der Ablauf des Lungenprozesses schon vielfach die Vitalkapazität beeinflußt. So wurden Fälle beobachtet, bei denen die Vitalkapazität im Verlauf der Alkoholbehandlung langsam abnahm. Dabei handelte es sich um zirrhotische Prozesse, bei denen das sekundäre Emphysem die Abnahme der Vitalkapazität bedingte, dann um fortschreitende Formen, bei denen funktionstüchtiges Lungengewebe immer mehr verlorenging. Es gab aber auch einzelne Fälle, deren Vitalkapazität im Verlauf der Behandlung höhere Werte als vor den Einspritzungen zeigte, bei denen nämlich durch Besserung der Erkrankung, Resorption von Infiltraten oder Exsudaten, funktionstüchtiges Lungengewebe frei wurde.

Die apnoische Pause zeigte nur in vereinzelten Fällen eine eindeutige Einschränkung in Werten von 5—18 sec. Die Atemfrequenz ließ des öfteren eine Erhöhung von 4—5 Atemzügen in der Minute erkennen; nur einzelne Fälle zeigten eine beträchtliche Zunahme bis zu 9 in der Minute.

Neben der Einschränkung der Brustkorbbeweglichkeit, also der Blockade des motorischen Nervenanteils, kam es stets zu einer Beeinflussung der Sensibilität in Form einer Hyp- und Parästhesie in dem von den blockierten Nerven versorgten Hautabschnitt, d. h. in den seitlichen und vorderen Brustpartien. Die Patienten gaben es einmal als totes, taubes Gefühl in dem betroffenen Bereich an; viele hatten das Gefühl eines Panzers um den Brustkorb. Andere äußerten mehr Parästhesie wie starkes Jucken, Brennen, Ameisenlaufen, das aber meist nur kurze Zeit anhielt und dann von dem Gefühl der Unempfindlichkeit abgelöst wurde. Nur einzelne zeigten vorübergehende Hyperästhesie. Entsprechend der Rückkehr der Thoraxbeweglichkeit und dem Ansteigen der Vitalkapazität stellte sich auch die Sensibilität nach den Einspritzungen wieder her, teils langsam, teils rasch. Bei vielen Kranken blieben aber auch lange Zeit hindurch anästhetische Zonen bestehen.

Auf Grund dieser verschiedenen Untersuchungen und Beobachtungen wurden die Zeitabstände zwischen den einzelnen Sitzungen festgelegt. Während des Heilverfahrens wurden die Einspritzungen alle 2—3 Monate wiederholt; nach der Entlassung aus der Heilstätte wurden die Patienten in Zwischenräumen von vier Monaten zur Wiederholung der Injektionen für einige Tage in die Heilstätte aufgenommen.

Eine besondere Beachtung verlangt bei der Blockierung der Interkostalnerven durch Alkoholinjektionen die Frage der Komplikationen. Bis auf vorübergehende Temperatursteigerungen und länger anhaltende Schmerzen werden die Einspritzungen von der Mehrzahl der Kranken gut vertragen. Bei einer Reihe von Kranken kam es aber doch während der Einspritzungen und nach Abschluß derselben zu mehr oder weniger ernsten Zwischenfällen.

Unmittelbar bei den Einspritzungen traten bei 11 Patienten teils leichte, teils schwere Kollapszustände auf, die mit Schweißausbruch, Übelkeit, Erbrechen und schlechtem, langsamem Puls einhergingen. Sie wurden als Pleuraschock und Vagusreiz aufgefaßt. Bei diesen Kollapserscheinungen wurden die Injektionen stets abgebrochen, trotzdem die Zustände rasch ohne besondere Behandlung abklangen. Bei 5 Patienten traten im Anschluß an die Einspritzungen einseitige Pleuritiden mit Exsudatbildung auf, wohl dadurch bedingt, daß die Nadel zu weit an die Pleura oder gar in den Pleuraraum vorgestoßen war und Alkohol in die Pleura gelangte. Diese Komplikation ging bei 3 Kranken mit Fieber und Schmerzen einher, die aber bald verschwanden. 2 Kranke merkten die Komplikation gar nicht; sie wurde nur bei der Röntgendurchleuchtung festgestellt und den Alkoholeinspritzungen zur Last gelegt. Bei 2 Patienten mit einseitiger Behandlung trat im Bezirk eines der blockierten Nerven ein Herpes zoster auf, einmal 8 Tage, beim zweiten Fall 4 Wochen nach den Einspritzungen. Im ersten Fall ließ sich mit großer Wahrscheinlichkeit der Herpes als Folge der Behandlung ansehen; der Alkohol hatte einen Entzündungsreiz auf den Interkostalnerven oder vielleicht durch Weiterleitung entlang der Nervenscheide auf das Spinalganglion ausgeübt. Ob der Herpes auch im zweiten Fall durch die Einspritzungen bedingt war, konnte bei dem langen Zwischenraum von 1 Monat nicht mehr als sicher angenommen werden. Der Herpes zeigte bei beiden Kranken keinerlei stürmische Erscheinungen; er heilte in kurzer Zeit ab. Die Alkoholinjektionen wurden in beiden Fällen nicht wiederholt.

Während die bisher angeführten Komplikationen harmloser Natur waren und bald abklangen, ohne besondere krankhafte Veränderungen zu hinterlassen, kam es bei einem Patienten im Anschluß an die Alkoholinjektionen zu einem sehr ernsten Zwischenfall, und zwar zu schweren Rückenmarkserscheinungen im Sinne einer Querschnittlähmung, die nach 8 Monaten zum Tode führte.

Die Behandlung der Lungentuberkulose nach Leotta hat keine Bereicherung der Tuberkulosetherapie gebracht; sie reicht keinesfalls an die bewährten Kollapsverfahren heran. Die Blockade der Interkostalnerven bedingt wohl eine Ruhigstellung eines bestimmten Brustkorbabschnittes, vielleicht mit einer gewissen Herabsetzung der Spannung in den Lungen, sie führt aber niemals zu einem Zustand, der auch nur in etwa einem Lungenkollaps gleichkäme. Das Verfahren bei schweren Fällen, also in erster Linie dort, wo eine Kollapstherapie nicht mehr durchführbar ist, einzusetzen, ist nach den gemachten Erfahrungen zwecklos. Auch dann, wenn infolge Pleuraadhäsionen oder wegen der Doppelseitigkeit des Prozesses eine Kollapsbehandlung nicht angezeigt ist, bringt uns die Blockierung der Interkostalnerven nicht weiter. Die Behandlungsmethode als solche ist zudem für den Kranken nicht immer angenehm, sie birgt eine Reihe von Gefahren in sich, die zu großer Zurückhaltung zwingen.

Im Gegensatz zu unseren Erfahrungen haben einige ausländische Autoren befriedigende Erfolge mit der Alkoholisation der Interkostalnerven gesehen. Seinin, Kogan, Winstock und Kiselev berichten aus dem Sowjetkrankenhaus in Charkow über 40 Patienten, von denen 29 gebessert wurden. Sie verbinden die Blockade der Interkostalnerven mit der Ausschaltung des Phrenikus und gehen dabei von der

Voraussetzung aus, daß mit der Lähmung des Zwerchfells auch der Antagonist derselben, die Interkostalmuskeln, ausgeschaltet werden, so daß die elastische Spannung der Lungen weitgehend herabgesetzt wird. SMELOW, der im Moskauer Tuberkuloseinstitut bei 75 Kranken die paravertebrale Alkoholisierung vorgenommen hat, erzielte bei 23% Bazillenfreiheit und Kavernenheilung und in 23% Besserung des allmeinen und lokalen Zustandes, während in den übrigen Fällen die Behandlung erfolglos war. Nach seiner Ansicht spielt bei dieser Behandlung die Verminderung der Atmungsbreite keine Rolle; er sieht den Erfolg in der Umstellung des vegetativen Nervensystems. Die russischen Autoren stimmen darin überein, daß die Blockade der Interkostalnerven niemals den Pneumothorax ersetzen kann. Als Indikation gelten für sie frischere Fälle subakuten Charakters, welche zur Fibrose neigen und keine Pneumothoraxbehandlung zulassen, während chronische Fälle mit umfangreicher Fibrose ungeeignet sind. Ihre Indikationsstellung ist gegenüber italienischen Autoren weitgehend eingeengt.

L. MARTIN hat die Blockierung der Interkostalnerven auch bei Kindern angewandt. Es kommen nach seiner Erfahrung für die Behandlung nur Kinder über 6 Jahre mit „vorwiegend infiltrativen, mäßig chronischen Prozessen" in Frage, bei denen eine Pneumothoraxbehandlung wegen Verwachsungen der Pleurablätter nicht möglich ist. Unter Umständen sind wiederholte Injektionen notwendig. Der Wert der Methode wird von ihm hauptsächlich in einer Abkürzung des Heilverfahrens gesehen. Über ernstere Komplikationen hat er nicht berichtet.

Man kann sich bei eingehendem Studium der ausländischen Literatur des Eindrucks nicht erwehren, daß das Interesse für diese Behandlungsmethode von Jahr zu Jahr mehr nachgelassen hat, nachdem vorübergehend unter dem Eindruck der günstigen Berichte von LEOTTA und seinen Schülern vielerorts Erfolge gesehen wurden. Die Möglichkeit, durch die Ausschaltung der Interkostalnerven allein oder in Verbindung mit anderen Eingriffen eine weitgehende Ruhigstellung der Lunge zu erzielen, war theoretisch durchaus gegeben. Die Praxis aber hat gezeigt, daß wir auf anderem Wege leichter und sicherer zum Ziele kommen.

Die Thorakokaustik

von L. Rickmann

Die Verwachsungen der Pleurablätter sind die Folge verschiedener Vorgänge im Pleuraraum. Sie entstehen durch Organisation fibrinöser Ausscheidungen, vorwiegend in der Umgebung tuberkulöser Lungenveränderungen. Durch die Bewegung der Lunge werden die Verklebungen der Pleurablätter zu mehr oder weniger langen Bindegewebssträngen ausgezogen. Bei diesen Strängen handelt es sich pathologisch-anatomisch um Bindegewebe lockerer bis straff fibröser Struktur mit pleuralem Überzug. Neben dem Bindegewebe beteiligt sich auch Lungengewebe an der Gestaltung dieser Stränge und Membranen. Es gibt Stränge ausschließlich bindegeweblicher Natur, aber auch solche, die vorwiegend aus Lungenparenchym bestehen; dazwischen die verschiedensten Variationen im Ausmaße der Beteiligung beider Gewebsarten. Für unser operatives Vorgehen ist die genaue Begrenzung der Gewebsarten unerläßlich.

In den Strängen befinden sich histologisch kollagene und elastische Fasern nebst Gefäßen. Ein feines Blut- und Lymphgefäßsystem, das vorwiegend aus der Brustwand, bisweilen aber auch aus der Lunge gespeist wird, ernährt die Stränge. Dickere Verwachsungsstränge enthalten bisweilen größere Gefäße, die bei der Strangdurchtrennung zu erheblichen Blutungen führen können. Lungengewebe wird oft tiefer in die Stränge hineingezogen, als nach dem makroskopischen Aussehen zu erwarten wäre. Die Form des Lungengewebes geht oft fließend in diejenige des Bindegewebes über. Je älter die Stränge, um so stärker die Bindegewebsbildung.

Die proteusartige Vielgestaltigkeit der Verwachsungsstränge läßt eine Aufgliederung nach bestimmten Gesichtspunkten nur schwer zu. Und doch hat man immer wieder versucht, nach anatomischen, morphologischen und praktischen Gesichtspunkten eine Einteilung vorzunehmen, um dadurch das gegenseitige Verständnis zu erleichtern.

Einfach und zweckmäßig ist immer noch die von Maurer vorgeschlagene Einteilung der Verwachsungen nach Sitz und Form in die folgenden 4 Gruppen:

1. Verwachsungen, bei denen weder der thorakale noch der pulmonale Ansatz wesentlich verbreitert ist (Typ I),

2. solche, bei denen die thorakale Ansatzstelle verbreitert ist (Typ II),

3. solche mit kegelförmiger Verbreiterung der pulmonalen Insertion (Typ III),

4. die sanduhrförmigen Verwachsungen mit breitem Ansatz auf beiden Seiten (Typ IV).

Die Verwachsungen der 1. Gruppe sind noch jung und dehnungsfähig; sie lassen sich leicht durchtrennen. Die 2. Verwachsungsgruppe bildet sich bei älteren fibrösen Pleuraverklebungen. Die thorakale Ansatzstelle ist durch Verstärkungsleisten mit dazwischenliegenden nischenförmigen Vertiefungen gekennzeichnet. Der Übergang in die Lungenoberfläche ist scharf, so daß der Strang für den Kauter gut zugänglich ist. Bei der 3. Gruppe wird die Kaverne zipfelig in den Verwachsungsstiel eingezogen. Das Farbbild ist verwischt. Infolge fibröser Entartung verrät bisweilen nur noch die kegelförmige Lungeninsertion die ursprüngliche Genese. Diese Verwachsungen lassen sich vielfach nur durch Ausschälung aus der inneren Brust-

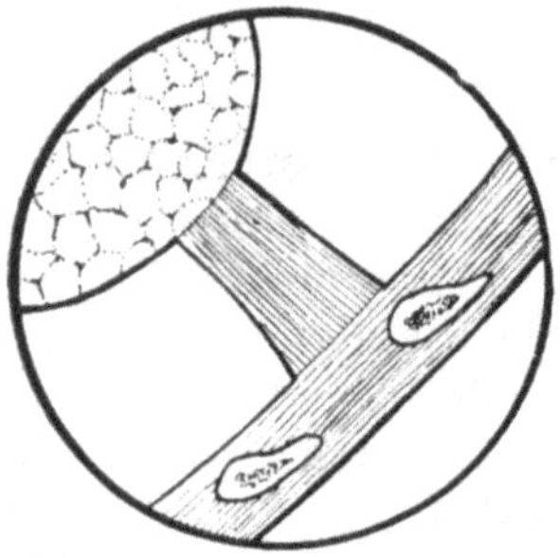

Typ. I. Verwachsungsansatz senkrecht zur Brustwand und zur Lunge.

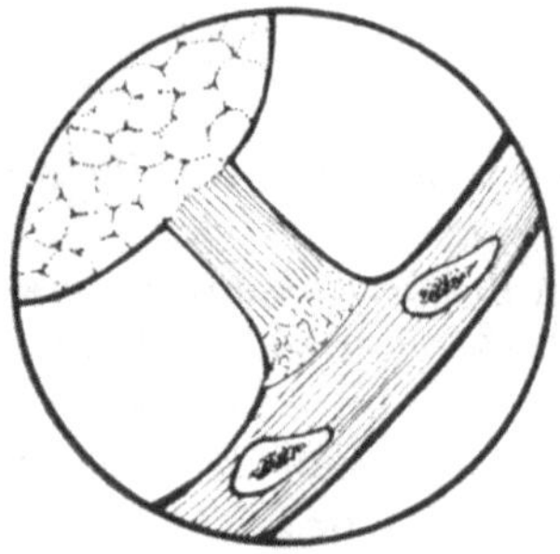

Typ II. Thorakaler Ansatz der Verwachsung ist verbreitert; pulmonaler Ansatz scharf, fast senkrecht zur Lunge.

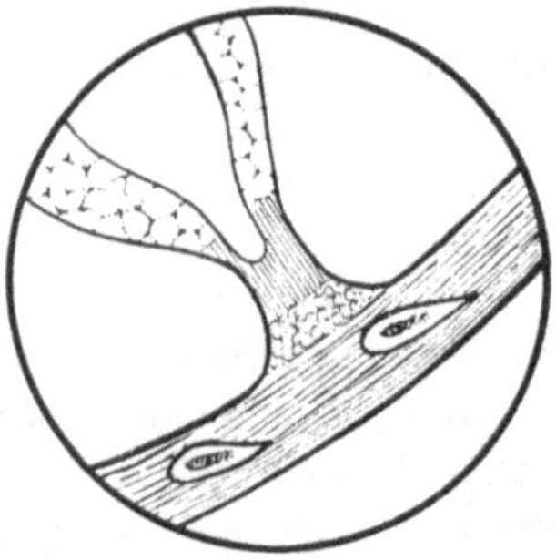

Typ III. Pulmonaler Verwachsungsansatz kegelförmig ausgezogen. Thorakaler Ansatz scharf, fast senkrecht. Strang oft vollständig Lungengewebe, enthält Kavernenausläufer.

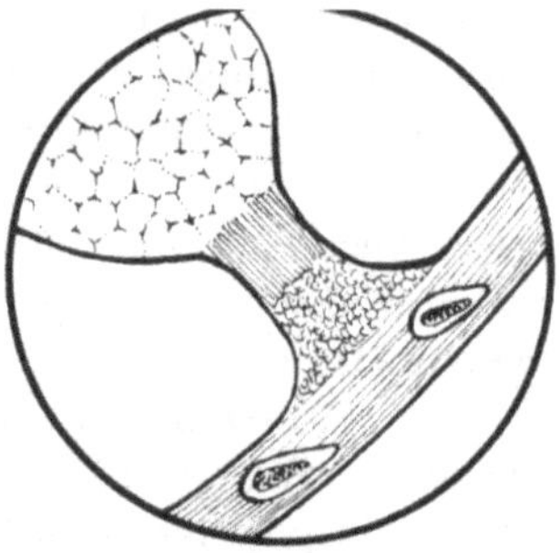

Typ IV. Sanduhrförmige Verwachsg. Sowohl pulmonaler, als auch thorakaler Ansatz verbreitert.

Abb. 14. Verwachsungstypen nach G. MAURER.

wand lösen. Bei der 4. und letzten Gruppe beteiligen sich Bindegewebe und Lungenparenchym in gleicher Weise an dem Zustandekommen der Adhäsion. Es handelt sich also um eine Kombination der 1. und 2. Gruppe.

Die einzelnen Formen lassen sich oft nur schwer gegeneinander abgrenzen und kommen vielfach kombiniert vor. Das Gebiet, in dem am häufigsten Verwachsungsstränge ansetzen, ist der dorso-kraniale Brustraum. Dorsalwärts nehmen die Stränge an Länge ab; während in dem ventralen und lateralen Gebiet die Stränge noch membranös sind, wachsen sie sich dorsalwärts vielfach zu breiten Totalsynechien aus.

Von untergeordneter Bedeutung sind für die Thorakokaustik die Verwachsungen zwischen den Lungenlappen.

Über Form, Lage und Größe der Verwachsungen gibt uns die Röntgenuntersuchung wertvolle Hinweise, wobei die Röntgendurchleuchtung die Röntgenaufnahme ergänzt. Die Stereoskopie, von der man sich zeitweise für die Lokalisation der Verwachsungen viel versprach, hat uns auf diesem Gebiet nicht weiter gebracht. Die letzte und absolut zuverlässige Entscheidung über das Vorhandensein von Adhäsionen, deren anatomische Beschaffenheit und die Möglichkeit einer Durchtrennung bringt die Thorakoskopie, die daher nicht mit Unrecht von zahlreichen Autoren grundsätzlich nach jeder Pneumothoraxanlage gefordert wird.

Über die Frage der Indikation zur Strangdurchtrennung wird heute nicht mehr viel diskutiert. Während man früher eine Thorakokaustik nur dann vorzunehmen pflegte, wenn eine zwingende Notwendigkeit vorlag, d. h. in keinem Falle dann, wenn der Erfolg der Pneumothoraxanlage klinisch und röntgenologisch gesichert erschien, herrscht heute darin Übereinstimmung, daß praktisch fast jede erfolgreiche Pneumothoraxanlage durch eine Kaustik zu ergänzen ist. In etwa 5—10% aller Fälle kann man wohl auf Grund des klinischen und röntgenologischen Bildes mit ausreichender Wahrscheinlichkeit annehmen, daß der Lungenkollaps durch keinen Strang behindert wird, so daß man selbst auf eine Thorakoskopie verzichten kann. „Eine chronische Lungentuberkulose ohne pleurale Verwachsungen gibt es nicht" (Huebschmann).

Kompensierte Herzfehler, Diabetes und Gravidität sind kein Hindernis für die Thorakokaustik.

Für den doppelseitigen Pneumothorax gilt dieselbe Anzeigestellung. Wenn Veränderungen der Gegenseite einen Pneumothorax erforderlich machen, ist es zweckmäßig, zunächst im ersten Pneumothorax hindernde Stränge zu durchtrennen.

Kontraindikationen gibt es nur insofern, als der Eingriff von vornherein technisch undurchführbar erscheint.

Für den Erfolg ist die Frage des günstigsten Zeitpunktes der Thorakokaustik von besonderer Bedeutung. Es galt lange als Grundsatz, daß die Pleurolyse frühestens 3 Monate nach Beginn der Pneumothoraxtherapie in Betracht gezogen werden soll, wenn ein befriedigender Lungenkollaps durch Adhäsionen verhindert wird (Unverricht, Mistal, Sattler u. a.). Ein früheres Operieren galt als nicht empfehlenswert, weil eine gewisse Beobachtungszeit verstreichen sollte, ehe mit Sicherheit feststand, daß die vorhandenen Adhäsionen ein Hindernis für die Heilung darstellten. Eine Ausnahme bildeten von vornherein die „hängende Kaverne", die eine möglichst baldige Strangdurchtrennung rechtfertigte. Immerhin galt der Eingriff, wenn er „bereits" 5 Wochen nach der Pneumothoraxanlage vorgenommen wurde, als Frühoperation.

Seit dem Jahre 1942 schließen wir in gleicher Weise, wie es auch Markgraf und Pfaffenberg empfohlen haben, die Thorakokaustik an die Pneumothoraxanlage unmittelbar an und haben damit die besten Erfahrungen gemacht. Die Thorakoskopie erfolgt bereits nach der 2. oder 3. Nachfüllung, so daß Anlage und Strangdurchtrennung innerhalb von 2—3 Wochen vorgenommen werden. Durch die längere Zeit durchgeführten Nachfüllungen erhoffte man eine Dehnung der Verwachsungen und damit eine Erweiterung des Operationsfeldes sowie eine Strukturveränderung der Adhäsionen im Sinne der Bildung fibrösen Gewebes und der Abnahme der Vaskularisation. Hier und da hoffte man sogar, daß sich einzelne Stränge von selbst lösen würden. Diese Vorstellungen haben sich nur teilweise als richtig erwiesen. Die bindegewebliche Umwandlung der Stränge bedeutet zudem keine Erleichterung der Durchtrennung.

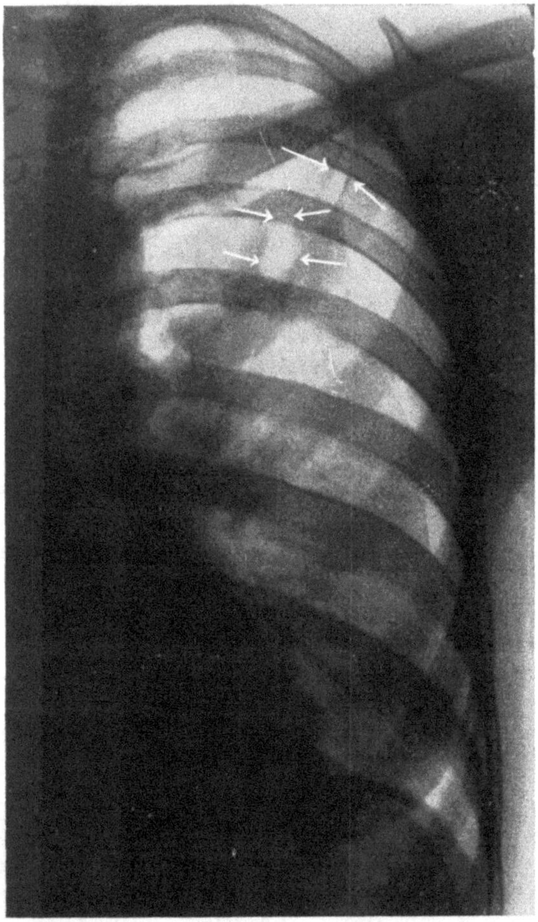

Abb. 18. Hängende Kaverne.

Die Zahl der Autoren, die empfehlen, den Eingriff nicht zu lange hinauszuschieben, ist in den letzten Jahren immer größer geworden, wenngleich sich die eigentliche Frühkaustik noch nicht überall durchgesetzt hat. Es kann aber schon heute keinem Zweifel mehr unterliegen, daß in nicht zu ferner Zeit die sofortige Kaustik die Methode der Wahl sein wird. Die Frühkaustik ist technisch wesentlich einfacher als die Spätkaustik. Die Stränge lassen sich leichter durchtrennen, Blutungen sind geringer und Komplikationen seltener.

Die offene Strangdurchtrennung, bei der die Pleurahöhle durch Rippenresektion in Lokalanästhesie, vereinzelt auch in Allgemeinnarkose, geöffnet wird und die erstmalig 1909 von Rowsing durchgeführt wurde, ist sowohl in Deutschland, als auch im Ausland immer nur vereinzelt versucht worden. Während sie bei uns heute fast gar nicht mehr ausgeführt wird, bringt vor allem die amerikanische Literatur hin und wieder doch noch Berichte über erfolgreiche Strangdurchtrennungen bei breit geöffnetem Thorax. Der Vorteil dieses Verfahrens gegenüber der geschlossenen Strangdurchtrennung wird in der besseren Übersicht während der Operation und in der Möglichkeit, durch Unterbindung der Stränge eine Blutungsgefahr mit absoluter Sicherheit zu vermeiden, erblickt. Darüber hinaus wurde lange als Nachteil der geschlossenen Kaustik das umständliche Arbeiten mit 2 Troikarts und die lange Dauer der Operation mir ihrer Gefährdung der Asepsis empfunden. Bei der offenen Strangdurchtrennung ist der gesamte Thoraxraum in natürlichem Größenverhältnis ohne Verzerrung durch die Optik zu übersehen. Mit fortschreitender Verbesserung des Instrumentariums und der Technik sind die Vorteile der offenen Strangdurchtrennung aber immer mehr zurückgetreten. Als Beweis diene eine von MOORE im Journal of Thoracic Surg. mitgeteilte Statistik, in der die Ergebnisse der offenen und geschlossenen Methode verglichen werden:

	Geschlossene Durchtrennung (2043 Fälle)	Offene Durchtrennung (52 Fälle)
Todesfälle infolge der Operation	1,1%	19,2%
Nachblutungen	0,7%	5,7%
Empyeme	4,0%	28,2%
Verschlechterungen	4,5%	19,2%

In den letzten 10 Jahren sind mit fortschreitender Erfahrung die Komplikationen und Mißerfolge bei der geschlossenen Strangdurchtrennung noch geringer geworden. Ist eine Verwachsung bei geschlossener Thorakoskopie dem Auge und dem Brenner nicht zugänglich, dann wird man sie auch bei breiter Eröffnung des Thorax kaum lösen können.

Die geschlossene Strangdurchtrennung ist ein relativ kleiner Eingriff mit großem Operationserfolg, der allerdings ein gutes Instrumentarium und eine geschickte Hand voraussetzt.

NOACK hat für die „beschränkt offene Thorakokaustik" ein Instrumentarium empfohlen, bei dem ein stärkeres Troikart benutzt wird, während er auf eine Optik verzichtet. Dadurch entfallen alle Nachteile, die einer Optik anhaften, wogegen der große Durchmesser des Troikarts keine Schwierigkeiten machen soll. Lampenträger und Brenner können leicht durch den Troikart eingeführt werden. Ähnliche optiklose Instrumente sind auch von MASCHER und SINGER angegeben worden.

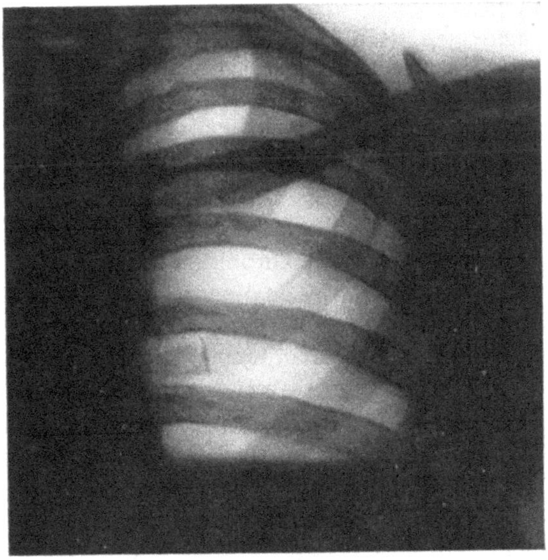
Abb. 16. Pleuraempyem nach Kavernendurchbruch.

Die heute üblichen Operationsthorakoskope sind sehr zahlreich. Sie haben alle kleine Vorteile und Nachteile, leisten aber in der Hand des geschickten Operateurs dasselbe. In Deutschland sind vor allem die Instrumente gebräuchlich, die von JACOBAEUS, UNVERRICHT, KREMER, KALK, GRAF und MAURER angegeben bzw. modifiziert wurden. Dabei unterscheiden wir das kombinierte Operationsthorakoskop von dem getrennten Zweistich-Thorakoskop. Der Vorteil des kombinierten Gerätes besteht darin, daß man nur einen einzigen Einstich benötigt. Dieser Umstand hat viele Operateure veranlaßt, sich ganz auf das Kombinationsgerät einzustellen. Mit fortschreitender Entwicklung der Operationstechnik haben sich aber wieder Nachteile gegenüber dem getrennten Gerät herausgestellt. Beim Eingang von zwei Punktionsstellen aus kann man Optik und Brenner jederzeit auswechseln, so daß eine bessere Übersicht über die einzelnen Stränge gegeben ist.

Mehr und mehr sind wir dazu übergegangen, breite Verwachsungen aus der inneren Brustwand auszuschälen, wozu wir neben dem glühenden, auch den kalten Kauter verwenden, den wir u. U. durch ein Raspatorium ersetzen. Dieses Vorgehen ist aber nur mit dem getrennten Thorakokaustikgerät möglich. Wir verwenden daher heute das kombinierte Operationsthorakoskop nur noch in Ausnahmefällen.

Wenn man mit Galvanokaustik arbeitet, genügt ein einfacher Pantostat, der aber garantiert erdschlußfrei und gut regulierbar sein muß. Die Verwendung der Diathermie erfordert zusätzlich einen Diathermieapparat. Beide Stromarten werden auch in zweckmäßig konstruierten Kombinationsapparaten geliefert, die die Einschaltung des jeweils gewünschten Stromes mit Hilfe eines Fußschalters durch den Operateur selbst gestatten.

Die Verwendung der Diathermie zur Strangdurchtrennung ist vor allem von Maurer empfohlen worden, dessen großes Verdienst es auch ist, die breite Ausschälung von flächenhaften Adhäsionen aus der inneren Brustwand als einer der ersten propagiert zu haben.

Für die zweckmäßige Lagerung des Patienten sind besondere Operationstische konstruiert worden, die aber keinen besonderen Vorteil gegenüber den gebräuchlichen Operationstischen bieten, die eine genügende Verstellbarkeit nach allen Richtungen hin ermöglichen. Unentbehrlich ist eine Fußstütze für den Kranken.

Soweit die Instrumente nicht auskochbar sind, werden sie in hermetisch verschließbaren Glasgefäßen aufbewahrt, in denen mit Hilfe von Formalintabletten eine ausreichende Keimfreiheit gewährleistet ist. Auch für die Zuleitungskabel genügt die Formalindesinfektion.

Ein streng steriles Arbeiten, wie bei anderen aseptischen Operationen, ist bei der Thorakokaustik nicht immer möglich. Es ist z. B. unvermeidbar, daß das Okular der Optik mit dem Auge des Operateurs in Berührung kommt. Trotzdem sollen aber alle Vorbereitungen zur Operation nach den strengen Regeln der Asepsis getroffen werden. Das gilt auch für den Kranken.

Aufgeregte Kranke erhalten am Abend vor dem Eingriff ein Schlafmittel. Für den Eingriff selbst hat sich das von Kirschner empfohlene Mischpräparat S. E. E. (Scophedal „Merck“) besonders bewährt. Man erreicht dadurch eine so weitgehende Beruhigung des Kranken, daß er den in Lokalanästhesie durchgeführten Eingriff nicht unangenehm empfindet und auf eine Anästhesierung innerhalb der Pleurahöhle fast ganz verzichtet werden kann.

Die Wahl der Einstichstellen richtet sich nach dem Sitz und der Ausdehnung der Adhäsionen. Es ist zweckmäßig den Troikart nicht senkrecht, sondern in Richtung auf die Verwachsungen einzuführen. Eine vorherige Nachfüllung gibt die Gewähr, daß man mit dem Troikart in die Pleurahöhle gelangt ohne die Lunge zu verletzen.

Nach Einführung des Thorakoskops ist die Optiklinse zunächst beschlagen, so daß man ein wenig warten muß, bis die Durchsicht frei ist. Für ungeduldige Operateure sind besondere Wärmekästen konstruiert worden, in denen die Optikgeräte vor und während der Operation zum Zweck der Anwärmung aufbewahrt werden. Notfalls kann man auch das Objektiv vor dem Einführen durch eine Gasflamme ziehen, wobei allerdings die Verkittung der Linse leicht gelöst und das Gerät unbrauchbar wird.

Ist die Durchsicht durch das Thorakoskop klar und die Beleuchtung einwandfrei, so wird man sich zunächst einen Überblick über die Verhältnisse im Pleuraraum verschaffen. Alsdann versucht man, die Stränge genau zu analysieren, wobei man die Optik unmittelbar an die Stränge heran und auch an ihnen vorbei schiebt. Mit einer besonders konstruierten Durchleuchtungssonde, die durch die Kautereinstichstelle eingeführt wird, kann man auch die Stränge im durchscheinenden Licht betrachten und feststellen, ob sich in ihnen Gefäße oder Lungengewebe befinden. Der geübte Operateur kann allerdings auf die Durchleuchtungssonde weitgehend verzichten.

Während man sich ursprünglich darauf beschränkte, isolierte, strangförmige Adhäsionen zu durchtrennen, ging man mit zunehmender Übung und Erfahrung dazu über, auch umfangreiche, membranöse Verwachsungen zu lösen, bis man es schließlich wagte, auch solche flächenhafter Art mittels extrapleuraler Ausschälung zu beseitigen. Zur Vermeidung einer Verletzung von Lungengewebe, das bisweilen tief in den Strang hineinragt, verlangte man eine bestimmte Mindestlänge der Verwachsungen, die von Unverricht mit 2 cm, von Davies mit 2,5 cm angegeben wurden. Kremer hielt dagegen ½ cm für ausreichend. Die Lösbarkeit einer Verwachsung ist nicht zum wenigsten von dem Mut und der Geschicklichkeit des Operateurs abhängig. „Theoretisch ist jede Adhäsion brennbar, wenn ihr lungenfreier Anteil einschließlich der Brustwandbekleidung nicht kürzer ist, als die zu erwartende Koagulationszone zwischen Brennstraße und Lunge" (Herholz).

Besondere Vorsicht ist bei Adhäsionen an der Subklavia und über dünnwandigen Kavernen notwendig. Das Bestreben ist stets darauf gerichtet, den Koagulationsstreifen möglichst schmal zu gestalten, was wiederum weitgehend von der Brenntechnik und der Beschaffenheit des Verwachsungsgewebes abhängig ist. Der Brenner soll möglichst mit der Spitze und rechtwinklig zur Faserrichtung des Gewebes angesetzt werden. Bei schwacher Glut des Brenners fällt die verkohlte Gewebspartie schmaler aus als bei Rotglut oder gar Weißglut. Setzt man den Brenner zunächst möglichst schwach glühend auf den Strang, so erreicht man dadurch zugleich eine Verödung der Gefäße.

Zur Vermeidung von intrapleuralen Blutungen hat Maurer die Diathermiekoagulation empfohlen. Durch die Konstruktion einer von ihm angegebenen zweckmäßigen Apparatur ist es möglich, Diathermie und Galvanokaustik mit einem kombinierten Kauter nebeneinander zu verwenden. Der Vorteil der Kaltkaustik liegt nach Maurer auch darin, daß die Koagulationszone nur 3 mm beträgt. Herholz hat demgegenüber allerdings durch Tierversuche festgestellt, daß bei richtiger Verwendung des Galvanokauters im Sinne einer „Schwarzkaustik" die Koagulationszone nur 2 mm beträgt. Wir selbst verwenden das Maurersche Gerät nur noch in Ausnahmefällen und verzichten auch bei Ausschälung breiter flächenhafter Verwachsungen darauf.

Flächenhafte Verwachsungen erfordern die Kombination der extrapleuralen kaustischen Ausschälung mit der stumpfen Ablösung der Lunge. Die stumpfe Ablösung erfolgt genau so wie die extrathorakale Pneumolyse extrapleural bzw. extrafaszial. An oder neben der breiten Verwachsung wird eine Kerbe gebrannt, um in die sogenannte „richtige Schicht" zu gelangen. Von hier wird dann mit der Brennhülse oder mit langen Stieltupfern oder einem Raspatorium hart an der Brustwand die Lunge aus ihrem Verwachsungsbett ausgelöst. Ist man in der richtigen Schicht, die man an einem dünnen, spinnwebartigen Gewebe erkennt, so läßt sich die stumpfe Lösung leicht durchführen, da durch die Zugwirkung der Lunge der entstandene Spalt rasch breiter und breiter wird. Dünne Verwachsungszüge lassen sich leicht durchreißen, während derbere durchbrannt werden. Blutungen, die dabei unvermeidlich sind, müssen sorgfältig gestillt werden, da sie das Operationsfeld unübersichtlich machen.

Schwierigkeiten kann die Lösung von Adhäsionen im Bereich des Mediastinums machen. Sie werden auch heute vielfach noch als inoperabel bezeichnet, so daß in diesen Fällen auf einen totalen Kollaps der Lunge verzichtet wird. Für einen Eingriff im medialen Gebiet sind ebenso wie in der Thoraxkuppel genaue Kenntnisse der topographischen Verhältnisse notwendig. Der Operateur muß hier eine besonders sichere Hand haben, während der Kranke streng ruhig liegen soll. Gerade in diesen Bezirken kann das Instrumentarium sowie die richtige Brenntechnik für den Erfolg entscheidend sein.

Die Frage, ob Adhäsionen im medialen Gebiet operabel sind, hängt weniger von ihrer Lokalisation, als von ihrer Art und Beschaffenheit ab. Isolierte längere Verwachsungen sind ohne weiteres zu lösen, gleichgültig wo sie inserieren. Als unterste Grenze der Brennweite dürften 0,5 cm gelten. Die Tatsache, daß ein Strang an der Wand eines größeren Gefäßes inseriert, ist keine Gegenindikation für eine kaustische Lösung. Herholz hat für diese Stränge eine sogenannte Brennklemme konstruiert, die ein fixiertes Vorgehen im notwendigen Abstand von Lunge und Gefäßwand gestattet und die vor allem ein Abrutschen in die Lunge oder an ein Gefäß unmöglich macht. Wichtig und oft ausschlaggebend kann bei der Strangdurchbrennung im Bereich des Mediastinums die Lagerung des Kranken sein. Um die Verwachsungen genügend zu isolieren, muß der Patient auf die Strangseite gelegt oder in Bauchlage gebracht werden. Unter Umständen kann auch die Beckenhochlagerung notwendig sein. Man vergesse bei diesem Vorgehen aber nicht, daß die völlige Loslösung der Lunge bis zum Hilus nicht in jedem Falle erstrebenswert ist.

Nicht selten werden Ergebnisse der Thorakokaustik als besonders schöne Erfolge dargestellt, bei denen die gelöste Lunge als schmaler atelektatischer Gewebsstreifen — oder Klumpen gegen das Mediastinum gepreßt ist oder unter dem Sternalschatten ganz verschwindet. Kommt dann noch ein Exsudat hinzu, so hat der Kranke eine Schädigung erfahren, die zu dem Nutzen der Kaustik in keinem Verhältnis steht. Es muß das Ziel sein, den Kollapszustand der Lunge möglichst bald nach erfolgreicher Lösung der Verwachsungen so einzuregulieren, daß ihre gesunden Anteile möglichst weitgehend an der Atmung wieder teilnehmen können; es muß also ein Selektivkollaps erzielt werden.

Der obere Pol der Kollapslunge darf noch eine gewisse Befestigung am Mediastinum oberhalb des Hilus behalten. Der optimale therapeutische Kollaps ist derjenige, der konzentrisch auf den Hilus zu erfolgt. Für den Spitzen- und Oberlappenbereich der Lunge ist die hierfür physiologische Stellung diejenige kurz oberhalb des Hilus bei sonst völliger Mobilisierung. Diese Stellung ist vor allem auch deshalb zu erhalten, um nach erfolgter Ausheilung die Wiederausdehnung der geheilten oder wieder funktionsfähigen Lungenteile zu gewährleisten bzw. vorzubereiten. Wir haben hier die gleichen Verhältnisse wie beim extrapleuralen Pneumothorax.

Die Thorakokaustik läßt sich in keinem Falle ambulant durchführen, wie es hier und da empfohlen wurde. Nach dem Eingriff muß der Kranke ins Bett getragen werden und nach Möglichkeit drei Wochen streng liegen. Die erste Nachfüllung bzw. Feststellung der intrapleuralen Druckwerte erfolgt bereits 1—2 Tage nach der Operation. Zweckmäßig ist es, den Kranken sofort nach dem Eingriff möglichst auf dem Operationstisch zu durchleuchten, wozu man sich einer Röntgenkugel bedienen kann. Bei stärkerer Verdrängung des Mediastinums wird man sofort etwas Luft ablassen und den Druck regulieren.

Mit zunehmender Erfahrung und Verbesserung der Technik sind die im Verlauf der Operation und der Nachbehandlung auftretenden Komplikationen immer geringer geworden. Zu den häufiger vorkommenden Komplikationen rechnen wir die endothorakalen Blutungen, das Hautemphysem, die Bildung von Exsudaten und Empyemen, die Lungenperforation, die Verschwartung des Pneumothorax und schließlich das Auftreten von Nervenschädigungen.

Endothorakale Blutungen können schon durch Verletzung der Gefäße der Brustwand beim Vorgehen mit dem Troikart eintreten. Durch eine zweckmäßige Anästhesie, bei der zugleich ein Novokain-Adrenalin-Depot in die Gegend der Fascia endothoracica gesetzt wird, lassen sich Pleurablutungen an der Einstichstelle des Troikarts weitgehend vermeiden. Verletzungen der großen Gefäße durch den Kauter sind als Kunstfehler anzusehen und vermeidbar. Blutungen aus Gefäßen innerhalb der Verwachsungsstränge kann man durch Verschorfung mit dem Galvanokauter, durch Koagulierung mit Diathermie oder auch durch Umspritzung mit blutstillenden Mitteln beheben. Es bleibt der Erfahrung und der Geschicklichkeit des einzelnen überlassen, welcher Methode er sich schließlich bedienen will. Bei zweckmäßiger Verwendung und richtiger Stromregulierung läßt sich mit der Glühschlinge dasselbe erreichen, wie mit der Diathermie-Koagulierung. Sehr störend können für den Operateur die Blutungen sein, die zu einer Verschmutzung der Optik führen und ihre Auswechslung erforderlich machen. Im allgemeinen machen uns die endothorakalen Blutungen keine Sorge. Das gilt auch für Blutungen während der Nachbehandlung, über die in der älteren Literatur vereinzelt berichtet wurde.

Bei Hustenstößen und Erbrechen bildet sich im Anschluß an die Thorakokaustik häufig ein Emphysem infolge Luftaustritt aus dem Stichkanal in das subkutane und intrafasziale Gewebe. Das Emphysem kann sich in extremen Fällen bis zur Kopfschwarte und nach unten bis zu den Waden und Zehen ausdehnen und das Gesicht bis zur Unkenntlichkeit entstellen. Zumeist wird die in das Gewebe eingedrungene Luft in wenigen Tagen resorbiert, so daß damit auch die von dem Kranken empfundenen unangenehmen Sensationen verschwinden. Diese Hautemphyseme sind durchweg als harmlos zu bezeichnen; sie lassen sich nicht verhindern, wenngleich sie durch eine zweckmäßige Druckregulierung im Pleuraraum und durch Verhinderung des Hustens und Erbrechens teilweise vermeidbar sind. Besondere Sorgfalt erfordert beim Emphysem die Überwachung des Lungenkollapses.

Kleine Sinusexsudate bilden sich fast nach jeder Thorakokaustik. Sie sind ohne praktische Bedeutung und werden bald resorbiert, ohne Folgen zu hinterlassen. Weniger angenehm dagegen sind die serösen Ergüsse mit raschem Flüssigkeitsanstieg und länger anhaltender Temperatursteigerung. Sie sind wahrscheinlich die Folge des mechanischen und thermischen Reizes der Operation bei einer entzündungsbereiten Pleura. Es ist aber auch möglich, daß derartige Ergüsse die Folge der Eröffnung eines kleinen tuberkulösen Pleuraherdes sind oder daß sie genetisch auf die Durchwanderung von Tuberkelbazillen aus geöffneten Lymphbahnen zurückzuführen sind. Es lassen sich daher auch häufig in diesen Exsudaten Tuberkelbazillen nachweisen. Ihre Behandlung unterscheidet sich nicht von der bei gewöhnlichen Pneumothoraxexsudaten. Die Neigung zu einer fortschreitenden Verschwartung ist besonders groß, so daß sie bisweilen die Indikation für einen antisymphysären Oleothorax geben.

Aus dem persistierenden serösen Exsudat kann sich das spezifische oder auch das mischinfizierte Empyem entwickeln. Als Ursache des tuberkulösen Empyems ist wohl meist die Verletzung eines tuberkulösen Herdes in der Pleura anzunehmen, während das mischinfizierte Empyem entweder durch Eindringen von Keimen von außen in die Pleurahöhle oder, was häufiger ist, durch Lungen- bzw. Kavernenperforation verursacht wird. Seitdem wir die Thorakokaustik unmittelbar an die Pneumothoraxanlage anschließen, haben wir keine unspezifischen oder mischinfizierten Empyeme mehr gesehen. Ihre Behandlung besteht in regelmäßigen Spülungen mit desinfizierenden Mitteln und der örtlichen und allgemeinen Verabfolgung von Antibiotika. In einzelnen Fällen ist die Drainage der Pleurahöhle mit nachfolgender Thorakoplastik nicht zu umgehen.

Zu den unangenehmsten Komplikationen im Gefolge der Thorakokaustik gehört die Lungenperforation, die aber erfreulicherweise immer seltener beobachtet wird. Sie kann als Frühperforation schon bald nach der Operation unter dem Bilde des Spannungspneumothorax in Erscheinung treten. Häufiger wird sie 2—3 Wochen nach der Operation beobachtet, wobei man annehmen darf, daß sich der Brandschorf unter Hinterlassung einer Pleura-Bronchialfistel abgestoßen hat. Es kommen aber auch Spontanperforationen bei fortschreitenden exsudativen Prozessen vor, die mit der ausgeführten Kaustik in keinem direkten Zusammenhang stehen.

Bei kleinsten Lungenverletzungen kann sich durch ein- oder mehrmalige Luftabsaugung die Perforationsstelle wieder schließen. Häufig ist das Einlegen einer Dauerkanüle notwendig, auf die ein ventilartig wirkender, durchlöcherter Gummifingerling oder ein Glimmerventil aufgesetzt wird, das die Aufgabe hat, die sich ansammelnde Luft im Pleuraraum entweichen zu lassen, sobald der Druck über 0 steht. Durch die Einführung der Dauerkanüle sind aber nur die ersten bedrohlichen Erscheinungen behoben. Zumeist kommt es zu einem mischinfizierten Empyem, das unsere ganze Aufmerksamkeit erfordert.

Bortolotti sah 77 Empyeme bei 959 Patienten; von diesen sind 25 gestorben, 33 geheilt. Die größte Zahl der Empyeme trat akut auf.

Bisweilen kommt es nach einer Thorakokaustik zu einer vorzeitigen Verklebung der Pleurablätter. Sie ist wahrscheinlich die Folge einer Pleuritis sicca und läßt sich trotz aller Sorgfalt nicht immer vermeiden.

Erwähnt seien als weitere Komplikationen Zwerchfellähmungen durch unbeabsichtigte Erhitzung und Schädigung des N. phrenicus, Stimmbandlähmungen durch Schädigung des N. recurrens, Neuralgien des Pl. brachialis, Paraästhesien im Arm und Hornerscher Symptomenkomplex, ebenfalls infolge entsprechender Nervenschädigung.

Die Erfolge der Thorakokaustik sind so überzeugend, daß kein Tuberkulosearzt mehr auf diesen Eingriff verzichten möchte. Aber auch der Kranke empfindet die Wohltat dieser Operation so sehr, daß es praktisch kaum zu einer Ablehnung des Eingriffs kommt. In durchschnittlich 80% der Fälle gelingt es durch die Lösung der Stränge den Pneumothorax zu vervollständigen und damit wirksamer zu gestalten. Je früher der Eingriff vorgenommen wird, um so besser die Erfolge.

Zahlenmäßig lasssen sich die Gesamtergebnisse nur schwer feststellen. Man könnte die Wirksamkeit des Eingriffs nach den Ergebnissen des Bazillenbefundes oder nach der Letalität bestimmen. Zuverlässige Zahlen lassen sich aber auch hierfür nur schwer angeben, da die Ergebnisse nicht allein von der Kaustik abhängig sind, vielmehr von der Art und dem Verlauf des Krankheitsprozesses. Gelingt es nicht, durch die Thorakokaustik einen ausreichenden Lungenkollaps zu erzielen, dann soll man nicht zögern, die Pneumothoraxbehandlung einzustellen und die extrapleurale Pneumolyse oder die Thorakoplastik mit ihrem sicheren Kollapseffekt in Anwendung zu bringen.

Die künstliche Zwerchfellähmung

von F. Michelsson

Wenn wir die Darstellung der chirurgischen Eingriffe mit der künstlichen Zwerchfellähmung beginnen, so soll damit nicht der noch weit verbreiteten Ansicht zugestimmt werden, daß nach dem Versagen der konservativen Behandlung dieser Eingriff an erster Stelle in Frage käme. Wenn auch bei der jetzt wohl allgemein üblichen, nur temporären Phrenikusausschaltung irreparable Dauerfolgen im allgemeinen nicht zu befürchten sind, so ist diese Operation doch nicht der kleine harmlose Eingriff, als welcher sie häufig dargestellt wird, sondern hat sehr einschneidende Änderungen, nicht nur der Atemmechanik, sondern auch der Sauerstoffversorgung des Blutes zur Folge und hat daher auch ganz bestimmte Anzeigen, die nicht ungestraft außer acht gelassen werden dürfen.

Mit Recht weist Brunner darauf hin, in welch hohem Maße man bei der Erkrankung beider Lungen in der Anzeigenstellung zu operativen Eingriffen gehemmt ist, wenn die Atemtätigkeit schon durch indikationslose künstliche Zwerchfellähmung eingeschränkt ist.

Das Verfahren ist 1911 zuerst von Stuertz zur Behandlung isolierter Unterlappenkavernen vorgeschlagen worden und wurde im gleichen Jahre von Oehlecker bei einer ausgedehnten Pleura- und Lungentuberkulose mit befriedigendem Erfolg ausgeführt. Etwa gleichzeitig kam auch Sauerbruch unabhängig von Stuertz dazu, tuberkulöse Lungenprozesse durch Durchschneidung des Phrenikus ruhig zu stellen. 1914 konnte Walther aus seiner Klinik bereits über die röntgenologische Nachuntersuchung von 26 operierten Kranken berichten. Eine vollständige Lähmung der betreffenden Zwerchfellhälfte war aber nur in vier Fällen festzustellen, in den meisten Fällen führte das Zwerchfell noch kleine Atembewegungen aus. Die wahre Ursache dieser unvollständigen Wirkung der Phrenikotomie konnte aber erst später durch eingehende anatomische Untersuchungen erkannt werden, die wir vor allem Walter Felix, Goetze, Ruhemann u. a. verdanken.

Zum besseren Verständnis der weiteren Ausführungen müssen wir zunächst einige Daten aus der Anatomie des N. phrenicus rekapitulieren.

Der N. phrenicus, der der alleinige motorische Nerv des Zwerchfells ist, entspringt in der Hauptsache von der IV. Zervikalwurzel, erhält aber häufig auch noch Nebenwurzeln von C III und C V. In der Regel vereinigen sich diese Wurzeln schon bald nach ihrem Ursprung zu einem Hauptstamm; gelegentlich findet diese Vereinigung aber erst später statt, so daß neben dem Hauptstamm im Halsabschnitt noch ein Nebenphrenikus verläuft, durch den die Innervation des Zwerchfells auch nach Ausschaltung des Hauptstammes erhalten bleibt.

Neben motorischen Fasern enthält der Phrenikus auch noch einen autonomen, und zwar vorwiegend sympathischen Anteil, der nach Rousseaux und Michel nahezu ein Drittel des gesamten Nerven ausmacht und neben vasokonstriktorischen Fasern für Lungen- und Bronchiengefäße auch sensible Fasern für die Pleura diaphragmatica enthält und außerdem den Tonus des Zwerchfells reguliert. Daneben bestehen noch

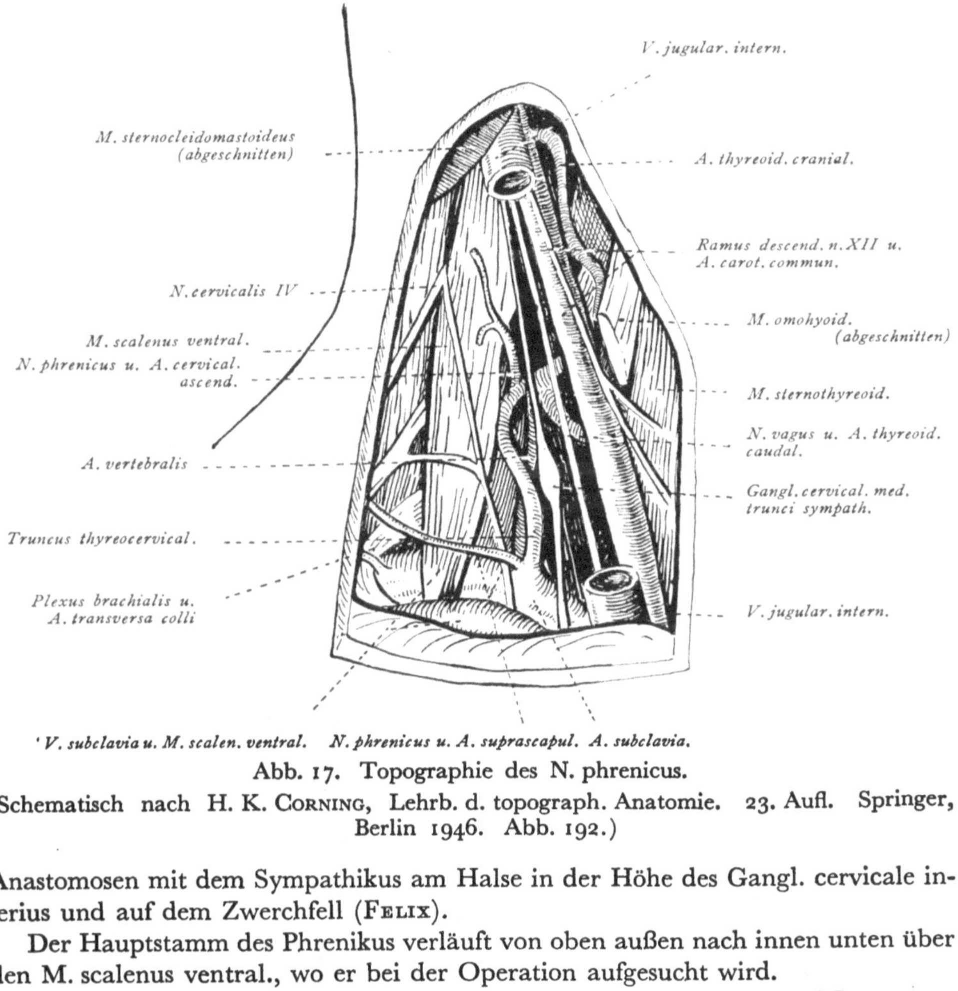

Abb. 17. Topographie des N. phrenicus.
(Schematisch nach H. K. Corning, Lehrb. d. topograph. Anatomie. 23. Aufl. Springer, Berlin 1946. Abb. 192.)

Anastomosen mit dem Sympathikus am Halse in der Höhe des Gangl. cervicale inferius und auf dem Zwerchfell (Felix).

Der Hauptstamm des Phrenikus verläuft von oben außen nach innen unten über den M. scalenus ventral., wo er bei der Operation aufgesucht wird.

Wie die nebenstehenden, den Arbeiten von Goetze, Kutamanoff und Ruhemann entnommenen Abbildungen zeigen, sind Abweichungen vom normalen Verlauf in größerer Zahl und Mannigfaltigkeit beschrieben worden. Da es sich dabei um die Ergebnisse wenig zahlreicher Leichenuntersuchungen handelt, so ist der errechnete Prozentsatz dieser Anomalien hoch und der Ausspruch, beim Phrenikus wäre ein anomaler Verlauf die Norm, könnte daher nicht ganz unbegründet erscheinen. Tatsächlich begegnet man aber Abweichungen, wie sie Plenk und Matson beschreiben oder L. Fisher bei 36 Phrenicotomien zweimal fand, bei denen der Phrenikus so weit lateral lag, daß er den M. scalenus ventral. überhaupt nicht berührte,

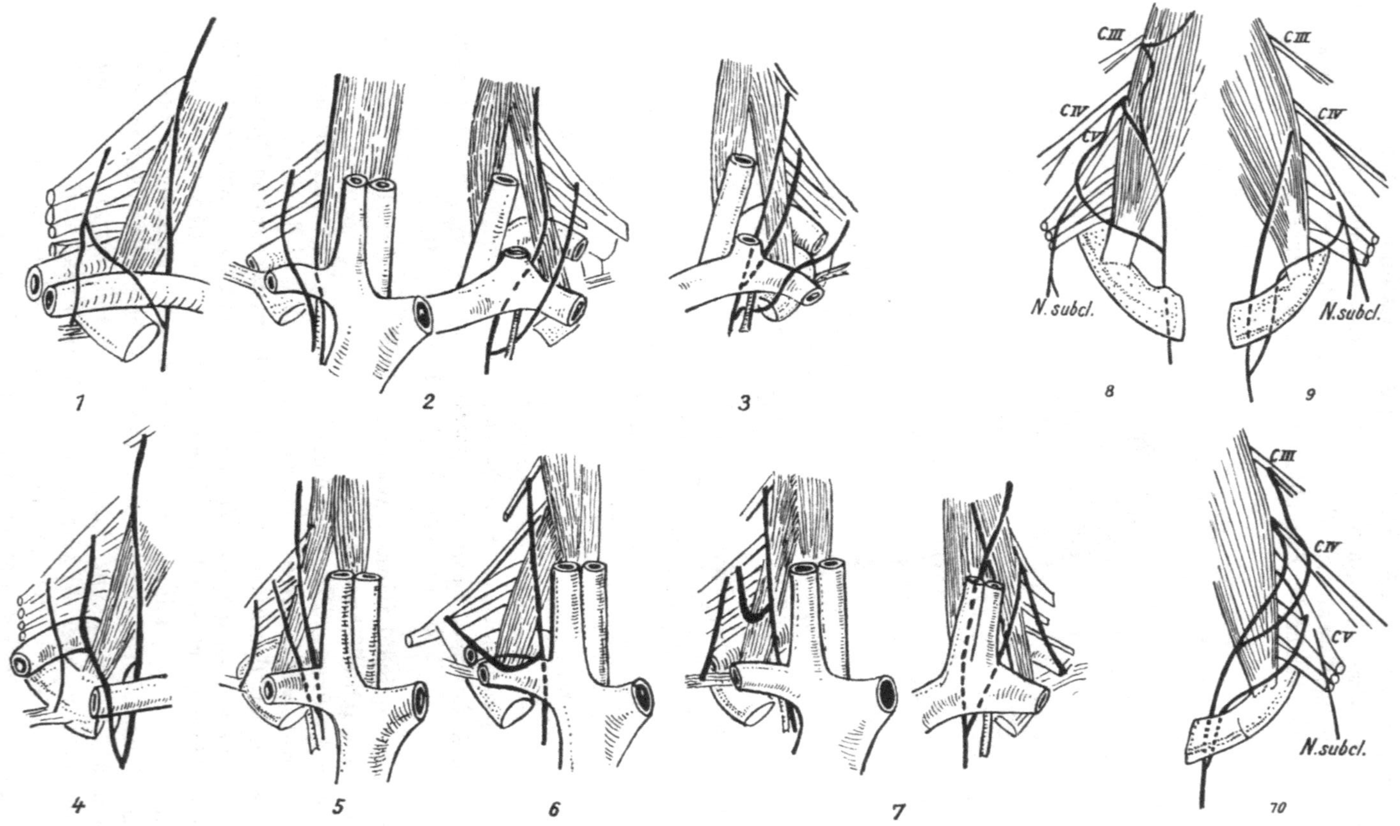

1—3. Nebenäste, die durch den N. subclavius verlaufen und mit dem Hauptstamm die Vene umschlingen. (Nach RUHEMANN.) — *4—7.* Nebenäste, die nicht durch den N. subclavius verlaufen. Bei *4* umfaßt der Nebenphrenikus mit einem rückläufigen Ast schlingenförmig die Vene. Bei *6* und *7* verläuft er außerhalb des Operationsfeldes, so daß er leicht übersehen werden kann. (Nach RUHEMANN.) — *8.* Phrenikus mit zwei etwa gleich starken Wurzeln aus C IV und C V. Die Wurzel aus C V kann leicht übersehen werden. (Nach GOETZE.)— *9.* Phrenikus mit typischer subklavischer Wurzel. (Nach GOETZE.) — *10.* Phrenikus mit zwei subklavischen Nebenwurzeln aus C III und C IV und aus C V, die nicht ins Operationsfeld kommt. (Nach GOETZE.)

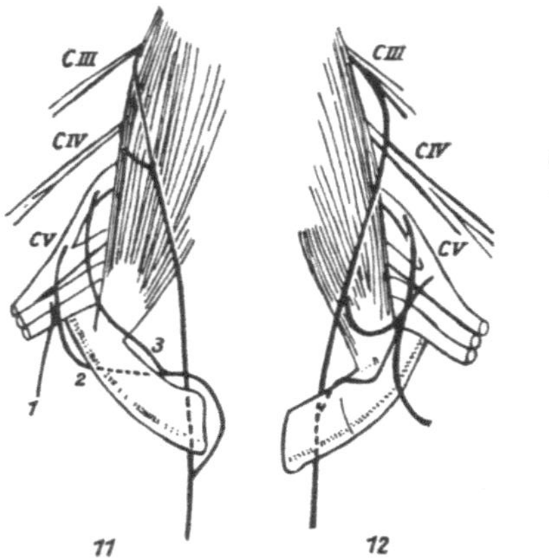

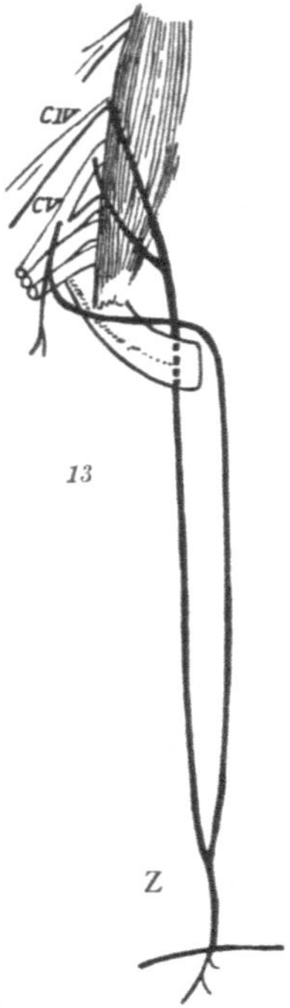

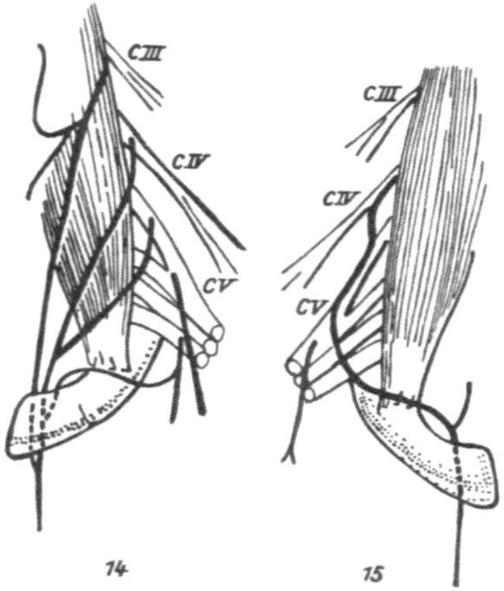

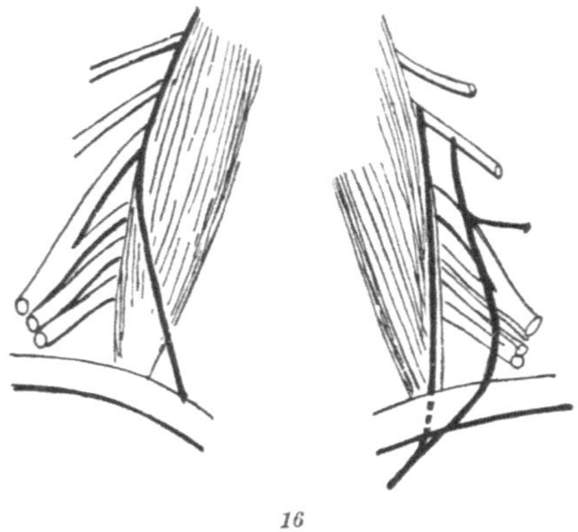

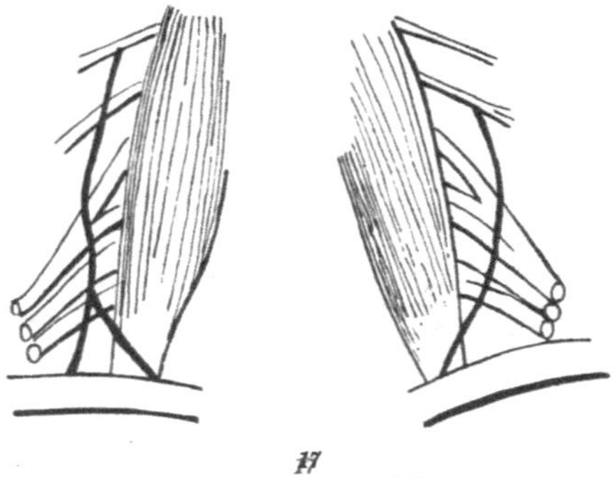

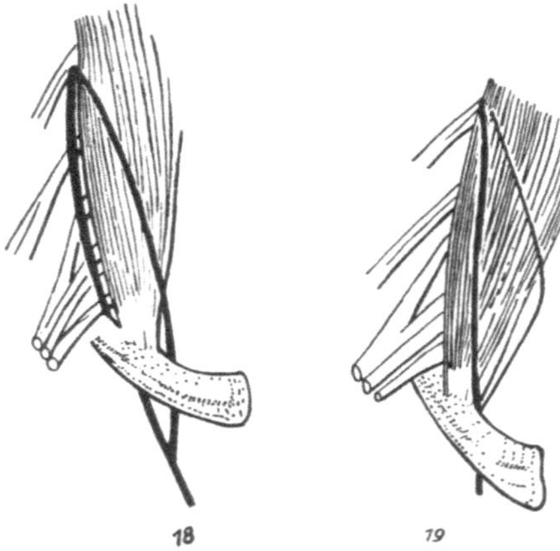

11. Phrenikus mit zwei subklavischen Nebenwurzeln, beide aus C V. Die eine (2) vereint mit dem N. subclavius, die andere (3) getrennt verlaufend. (Nach Goetze.) — *12.* Phrenikus mit subklavischer Nebenwurzel, aus C V, die bei der Operation leicht übersehen werden kann. — *13.* Phrenikus mit subklavischer Nebenwurzel, welche in weitem Abstand vom Hauptstamm zum Zwerchfell (Z) zieht und sich erst 3 cm oberhalb desselben mit dem Hauptstamm durchflicht. (Nach Goetze.) — *14.* Phrenikus mit Nebenwurzeln aus dem N. subclavius, aus der Mitte von C V und einem dritten aus der Ansa hypoglossi, welche unterhalb der üblichen Phrenikotomiestelle mündet. (Nach Goetze.) — *15.* Dislozierter N. phrenicus. (Nach Goetze.) — *16.* Links weit lateral verlaufender starker Nebenphrenikus. (Nach Plenk und Matson.) — *17.* Beiderseits stark dislozierter Phrenikus. (Nach Plenk und Matson.) — *18.* Starker außerhalb des Operationsfeldes verlaufender Nebenphrenikus. (Schema nach Kutamanoff.) — *19.* Nebenphrenikus, der bei der Operation leicht übersehen werden kann. (Schema nach Kutamanoff.)

Abb. 18. Varietäten des N. phrenicus.

äußerst selten. Im allgemeinen nimmt die Zahl der vermeintlichen Anomalien des Phrenikus mit wachsender Erfahrung des Operateurs ab. Wir können die Erfahrung von Graf bestätigen, daß bei Wiederholung einer infolge angeblicher Anomalie des Phrenikus erfolglos gebliebenen Phrenikotomie der Nerv sich meist an typischer Stelle fand. In zwei Fällen, bei denen nach einer von uns vorgenommenen Vereisung der Erfolg ausblieb, konnten wir bei der zweiten Operation beide Male einen gut entwickelten Nebenast (wie er etwa der Abb. 4 von Ruhemann entspricht) finden, der bei der ersten Operation übersehen worden war. Einmal wurde der Eingriff abgebrochen, weil sich nach längerem Suchen nur einige dünne Fäserchen, aber kein Nervenstamm fanden. Bei der nachfolgenden Durchleuchtung erwies sich aber das Zwerchfell doch gelähmt. Hier hat es sich offenbar um einen mit mehreren feinen Wurzeln entspringenden Nerv gehandelt, ähnlich wie das Goetze auf Fig. 8 oder 11 abbildet.

Im allgemeinen hat aber der Hauptstamm des Phrenikus einen sehr konstanten Verlauf. Er geht nur manchmal etwas höher, manchmal etwas tiefer ab, so daß er beim Aufsuchen an der typischen Stelle mehr am lateralen oder am medialen Rande des M. scalenus ventral. angetroffen wird. Nebenäste sind häufiger als Abweichungen im Verlauf des Nerven.

Die Häufigkeit des Auftretens eines Nebenphrenikus wird in der Literatur verschieden angegeben, von 25 bis 75%. Meist ist der Nebenphrenikus schwächer als der Hauptstamm entwickelt, doch kann er auch ebenso dick wie dieser sein.

Neben der Bedeutung, die diesen Nebenästen für den Erfolg der beabsichtigten Zwerchfellähmung zukommt, ist es vom chirurgischen Standpunkt von gewissem Interesse, daß der Nebenphrenikus fast immer die Vena subclavia überkreuzt, während der Hauptphrenikus unter der Vene verläuft, so daß beide Nerven sie schlingenförmig umfassen. Ebenso wird die A. mammaria interna nicht selten gleichfalls von den beiden Nerven gabelförmig umfaßt. Ruhemann fand dieses Verhalten in der Hälfte seiner Fälle. Es wäre denkbar, daß bei abnormer Brüchigkeit der Gefäßwände infolge entzündlicher Vorgänge in der Nachbarschaft, diese Gefäße bei der Exhairese verletzt werden könnten. Ruhemann findet es auffallend, daß trotz dieses anatomischen Befundes die Mammaria bis jetzt nicht eingerissen worden ist. Er glaubt, daß wahrscheinlich der akzessorische Nerv im Verhältnis zur Dicke der Arterienwand nicht stark genug ist, so daß der Nerv eher abreißt, als daß er in dieser Tiefe eine Arterienwand durchschneidet. In der Literatur finden wir mehrfach Blutungen aus der Tiefe nach Exhairese erwähnt. Diese Blutungen, die auch wir einige Male erlebt haben, sind praktisch jedenfalls bedeutungslos, da sie immer bald spontan zum Stillstand kommen.

Um die Auswirkung der Zwerchfellähmung auf die Lunge zu verstehen, müssen wir uns zunächst mit dem Atemmechanismus beschäftigen. Von den verschiedenen Atemtheorien scheint die von Aschoff und dem englischen Physiologen Keith vertretene Ansicht den tatsächlichen Verhältnissen am meisten gerecht zu werden. Nach dieser Theorie sind die einzelnen Lungenlappen voneinander funktionell unabhängig und atmen für sich getrennt. Der Oberlappen (rechts Ober- und Mittellappen) dehnt sich bei der Einatmung hauptsächlich in der waagrechten Ebene und weniger in der senkrechten aus, während der Unterlappen sich hauptsächlich nach unten und nur wenig seitlich ausdehnt. Die Lappen gleiten dabei im Interlobärspalt aneinander vorbei, wie in einem Gelenk. Die beiden Lungenabschnitte machen somit z. T. entgegengesetzte Bewegungen bei der Atmung. Die oberen 5—6 Rippen und das Brustbein bewirken bei der Einatmung durch Drehung der Rippen in ihrer Halsachse eine Weitung und geringe Hebung des Oberlappens (kostosternaler Mechanismus). Die unteren Rippen und vor allem das Zwerchfell weiten und senken dabei den Unterlappen (kostodiaphragmaler Mechanismus). Der Oberlappen wird also vorwiegend durch die Rippen, der Unterlappen vorwiegend durch das Zwerchfell gelüftet. WEBER konnte durch kymographische Untersuchungen die Richtigkeit dieser Anschauungen nachweisen, er betont aber, daß der geschilderte Atemmechanismus nur für die normale Lunge gilt. Bei Verwachsungen des Interlobärspalts können die Lungenlappen sich nicht mehr gegeneinander verschieben und bei gleichzeitiger Verwachsung der Lungenspitze mit der Brustwand und des Unterlappens mit dem Zwerchfell können sich die Bewegungen des Zwerchfells bis in den Oberlappen ausdehnen. Bei starken Schrumpfungen des Oberlappens kann der Unterlappen soweit in die Höhe gezogen werden, daß er unter die Wirkung des kostosternalen Mechanismus gerät. Das Zwerchfell wird mit hochgezogen, so daß es bei der Atmung fast ruhig steht. Bei besonders starken Schrumpfungen kann es sogar in die Abhängigkeit der Rippenbewegungen geraten und paradoxe Atembewegungen ausüben.

Wie diese Darstellung zeigt, wird unter normalen oder nur wenig veränderten anatomischen Verhältnissen durch die Zwerchfellähmung nur der Unterlappen ruhiggestellt, bei Verwachsungen des Interlobärspalts aber bis zu einem gewissen Grade auch der Oberlappen.

Durch den Hochtritt des gelähmten Zwerchfells kommt es zu einer Verkleinerung des Brustraumes und dadurch zu einer Entspannung der Lunge. Diese Kollapswirkung der künstlichen Zwerchfellähmung wirkt sich in erster Linie, besonders bei freiem Pleuraspalt, auf den Unterlappen aus. Im Oberlappen werden die der Zwerchfelltätigkeit entgegengesetzten Bewegungen durch die Phrenikusausschaltung verstärkt, wie SCHNIPPENKÖTTER, KREMER, GUGLIELMETTI u.a. nachweisen konnten. Zeigt aber der Prozeß im Oberlappen eine stärkere Schrumpfungsneigung und bestehen keine stärkeren Pleuraverwachsungen, so wird der Unterlappen nach der Zwerchfellähmung durch den schrumpfenden Oberlappen hochgezogen und es kommt dadurch manchmal zu einer sehr erheblichen Verkleinerung des Oberlappens. Die Kollapswirkung der Phrenikusausschaltung ist aber im allgemeinen nicht besonders hoch anzuschlagen, da der Brustraum nach BRUNNER nur etwa um 400—800 ccm verkleinert wird. Sie scheint aber auch nicht von ausschlaggebender Bedeutung für den Enderfolg der Phrenikusausschaltung zu sein, da man nicht selten gute Erfolge sieht, auch wenn das Zwerchfell nach dem Eingriff kaum nennenswert höhertritt. In der Literatur wird sogar über Erfolge nach Phrenikusexhairese, bei der keine Lähmung des Zwerchfells eintrat, berichtet. BAER sah sie bei vier von acht Kranken, bei denen die Exhairese keine Lähmung hervorgerufen hatte. HERCZOG fand an seinem Material den Prozentsatz der Heilung nach Exhairese ohne Lähmung nach beendigter Kur im Sanatorium = 70,9, während der Durchschnitt für alle Kranken 81% betrug.

Dieser Umstand und die Tatsache, daß der Effekt der Phrenikusausschaltung mitunter viel früher eintritt, als die durch den Eingriff bedingte Änderung der mechanischen Verhältnisse sich auswirken könnte, hat vielfach daran denken lassen, daß für die Wirkung der Phrenikusausschaltung nervöse Einflüsse verantwortlich zu machen seien. Wie wir gesehen haben, enthält der Phrenikus sympathische Fasern für die Lungengefäße. Die Ausschaltung des Phrenikus kommt daher in seiner Wirkung auf diese Gefäße einer Sympathektomie gleich. Daß durch Eingriffe am Phrenikus sehr erhebliche Änderungen des Kreislaufs in den Lungen hervorgerufen werden können, ist durch zahlreiche Versuche erhärtet.

So fanden DONATI und MARGARIA beim Messen der Temperatur der Exspirationsluft vor, während und nach Erregung oder Durchtrennung des Phrenikus sehr erhebliche Unterschiede, die darauf schließen ließen, daß die Erregung des Phrenikus eine Verengerung der Gefäße, seine Durchtrennung dagegen eine Dilatation hervorruft. BELLI kam auf Grund von manometrischen Feststellungen der Volumenveränderungen der Lunge während des Eingriffs am Phrenikus zu ähnlichen Ergebnissen. LUSENA, VASILESCO, RAIMONDI, BREA und FERRARI sowie LAUFER konnten nach der Phrenikotomie ein Ansteigen des Venendrucks feststellen. RAZEMON sah nach intravenöser Injektion von Pneumokokken nur auf der Seite der Phrenikotomie einePneumonie auftreten. Ebenso konnte BONACORSI, der phrenikotomierten Hunden eine Suspension von Bismutum salizyl. intravenös einspritzte, Embolien häufiger in der operierten Seite feststellen. STRAUSS fand nach intravenösen Injektionen von Ferrum oxydat. saccharatum beim phrenikotomierten Kaninchen einen erhöhten Eisengehalt im Gewebe der operierten Seite.

Daß durch die Ausschaltung des Phrenikus auch erhebliche Änderungen in der Lungenstrombahn hervorgerufen werden, kann somit nicht bestritten werden. Wenn aber STURM neuerdings die Ansicht vertritt, daß die therapeutischen Folgen der Phrenikusausschaltung nur zum geringsten Teil mechanisch zu erklären sind und hauptsächlich in einer Umstimmung des vegetativ-nervösen Lungentonus, besonders im erkrankten Lungenteil bestehen, so wird man dem wohl kaum ganz zustimmen können.

Neben Änderungen der Blut- und Lymphzirkulation in der operierten Seite kommt es durch die Zwerchfellähmung auch zu Änderungen der Arterialisierung des Blutes. Durch den Lungenkollaps und die Zwerchfellähmung wird wohl Gewebe vom Atemprozeß ausgeschaltet, während seine Blutversorgung nicht vermindert wird, wodurch, wenn es sich um größere Bezirke handelt, im Gesamtblut ein Sauerstoffdefizit entstehen kann. GAUBATZ fand, daß bei der künstlichen Zwerchfellähmung eine weitere Verminderung des Atemgrenzwertes um 20—30% eintritt. Auch PETZOLD konnte feststellen, daß eine Phrenikusexhairese die Atemreserven stark vermindert. Solange das Zwerchfell unbeweglich ist, finden sich bei der Belastung meist sehr erhebliche arterielle Sauerstoffdefizite, da die Ventilation herabgesetzt ist. Das ist bei einer temporären Ausschaltung nicht von größerer Bedeutung, da die Kranken bis zur Ausheilung ihres Prozesses sowieso keine Arbeit leisten sollen.

Bei der Exhairese kann sich aber dieser Umstand im späteren Alter sehr verhängnisvoll auswirken, auch wenn durch den Eingriff die Tuberkulose geheilt werden sollte. Mit zunehmendem Alter werden unsere Atemreserven schon normalerweise stark eingeschränkt, da die Rippenatmung mehr oder weniger aufhört und wir fast ausschließlich abdominell atmen. Kommt nun zu dieser natürlichen starken Einschränkung der Atemreserven noch eine Herabsetzung durch die bestehende Zwerchfellähmung hinzu, so kann die Dyspnoe dieser Patienten im Alter so hochgradig werden, daß sie nicht die geringste, noch so bescheidene körperliche Arbeit leisten können. PETZOLD zieht hieraus die Folgerung, daß Exhairesen nur bei Patienten mit noch sehr gutem Atemgrenzwert durchgeführt werden dürfen.

Durch den Zwerchfellhochtritt bei der Phrenikusausschaltung wird nicht nur die Lunge in Mitleidenschaft gezogen, sondern es kommt auch zu Lageveränderungen der Bauchorgane und des Herzens. Besonders bei linksseitiger Phrenikotomie kommt es meist, wenigstens in der ersten Zeit, zu einer Verlagerung des Magens und Darmes. Bei der Röntgendurchleuchtung findet man fast regelmäßig eine große Magenblase unterhalb des Zwerchfells, die nach Brunner dadurch zustandekommt, daß die große Kurvatur des Magens in die hochstehende Zwerchfellkuppe hinaufgezogen wird, während die wenig bewegliche Cardia an ihrer Stelle zurückbleibt. Auch recht beträchtliche Verziehungen des Zwölffinger- und des Dickdarms sind wiederholt beschrieben worden. Glücklicherweise macht diese Lageveränderung der Bauchorgane meist keine ernsteren Störungen. In Einzelfällen kann es aber doch zu schwereren Komplikationen kommen, wie Kaskadenbildung des Magens, Drehungen um seine Längsachse und in seltenen Fällen sogar zu Erscheinungen des Magenvolvolus (Bérard, Delore und Bonafé; Bonafé und Poulain; Bérard, Gauthier-Villars, Thoyer). Fromme hat darauf hingewiesen, daß nach der Exhairese nicht selten die Entleerung des unteren Speiseröhrenabschnittes gestört sei, so daß ein kardiospasmusähnlicher Zustand entsteht. Blask beobachtete das Auftreten eines schweren Kardiospasmus einige Monate nach einer Phrenikotomie. Auch Rickers konnte langanhaltende Magenbeschwerden nach Phrenikusausschaltung mit ständigem Brechreiz und Appetitlosigkeit beobachten. Kawana und Vaccarezza glauben, daß diese Störungen z. T. aber auch die Folge einer nervösen reflektorischen Hemmung der Magenmotilität mit atonischer Dilatation des Magens und Duodenums sein können. Ernst konnte bei klinischer Nachprüfung an 179 eigenen Kranken niemals Beschwerden im Sinne eines Kardiospasmus feststellen, auch bei 41 röntgenologisch untersuchten Kranken war die Breipassage vollkommen frei und das Spiel der Cardia normal. Auch eine Umfrage bei Fachärzten ergab, daß sie niemals Schluck- und Schlingbeschwerden mit Erbrechen nach Phrenikusexhairese beobachtet hatten (Baer, Alexander). Tatsächlich ist ein Kardiospasmus durch Phrenikusausschaltung höchst unwahrscheinlich, da der sog. Kardiospasmus eigentlich ein Zwerchfellkrampf ist, während die Phrenikotomie das Zwerchfell lähmt. Blask betont auch ausdrücklich, daß in seinem Fall die Kardia bei der Sondierung kein Hindernis bildete.

Bei der Durchleuchtung füllte der Kontrastbrei unter allmählicher, ziemlich zylindrischer Erweiterung die Speiseröhre mit glattkonturiertem pfriemenförmig auslaufenden Abschluß an der Kardia. Auf enger Straße wurde der Brei in den Magen entleert. Nach einer halben Stunde war der Ösophagus noch zur Hälfte mit Brei gefüllt, nach drei Stunden war kein Brei mehr in der Speiseröhre, die deutlich erweitert, mit etwa zwei Stunden vorher genossenen Speisen gefüllt war.

Ballon, Wilson, Singer und Graham konnten auch bei Experimenten an Hunden niemals einen Spasmus finden. Die Ursache der Beschwerden war vielmehr mechanisch durch eine Knickung des Ösophagus bedingt. Wie Hitzenberger nachweisen konnte, wird die Kardia nach oben und hinten links verzogen, wodurch der stumpfe Winkel, den der Ösophagus gewöhnlich bildet, in einen spitzen verwandelt wird. Die amerikanischen Autoren konnten das sowohl experimentell an Hunden, wie auch radiologisch an Kranken bestätigen; dazu kommt noch eine Drehung im Sinne des Uhrzeigers. Dieser Befund konnte auch ösophagoskopisch nachgewiesen werden (Ballon u. a.). Pigorini glaubt auf Grund seiner Untersuchungen, daß Magenstörungen besonders bei kurzwüchsigem mit hochstehendem, stierhornförmig gebogenen Magen vorkommen. Bei diesen sind Störungen schon bei horizontaler

Lage nach Nahrungsaufnahme häufig wegen der Abknickung des kardialen Magenteils. Nach Phrenikusausschaltung entsteht durch Hochtritt des Magens ein Kaskadenmagen. Beim langwüchsigen mit tiefstehendem Magen ändert sich die Magens form meist nicht. Bei mehreren Kranken wurde infolge Höhertretens des Magennach Phrenikotomie eine bestehende Hakenform ausgeglichen und die Magenentleerung erleichtert; dadurch kam es zu einer deutlichen Besserung des Ernährungszustandes nach linksseitiger Phrenikusausschaltung.

Die Anzeigenstellung hat wohl bei keiner Operation so weitgehende Schwankungen erlebt, wie bei der Phrenikusausschaltung. Nach der Empfehlung von Stuertz konnte sie sich zunächst nicht einbürgern, da das Zwerchfell nach der bloßen Phrenikotomie häufig nicht gelähmt wurde. Erst nachdem man dazu überging, nach dem Vorschlag von Lebsche den ganzen Stamm nach Thiersch auszudrehen, erlangte die Phrenikusexhairese bald weiteste Verbreitung, zumal ihr auf Grund der irrtümlichen Atemtheorie von Orsos eine besonders günstige Wirkung auf Spitzenprozesse zugeschrieben wurde. Die Phrenikusexhairese wurde nicht nur unterschiedslos für alle Arten der Lungentuberkulose und unabhängig vom Sitze des Krankheitsherdes empfohlen, sondern sogar schlechthin als Methode der Wahl erklärt und daher auch dem künstlichen Pneumothorax vorgezogen (Wirth und Köhn v. Jaski u. a.). Nach den obigen Ausführungen über die Auswirkung der künstlichen Zwerchfellähmung auf die Lunge ist es verständlich, daß eine derart weitgehende Anzeigenstellung für diesen Eingriff bald zu schweren Enttäuschungen führen mußte. Jetzt war man geneigt, ins andere Extrem zu verfallen und die Phrenikusexhairese wurde vielfach als wertloser Eingriff verworfen. Dieser Pessimismus ist jetzt wieder einer positiveren Einstellung der künstlichen Zwerchfelllähmung gegenüber gewichen. Geblieben sind aber die Ablehnung der Phrenikusausschaltung als Voroperation bei einer Plastik und die Ablehnung der irreparablen Zwerchfellähmung durch die Exhairese. Jetzt wird im allgemeinen der Phrenikus nur temporär durch Vereisung oder Quetschung ausgeschaltet. Diese zeitweise Lähmung des Zwerchfells soll einerseits ähnlich wie beim künstlichen Pneumothorax die Wiedereinschaltung des meist gesunden Unterlappens in den Atemprozeß nach erfolgter Ausheilung des Lungenprozesses ermöglichen und den häufig unliebsamen Folgen einer vollständigen bindegewebigen Atrophie des Zwerchfells vorbeugen. Andererseits werden dadurch für eine etwaige spätere Thorakoplastik keine ungünstigen Vorbedingungen geschaffen.

Wir werden die Phrenikusausschaltung als selbständigen Eingriff, vor allem bei nicht zu peripher gelegenem, dünnwandigen, von nicht stärker verändertem Lungengewebe umgebenen Kavernen des Unterlappens in Erwägung ziehen, besonders bei den sog. hilusnahen Kavernen, die tatsächlich in seiner Spitze sitzen (Hasselbach und Korsch, Ohlig, Slavin u. a.), wenn ein künstlicher Pneumothorax nicht möglich oder nicht voll wirksam ist. Das sind die günstigsten Fälle. Aber auch bei diesen kann man den Erfolg nicht mit absoluter Sicherheit voraussagen, da er durch Verwachsung der Lunge oder des Zwerchfells mit der Brustwand vereitelt werden kann. Noch unsicherer sind die Erfolgsaussichten bei Herden im Obergeschoß, also im Bereich des kostosternalen Atemmechanismus, der durch eine Zwerchfellähmung normalerweise nicht beeinflußt oder höchstens nur noch gesteigert wird. Eine Entspannung des Oberlappens kann hier gewöhnlich auch nicht erwartet werden, da ja nur der gesunde Unterlappen kollabiert, wodurch lediglich funktionstüchtiges Lungengewebe ausgeschaltet wird. Wenn trotzdem auch bei Oberlappenprozessen schöne Dauererfolge erzielt werden können, so kann das nur dort eintreten, wo infolge pathologischer Veränderungen der Oberlappen einer schädigenden Wirkung der Zwerchfellbewegungen ausgesetzt war. Bei der Röntgendurchleuchtung sieht man immer wieder, daß eine Oberlappenkaverne bei jeder Inspiration der Zwerchfellbewegung folgt und nach unten ge-

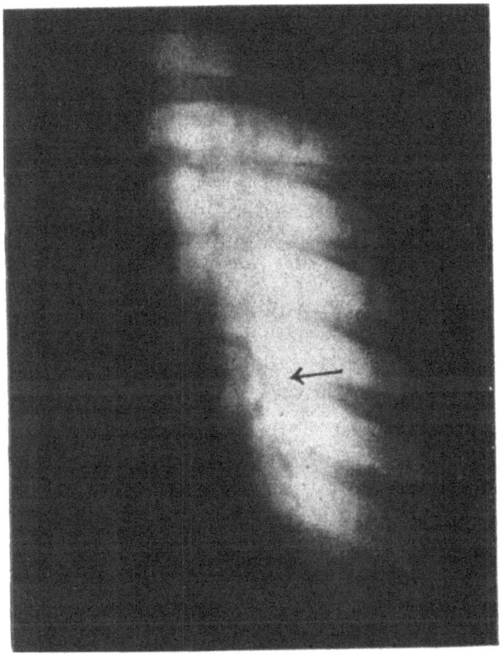

Abb. 19.

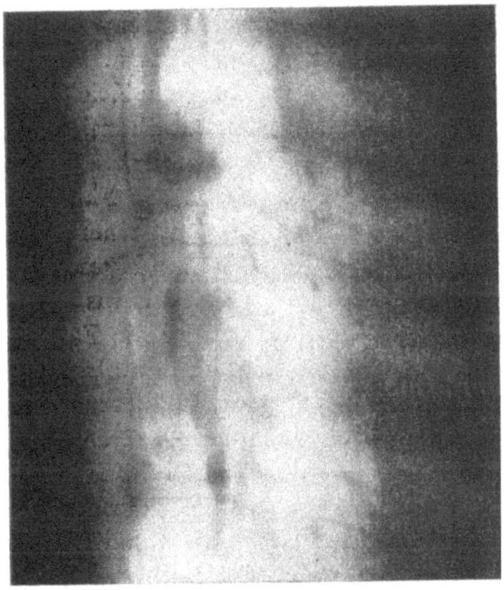

Abb. 20.

Abb. 19. Hilusnahe Kaverne. — Abb. 20. Derselbe Kranke vier Monate nach der künstlichen Zwerchfellähmung. Die Kaverne hat sich geschlossen, der Auswurf ist seit drei Monaten negativ.

zogen wird. Es liegt auf der Hand, daß in solchen Fällen eine Lähmung des Zwerchfells sich auf den Oberlappenherd günstig auswirken wird. Selbst wenn durch den Eingriff die Kaverne nicht völlig zum Kollaps gebracht wird, so muß sich doch schon der Fortfall des ständigen Traumas wohltätig erweisen.

Das gleiche gilt auch für die rezidivierenden Lungenblutungen; wir haben aus diesem Anlaß wiederholt eine Vereisung des Phrenikus vorgenommen mit dem Erfolg, daß die bis dahin immer wiederkehrenden Blutungen nach dem Eingriff aufhörten. Damit soll aber nicht gesagt werden, daß man bei jeder Lungenblutung den Phrenikus ausschalten soll. Bei Blutungen aus größeren, peripher gelegenen Oberlappenkavernen dürfte eine Zwerchfellähmung selten ratsam sein, da hier infolge der kompensatorisch einsetzenden stärkeren Rippenatmung die Kaverne nicht ruhiggestellt, sondern im Gegenteil nur noch stärker gezerrt werden kann. Ebenso ist von der Phrenikusausschaltung keine ausreichende Wirkung zu erwarten, wenn der Oberlappen durch Schwarten breit mit der Brustwand verlötet ist.

Es kommt also für die Anzeigenstellung darauf an, daß wir in jedem einzelnen Fall versuchen, uns ein möglichst klares Bild von den jeweiligen pathologischen Vorgängen nicht nur in der Lunge, sondern auch in dem Brustraum zu verschaffen. Nach Kremer und von der Weth hat sich die Röntgenkymographie der Lunge zur Feststellung des Vorhandenseins und der Festigkeit von Pleuraverwachsungen, auf die es ja hier in erster Linie ankommt, als besonders aufschlußreich erwiesen. Auf Grund ihrer zahlreichen Untersuchungen stellen sie drei Gruppen auf, bei denen eine Phrenikusausschaltung von guter Wirkung sein kann.

1. Gruppe: Schrumpfende Prozesse im Oberfeld, bei denen die lateralen Pleuraverschwartungen so zart sind, daß sie, obwohl die Anlage des Pneumothorax nicht gelingt, die normalen Atembewegungen und damit auch ein späteres Hochtreten des Zwerchfells nicht hindern. Die Schrumpfungstendenz erkennt man auf dem Röntgenfilm an der streifigen Zeichnung und der Verziehung der Luftröhre; auf dem Kymogramm mit quergestelltem Raster an der Hineinziehung des Mittelfells in die kranke Seite bei der Atmung.

Die 2. Gruppe bilden die Fälle, bei denen der Pleuraspalt zwar so stark verschwartet ist, daß nicht mit einem Hochtreten des Unterlappens gerechnet werden kann, bei denen aber das Kymogramm des Atemzuges erkennen läßt, daß die Zwerchfellbewegung sich bis ins erkrankte Gebiet fortsetzt.

Zur 3. Gruppe gehören die Fälle, bei denen der laterale Pleuraspalt nur zarte Verwachsungen zeigt und außerdem die Zwerchfellbewegungen sich bis in die Spitze verfolgen lassen. In diesen Fällen vermuten sie, daß der Unterlappen wahrscheinlich am Zwerchfell adhärent und der Interlobärspalt verschwartet ist. Es kann aber auch das Zwerchfell hochgezogen sein und nur geringe Atembewegungen machen, die aber vollkommen durch die Rippenbewegungen geleitet werden. Sowohl das Zwerchfell, als auch die pulmonalen Herde unterliegen dann der Rippenbewegung. Diese Fälle sind nach Kremer und von der Weth als die günstigsten für die Zwerchfellähmung anzusehen. Nach dem Eingriff schnellt das Zwerchfell gewöhnlich sofort hoch. Diese Kranken klagen häufig vor dem Eingriff über starke Atemnot und geben dann nach der Operation selbst an, daß die Atemnot vollkommen geschwunden sei.

Wie wir somit sehen, sind die Anzeigen für die Phrenicusausschaltung als selbständige Operation recht begrenzt; häufiger wenden wir die Zwerchfellähmung als Hilfsmaßnahme an, als Ergänzung des künstlichen Pneumothorax und der operativen Kollapsverfahren.

Wenn der Unterlappen breit mit dem Zwerchfell verwachsen ist, so werden Unterlappenkavernen durch einen künstlichen Pneumothorax gewöhnlich nicht genügend beeinflußt, da der am Zwerchfell und am Hilus fixierte Unterlappen nicht genügend kollabieren kann. Fügt man in solchen Fällen, nach dem Vorschlag von Frisch, eine Phrenikusausschaltung hinzu, so kommt es meist bald zu einem schnellen Verschluß der Kaverne. Aber auch bei Kavernen in höhergelegenen Lungenabschnitten, selbst im Oberlappen, kann die ergänzende Zwerchfellähmung eine günstige Wirkung zeigen, wenn sie unter dem Einfluß des Zwerchfellzuges stehen. Nach dem Vorschlag von Goetze ist die Exhairese unbedingt angezeigt als ergänzende Maßnahme zu einem aufgehenden, gut wirksamen Pneumothorax, wenn wegen weitgehender Zerstörungen des Lungengewebes eine starke Spannung im Narbengebiet zu erwarten ist. Es kann dabei, wenn das gesunde Gewebe der erkrankt gewesenen Lunge nicht ausreicht, um den Thoraxraum auszufüllen, zu einer Hereinziehung der Mittelfellorgane in die kranke Seite kommen, unter der Ausbildung eines Emphysems der gesunden Seite oder zum Wiederaufreißen der Kaverne. Durch eine rechtzeitige Verkleinerung des Brustraumes auf der erkrankten Seite durch eine Zwerchfellähmung kann man meist diesen Spätkomplikationen vorbeugen.

Auch bei einer Thorakoplastik, einer Plombe oder Pneumolyse kann eine nachträgliche Phrenikusausschaltung gelegentlich ein unvollkommenes Ergebnis verbessern. Als Voroperation zu einer Plastik ist die künstliche Zwerchfelllähmung aber unbedingt abzulehnen. Als Belastungsprobe für die Gegenseite kommt sie nicht in Betracht. Postoperative Lungenkomplikationen nach der Thorakoplastik werden durch eine Phrenikusexhairese nicht verhindert, sondern im Gegenteil begünstigt, da infolge der Zwerchfellähmung das Abhusten sehr erschwert wird. A. Maurer und Rolland konnten feststellen, daß durch eine vorhergehende Phrenikusausschaltung die Lungenkomplikationen nach der Plastik sich von 7% auf 47% erhöhten. Auch Kremer betont, daß in allen 4 Fällen, in denen eine Aspiration in den Unterlappen der operierten Seite eintrat, vorher eine gutwirkende Exhairese bestand. Ebenso sahen Holst und Semb bei 64 Kranken mit gelähmtem Zwerchfell 43 mal (67%) eine Atelektase des Unterlappens nach einer oberen Teilplastik auftreten, während unter 27 Operierten mit normal beweglichem Zwerchfell diese Komplikation, die als Prädisposition zu einer postoperativen Pneumonie anzusehen ist, nur bei 3 Kranken beobachtet wurde. Wir haben aus diesem Grund schon sehr bald die anfangs wohl allgemein geforderte prophylaktische Prenikusexhairese aufgegeben.

Von mehreren Seiten ist die Phrenikusausschaltung in der Schwangerschaft empfohlen und mit gutem Erfolg durchgeführt worden, um einerseits den Lungenprozeß während der Gestation günstig zu beeinflussen und um vor allem eine Aktivierung des Prozesses nach der Entbindung zu verhüten. Eine Erschwerung der Geburt durch die Zwerchfellähmung ist nach übereinstimmendem Urteil nicht zu befürchten (Armanini, Castagna, Duryea, Migliavacca, Vercesi u. a.).

Eine besondere Vorbereitung des Kranken vor der Phrenikusausschaltung ist nicht erforderlich, abgesehen von einer Injektion von Skophedal, Pantopon oder eines ähnlichen Präparates eine halbe Stunde vor der Operation. Bei dem Eingriff liegt der Kranke flach auf dem Rücken mit etwas herabhängendem Kopf, der scharf nach der Gegenseite gedreht ist, so daß der Sternocleidomastoideus auf der Operationsseite stark hervortritt. Zur Anästhesie genügen 10 ccm einer halbprozentigen gepufferten Novokain-Suprareninlösung. Man infiltriert mit dieser Lösung zunächst die Haut etwa 2 Querfinger über dem Schlüsselbein und parallel zu diesem, etwa 5—6 cm vom hinteren Rande des M. sternocleidomastoideus beginnend. Darauf infiltriert man noch durch den Clavicularansatz des Muskels den M. scalenus ventral., wobei man mit etwas schräg zur Wirbelsäule gerichteter Nadel schrittweise in die Tiefe dringt. Ein Abwarten des Eintritts der Novokainwirkung ist nicht erforderlich, man kann sofort den Hautschnitt anlegen, mit dem man auch gleichzeitig das Platysma durchtrennt. Dann wird der hintere Rand des Sternocleidomastoideus aufgesucht und mit dem stumpfen Haken leicht nach vorn gezogen. Man stößt jetzt auf eine kleine Fettansammlung, durch die man stumpf mit zwei Pinzetten in die Tiefe dringt, nachdem man sich zuvor durch Abtasten mit der Pinzette davon überzeugt hat, daß man sich über festem Muskelgewebe und nicht über der weichen nachgiebigen V. jugularis interna befindet. Unter dem Fettgewebe liegt unmittelbar der M. scalenus ventral. über den der Phrenikus von außen oben nach innen unten verläuft, während unten der M. omohyoideus quer über den Muskel zieht. Medial vom Scalenus verläuft die starke V. jugularis interna, während hinter seinem lateralen Rand der Plexus brachialis sichtbar wird. Beim Aufsuchen des Phrenikus kranial vom M. omohyoideus begegnet man im Bereich des Operationsfeldes von Arterien nur den kleinen Querästen der A. cervicalis ascendens. Dieses Gefäß, das aus dem Truncus thyreocervicalis entspringt, ist ziemlich konstant und läuft meist nur in geringer Entfernung medial und parallel zum Phrenikus auf dem M. scalenus aufwärts. Man muß sich bei der Operation natürlich davor hüten, dieses Gefäß für den Phrenicus zu halten, der gewöhnlich erheblich stärker als das zarte Gefäß ist. Die A. cervicalis superficialis liegt normalerweise kaudal vom Omohyoideus. Trifft man aber dieses Gefäß, das den Phrenicus fast senkrecht kreuzt, ausnahmsweise kranial vom Omohyoideus, so muß es nach unten gezogen oder nach doppelter Unterbringung durchtrennt werden. Von Venen kommt im Operationsfeld nur die V. jugularis interna zu Gesicht. Ausnahmsweise kann die Vene dem Phrenikus vorgelagert sein (Felix, Ruhemann), was einerseits das Auffinden des Nerven sehr erschweren kann, andererseits auch die Gefahr einer Verletzung der Vene in sich birgt. Findet man den Nerv nicht an typischer Stelle, so muß der Plexus freigelegt und dessen Wurzeln abgesucht werden, wobei man in jedem Fall den Nerv finden muß. Etwaige Nebenäste werden dabei mit der Schere durchtrennt, der Hauptast wird mit einem Schielhäkchen angehoben und etwa 2—3 cm freipräpariert.

Zur Leitungsunterbrechung bevorzugen wir die Vereisung des Stammes. Dazu wird der Nerv mit einem etwa 1 cm breiten Haken möglichst aus der Wunde herausgehoben. Die Umgebung wird mit Mull zum Schutz des Plexus und der Vene abgestopft und der Nerv mit einem dünnen Cloräthylstrahl bespritzt, wodurch er nach etwa 1½—2 Minuten zu einem harten, schneeweißen Strang gefriert. Andere ziehen die Quetschung des Nerves vor (Phrenemphraxis nach Yates), bei der der Nervenstamm gewöhnlich an zwei Stellen mit einer starken Klemme bis auf die Scheide durchquetscht wird. In Frankreich wird meist die ursprünglich von Henschen und Goetze eingeführte Alkoholeinspritzung (95%) auf Vorschlag von A. Maurer, Cordey und Philardeau, Bernou und Fruchaud u. a. zur Leitungsunterbrechung benutzt. Lardanchet konnte feststellen, daß die Injektion von knapp 1 ccm 75% Alkohol eine Lähmung von höchstens sechs Monaten bewirkt, während eine Einspritzung von 85% Alkohol an 3—4 Stellen den Nerv für 1—2 Jahre lähmt.

Durch alle diese Verfahren wird in gleicher Weise eine Lähmung des Zwerchfells für 3—12 Monate erreicht, doch kann gelegentlich auch schon nach diesen Maßnahmen das Zwerchfell dauernd gelähmt bleiben (Roloff, Naegeli und Schulte-Tigges). In der Regel kehrt aber die Beweglichkeit langsam nach einigen Monaten wieder. Gewöhnlich wird angenommen, daß es in dieser Zeit zu einer Regeneration des beim Eingriff geschädigten Nerven kommt. Andere, besonders französische Stimmen bestreiten aber die Möglichkeit der Regeneration und erklären die Wiederkehr der Beweglichkeit des Zwerchfells durch eine allmähliche Ausbildung kollateraler Leitungsbahnen durch die Anastomosen des Phrenikus (SATTLER, O. MONOD, JOLY, RAUTUREAU u. a.). CARDIS glaubt, daß die Wiederkehr der Funktion des Zwerchfells über den N. subclavius erfolgt und fordert deshalb die Alkoholisation des Phrenikus stets mit der Resektion des Subklavius zu verbinden. GOETZE, der der tiefen, mit dem N. subclavius verlaufenden Phrenikuswurzel eine große praktische Bedeutung beimißt, hat deshalb ein besonderes Operationsverfahren ausgearbeitet, das er die effektive Blokkade des N. phrenicus (Radikale Phrenikotomie) nennt.

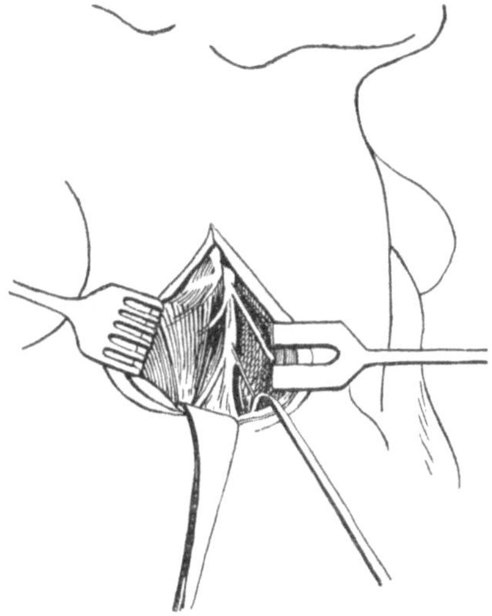

Abb. 21. Radikale Phrenikotomie. Isolierung des N. subclavius, der mit dem einzinkigen Haken angehoben ist. (Schematisch nach GOETZE, Arch. klin. Chir. Bd. 134. J. Springer, Berlin.)

Die Technik der Operation beschreibt er folgendermaßen: Der Hautschnitt zieht in etwa 8 cm Länge von der Mitte des hinteren Kopfnickerrandes schräg zur Mitte des Schlüsselbeins, evtl. in einem leichten Bogen, der sich nur anfangs am Kopfnickerrand, aber in etwa 0,5 cm Abstand hält. Manchmal liegt die V. jugularis externa im Wege; sie wird dann mit feinster Seide unterbunden und durchtrennt. Man dringt nun stumpf in das lockere Fettgewebe auf den M. scalenus vor. Gewöhnlich sieht man jetzt schon den Phrenikushauptstamm durchschimmern. Bei dem geschilderten Vordringen in die Tiefe ist es unnötig, den hinteren Kopfnickerrand freizulegen. Nachdem man den Skalenus erreicht hat, setzt man zwei zweizinkige breite, stumpfe Haken in die Fettgewebslücke und zieht sie auseinander, wodurch der Skalenus völlig freiliegt. Die großen Halsgefäße kommen dabei nicht notwendigerweise zu Gesicht, sie liegen unter dem medialen Haken. Man erweitert nun die Fettgewebslücke mit einer Reihe kleiner Scherenschnitte ein wenig nach oben bis etwa in die Höhe des Ursprungs von C V und etwas stärker nach unten, bis das Gewebe dem drängenden Finger nachgibt, ohne jedoch den M. omohyoideus zu überschreiten; meist kommt dieser Muskel gar nicht zu Gesicht. Der Phrenikus ist nun leicht einzustellen. Bevor man ihn herausholt, sucht man seine mediale Nachbarschaft auf Nervenfasern ab, die hier oder tiefer in ihn einmünden müssen, sie werden sogleich weggeschnitten. Man darf sie nicht mit der A. cervicalis ascendens verwechseln, die parallel zum Phrenikusstamm in ½—1 cm Abstand und medial von innen nach oben zieht. Im Zweifelsfall durchtrennt man diese Gebilde nach doppelter Unterbindung. Eine Gefahr der Verwechslung mit dem Grenzstrang oder dem Vagus ist ausgeschlossen. Man befreit alsdann den Phrenikus aus seiner ihn deckenden Faszie dadurch, daß man sie möglichst oben an seinem lateralen Rand mit einem feinen Messerchen schlitzt; dieser Faszienschnitt wird vorsichtig nach oben außen umbiegend fortgesetzt, bis er den Plexus brachialis, und zwar an seiner höchsten Stelle (C V) überquert. Hat man den Phrenikus soweit freigelegt, daß man ihn jederzeit bequem zur Resektion wieder fassen kann, so setzt man einen 1 cm breiten stumpfen Haken in den queren Faszienschlitz ein und zieht ihn unter sanftem Druck in der Richtung des Plexusverlaufs nach außen abwärts (Abb. 21). Auf diese Weise wird der Plexus brachialis mit einem Schlag in genügender Ausdehnung vollständig klar freigelegt und man erkennt meist beim ersten Blick die oberste Plexus brachialis-Wurzel als C V an ihrem steilen Verlauf und an der Stelle ihrer Verschmelzung mit C VI ebenfalls ohne weiteres den N. subclavius. Die Wurzel C V ist so klar zu übersehen, daß andere Phrenikuswurzeln ebensowenig wie der N. subclavius selbst verborgen bleiben können. Nur in der Minderzahl der Fälle muß man erst ein wenig nach den Subklaviusnebenwurzeln suchen. Der N. subclavius resp. die Subklaviuswurzeln werden reseziert, alsdann wendet man sich wieder dem Phrenikusstamm zu und durchschneidet ihn ziemlich hoch oben. Unter mäßiger sanfter Anspannung geht man mit kleinen Stieltupfern an ihm abwärts entlang und sieht unten oftmals mehrere Fädchen in der Richtung auf die unteren Halsganglien ziehen; man durchtrennt sie und den Phrenikus. Auf diese Weise ist gewöhnlich ein Stück von 7—8 cm reseziert. Nachdem noch einmal der laterale Rand des M. scalenus auf verborgene Phrenikuswurzeln revidiert ist, schließt man die ganze Wunde ohne Drainage durch mehrere Katgutknopfnähte, die das Platysma wieder vereinigen und durch feine Hautnähte.

Kutamanoff hält die Resektion des N. subclavius für wenig begründet und will auch den Anastomosen des Phrenikus mit anderen Nerven nur eine geringe praktische Bedeutung beimessen. Das Hauptgewicht muß vielmehr seiner Ansicht nach auf das Aufsuchen etwaiger Nebenphrenici gelegt werden, die oft aus C V, aber auch aus C III und C IV mit zwei oder drei Wurzeln entspringen. Da der von Goetze benutzte Schnitt hierzu keine genügende Übersicht bietet, empfiehlt er ein neues Operationsverfahren:

Die rationelle Phrenikotomie. Kutamanoff benutzt einen Winkelschnitt, der in der Richtung vom Kieferwinkel zur Mitte des Schlüsselbeins verläuft, dort nach hinten umbiegt und etwa ½ cm über dem Schlüsselbein, diesem parallel, weiterzieht. Wenn es sich während der Operation herausstellen sollte, daß man es mit einer seltenen Varietät des Nerven oder seiner Verbindungen zu tun hat, die von der Klavikularportion des M. sternocleidomastoideus bedeckt ist, so muß ein Schnitt durch diesen Teil des Muskels nahe an seiner Befestigung am Schlüsselbein gemacht werden. Der Hautmuskellappen wird nach innen umgeschlagen und das ganze Gebiet vollständig zur Darstellung gebracht. Man kann so alle Nebenwurzeln übersehen und rezesieren; der Hauptstamm wird mit einer Pinzette angezogen und alle sich anspannenden, mit ihm in Verbindung stehenden Nebenfasern durchtrennt, der Phrenikus selbst dann unter Leitung des Auges möglichst tief reseziert.

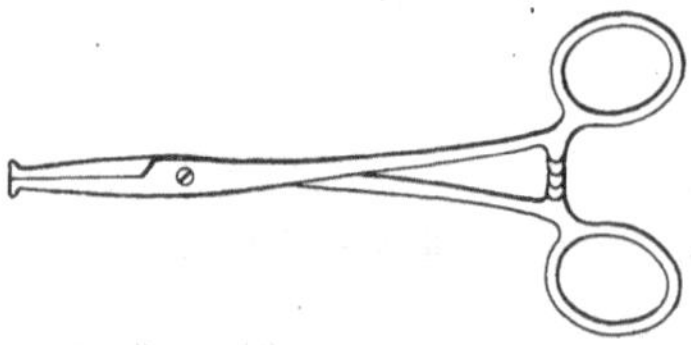

Abb. 22. Exhairesenzange nach Schwarzmann.

Eine ebenso vollständige dauernde Ausschaltung des Phrenikus erreicht man auf einfacherem Weg durch die von Lebsche zuerst angegebene Phrenikusexhairese Der freigelegte Nerv wird mit einem Schielhäkchen hochgehoben und mit einer Thierschschen Nervenklemme gefaßt. Besonders geeignet sind die von Schwarzmann und Cutler angegebenen Zangen, die an ihrer Spitze kleine Höcker tragen, um ein Abrutschen des Nerven bei der Exhairese zu verhindern. Nachdem der Nerv möglichst hoch durchtrennt ist, wird der Stamm unter ziehenden Bewegungen langsam auf die Klemme aufgerollt, wobei alle sich beim Vorziehen des Nerven anspannenden Gewebe mit einer Pinzette abgeschoben oder mit der Schere scharf durchtrennt werden. Durch langsames Weiteraufrollen kann man auf diese Weise nicht selten den ganzen Nerv mit seinen Endverzweigungen herausholen. Da die Nebenäste des Phrenikus sich in den meisten Fällen oberhalb des Hilus mit dem Hauptstamm vereinigen, so genügt eine Länge von 10—12 cm. Reißt der Nerv schon nach wenigen Zentimetern ab, so muß das den Verdacht nahelegen, daß man nicht den Hauptstamm gefaßt hat und das Wundgebiet muß sorgfältig nach einem etwaigen anderen Nervenstamm abgesucht werden. Nach beendetem Eingriff wird die Haut mit einer tiefgreifenden, das Muskel- und Fettgewebe mitfassenden Naht und durch einige Hautklammern geschlossen.

Daß es mit der Exhairese gelingen kann, auch selbständige Nebenäste zu entfernen, zeigt ein Bericht von SALOMON. Andererseits finden sich wiederholt Angaben, daß trotz gelungener Exhairese keine Lähmung eingetreten sei oder die Zwerchfellbewegungen nach einiger Zeit wieder eingesetzt hätten. MUES sah nach einer Exhairese von 28 cm das Zwerchfell wieder beweglich werden, SINDING-LARSEN bei 4 Patienten trotz Exhairese von 5, 6, 11 bzw. 15 cm die Lähmung ausbleiben. HERCZOG konnte in 8,1% seiner Fälle die Zwerchfellbewegungen unverändert bleiben oder wiederkehren sehen. BAER und KATTENTIDT sind auf Grund eingehenden Studiums der Krankengeschichten zu der merkwürdigen Feststellung gekommen, daß in einem Teil der Fälle nach Heilung des Lungenprozesses das Zwerchfell spontan seine Funktion wiedererlangt.

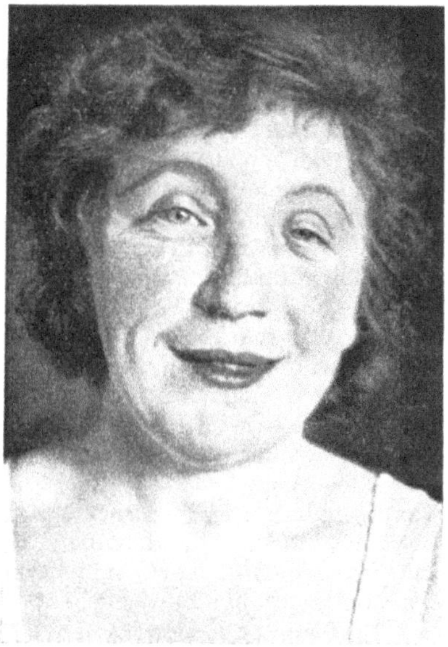

Abb. 23. HORNERscher Symptomenkomplex. (Nach Roloff. Ergebn. Tbc. Bd. 6, 317, Thieme, Leipzig 1934) Linke Lidspalte und Pupille sind infolge Sympathikusverletzung verengt, was beim Lachen besonders deutlich hervortritt.

Wenn auch der SAUERBRUCHsche Längsschnitt, den wir anfänglich ebenfalls stets angewandt haben, eine bessere Übersicht gibt so ist doch der Querschnitt aus kosmetischen Gründen unbedingt vorzuziehen. Der Längsschnitt gibt gelegentlich, auch nach unseren eigenen Erfahrungen, eine sehr häßliche, keloidartige Narbe, was beim Querschnitt nicht beobachtet wird. Das ist nicht nur vom kosmetischen Standpunkt aus wichtig, sondern kann auch von sozialer Bedeutung sein, da die Ursache dieser Narbe am Halse auch in Laienkreisen meist bekannt ist, und deshalb den Trägern einer auffälligen Narbe ihre gesellschaftliche Stellung und ihr wirtschaftliches Fortkommen erschwert werden kann. BETHUNE hat zur Verdeckung der Narbe sogar eine besondere, aus kleinen längsovalen Metallplatten bestehende Halskette angegeben, die aber, wenn sie sich eingebürgert, eher als Kennzeichen einer überstandenen Phrenikotomie gewirkt hätte. Wenn man den Hautschnitt in eine der feinen Hautfalten am Halse verlegt und die Nähte und Klammern bereits am vierten Tag entfernt, so bleibt nur eine feine, kaum auffindbare Narbe zurück.

Wir benutzen einen etwa 1,5 cm langen Schnitt über der Klavikularportion des Sternokleido, dessen Fasern wir stumpf auseinander schieben, wobei man meist direkt auf den Nerv stößt.

Obgleich man, wie die oben gegebene Schilderung zeigt, bei der Freilegung des Phrenikus mit keinen größeren Gefäßen oder sonst wichtigen Gebilden in Kollision kommt, sind doch schwere Zwischenfälle bei der Operation vorgekommen. Verhältnismäßig am unschuldigsten sind Nervenverletzungen des Grenzstranges, die zu dem bekannten HORNERschen Syndrom führen. Leichtere Fälle dieses Syndroms beobachtet man gelegentlich auch bei der temporären Ausschaltung des Phrenikus. Sie sind hier entweder durch die Lokalanästhesie oder durch Druck des Wundhakens hervorgerufen und pflegen in einigen Stunden wieder vollkommen zu schwinden. Es sind aber auch Fälle von bleibender Lähmung des Gesichtssympathikus beschrieben (KENNEDY, DALTO, ROLOFF u.a.). Verhängnisvoller sind Verletzungen des Vagus, von denen FELIX 7 Fälle erwähnt. Ebenso ist gelegentlich der N. thoracicus longus verletzt worden, was zu einer teilweisen Lähmung des M. serratus anterior führt. Die größte Gefahr bieten Verletzungen der großen Gefäße, speziell der Venen.

FRIEDRICH verlor durch ein derartiges Mißgeschick einen Kranken. Durch entzündliche Prozesse benachbarter Lymphdrüsen war der Nerv stark verlagert und mit der Wand der V. jugularis interna verbacken. Der ganz vorsichtig unter Kontrolle des Auges vorgenommene Versuch, den Phrenikus aus der Fixation mit der Venenwand zu lösen, führte zu einer ganz kleinen Wandläsion der Vene mit sofortiger Luftembolie, deren Folgen der Operierte nach etwa fünf Stunden erlag. Auch SAUERBRUCH erlebte zwei Luftembolien, die aber günstiger verliefen. Bei einem Kranken entstand beim stumpfen Vorgehen in die Tiefe eine starke Blutung und man hörte deutlich, daß Luft eingesaugt wurde. Trotz sofortiger Überdruckatmung wurde der Kranke bewußtlos. Es bestand nachher eine Parese beider Arme, die sich nach einigen Tagen vollständig zurückbildete. In einem zweiten Fall trat nach Beendigung der Operation beim Anlegen des Verbandes ein vorübergehender Kollaps ein. Der rechte Arm war schlaff, der linke spastisch. Der Kranke fühlte noch längere Zeit eine Schwäche im rechten Arm. Auch JEHN erlebte einmal eine Aspiration von Luft in die V. jugularis interna, die ebenfalls glücklich verlief und nur zu einer vorübergehenden Lähmung führte. STONEY berichtet über eine Verletzung der Jugularis durch einen scharfen Haken; der Riß konnte unterbunden werden. H. ALEXANDER sah einen Fall von Verletzung der V. transversa colli, die eine Unterbindung der V. subclavia nötig machte und tödlich endete.

Die Gefahr der Luftembolie ist selbst bei Verletzung kleiner Venen am Halse groß, wenn ihr Lumen durch entzündliche Prozesse in der Umgebung oder durch die eingesetzten Wundhaken klaffend erhalten wird. GOETZE erlebte eine Luftembolie, die glücklicherweise ohne weitere Folgen ablief, bei der Verletzung eines Seitenastes der V. jugularis externa.

Ist es zu einer Verletzung einer Vene mit Luftembolie gekommen, so ist die Wunde sofort zu komprimieren und der Kranke in steile Beckenhochlage zu bringen. Alle Versuche, das Gefäß aufs Geratewohl ohne sichere Kontrolle mit einer Klemme zu fassen, sind unbedingt zu unterlassen. Mit dem Versuch der Blutstillung darf erst begonnen werden, nachdem durch Tieflagerung des Kopfes die Gefahr einer weiteren Luftaspiration beseitigt ist. Unter allmählicher Lüftung des komprimierenden Mulltampons sucht man den Riß in der Venenwand auf, den man, wenn es sich um die Jugularis interna handelt, am zweckmäßigsten mit feinster Seide und runden Nadeln vernäht; kleinere Gefäße werden doppelt unterbunden und zwischen den Ligaturen durchtrennt. Die Blutstillung muß unbedingt unter genauer Kontrolle des Auges vor sich gehen, nötigenfalls muß der etwa störende Sternocleidomastoideus eingekerbt oder auch ganz quer durchtrennt werden. Funktionsstörungen sind dadurch bei späterer genauer Naht des Muskels nicht zu befürchten. Eine Tamponade der Nahtstelle in der Gefäßwand ist nicht nur überflüssig, sondern sogar direkt schädlich, da sie die Festigkeit der Naht gefährdet. Wenn irgend möglich, empfiehlt es sich dagegen den Muskel über die Nahtstelle zu ziehen und ihn in dieser Lage durch einige Katgutknopfnähte zu fixieren.

Weniger zu fürchten als Venenverletzungen sind Verletzungen der Arterien bei der Operation; doch können auch dadurch ernste Komplikationen entstehen, wie die Erfahrungen der SAUERBRUCHschen Klinik lehrten:

SAUERBRUCH beobachtete zweimal bei einer einfachen Phrenikotomie schwere Blutungen infolge Verletzung des Truncus thyreo-cervicalis. „Bei dem ersten Kranken mußte die A. subclavia rechts freigelegt und unterbunden werden; das glückte; die Blutung stand; Störungen im Betätigen des Armes blieben aus. Bei einer zweiten Kranken mit sehr brüchigen Gefäßen, in denen die Klemme ausriß und der Faden durchschnitt, gelang es zwar, durch Umschnürung der A. subclavia die Blutung zu stillen; die Kranke starb aber an ihren Folgen einige Zeit nachher."

Auch Verletzungen des Lymphsystems am Halse sind bei Phrenikusoperationen wiederholt beschrieben worden.

SCHOPF teilt einen Fall mit, bei dem ein Kranker nach operativer Verletzung des Ductus thoracicus infolge allgemeinen Säfteverlustes und eines Chylothorax mit Kompression der Lunge und der Gefäße drei Wochen nach der Operation starb.

P. KLEINSCHMIDT sah nach üblicher Freilegung beim Abschieben des Gewebes von dem Skalenus plötzlich im Strahl Chylusflüssigkeit hervorspritzen. Durch dreitägige Tamponade schloß sich die Öffnung, ohne daß der Patient irgendeinen weiteren Schaden erlitt. Auch WELLES konnte eine 24 Stunden anhaltende Sekretion aus einem verletzten Ductus thoracicus zum Versiegen bringen, ohne daß es zu weiteren Folgen für den Kranken gekommen wäre. In dem Fall von PORTA war die linksseitige Phrenikusexhairese, bei der 30 cm Nerv herausgedreht wurden, durch das Vorhandensein zahlreicher, mit der Umgebung verwachsener Drüsen erschwert; während des Eingriffs kam es zu einer starken arteriellen Blutung. Am nächsten Tag trat im Wundgebiet eine starke Schwellung auf und nach drei Tagen entleerte sich aus der Wunde reichlich milchige Flüssigkeit, deren Menge in den ersten Tagen etwa einen Liter betrug. Durch Röntgenbestrahlung und Insulin gelang es rasch, die Absonderung zu vermindern. Es bildete sich in der Tiefe der Wunde ein Gerinsel und schließlich trat völlige Heilung ein. Auch in dem von MAZETTI mitgeteilten Fall einer Verletzung des Ductus thoracicus blieben keine Folgen zurück.

Es sind auch wiederholt plötzliche Todesfälle nach der Phrenikusexhairese gemeldet worden. LÉRICHE verlor einen Kranken 24 Stunden nach dem Eingriff unter den Erscheinungen eines Spontanpneumothorax mit Mediastinalemphysem. Bei einem zweiten seiner Kranken mit Bronchiektasen erfolgte der Tod auf dem Operationstisch an Erstickung. Wie die Sektion ergab, war es zu einer Überschwemmung der Bronchien der Gegenseite mit Sekret gekommen. CASSEDY und LEE verloren ebenfalls einen Bronchiektatiker dadurch, daß der Hauptbronchus durch den zähen Auswurf verstopft wurde. Ein Kranker von RIST starb 24 Stunden nach der Exhairese, die völlig glatt verlaufen war, unter dem Bilde einer schweren Blutung, deren Ursache nicht festgestellt werden konnte, da keine Autopsie stattfand. Ein Kranker von BURNAND ging an einem in unmittelbarem Anschluß an den Eingriff entstandenen akuten Lungenödem zugrunde. Einen ähnlichen Fall erwähnt auch KOMIS.

BERG berichtet aus der medizinischen Klinik Rostock über einen interessanten Fall: Bei einer von LEHMANN in Lokalanästhesie vorgenommenen Exhairese machte bei der fettleibigen Patientin das Auffinden des N. phrenicus einige Schwierigkeiten. Nach der Operation bestand nur eine geringe Dyspnoe, sonst nichts Besonderes, der Puls war gut. Nach etwa fünf Stunden setzte plötzlich hochgradige Atemnot ein, der Puls blieb regelmäßig, war aber stark beschleunigt. Die rechte Thoraxhälfte, auf der ein Pneumothorax bestand, bewegte sich nicht mehr bei der Atmung, während mit der linken krampfhafte Atembewegungen ausgeführt wurden. Außerdem fiel rechts eine Hemihidrosis und eine maximale, starre Pupillenerweiterung auf, während die linke Pupille normal war. Unter zunehmender Herzschwäche starb die Patientin 1½ Stunden nach Beginn des Anfalls. Bei der Obduktion wurde eine Thrombose der linken

Schenkelvene festgestellt, von der aus eine frische Embolie in die den linken Lungenunterlappen versorgende Arterie erfolgt war. Der Vagus, an dessen möglicherweise erfolgte Verletzung gedacht worden war, befand sich an normaler Stelle und war vollkommen intakt.

Berry hat aus der Weltliteratur 4697 Fälle von Phrenikusexhairese zusammengestellt, bei denen es 57 mal zu Zwischenfällen kam, von denen 26 tödlich endeten

Blutungen aus der Wunde	3
Blutungen ins Mediastinum	3
Lungenembolie	1
Akutes Lungenödem	2
Pneumonien und Streuungen	12
Akutes Versagen des Herzens	3
Spontanpneumothorax mit Mediastinalemphysem oder Empyem	2

Einer besonderen Nachbehandlung bedarf es nach der Phrenikusausschaltung nicht. Von französischer Seite ist allerdings mehrfach nicht nur lange Bettruhe, sondern auch eine mäßige Schräglagerung durch Erhöhung des Fußendes des Bettes empfohlen worden (Bernou, Cardis, Fruchaud, Foix u. a.). Wie aber Druckmessungen von Lavandier und Jasienski zeigten, ist die Druckerhöhung durch Tieflagerung des Oberkörpers im Vergleich zur horizontalen Rückenlage so gering (+ 4 ccm Wasser), daß sie praktisch nicht in Frage kommt. Ebensowenig haben die von einigen Autoren empfohlenen Bauchbandagen eine Verbesserung der Ergebnisse der Phrenikusausschaltung gebracht.

Über die praktischen Ergebnisse der künstlichen Zwerchfelllähmung ist es sehr schwierig, ein sicheres Urteil auf Grund der in der Literatur veröffentlichten Statistiken zu gewinnen, da keine festen Kriterien für den Erfolg bestehen und die Autoren sich meist nur sehr unbestimmt über die Ergebnisse aussprechen. Aufses hat aus der Weltliteratur im ganzen 17570 Fälle von Phrenikusausschaltung zusammengestellt, die er in zwei Tabellen zusammenfaßt. In der ersten Tabelle, die 10567 Eingriffe enthält, von denen 7435 als alleinige Maßnahme durchgeführt wurden, ergeben sich 23,3% Heilungen; in der zweiten Tabelle mit 7003 Phrenikusoperationen, von denen 5648 als selbständige Eingriffe vorgenommen wurden, ergeben sich mit 2837 Fällen 50% Besserung. Zu der ersten Tabelle von Aufses kommen aus der Literatur der letzten Jahre noch 1076 verwertbare Fälle hinzu, bei denen sich eine Heilung von 24,6% ergibt (Cutler, Drüke, Gramazio, Lardanchet, Miller und Schaffner, Nordgren, Ronzoni, Tibault, Zubiani). Von größeren einheitlichen Beobachtungsreihen sei hier die Statistik von Roloff angeführt, die 231 Fälle umfaßt und nach 2—8 Jahren 24,3% Bazillenfreiheit ergab, während 26,8% der Kranken noch offen und 48,9% gestorben waren. A. Maurer, Rolland und Monod hatten bei 285 drei Jahre zurückliegenden Phrenikusexhairesen bei Kavernen im unteren Drittel der Lunge 23,4% Erfolge, während diese bei Oberlappenkavernen nur 14,5% erreichten. Kremer fand bei 200 Patienten nach 8 Jahren über 15% Bazillenfreiheit bei Oberlappenkavernen und 32% bei Unterlappenprozessen. Sale konnte nach 2—5 Jahren bei 113 seiner Kranken sehr gute Ergebnisse bei 15%, gute bei 2,6%, mäßige bei 7,9% und schlechte bei 63,7% feststellen. Sinding-Larsen hat am Krankenmaterial des Vejlefjord-Sanatorium die Frage statistisch zu beantworten versucht, wievielen von den ungebesserten Kranken durch die Exhairese geschadet worden sei und kommt dabei zum Ergebnis, daß bei 40 von 45 Kranken basales gesundes Lungengewebe geopfert worden sei ohne

Besserung des eigentlichen Krankheitsprozesses. Coenen berichtet über 289 temporäre Phrenikusausschaltungen. Bei diesen war nur in 9% ein Kavernenschluß festzustellen, 38,52% wiesen eine Rückbildung ihres Prozesses auf, die die temporäre Zwerchfellähmung überdauerte, während 40,39% nur während der Dauer der Zwerchfellähmung eine Besserung zeigten.

Roloff weist auf Grund seiner und fremder Statistiken darauf hin, daß die Dauererfolge bei der Phrenikusexhairese die Ergebnisse bei der Entlassung nicht unwesentlich übertreffen. Trotzdem wird man diesem Eingriff nach unseren Erfahrungen als selbständiger Operation nur eine recht beschränkte Bedeutung beimessen können, während er als zusätzliche oder vorbereitende Operation, namentlich bei exsudativen Prozessen, häufiger mit Nutzen angewendet werden kann.

Landolt, der nach den Erfahrungen der Thurgauisch-Schaffhausischen Heilstätte bei 263 Kranken den Wert der Zwerchfellähmung als selbständige Maßnahme ebenfalls nur gering einschätzt, hält sie dagegen als Übergangsmaßnahme nach Auflassung eines unwirksamen Pneumothorax bis eine andere Kollapsmaßnahme möglich wird, für sehr wertvoll. Ebenso günstig war die Wirkung als Ergänzung, besonders bei thorakokaustisch nicht mehr zu verbesserndem Pneumothorax und nicht genügend wirksamer Plastik.

Ergänzungsoperationen zur Zwerchfellähmung und zum künstlichen Pneumothorax

von F. Michelsson

Zur Vervollständigung der Wirkung der Zwerchfellähmung ist eine Reihe von Ergänzungsoperationen vorgeschlagen worden, die den Zweck haben, die Wirkung der Zwerchfellähmung auf die Lungenspitze zu verstärken und eine Ruhigstellung und Schrumpfung des Oberlappens zu erreichen.

Kochs fand, daß nach der Phrenikusausschaltung sich eine Hypertrophie der Mm. scaleni ausbilde, die der Wirkung der Exhairese entgegentritt. Er schlug daher vor, die Phrenikusausschaltung bei Oberlappenprozessen durch die Skalenotomie zu ergänzen. Bei der von Els nach Vorversuchen an 5 Rhesusaffen ausgearbeiteten Operationstechnik wird zunächst von einem supraclaviculären Querschnitt die Phrenikusexhairese in typischer Weise ausgeführt. Darauf wird der M. scalenus ventral. freipräpariert und kurz über seinem Ansatz in einzelnen Bündeln durchtrennt. Der retrahierte Muskelstumpf wird mit einer Klemme gefaßt, etwas vorgezogen und um etwa 2 cm reseziert, um eine unerwünscht frühe Wiederverwachsung der Stümpfe zu verhindern. Alsdann wird der Plexus brachialis an seinen Rändern freigelegt und mit stumpfen Haken nach vorn medial gezogen. Der jetzt freiliegende M. scalenus medius wird ebenfalls durchtrennt unter sorgfältigster Schonung selbst feinster Nervenfasern, welche über oder durch den Muskel ziehen. Der M. scalenus dorsal., der sich meist direkt an den medius anschließt, wird daraufhin ebenfalls durchtrennt. Es besteht jetzt eine etwa taubeneigroße Höhle über dem Schlüssenbein, durch die die Plexusteile hindurchziehen. Die Blutung ist bei der Operation minimal, so daß die Wunde immer primär geschlossen werden kann.

Die unmittelbaren und auch späteren Ergebnisse dieser von den Verf. „kombinierte Exhairese" genannten Operation waren in den ersten 12 Fällen sehr ermutigend, es konnte stets eine weitgehende Schrumpfung des oberen Brustkorbes beobachtet werden; röntgenologisch sah man eine deutlich festzustellende Knickung und Einziehung der oberen Brustapertur, Verengerung der Rippenzwischenräume und eine sekundäre geringe Schrumpfung auf der ganzen Seite.

Diese fast zur gleichen Zeit auch von Grégoire in Frankreich und vom Anatomen Bile in Italien vorgeschlagene Operation ist auch von anderen Chirurgen mit Erfolg ausgeführt worden. So konnte Giauni bereits 1932 über 9 von Durante operierte Kranke berichten, bei denen in allen Fällen nach der Operation eine wesentliche Besserung des Allgemeinbefindens eintrat, während der Lungenbefund bis zur Entlassung keine merkliche Änderung zeigte. L. Fisher äußert sich ebenfalls günstig über die auffallende Besserung des Allgemeinbefindesn seiner 81 Kranken nach einer Skalenotomie. In manchen Fällen war auch eine deutliche Beeinflussung der Kavernen zu verzeichnen, besonders bei pleuranahen Spitzenkavernen. Clyne konnte bei seinen Beobachtungen an 52 Kranken im allgemeinen ebenfalls eine günstige Allgemeinwirkung der Skalenotomie feststellen. Ebenso berichtet Törnblom auf Grund seiner Erfahrung an 100 Kranken, bei denen eine Phrenikusexhairese mit Skalenotomie ausgeführt worden war, daß fast in allen Fällen durch die Operation eine deutliche Wendung zum Besseren eintrat. Brown und Atkinson konnten demgegenüber keinen wesentllchen Unterschied in der Wirkung eines bloßen künstlichen Pneumothorax und seiner Kombination mit einer Skalenotomie beobachten; sie halten diesen Eingriff für wenig begründet. Ebenso machen Joly und Vincent geltend, daß die Skaleni vor allem Aufhängebänder des Thorax und keine Atemmuskeln seien.

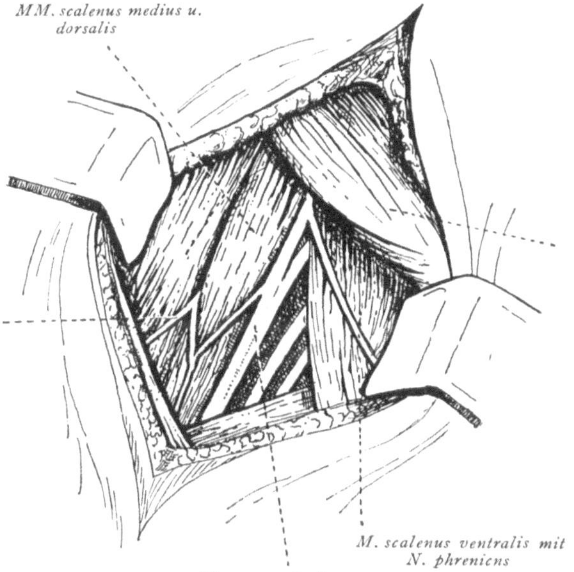

Abb. 24. Topographie der Mm. scaleni. (Schematisch nach Durante und Agnoli, La scalenotomia nella cura della tuberculosi polmonare. Turin, Minerva medica, 1934.)

Durch ihre Durchtrennung könne die Atemamplitude daher kaum verringert werden und selbst, wenn durch die Skalenotomie eine gewisse Ruhigstellung der Lungenspitze bewirkt werde, so könne durch diesen Eingriff doch kein Kollaps der durch Verwachsungen ausgespannt erhaltenen Lungenspitze erreicht werden.

Von ähnlichen Überlegungen ausgehend haben Joannides und Shapiro ein Operationsverfahren ausgearbeitet, das sie „Extra-intrapleurale supraklaviküläre Apikolyse" nennen.

Sie gehen von dem bei der Phrenikotomie üblichen Querschnitt ein. Nach typischer Phrenikusexhairese wird der M. scalenus ventral. möglichst hoch quer durch trennt. Der kaudale Teil des Muskels wird als Schutz über die A. subclavia herunter geschlagen und die hintere Muskelscheide ebenfalls durchtrennt. Man gelangt nunmehr in das lockere Zellgewebe über der Lungenspitze. Mit dem hakenförmig gekrümmten Zeigefinger dringt man nun in dieses Gewebe ein und löst vorsichtig die Pleura ab, wobei man sich immer hart an die Rippen halten muß. Die Ablösung muß soweit abwärts vorgenommen werden, daß der Krankheitsherd überall von der Brustwand abgelöst ist. Wenn die Apikolyse über den unteren Rand weit genug hinausreicht, wird, falls man den Eingriff als Ergänzung zu einem unvollständigen künstlichen Pneumothorax vorgenommen hat, die Pleura vorsichtig gespalten und die extra- und intrapleurale Höhle miteinander verbunden. Anderenfalls kann man den extrapleuralen Raum mit einer Plombenmasse füllen. Die Scheide des M. scalenus wird vernäht und die Haut entweder mit Klammern oder Naht geschlossen.

Über klinische Erfahrungen können die Verf. noch nicht berichten, da sie ihr Verfahren nur an der Leiche ausgearbeitet haben. Wenn die Verf. als besonderen Vorzug ihres Operationsverfahrens den kleinen kosmetisch günstigen Schnitt hervorheben, so kann dem nicht zugestimmt werden, da dadurch gerade der schwierige Teil der Operation in dem heiklen Gebiet über der Lungenkuppe ohne Leitung des Auges vor sich geht.

Rost verschafft sich den Zugang bei der von Loeschke vorgeschlagenen Operation von einem bis über den Rand des Trapezius verlängerten Querschnitt. Nach typischer Phrenikusexhairese und Durchtrennung aller 3 Scaleni wird das Periost der 1. Rippe mit der Pleurakuppe vorsichtig abgelöst und aus dem vertebralen Ende der 1. Rippe ein Stück reseziert, worauf die Wunde ohne Drainage geschlossen wird.

Ähnlich geht auch Coffey vor. Nach Durchtrennung der Haut und des Platysma von einem Schrägschnitt, der vom oberen Rande des Trapezius zum Sternocleido reicht, werden die Vv. jugularis externa, transversa colli und supraclavicularis doppelt unterbunden und durchtrennt. Darauf werden der M. omohyoideus und die Aa. suprascapularis und transversa colli ebenfalls durchschnitten. Jetzt kann nötigenfalls eine Phrenikusexhairese ausgeführt werden, worauf der M. scalenus ventral. etwa 1 cm über seinem Rippenansatz ebenfalls durchtrennt wird.

Die A. subclavia wird auf ein Band genommen und medialwärts verzogen, während der Plexus brachialis nach vorn verlagert wird, so daß der Sulcus subclavius freiliegt. Falls die Lähmung des M. serratus anterior beabsichtigt ist, kann jetzt die Exhairese des N. thoracicus longus vorgenommen werden. Nach Durchtrennung des M. scalenus medius liegt die 1. Rippe frei, von der etwa ein 3 cm langes Stück subperiostal von der Fossa subclavia zum Querfortsatz reseziert wird. Darauf schichtweise Naht der Weichteile.

Antelawa hat diese Operation durch eine ausgiebigere Rippenresektion zur „vorderen selektiven Thorakoplastik" erweitert. Er operiert ebenfalls in Lokalanästhesie und benutzt einen Winkelschnitt, der vom oberen Rande des Trapezius 2 cm über dem Schlüsselbein parallel zu diesem bis zum Ansatz des Sternocleido verläuft und dann parasternal bis auf die 4. Rippe abwärts zieht. Nach Unterbindung der Vv. jugularis ext. post. und der transversa colli wird der Lappen nach außen umgeschlagen und zunächst die A. cervicalis superficialis und transversa colli unterbunden. Darauf Phrenikusexhairese und Durchtrennung der Mm. scalenus ventral. und medius. Nunmehr werden unterhalb des Schlüsselbeins die sternalen Enden der 1. und 2. Rippe freigelegt und aus der 2. Rippe subperiostal ein etwa 5—7 cm großes Stück reseziert, während die 1. Rippe nur mit der Lüerschen Zange durchgekniffen wird. Darauf wird die Operation wieder nach oben verlegt, die 1. Rippe paravertebral durchtrennt und in ganzer Ausdehnung bis nach vorn ausgelöst. Nach Einkerbung des Trapezius wird der M. scalenus dorsal. durchtrennt und aus der 2. Rippe ein 3—5 cm langes Stück reseziert, so daß in der Mitte ein etwa 3—5 cm langer Rest zurückbleibt, auf dem der Gefäßnervenstrang liegt. Als letzter Akt der Operation folgt nun eine ausgiebige extrapleurale Spitzenlösung bis unter die 3. Rippe, wobei besonders sorgfältig alle Stränge und Verwachsungen mit der Fascia vertebralis durchtrennt werden. Schluß der Wunde ohne Drainage. Nötigenfalls kann auch noch aus der 3. und 4. Rippe ein 5—7 cm langes Stück vom selben Schnitt aus reseziert werden.

Auf Grund seiner Erfahrung bei den ersten 50 von Antelawa operierten Kranken bezeichnet Bodungen diese Operation als ein glückliches Bindeglied zwischen dem künstlichen Pneumothorax und der Thorakoplastik. Von seinen Kranken wurden 21 geheilt, d. h. negativ und voll arbeitsfähig. Weitere 21 Kranke wurden erheblich gebessert, bei 2 schritt der Prozeß weiter fort, während 6 starben. Bei Kavernen, die im vorderen subklavikularen Raum liegen, sieht er die vordere selektive Thorakoplastik nach Coffey-Antelawa als Methode der Wahl an.

Nach den Erfahrungen von Savič, Vasilenko und Werner wurden von 18 Kranken durch diese Operation 2 wesentlich und 9 teilweise gebessert. Bei 6 Kranken trat keine Veränderung ein und 1 verschlechterte sich.

Mehr Anklang als die eben beschriebenen Operationsverfahren hat, soweit man das nach der Literatur beurteilen kann, die von Lauwers vorgeschlagene Apikolyse gefunden. Lauwers empfiehlt folgende Technik: Etwa 8 cm langer Schnitt vom Sternoklavikulargelenk der Hautfalte folgend bis zum vorderen Rand des Trapezius. Durchtrennung der oberflächlichen Halsfaszie und der Klavikularportion des Sternokleido und des M. omohyoideus, dann Durchschneidung des Scalenus ventral. am Rippenansatz, wobei nötigenfalls gleichzeitig eine Phrenikusexhairese vorgenommen werden kann, und die A. transversa colli und A. cervicalis superficialis unterbunden werden. Die Ligatur der A. mammaria interna und der A. intercostalis ist zweckmäßig, aber nicht unbedingt erforderlich. Plexus und Gefäße können jetzt bequem beiseite gezogen werden, so daß der vordere Teil der 1. Rippe mit dem Tuberculum scaleni freiliegt. Weiter auch Durchtrennung des M. scalenus med. Die Äste des N. thoracalis longus gehen durch den M. scalenus medius und müssen geschont werden. Lösung der Ansätze der Interkostalmuskeln der 1. Rippe von vorn nach hinten, wobei man sich vor einer Verletzung der Pleurakuppe in acht nehmen muß. Dann wird die 1. Rippe hinten reseziert und vorn ausgedreht, oder ein 4—6 cm langes Stück von ihr reseziert. Jetzt wird die Pleurakuppe nur noch hinten von den Strängen fixiert, die die Pleura an die Fascia vertebralis heften und die nunmehr durchschnitten werden. Bremer weist darauf hin, daß diese Durchschneidung in jedem Fall zwischen Ligaturen vorgenommen werden sollte, da er dabei einmal eine starke Blutung erlebt hat. Nach Durchtrennung des Aufhängeapparates der Pleurakuppe wird die Pleura costalis unter Leitung des Auges bis zum 3. Brustwirbel nach unten stumpf abgelöst, worauf die Wunde ohne Drainage geschlossen wird. Nach dem Eingriff, der von den Kranken ohne irgendwelche Störung von seiten der Atmung oder des Kreislaufs überstanden wird, kommt es gewöhnlich in den ersten Tagen zu einer Temperatursteigerung infolge Exsudatbildung, die bis 40^0 gehen kann. Das Exsudat bildet sich dann in 2—3 Wochen wieder spontan zurück, Punktionen sind nicht nötig.

Bei den Kranken von Bremer und Uhlenbruck ging die Auswurfmenge in den meisten Fällen oft nach anfänglicher Vermehrung in 2—3 Wochen stark zurück oder verschwand gänzlich. Bei den meisten Operierten konnten nach einigen Wochen im Auswurf keine Bazillen mehr nachgewiesen werden. Spätkomplikationen wurden, mit Ausnahme eines Falles von Streuungen in beide Unterlappen, bei den 8 Kranken der Verf. nicht beobachtet. Sie glauben daher, die Lauwerssche Apikolyse bei ausgesprochenen Spitzenkavernen und bei rezidivierenden Blutungen aus apikalen oder subapikalen Herden durchaus empfehlen zu können. Bei Oberfeldkavernen und ausgedehnteren Prozessen, bei denen die Resultate weniger überzeugend sind, sollte man, ihrer Ansicht nach, die Skalenotomie nur anwenden, wenn eine Plastik unmöglich ist. Zu diesen Anzeigen fügt Kremer noch die Komplettierung eines künstlichen Pneumothorax mit ausgedehnter Kaverne in der Spitze hinzu. Er hat die Apikolyse nach Lauwers in solchen Fällen dreimal mit sehr befriedigendem Erfolg ausgeführt. Da ihre Technik gewisse Schwierigkeiten bietet, so gehört, seiner Ansicht nach, die Operation nur in die Hand eines chirurgisch vollausgebildeten Operateurs. Wenn man weit nach hinten geht, und den Rand des M. trapezius etwas einkerbt, stören die großen Gefäße nicht. Dagegen läuft der N. accessorius durch das hintere Wundgebiet und kann leicht geschädigt werden, was Kremer in einem Fall passierte. Das Herausdrehen der vorderen Rippenenden hält er mit Recht für zu gefährlich. Er hat deshalb in seinen Fällen zur Durchtrennung der Rippen einen kleinen Hilfsschnitt über dem Sternalende der 2. Rippe hinzugefügt.

Da in der Literatur nur über knapp zwei Dutzend Operationen berichtet wird, so ist ein sicheres Urteil über den Wert dieser kombinierten Pneumolyse nicht zu gewinnen. Mantau hat im ganzen 22 Fälle von Apikolyse nach Lauwers, einschließlich der bereits von Uhlenbruck und Bremer veröffentlichten Fälle in folgender Tabelle zusammengestellt, die in etwa der Hälfte der Fälle ein günstiges Ergebnis ausweist.

Operationsmortalität	0
Verschlechterung	2
Zweifelhaft	2
Besserung, späterer Rückfall	5
Stationär	4
Dauererfolg	7
Keine Nachricht erhalten	2
Summe	22

Lauwers selbst scheint aber mit ihren Erfolgen nicht ganz zufrieden gewesen zu sein, da er späterhin zur Verhinderung einer Wiederausdehnung der abgelösten Lungenspitze ihre Pinselung mit einer Lösung empfohlen hat, die aus 6 Teilen Chloroform, 10 Teilen Alkohol und 4 Teilen Eisessig bestand. Nach Stegemann hat sich dieses Verfahren aber nicht bewährt, es kam zu Wundeiterungen, ohne daß festere Verklebungen eintraten.

Als selbständiges Behandlungsverfahren kommt auch die erweiterte Skalenotomie nicht in Betracht. Doch wird man sie in geeigneten Fällen gelegentlich als Voroperation vor einer Thorakoplastik mit Nutzen anwenden können, ebenso wie die von mehreren Seiten vorgeschlagenen, eng umschriebenen Rippenresektionen über breit mit der Thoraxwand verwachsenen Kavernen. So hat Jessen, wenn Verwachsungen den intrapleuralen Pneumothorax ausschließen, über der

Kaverne zwei Rippen reseziert. Darauf wird die Lunge, soweit nötig, stumpf von der Thoraxwand abgelöst. Etwaige verdickte Adhäsionsstränge werden unterbunden und scharf durchtrennt. Man tupft die entstandene große Höhle mit leichtem Druck gegen die Lunge möglichst trocken, legt für zwei Tage ein dickes Drain ein und trocknet nun täglich die Wundhöhle aus ohne jede Antiseptika. Das Wesentliche sieht Jessen darin, daß die Wundhöhle offenbleibt. Dadurch, daß in Trachea und Wundhöhle der gleiche barometrische Druck herrscht, wird die Lunge monatelang an der Entfaltung gehindert. Hält man die Lunge für geheilt, so kann man langsam die Wunde sich schließen lassen, evtl. kann sie sekundär genäht werden. Jessen rühmt diesem kleinen Eingriff eine auffallende Allgemeinwirkung nach. Der Appetit würde sofort trotz Fieber gut, das Kavernensputum schwinde in wenigen Tagen. Wiederholt seien kontralaterale Herde infolge Autoimmunisation ausgeheilt. Stegemann hat zur Vervollständigung der Wirkung eines infolge nicht brennbarer Adhäsionen unvollständigen Pneumothorax die „Ausstanzung der adhärenten Lunge aus der Thoraxwand" vorgeschlagen und dafür folgendes Operationsverfahren ausgearbeitet: Subperiostale Resektion von 8—10 cm aus der über der Kaverne liegenden Rippe. Darauf wird der gesamte adhärente Bezirk stumpf von der Thoraxwand abgelöst. Nach allseitig genügend weiter Ablösung wird die gesamte Haftfläche mit dem elektrischen Messer umschnitten. Durch die Retraktion der Lunge entsteht in der Pleura ein ausgestanzter Defekt, der durch die schichtweise Vernähung der Wunde geschlossen wird. Auf der frei gewordenen Lunge ist ein den Kavernendurchbruch in den Pneumothorax verhindernder Deckel geblieben, der aus der miteinander verbackenen Fascia endothoracica, pleura parietalis und pleura visceralis besteht.

Ähnliche Verfahren sind von A. Maurer, O. Monod und Lelong, Lowis und Martinez und Boyala und Garcia Alonso ausgearbeitet und wiederholt mit Erfolg beim unvollständigen Pneumothorax, bei dem wegen flächenhafter Verwachsungen eine endopleurale Kaustik nicht möglich war, angewandt worden.

Neuerdings wird die isolierte Resektion der ersten Rippe, namentlich von französischen Autoren, wieder mehr in den Vordergrund gerückt.

Das Verhalten einer Spitzenkaverne hängt nicht nur von ihrem Verhältnis zur Thoraxkuppe ab, da sie gleichzeitig auch unter der Wirkung des sie meist wie ein Kugelmantel umgebenden atelektatischen Gewebes steht. An und für sich hat dieses atelektatische Gewebe die Neigung, sich konzentrisch zusammenzuziehen und dadurch die Kaverne zu verkleinern. Wenn aber die Lungenspitze breit mit der Thoraxwand verwachsen ist, so kann sich der Schrumpfungszug des atelektatischen Gewebes nicht voll entfalten und wird daher in den oberen Partien die Kaverne vergrößern. Nur an der Basis der Kaverne, wo das elastische Lungengewebe der Kontraktionsneigung des atelektatischen Walls nicht entgegenwirkt, kommt es zu einer Abflachung des Kavernenbodens (Delbecq, Le Foyer).

Wenn man nun die Lungenspitze durch die Totalresektion der 1. Rippe vollständig ablöst, so kann durch diesen kleinen Eingriff die Schrumpfungstendenz des Lungengewebes voll zum Zuge kommen und den Schluß der Kavernen herbeiführen.

Die von Berndt zur Resektion der 1. Rippe angegebene Technik, bei der der M. trapezius durchschnitten wird, schont die Muskulatur zu wenig und gibt zudem keinen genügenden Zutritt zum Sternalabschnitt der Rippe.

Die beste Übersicht bei weitgehendster Schonung der Muskulatur bietet das von Le Foyer ausgearbeitete Operationsverfahren:

Der Kranke liegt flach auf dem Rücken mit rechtwinklig abduziertem Arm, der auf einen kleinen Tisch gelagert wird, der etwas höher als der Operationstisch ist, wodurch der Zwischenraum zwischen dem Schlüsselbein und der 1. Rippe vergrößert wird. Der Hautschnitt verläuft fast horizontal in der Faserrichtung des M. pectoralis major vom 1. Rippenknorpel bis zum Schultergelenk. Der M. pectoralis major wird in seiner Faserrichtung stumpf auseinandergezogen. Der M. pectoralis minor wird teils beiseitegezogen, teils scharf durchtrennt, worauf man auf

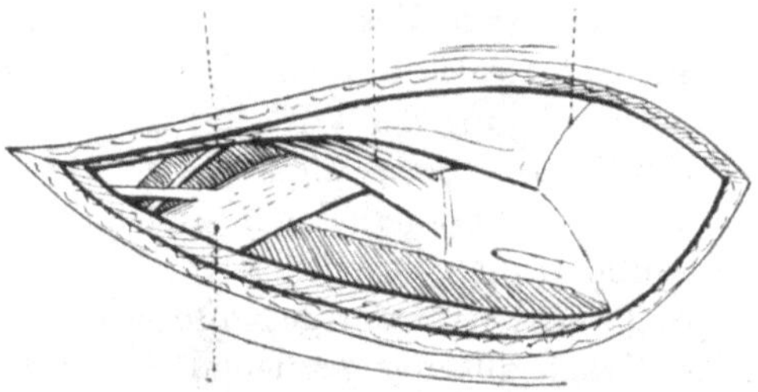

Abb. 25. Freilegung der ersten Rippe. (Nach Le Foyer et Delbecq: Les cas limites du traitement chirurgical de la tuberculose pulmonairs. Paris, G. Doin Cie., 1941.)

eine Fettgewebsschicht stößt, die vorsichtig auseinandergeschoben werden muß, da in ihr mehrere leicht zerreißliche Venen verlaufen. Nach sorgfältiger Novocaininfiltration des 1. Interkostalraums wird der Sternalabschnitt der 1. Rippe freigelegt. Wie die Abb. 25 zeigt, läuft man dabei beim scharfen Ablösen der Interkostalmuskulatur vom Unterrand der Rippe keinerlei Gefahr, die Vene zu verletzen. Am Oberrand der Rippe hat man dagegen nur sehr wenig Spielraum und man muß sich in acht nehmen, um nicht die Vene zu übersehen, die unter dem Zuge des sie nach oben ziehenden Hakens blutleer wird und kollabiert, so daß sie leicht mit einem Bindegewebsstrang verwechselt werden kann. Durch die Durchtrennung des M. subclavius wird die Vene mobilisiert und kann mit einem Haken ganz aus dem Operationsgebiet herausgezogen werden. Nach stumpfer Ablösung der Pleurakuppe und Freilegung des oberen Randes der Rippe wird der Rippenknorpel schräg durchtrennt unter Abdeckung der unter ihm hinziehenden Gefäße. Zur besseren Übersicht wird dann aus der Rippe ein etwa 2—3 cm großes Stück reseziert und der paravertebrale Stumpf mit einer Knochenzange stark abwärts gezogen. Die Unterseite der Rippe läßt sich nun leicht freilegen. Bei der nun folgenden Durchtrennung des M. scalenus ant. muß man sich hart an die Rippe halten, um nicht die A. subclavia zu verletzen. Die Durchtrennung der Mm. scalenus medius und posterior macht keine Schwierigkeiten. Gewöhnlich wird dabei eine kleine Arterie durchschnitten, die aber nicht unterbunden zu werden braucht, da die Blutung nach völliger Durchtrennung des Muskels von selbst steht. Beim weiteren Auslösen des oberen Randes der Rippe muß man sich hart an den Rippenrand halten, um nicht mit der 1. Dorsalwurzel und der A. cervico-intercostalis in Kollision zu kommen. Zur Exartikulation des Rippenrestes faßt man den nötigenfalls noch weiter verkürzten Stumpf mit der Knochenzange und zieht ihn stark medialwärts. Mit einem schmalen Raspatorium, das schräg am Außenrand der Rippe angesetzt wird, dringt man entlang der Rippe bis zum Gelenk, das gesprengt wird,

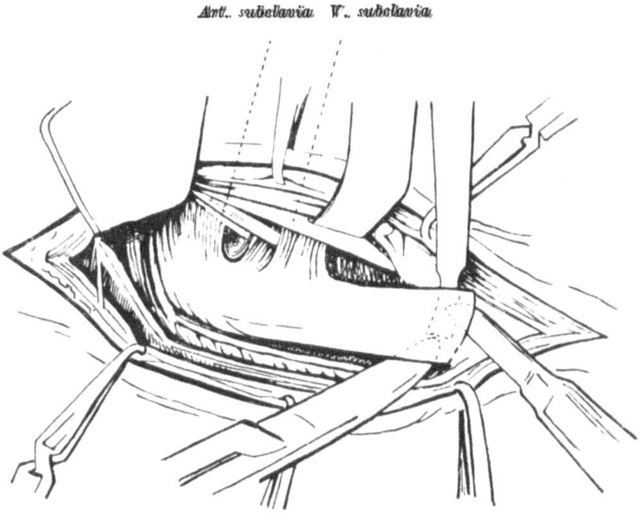

Abb. 26. Durchtrennung des Knorpels der 1. Rippe. (Nach Le Foyer und Delbecq). Man beachte die schräge Haltung des Messers zur Vermeidung eines häßlich wirkenden vorspringenden Stumpfes.

bis man zum Rippenköpfchen gelangt, das nur noch durch das Lig. costovertebrale in seiner Lage gehalten wird. Jetzt muß man mit dem Zug an der Zange nachlassen und die Rippe wieder in ihre Normalstellung zurückbringen, um nicht den Sympathikus zu zerren. Die vollständige Auslösung der Rippe wird durch eine hebelnde Bewegung des Raspatoriums beendet.

Nötigenfalls wird die Apikolyse jetzt noch ergänzt und die Wunde nach Einlegung eines kleinen Drains geschlossen.

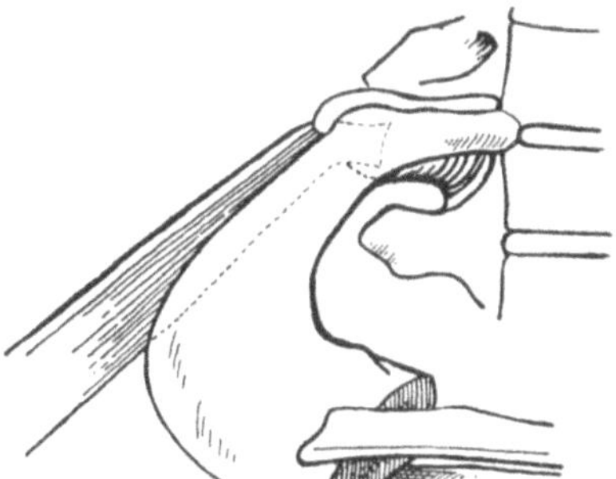

Abb. 27. Exartikulation der Rippe im kosto-transversalen Gelenk. (Nach Le Foyer und Delbecq.)

Man kann sich diese Operation, bei der nach der Originalvorschrift die 1. Rippe mit dem Periost entfernt wird, wesentlich erleichtern, wenn man subperiostal vorgeht. Wir haben diesen Eingriff mehrfach ausgeführt und uns dabei von seiner guten Wirkung auf mehr vorn liegende Spitzenkavernen überzeugen können. Liegt die Kaverne mehr hinten, so muß noch eine entsprechende Pneumolyse hinzugefügt werden. Eine Drainage der kleinen extrapleuralen Höhle schien uns nicht notwendig.

Die Resektion bzw. Alkoholisierung der Interkostalnerven zur Ausschaltung der Rippenatmung ist bereits erwähnt worden (s. S. 51). Sie ist neuerdings wieder von G. Maurer als Teil seiner 5-Rippenplastik mit intrathorakaler Scapula empfohlen worden.

Die Lungenplombe

von F. Michelsson

Die ersten extrapleuralen Plombierungen der Lunge sind von Tuffier vorgenommen worden, allerdings nicht wegen Lungentuberkulose. Als Plombenmaterial benutzte er bei anderen Operationen gewonnenes Fettgewebe, das er bis zu fünf Tagen im Eisschrank aufbewahrte. Späterhin hat er die Fettplombe auch in einigen Fällen von Lungentuberkulose angewandt. Die unmittelbaren Erfolge waren meist recht befriedigend, doch dehnte sich die Lunge gewöhnlich infolge Schrumpfung der Fettplombe bald wieder aus. Ein Versuch mit einer Paraffin-Wismutplombe befriedigte ebenfalls nicht ganz.

Morr hat aus der Literatur 57 Fälle von Fettplomben zusammengestellt, von denen 23% ein sehr gutes Resultat zeigten, bei 45% war der Erfolg befriedigend und bei 32% schlecht.

Größere Verbreitung fand die Methode erst als Baer als Plombenmaterial ein Paraffingemisch vorschlug und Sauerbruch diesen Vorschlag alsbald in die Tat umsetzte. Obgleich das Paraffin als Plombenmasse nicht voll befriedigt und zahlreiche Ersatzmittel empfohlen worden sind (Jessen, Gwerder, Kroh, Lilienthal, Heine, Zamboni, Cutler, P. G. Schmidt, Hinault, Rehn u. a.), ist die Baersche Paraffinplombe bisher von keiner anderen verdrängt worden.

Auch die neuerdings in England und den Vereinigten Staaten mehrfach empfohlene Luciteplombe[1]) (Grow und Dwork, Wilson, Johnson, Kirby, Lazatin und Cocke u. a.), bei der die extrapleurale Höhle, mit Methyl-Methacrylat-Kugeln gefüllt wird, hat enttäuscht. Nach den Erfahrungen von Trent, Moody und Mitarbeitern ruft Lucite eine starke Bindegewebsreaktion hervor, durch die die einzelnen Kugeln in sehr feste Kapseln eingeschlossen werden, so daß ihre spätere Entfernung sehr schwierig oder ganz unmöglich wird. Dadurch begibt man sich von vornherein der Möglichkeit bei einer ungenügenden Plombenwirkung noch weitere Kollapsverfahren anzuwenden. Geever und Stone haben über einen Fall von Durchbruch der Lucite-Plombe in die Trachea mit tödlichem Ausgang berichtet.

Wieweit sich die von Clagett empfohlene Verwendung von Polythenbeuteln, die mit Pyrexglaswolle gefüllt werden, auf die Dauer bewähren wird, kann noch nicht gesagt werden. Bestechend wirkt die reaktionslose Einheilung von Polythen, das sich als plastischer Ersatz bei Duradefekten, Gallengangsresektionen u. a. bereits vielfach bewährt hat, ferner das äußerst geringe Gewicht der Plombe und ihre Durchlässigkeit für Röntgenstrahlen.

Die direkte Verwendung von Fiberglaswolle führt nach den Versuchen von O'Neill und Mitarbeitern zu starker Reaktion des Plombenbetts.

---

[1]) Inzwischen scheint das Lucite verbessert worden zu sein. Die letzten Berichte lauten günstiger. (Goldman, Joly, Meyer, De Rougemont, Brantigan & Rigdon, Lucas & Cleland, Grindlay, Clagett & Rydell.)

Als Anzeige zur Paraffinplombe hatte Baer ursprünglich Oberlappenkavernen angegeben, bei denen die Tuberkulose praktisch bereits überwunden war, die Kaverne selbst aber wegen breiter Verwachsung mit der Brustwand nicht zur spontanen Heilung kommen konnte. Bei diesen Fällen wird aber heute einer oberen Teilplastik der Vorzug gegeben. Dagegen findet die Plombe ihr Hauptanwendungsgebiet nach dem Vorschlag von Brunner bei doppelseitigen Erkrankungen zur Ausschaltung des Hauptherdes. Brunner ging dabei von der Beobachtung aus, daß nicht selten nach Ausschaltung des Hauptherdes die anderweitigen Lungenherde spontan heilen. Wenn auch derartige Spontanheilungen in der Regel nur bei kleineren Herden beobachtet werden, so können die anderen Herde nach Ausschaltung der Streuungsquelle durch die Plombierung meist leichter durch ein beschränktes Kollapsverfahren beherrscht werden. Das bezieht sich namentlich auch auf mehr exsudative Prozesse, für die Sauerbruch die Plombierung besonders geeignet hält, da durch die Apikolyse mit Plombierung nicht allein eine Entspannung der Lunge hervorgerufen, sondern auch eine weitgehende Ruhigstellung des Krankheitsherdes erreicht wird. Sehr gute Erfolge sieht man von der Plombe häufig bei schweren rezidivierenden Lungenblutungen, wenn ein künstlicher Pneumothorax wirkungslos ist.

Über den Wert und das Anwendungsgebiet der gezielten Plombe bei Kavernen im Unterfeld oder im Hilusgebiet gehen die Meinungen noch recht weit auseinander. Nach Sauerbruch können Kavernen des Unterlappens, die durch eine Exhairese nicht genügend beeinflußt worden sind, durch eine Plombe, die dem Zwerchfell direkt aufliegt, häufig zum Verschluß gebracht werden. Gegenüber der Thorakoplastik hat die Plombe hier den großen Vorzug, daß nur wenig funktionstüchtiges Lungengewebe geopfert zu werden braucht, während Unterlappenkavernen nur durch sehr ausgedehnte Plastiken beseitigt werden können.

Bei Kavernen des Mittelgeschosses wird sich aber eine gezielte Plombe kaum empfehlen. Hier ist die Gefahr des Abrutschens doch zu groß. Als eigentliches Anwendungsgebiet für eine Plombe wird man daher nur zentral gelegene, bis pflaumengroße Oberlappenkavernen ansehen müssen, die hinten nicht unter die 5. Rippe herabreichen.

Als Zusatzoperation bei Restkavernen nach einer Thorakoplastik wird eine Plombe im allgemeinen selten in Frage kommen, wenn auch die Erfolge in geeigneten Fällen durchaus gut sein können. Als Ergänzung zu einem unvollständigen Pneumothorax mit adhärenter Oberlappenkaverne kommt eine Plombe dagegen nie in Betracht.

Sauerbruch warnt vor Ausführung der Plombierung, wenn die Kaverne dünnwandig ist oder nahe der Lungenoberfläche sitzt. Winternitz hält diese Einschränkung für überflüssig, da er bei 37 dünnwandigen, sogar hoch oben in die Spitze reichenden großen Höhlen niemals irgendwelche Zwischenfälle erlebt hat. Allerdings wurden von den Kranken mit dünnwandigen Kavernen nur 29,6% negativ, während bei den dickwandigen Kavernen in produktiver Umgebung 45% bazillenfrei wurden. Felix meint, daß dickwandige Kavernen sogar leichter perforieren, weil das schwartige Gewebe schlechter durchblutet ist und daher leichter nekrotisch wird. Als weitere Gegenanzeige gegen eine Plombierung ist fehlende oder ungenügende Obliteration der Pleura anzusehen, ebenso exsudative Prozesse in der Umgebung der Kaverne.

Die Technik der Plombierung kann jetzt nach mehrfachen Wandlungen im allgemeinen als feststehend angesehen werden.

Baer hatte ursprünglich den Zugang von vorn vorgeschlagen. Er bildete einen Hautmuskellappen, dessen kürzere Seiten parallel zum Brustbein, dessen längere Seiten parallel zu den Rippen laufen. Die Basis soll möglichst weit nach außen verlegt werden. Es wird sofort bis auf die Rippen vorgedrungen und der Hautmuskellappen stumpf zurückpräpariert, so daß die zu resezierende Rippe freiliegt; jetzt wird die Interkostalmuskulatur apikalwärts von der zu resezierenden Rippe stumpf durchtrennt, bis man auf die darunter liegende Fascia endothoracica kommt. Diese wird nunmehr stumpf abgelöst und die entstandene Höhle mit Mullstreifen tamponiert. Darauf werden aus der Rippe subperiostal 3—4 cm reseziert. Die Öffnung in der Interkostalmuskulatur wird nun durch das Rippenbett hindurch erweitert und die ganze Lungenspitze abgelöst. Nach vollkommener Lösung wird die Höhle zur Blutstillung fest austamponiert und dann mit Paraffin gefüllt, worauf die Weichteile sorgfältig ohne Drainage vernäht werden.

Späterhin hat Baer seine Technik insofern abgeändert, als er statt des Lappenschnittes einen horizontalen Schnitt mit stumpfer Durchtrennung des M. pectoralis major anwandte.

Dieser vordere Zugangsweg ist heutzutage ebenso wie seine verschiedenen Abänderungen (Schreiber, Bérard, Ziegler u. a.) verlassen zugunsten des von Sauerbruch vorgeschlagenen Zugangs von hinten.

Sauerbruch bevorzugt einen flachen Bogenschnitt am Rand des Schulterblatts, der unter Durchtrennung der Muskulatur bis auf die Rippe geführt wird. Es wird dann ein 3—5 cm langes Stück aus der 2. oder 3. Rippe reseziert. Von der Brustwandlücke aus dringt jetzt der Finger zwischen den Stümpfen vorsichtig in die Tiefe und sucht an geeigneter Stelle die Lunge von der Brustwand abzuschieben. Sauerbruch betont besonders, daß alles darauf ankommt, daß man in die richtige Schicht gelangt, d. h. zwischen Fascia endothoracica und die Pleura costalis. Sehr häufig empfiehlt es sich aber, seiner Meinung nach, in das lockere Gewebe zwischen den beiden Brustfellblättern einzugehen und die Ablösung somit intrapleural vorzunehmen. Zur Befreiung der Lunge aus dicken Schwarten bedient sich Sauerbruch eines löffelartigen Messers, dessen biegsamer Stiel sich leicht den jeweiligen Verhältnissen anpaßt, während das kreisrunde Messer beim Hin- und Hergleiten auf der Lungenoberfläche langsam und schrittweise das einhüllende Gewebe durchschneidet. Kleinere Verletzungen der Lunge sind unbedenklich. Einrisse der Kavernenwand verlangen dagegen Abbruch der Operation und Lungennaht oder Tamponade. Die Blutung bei der Ablösung der Lunge ist gewöhnlich gering. Selten sind die Schwarten so gefäßreich, daß der Hohlraum sich schnell mit Blut auffüllt und längere Kompression nötig wird. Vor Einführung der Plombe muß in jedem Fall die Wunde zur Blutstillung fest tamponiert werden. Als Plombenmaterial benutzt Sauerbruch ein Paraffingemisch, das man am zweckmäßigsten auf folgende Weise bereitet: Auf 75 ccm Paraffin mit Schmelzpunkt von 58° kommen 75 ccm mit Schmelzpunkt 43—44°. Beide werden zusammengeschmolzen. Zu einer kleinen Menge dieses Gemisches werden 1,0 Bismut carb. und 0,05 Vioform gefügt. Man stellt durch halbstündiges Rühren einen gleichmäßigen Brei her unter allmählichem Zusatz des noch übrigen Paraffins.

Die Masse wird in sterile Glasgefäße mit eingeschliffenem Deckel gegossen. Das Ganze wird an zwei aufeinanderfolgenden Tagen je eine Stunde lang im Autoklaven sterilisiert.

Vor Gebrauch werden die Gläser im Wasserbad erwärmt und tüchtig durchgeschüttelt, damit die Zusätze sich möglichst gleich verteilen. Die flüssige Masse wird in Porzellanschalen ausgegossen, in denen man sie bis zur richtigen Beschaffenheit erkalten läßt. Sie muß in dem Augenblick des Einführens vollkommen homogen, blaßgelblich, elastisch und leicht knetbar sein.

Zur Vorbereitung der Plombenmasse empfiehlt Kleesattel folgendes Verfahren, das vor ihm bereits von Walzel in etwas anderer Form angewandt worden ist: Die Plombenmasse wird in flüssigem Zustand in eine Gummifußballblase gegossen. Es muß hierbei darauf geachtet werden, daß das Paraffin die Blase vollkommen ausfüllt und überläuft. Der Ansatz der Fußballblase wird dann abgequetscht und die verschlossene Blase 20 Minuten im Instrumentenkocher gekocht. Hiernach wird sie in sterile Tücher eingewickelt und kann so steril bis zur Verwendung aufbewahrt werden. Vor der Operation kommt die eingewickelte Plombenmasse für 24 Stunden in einen genau auf 48^0 einregulierten Brutschrank, aus dem sie kurz vor dem Gebrauch herausgenommen wird. Unter aseptischen Kautelen werden dann die Tücher entfernt und die Blase mit einer Schere längs aufgeschnitten. Die ganze Masse ist dann von gleichmäßiger, weicher, knetbarer Konsistenz. Sollte sich die Einfüllung verzögern, muß durch Unterschieben einer heizbaren Unterlage ein zu schnelles Abkühlen vermieden werden.

Das Paraffin wird in kleinen, wurstförmigen Stücken eingelegt. Mit besonderen Löffeln und spatelartigen Instrumenten drückt man die Masse in die Nischen und Buchten hinein. Jeder stärkere Druck ist beim Einführen zu vermeiden, jedoch müssen sich die einzelnen Stücke gut miteinander verbinden, so daß die Plombe nachher eine feste, völlig gleichmäßige Masse darstellt. Der ganze Hohlraum muß bis nach oben ausgefüllt werden, so daß die Plombenoberfläche bis an die Brustwand heranreicht und den Rippenspalt verschließt. Darüber werden die Weichteile in mehreren Schichten dicht vernäht.

Diese von Sauerbruch angegebene Technik hat verschiedene Modifikationen erfahren.

Kremer hat folgende Abänderung vorgeschlagen: Nach Resektion eines nicht zu knappen Stückes aus der 3. Rippe wird mittels eines besonderen stumpfwinklig abgebogenen Raspatoriums von den Rippenstümpfen der zu resezierenden Rippe aus das innere Periost dieser Rippe abgeschoben. Nun wird ein scharfer Haken in die Interkostalmuskulatur zwischen dem stehengebliebenen Periost und der 2. Rippe eingesetzt und die Interkostalmuskulatur hochgehoben. Sie wird mittels des Raspatoriums von der Unterlage freipräpariert, wobei Wert darauf gelegt wird, daß einmal ein schmaler Periostsaum an der Muskulatur bleibt und 2. eine dünne Muskellage auf der Lunge belassen wird; dann geht man unterhalb der hochgehobenen Interkostalmuskulatur mit einem scharfen Raspatorium auf die Innenseite der 2. Rippe ein und löst auch hier das innere Periostblatt scharf an der Innenseite der Rippe ab, so daß es auf der zurücksinkenden Lunge verbleibt. Genau wie mit der 2. Rippe, wird mit der 1. Rippe verfahren, wozu von Kremer ein mehrfach abgebogenes Raspatorium angegeben ist. Wenn die Größe der Kaverne es erfordert, wird in gleicher Weise die Lunge auch von der 4. Rippe abgelöst. Ist so die Lunge vorn bis zum Knorpelansatz, hinten bis zur Wirbelsäule freipräpariert, so wird die Lungenkuppe vorsichtig ausgelöst und herabgedrückt. Hierbei stößt man hinten an den Rippen auf einen festen Widerstand, die Interkostalnerven. Sie müssen stumpf ausgelöst und dann durchschnitten werden, worauf die Ablösung der Lungenspitze aus dem costovertebralen Winkel gelingt. Vorn hindert meist am vorderen Rippenrande der Periostumschlag von der Rippe auf die Lunge ein weiteres Herunterholen der Spitze. Ist nach Lage der Kaverne ein weiteres Loslösen der Spitze vorn notwendig, so muß das Periost hier durchtrennt werden. KREMER glaubt, daß durch diese Methode die Ernährung der Lungenwandung besser ist und außerdem bilden sich, wie aus der Mitteilung von ZAREMBA hervorgeht, von dem auf der Lunge belassenen Periost Knochenspangen, wodurch ein Durchbruch der Plombe in die Lunge erschwert wird. Tatsächlich hat KREMER in etwa 100 Fällen, welche nach dieser Methode operiert worden sind, keinen Fall von Durchbruch der Plombe in die Lunge oder Abrutschen erlebt.

HERTEL und nach ihm TROUT sind noch einen Schritt weiter gegangen. Nach breiter Freilegung der Rippen in der Ausdehnung der einzulegenden Plombe wird keine Rippe reseziert, sondern nur an den Kanten der Rippen das Periost einige Millimeter weit abgeschoben und darauf längs dem Rippenrand scharf mit dem Messer in der ganzen Länge der freigelegten Rippen eingeschnitten. Das pleurawärts gelegene Periostblatt wird nunmehr mit dem Raspatorium abgehebelt und durch Hin- und Herfahren mit dem Rippenschlüssel in der Länge der freigelegten Rippen abgehoben. Das von den Rippen nach der Lunge zu gedrängte Weichteilblatt besteht aus der Pleura costalis, Fascia endothoracica, dem Periost der Rippeninnenfläche und den haftengebliebenen Interkostalmuskeln. Die Paraffinmasse wird nunmehr zwischen die Rippen hindurch in dieses Weichteilbett hineingeknetet, das eine feste Unterlage gegen die Lunge bietet, während die nur mit ihrem äußeren Periostblatt bedeckten Rippen einen sicheren Halt nach außen geben.

Dieses Verfahren ist von HERTEL für seitliche Plomben bei Bronchiektasen angegeben worden, wozu es fraglos gut geeignet erscheint. Bei Spitzenplomben, die bei der Lungentuberkulose in erster Linie in Betracht kommen, ist es aber nicht anwendbar, da sich die erforderliche vollständige Ablösung der Lunge durch die Interkostalräume hindurch nicht ausführen läßt.

Bevor wir zur Beschreibung der von uns sowohl bei der Plombierung als auch beim extrapleuralen Pneumothorax angewandten Technik übergehen, müssen wir kurz die Anatomie der Brustwand streifen. Wie aus den nebenstehenden schematischen Zeichnungen ersichtlich ist, besteht die Brustwand aus drei Muskelschichten: Den Mm. intercostales externus, intermedius und internus. Unter diesen Muskeln liegen im kranialen und kaudalen Abschnitt der hinteren Thoraxwand noch die Mm. subcostales, platte, mit ihren seitlichen Rändern mehr oder weniger zusammenhängenden Muskeln, die gewöhnlich eine, dazwischen auch zwei Rippen überspringen. Unter der Muskelfaszie liegt eine lockere Schicht kollagenen Bindgewebes, die Lamina subpleuralis oder Fascia endothoracica, wie sie früher fälschlich genannt wurde. Darauf folgen zwei Schichten elastischen Bindegewebes, die Laminae elastica externa und interna, die voneinander und der Pleura parietalis durch eine dünne Schicht kollagenen Gewebes getrennt sind.

Der M. intercostalis intermedius wird in den deutschen Lehrbüchern der Anatomie gewöhnlich nicht angeführt, ist aber von Eisler genau beschrieben und abgebildet, ebenso von Testut, Hovelacque und Charrière. Dieser Muskel interessiert uns übrigens hier eben wenig, worauf es uns ankommt, ist die Tatsache, daß der M. intercostalis internus, der nur recht wenig Muskelgewebe hat, an beiden Enden mit kurzen Sehnen an das Rippenperiost ansetzt. Der kaudale Ansatz hat eine längere Sehne, die auf dem Periost bis zur Mitte der Rippe reicht, wo sie mit dem kranialen Ansatz der nächst tieferen fast zusammentrifft. Infolge dieser Anordnung läßt sich daher die Schicht der Intercostales interni gut im Zusammenhang ablösen, besonders leicht, wenn man hinten im Gebiet der Subcostales beginnt, wie das sowohl bei der Plombierung als auch beim extrapleuralen Pneumothorax die Regel ist.

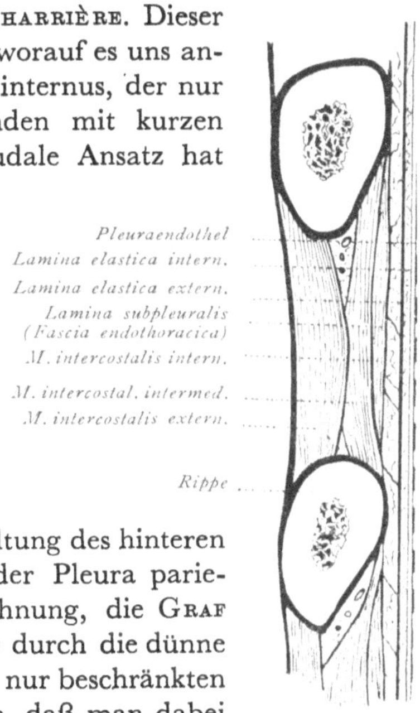

Abb. 28. Schema der Brustwandmuskulatur.

W. Graf und W. Schmidt halten es für wesentlich, daß die Ablösung der Lunge „nach Spaltung des hinteren Periostblatts und der Faszie unmittelbar über der Pleura parietalis" vorgenommen werden muß. Auf der Zeichnung, die Graf seiner Arbeit beifügt, sieht man dabei die Lunge durch die dünne Pleura durchschimmern. Nach meiner, allerdings nur beschränkten Erfahrung mit dieser Technik, muß ich gestehen, daß man dabei gelegentlich durchaus im Zweifel sein kann, ob man tatsächlich noch extrapleural und nicht vielmehr schon intrapleural, zwischen den beiden Pleurablättern, vorgeht. Sauerbruch meint ebenfalls, daß man beim Ablösen im lockeren Bindegewebe häufig streng genommen eine intrapleurale Lösung vornimmt. Diesen Weg hat Torek bereits 1914 vorgeschlagen; ähnlich ist unabhängig von ihm A. Mayer vorgegangen, der kombiniert intra- und extrapleural ablöste.

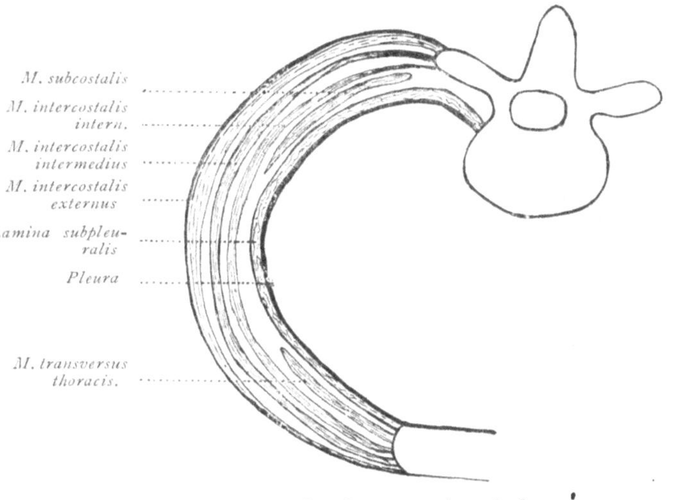

Abb. 29. Schema der Brustwandmuskulatur.

Graf hat die Schicht, in der seiner Meinung nach die Ablösung zu erfolgen hat, ganz allgemein als „richtige Schicht" bezeichnet. Auch G. Mertens bezeichnet die Schicht zwischen Pleura und Brustwand als alleinige Schicht, in der die Ablösung zu erfolgen habe und die durch das vorhandene großmaschige lockere Bindegewebe von der Natur dazu bestimmt wäre. Vom anatomischen Standpunkt aus mag diese Schicht tatsächlich die gegebene Schicht für die Ablösung der Lunge sein. Vom chirurgischen Standpunkt aus kann es aber kaum erwünscht erscheinen, wenn die Wand einer großen nichtdrainierten Wundhöhle von einer dünnen Membran gebildet wird, welche durch die zahlreichen kleinen Lymph- und Blutgefäße, die bei der Operation größtenteils zerrissen werden, mit der stets Infektionskeime enthaltenden Lunge in Verbindung steht. Chirurgisch muß man eine festere, bindegewebige Abgrenzung der frischen Wundhöhle gegenüber der Lunge entschieden vorziehen, wie sie durch die von uns auch bei der Pneumolyse in den letzten Jahren angewandten Technik geschaffen wird.

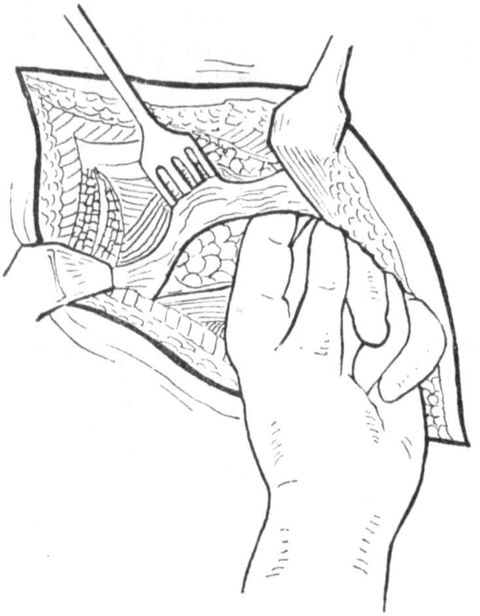

Abb. 30. Ablösung der Lunge in der „richtigen Schicht". (Nach W. Graf, Chirurg. 1938, 308, Abb. 18. J. Springer, Berlin.)

Außerdem darf nicht übersehen werden, daß wir es bei unseren Operationen nie mit normalen anatomischen Verhältnissen zu tun haben, da für unsere operativen Eingriffe eine sichere Obliteration der Pleura die erste Voraussetzung bildet.

Bei der vorhergegangenen Pleuritis greift aber die Entzündung in der Regel auch auf die Lamina subpleuralis (Fascia endothoracica) über und verwandelt das grobmaschige lockere Bindegewebe in eine fest mit der Pleura parietalis zusammenhängende homogone Schicht, in der eine Ablösung garnicht mehr möglich ist. Policard und Galy haben wohl recht, wenn sie meinen, daß Graf und Schmidt wahrscheinlich meist tatsächlich extrafaszial vorgegangen sind, in der Meinung, die Lunge in der Lamina subpleuralis abzulösen.

Wir gehen folgendermaßen vor:

Von einem Schrägschnitt über der 3. oder 4. Rippe wird der M. trapezius freigelegt und ebenso wie der unter ihm zum Vorschein kommende M. rhomboideus stumpf in seiner Faserrichtung auseinandergezogen. Aus der darunterliegenden Rippe wird darauf subperiostal ein 4—5 cm langes Stück reseziert. Um einen besseren Zugang zu erhalten, wird dann noch vom lateralen Rippenstumpf mit der Lüerschen Zange unter dem Schulterblatt ein etwa 3 cm großes Stück abge-

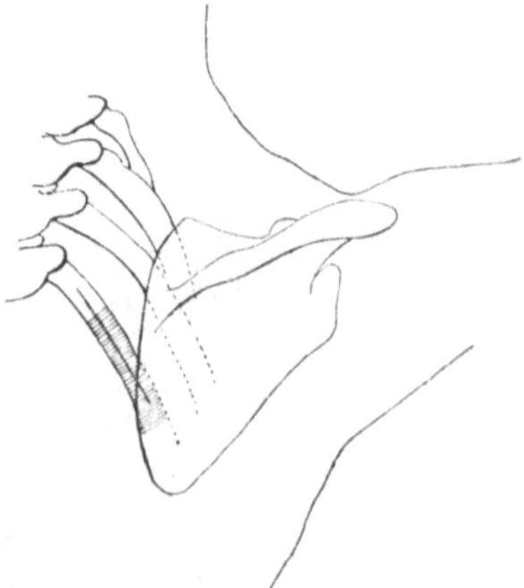

Abb. 31. Schnittführung und Ausdehnung der Rippenresektion zur Pneumolyse.

kniffen. Jetzt wird ohne Spaltung des hinteren Periostblattes die Lunge in der Schicht zwischem dem M. intercostalis intermedius und internus stumpf abgelöst, so daß auf der Lunge außer der Pleura parietalis und der Fascia endothoracica auch noch der M. intercostalis internus mit seiner Faszie und gegebenenfalls auch noch die Mm. subcostales liegen bleiben. Die Ablösung gelingt leicht, nur selten muß man stellenweise am Rippenperiost etwas mit dem Raspatorium nachhelfen. Das Periost der oberen Rippen lösen wir nicht von den Rippen ab. Der Schutz, den die dünnen unregelmäßigen Rippenregenerate gegen eine Kavernenperforation bieten können, scheint recht problematisch und dürfte den Zeitaufwand, den diese zusätzliche

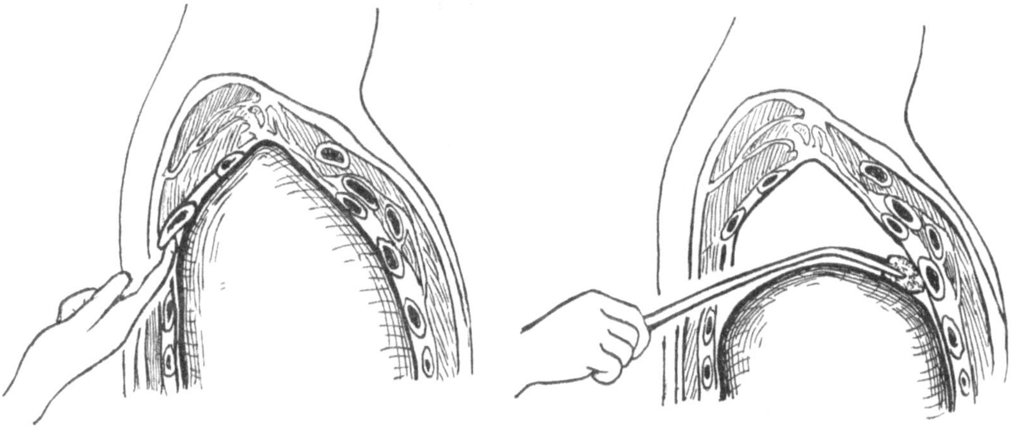

Abb. 32 und 33. Extrafasziale Apikolyse zur Bereitung des Plombenbettes.

Maßnahme erfordert, kaum lohnen. Ausschlaggebend für den Erfolg der Plombierung ist die kunstgerechte Ausführung der Apikolyse. Man muß sich bei dieser mit dem Finger bzw. der weichen Kornzange immer dicht an die Rippen halten. Sonst kann man sich leicht über das Ausmaß der tatsächlichen Ablösung täuschen, weil beim Vorgehen in der Richtung der Lunge die Pleura an der Brustwand haften bleibt und man mit dem Finger die Lunge nur eindrückt, anstatt sie abzulösen, was außerdem zur Verletzung führen kann. Zum Schluß der Apikolyse muß der Boden des Plombenbettes vollkommen eben sein und etwa einen Zwischenrippenraum tiefer liegen, als die Kaverne sich auf dem Filme hinten projizierte. Vor dem Einlegen der Plombe wird die Höhle zur Blutstillung fest mit Mull austamponiert. Dann wird die weich knetbare Masse zunächst unten sorgfältig in den Randpartien unter Vermeidung von stärkerem Druck der Thoraxwand anmodelliert und die Höhle bis nach oben gefüllt. In der Kuppe lassen wir einen kleinhühnerei-großen Raum frei, um einerseits keinen Druck auf den Gefäßnervenstrang auszuüben und andererseits für das sich bildende Exsudat einen gewissen Spielraum zu lassen. Nach sorgfältiger Säuberung der Muskulatur von Paraffinbröckeln wird diese mit einigen Katgutknopfnähten vereinigt, fortlaufende Naht der Faszie, Hautnaht. Auf eine Einfügung des resezierten Rippenstückes beim Verschluß der Wunde, nach dem Vorschlag von O'Brien, Krampf und Maendl und Schwarzmann verzichten wir. Jehn hat mit Recht dagegen den Einwand erhoben, daß dadurch der Plombendruck auf die Lunge falls durch Exsudatbildung oder Eiter die reaktionslose Einheilung der Plombe gestört werden sollte, zu groß werden kann und die Plombe dann, anstatt nach außen, in die Kaverne durchbrechen könnte.

Bérard füllt die Plombenmasse mittels einer Spritze ein, um alle die Asepsis gefährdenden Manipulationen zu vermeiden.

Um ein Abrutschen der Plombe zu vermeiden, operiert Hilgenfeldt zweizeitig. In der 1. Sitzung wird vorn und rückwärts ein daumendicker Plombenwulst extra-

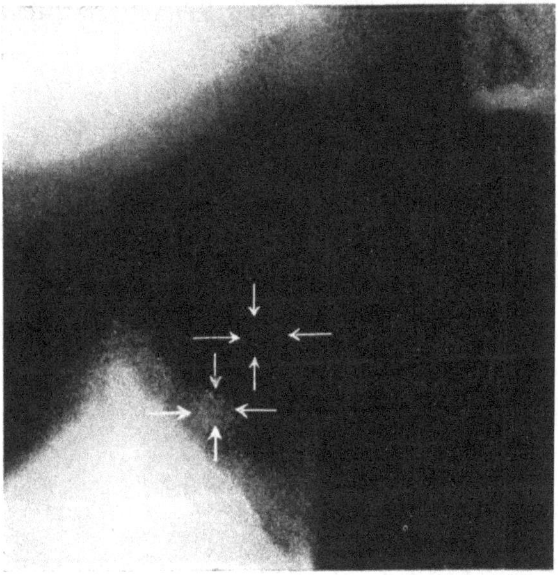

Abb. 34. Kavernensystem im Oberlappen.

pleural ringförmig um die Lunge gelegt. Dadurch soll nach unten eine sichere Verklebung erreicht werden, so daß die in der 2. Sitzung eingebrachte Plombenmasse einen sicheren Halt hat. Kremer legt bei der Einfüllung der Plombe ebenfalls Wert darauf, daß das Paraffin zunächst in alle Buchten gelegt wird. Dadurch soll ein fest verankerter Rahmen geschaffen werden, der ein Abrutschen der Plombe verhütet.

Einen ähnlichen Vorschlag hat Rehn gemacht.

Was die Größe der Plombe betrifft, so ist man jetzt ganz allgemein hierin zurückhaltender geworden. Plomben von 800—1000 ccm, wie sie anfänglich häufig gebraucht wurden (Hauke, Sauerbruch), werden jetzt wohl von niemandem mehr angewandt. Als Höchstgrenze betrachtet man jetzt gewöhnlich 300—350 ccm. Winternitz hat mit Recht darauf hingewiesen, daß eine Riesenkaverne von 7 cm Durchmesser einen Rauminhalt von nur 179 ccm besitzt. Bei genügender Mobilisierung können somit selbst so große Kavernen durch Einlegen von 300—350 ccm Plombenmasse genügend beeinflußt werden.

Die Vorstellung, daß man durch eine Plombe eine Kaverne komprimieren könne, ist völlig falsch. Wenn infolge ungenügender Ablösung der Lunge unter einer Plombe eine nicht kollabierte Kaverne zurückbleibt, so führt das nur zu weiteren Einschmelzungen in der Umgebung, die meist mit einem Durchbruch der Plombe in die Kaverne enden. Auch die Lungenplombierung ist Kollaps- und nicht Kompressionstherapie. Die Plombe soll lediglich die abgelöste Lunge an ihrer Wiederentfaltung hindern, nicht aktiv komprimieren. Auch dem Gewicht der Plombe kommt keine Kompressionswirkung zu, das beweist schon das spezifische Gewicht.

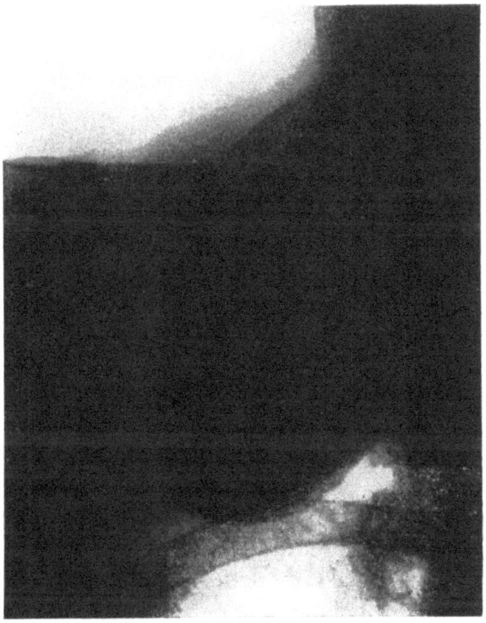

Abb. 35. Der gleiche Fall mit Paraffinplombe.

Nach Henke-Lubarsch beträgt das spezifische Gewicht:

Lufthaltige Lunge etwa 0,4,
atelektatische Lunge 1,045—1,056,
durch Exsudat komprimierte Lunge 1,054,
Paraffinmischung 0,857.

Die Plombe schwimmt daher nicht nur auf einem Exsudat, sondern auch auf atelektatischem Lungengewebe.

In der Literatur begegnet man mehrfach einer Einteilung der Plombe in Einstülpungs- und Entspannungsplomben. Beide Worte sind Umschreibungen für eine fehlerhafte Plombierung. Im ersten Fall soll durch die Plombe die Kaverne von oben zusammengedrückt und eingestülpt werden. Unter Entspannungsplomben sind nach Beitz Plomben mit unvollständiger Pneumolyse und lockeren Verwachsungen nach unten zu verstehen. Mit Recht fordern Heller, Fruchaud, Bernou u. a., daß die Ablösung der Lungenspitze unbedingt regelrecht anatomisch, apikal, paravertebral und mediastinal niveaugleich bis über den unteren Rand der Kaverne ausgeführt werden und die Lungenspitze in allen Thoraxdurchmessern gleichmäßig entspannt werden muß. Bei größeren paravertebral gelegenen Kavernen scheint es zweckmäßiger, die Lunge mediastinal nicht vollständig abzulösen, damit die Kaverne besser durch den ableitenden Bronchus drainiert wird und nicht unkollabiert in die gesunde Lunge eintaucht (Brantigan). Die erste Voraussetzung für ein gutes Endergebnis bleibt immer die sorgfältige, genügend weit ausgeführte Apikolyse, die erst die richtige Lage und Wirkung der Plombe ermöglicht.

Untersuchungen von Herlemann über die Einheilung von extrapleuralen Paraffinplomben an 1—2 Jahre alten Fällen zeigen, daß das Paraffin unter Bildung einer festen Kapsel vollkommen reaktionslos einheilt. Eine Organisation des Paraffins, ein Eindringen von Granulationsgewebe, wie das bei injiziertem Hartparaffin-Prothesen beschrieben ist, bleibt vollkommen aus. Die auf der Schnittfläche der Plomben als Bindegewebsstränge und Gefäße imponierenden Septen bestehen mikroskopisch aus geronnenen Exsudatmassen, die bei Anlegung des Plombenbetts entstehen. Es fand sich nur eine gleichmäßige geringe Leukozyten- und Makrophageneinlagerung als Beimischung des Exsudats, sonst keine Zeichen für Organisation. Eine Resorption oder ein Abtransport des Paraffins findet nicht statt. Nach 3 Jahren ergab sich nur ein innerhalb der Fehlergrenze gelegener Gewichtsverlust von wenigen Gramm. Bernou, Fruchaud und Rousselot konnten ebenfalls feststellen, daß die Bindegewebsreaktion um die Plombe äußerst gering ist. Die Entzündungserscheinungen bilden sich sehr bald zurück, es bildet sich kein Granulom mit Fremdkörperriesenzellen, sondern nur eine dünne Schicht von regelmäßig angeordneten einkernigen Zellen, die sich bald in eine Art Serosa umwandeln. Nach endgültiger Anpassung der umgebenden Gewebe erscheint die Plombe von einer endothelartigen Hülle umgeben, die durch derbes Bindegewebe verstärkt ist. Dieses verschiedene Verhalten des Gewebes dem eingeführten Paraffin gegenüber erklären die Verf. dadurch, daß bei der Paraffinplastik das Paraffin in flüssiger Form unter Druck eingespritzt wird, wodurch zahlreiche kleine Depots innerhalb der Gewebe gebildet werden, die einen starken Fremdkörperreiz ausüben, während bei der Plombe das Paraffin als großer glatter Körper eingeführt wird. A. Maurer, Delorme und Levaditi haben allerdings über einen Fall berichtet, in dem sie eine von Fruchaud eingelegte Plombe, die 7 Jahre lang anstandslos vertragen worden war, wieder entfernen mußten, weil sich ein typisches Paraffinom gebildet hatte mit zahlreichen basophlen Plasmazellen mit Vakuolen, in denen Paraffin enthalten war. Da die Plombe zur Heilung der Tuberkulose geführt hatte und ihre Entfernung weiter keine Störungen verursachte, fällt diese Komplikation nicht weiter schwerer ins Gewicht. Sie zeigt aber doch, daß der Organismus offenbar die Plombe als Fremdkörper empfindet und dementsprechend auf sie reagiert. Zunächst durch Abkapselung und Formveränderung der Plombe, die stets eine kugel- oder eiförmige Gestalt annimmt, auch wenn scheiben- oder kegelförmige Plomben eingelegt werden. Die nach der Plombierung lang anhaltende starke Erhöhung der Senkungszeit scheint darauf hinzudeuten, daß der Organismus seine Arbeit zur Entfernung des Fremdkörpers langsam fortsetzt, so daß das Plombengebiet nicht zur Ruhe kommt, sondern auch weiterhin für den Träger ein gewisses Gefahrengebiet und ein locus minoris resistentiae bleibt. Die Forderung von Brunner, Klopstock u. a. die Plomben späterhin, wenn sie ihre Schuldigkeit getan haben, wieder zu entfernen, erscheint daher nicht unbegründet.

Zwischenfälle bei der Operation, die der Plombe zuzuschreiben wären, kommen nicht vor. Der Hauptakt des Eingriffs ist die Pneumolyse, bei der gewisse Zwischenfälle vorkommen können, die im Kapitel über den extrapleuralen Pneumothorax besprochen sind. Man muß es sich zur unbedingten Vorschrift machen, daß die Ablösung der Lunge nie mit Gewalt erzwungen werden darf. Auch die von Sauerbruch anfänglich gelegentlich angewandte scharfe Ausschälung der Lunge muß als gefährlich bezeichnet werden. Andererseits dürfen die Verklebungen auch nicht zu locker sein, da diese dann beim Einfüllen der Plombe oder bei geringer Exsudatbildung leicht gesprengt werden können, was zu einem Abrutschen der Plombe führen kann. Sowohl bei zu festen als auch zu lockeren Verklebungen muß man von der geplanten Plombierung Abstand nehmen und, wenn möglich, gleich eine obere Teilplastik ausführen.

Der Nachoperationsverlauf der Plombierung ist in der Regel leicht, besonders das Abhusten macht keine Schwierigkeiten. In den ersten Tagen nach der Operation kommt es gewöhnlich zu einem steilen Temperaturanstieg, der bis 39—39,5° gehen kann. Die Temperaturen pflegen dann in 3—5 Tagen wieder abzusinken. Sie sind wohl mehr der Ausdruck einer entzündlichen Reaktion im Plombenbett und um den tuberkulösen Herd als der einer Autotuberkulinisierung. Der Auswurf ist als Folge dieser reaktiven Entzündung in der ersten Zeit ebenfalls vermehrt; nimmt aber dann in der Regel bald ab.

Stöcklin und Kremer empfehlen, grundsätzlich jedes Plombenbett spätestens am 8. Tag zu punktieren und dann je nach der Menge des abpunktierten Exsudates in 5—10tägigen Zwischenräumen die Punktion zu wiederholen, bis die Exsudatbildung wieder aufhört. Nach Kremers Vorschlag wählt man zur Punktion am besten eine Stelle lateral vom Schnitt in Höhe des 3. Interkostalraums, wo man sicher ist, die Lunge abgelöst zu haben. Nachdem man Exsudat erhalten hat, legt man den Kranken flach auf den Rücken, um, da die Plombe auf dem Exsudat schwimmt, eine restlose Entleerung zu erreichen. Kremer glaubt es dieser Vorsichtsmaßnahme zu verdanken, daß er bei 170 Plombenoperationen nie die Ausstoßung einer Plombe nach außen erlebt hat. Wir haben ebenfalls nie eine Ausstoßung der Plombe gesehen, ebensowenig wie eine Vorwölbung der Narbe, obgleich wir nie das Plombenbett punktiert haben, was auch Kleesattel für überflüssig hält.

Die Nachbehandlung nach der Plombierung ist somit in normal verlaufenden Fällen, im Gegensatz zum extrapleuralen Pneumothorax äußerst einfach. Komplikationen nach der Plombierung sind aber nicht selten. Morr hat aus der Literatur 732 Plombenoperationen zusammengestellt, bei denen es in 3,7% der Fälle zu einer Vereiterung des Plombenbettes gekommen war; noch häufiger sind subakute Wundeiterungen. Flora Eiselsberg sah solche beim Material von Walzel in einem Drittel aller Fälle, während bei anderen Operationen eine Wundeiterung zu den seltensten Ausnahmen gehörte. Die bakteriologische Untersuchung von Gewebsproben aus dem Operationsbereich brachte keine Aufklärung. In 2 Fällen, in denen Streptokokken gezüchtet wurden, heilte die Wunde primär; während es andererseits zu einer Vereiterung kam, obgleich kulturell und im Tierversuch in den Gewebsproben keine Eitererreger zu finden waren. Die Ursache der Wundstörung ist wohl in einer endogenen Infektion zu suchen, die von den bei der Operation durchtrennten Adhäsionssträngen ausgeht. Die Eiterungen im Plombenbett sind z. T. durch Tuberkelbazillen verursacht. In solchen Fällen ist es möglich, durch Punktionen eine Ausstoßung der Plombe zu verhindern (SAUERBRUCH, KREMER, EICHELTER). Bei durch Kokken hervorgerufener Eiterung des Plombenbetts muß dieses eröffnet und die Plombe entfernt werden. Um einer Wiederentfaltung der Lunge vorzubeugen, empfiehlt es sich, das Plombenbett zu tamponieren und möglichst bald eine Thorakoplastik anzuschließen.

Ernster zu bewerten ist ein Durchbruch der Plombe in die Lunge. Der Frühdurchbruch äußert sich in hohem Fieber und allgemein septischen Erscheinungen. In wenigen Tagen bildet sich meist eine Rötung und Vorwölbung der Wunde aus; dazu kommt es in den nächsten Tagen zu einem schnell wachsenden Hautemphysem. SAUERBRUCH macht darauf aufmerksam, daß man manchmal in solchen Fällen bei Hustenstößen in der Tiefe des Operationsgebietes ein Pfeifen hört und die Hand ein Schwirren fühlt. Bei diesen bedrohlichen Komplikationen muß die Wunde breit eröffnet und die Plombe entfernt werden. Nach der Zusammenstellung von MORR kommt die Frühperforation in 0,8% der Fälle vor. Vorbeugen kann man ihr durch sorgfältige Auswahl der Fälle, indem man alle Kranken mit ausgesprochen frischen perikavernösen Erscheinungen und mit ungereinigten Kavernen von einer Plombierung ausschließt.

Bedeutend harmloser sind Spätperforationen, bei denen es meist ohne sonstige Beeinträchtigung des Allgemeinbefindens zum Aushusten von kleinen Paraffinbröckchen kommt. Was die Kranken am meisten mitnimmt, ist der häufig sehr quälende Hustenreiz, der durch die Paraffinbröckel hervorgerufen wird, und der monatelang anhalten kann. Meist kommt es schließlich doch zu einer Infektion des Plombenbettes, die zu einer Entfernung der Plombe und einer Resektion der Rippen zwingt, um die Weichteile in das Plombenbett hineinzulegen und dadurch einen Verschluß der Bronchusfistel erreichen zu können.

Nach den Untersuchungen von BERNOU und FRUCHAUD, die dieser Komplikation ihre besondere Aufmerksamkeit gewidmet haben, war fast in allen von ihnen in Frankreich, Deutschland und der Schweiz nachkontrollierten Fällen eine Restkaverne nachgeblieben. Die Lunge war fast stets nicht genügend abgelöst worden, so daß entweder unter oder neben der Plombe die Kaverne bestehen geblieben war. Durch die unvollkommen ausgeführte Ablösung war in diesen Fällen die Kaverne nicht entspannt und ruhig gestellt worden, sondern im Gegenteil einem stärkeren respiratorischen Trauma ausgesetzt, das schließlich zu einem Durchbruch der Kavernenwand geführt hatte. Gelegentlich kann es aber auch bei gutsitzenden Plomben und bei guter Rückbildung des Krankheitsherdes noch nach einem Jahr und später zu einem Durchbruch der Plombe in die Kaverne kommen. Zur Erklärung dieser Tatsache weist WINTERNITZ darauf hin, daß die die Plombe umschließende derbe Kapsel durch ihre allmähliche Schrumpfung einen starken Druck auf die Plombenmasse ausüben muß. Bei der plastischen Konsistenz der Plombe verteilt sich dieser Druck in ihr gleichmäßig und sucht nach der Richtung des geringsten Widerstandes auszuweichen. Ist in der Nähe der Plombe eine Kaverne vorhanden, so wird die plastische Plombenmasse sich gegen diese vorwölben und die Scheidewand durch Druckatrophie allmählich zerstören.

Diese Spätkomplikation, die nach Mörr in 3,8% der Fälle beobachtet wird, ist die Hauptursache für die im allgemeinen ablehnende Haltung der Paraffinplombe gegenüber. Wir glauben, daß man durch eine Operationstechnik, bei der eine resistentere Scheidewand zwischen der Plombe und der Lunge geschaffen wird, dieser Komplikation wirksam vorbeugen kann.

Gelegentlich kommt es auch zu einem späteren Abrutschen der Plombe. Da das Gewicht der Plombe hierbei keine Bedeutung hat, so wird man wohl Winternitz zustimmen, daß diese Lageveränderung der Plombe eine Folge stärkerer Exsudatbildung in dem Plombenbett ist, durch die es zu einer Überdehnung der Kapsel kommen kann. Nach der Resorption des Exsudates, auf dem die Plombe schwimmt, sinkt diese dann auf den Boden der Kapsel. Gewöhnlich handelt es sich dabei nur um eine geringe Lageveränderung, die praktisch keine größere Bedeutung hat. Doch kann es dadurch gelegentlich infolge einer Kompression der großen Venen oder des Herzens zu ernsteren Kreislaufstörungen kommen. So haben wir einen Fall gesehen, bei dem von einem sehr bekannten ausländischen Chirurgen eine doppelseitige Spitzenplombe eingelegt worden war. Rechts war die Plombe an ihrer Stelle geblieben, während sie links bis aufs Herz herabgerutscht war und schwere Störungen der Herztätigkeit bedingte.

Druckwirkungen der Plombe auf das Mediastinum und die großen Venen sind in der ersten Zeit, als noch übergroße Plomben angewandt wurden, häufiger beschrieben worden. Sauerbruch hat mehrere Fälle von Druckwirkungen großer Plomben auf den rechten Vorhof beobachtet, die zu schweren Rhythmusstörungen führten und die sofortige Entfernung der Plombe verlangten. Diese Gefahr besteht jetzt wohl kaum, wenn man sich genau an die Vorschriften hält.

Die Einstellung der Plombe gegenüber ist recht zwiespältig. Sauerbruch und seine Schule äußern sich auf Grund einer großen Erfahrung recht befriedigt über die Ergebnisse und geben der Plombe, namentlich auch in Form der doppelseitigen Plombe entschieden den Vorzug vor dem extrapleuralen Pneumothorax (Diebold). Auch Bernou, Courcoux, Häberlin, Heller und V. Schröder, Iselin, Kleesattel, Kremer, Mac Indoe, Winternitz bekennen sich als Anhänger dieser Methode. Die Mehrzahl verhält sich aber doch im allgemeinen ablehnend der Lungenplombierung gegenüber wegen der Gefahr der Spätkomplikationen. Brunner meint, daß die Häufigkeit dieser Spätkomplikationen immer noch unterschätzt würde. Überall, wo eine Spitzenplastik möglich erscheint, muß ihr unbedingt der Vorzug gegeben werden. Nur wenn wegen schlechten Allgemeinzustandes oder Alter des Kranken gegen eine Plastik Bedenken bestehen, käme eine Plombe in Frage. Nur bei stärkeren Lungenblutungen ist die Plombe der Plastik vorzuziehen, weil sie das Abhusten weniger erschwert und daher die Aspirationsgefahr herabsetzt. Dieser Standpunkt wird wohl von den meisten geteilt.

Die Ergebnisse der Plombierung sind mitunter schwierig zu beurteilen. Da wir Plomben häufig bei doppelseitigen Prozessen anwenden, so ist es später, wenn der Auswurf positiv bleibt, schwer zu entscheiden, von welcher Seite die Bazillen stammen. Auch das Verschwinden der Kaverne ist nicht immer mit Sicherheit festzustellen, da auch die reine Paraffinplombe ohne Zusatz auf dem Röntgenfilm einen so starken Schatten gibt, daß durch ihn kleine Restkavernen verdeckt werden können.

Die veröffentlichten Statistiken haben alle den Fehler der zu kleinen Zahl. Außerdem enthalten sie nicht nur relativ frische und ältere Fälle unterschiedslos nebeneinander, sondern auch Fälle von sogenannten Einstülpungs- und Entspannungsplomben durcheinander gemengt, bei denen aber ein etwaiger Mißerfolg nicht der Methode, sondern der fehlerhaften Technik zur Last fällt.

Länger beobachtete Reihen zeigen übereinstimmend eine zunehmende Verschlechterung der Ergebnisse. So konnte Beitz bei dem Krankengut von Kremer nach etwa einem Jahr in 45,5% Bazillenfreiheit feststellen, während es nach 3½ bis 5 Jahren nur noch 37,7% waren und nach 7—12 Jahren fand Lemberger bei dem gleichen Material nur noch 29,7% negative Kranke. Glaser glaubt allerdings feststellen zu können, daß nach etwa 5 Jahren das endgültige Resultat annähernd erreicht sei. Die letzten veröffentlichten Erfolgsberichte zeigen eine auffallende Übereinstimmung. Glaser, der die von Kleesattel operierten Kranken nachuntersucht hat, berichtet, daß nach 5—11 Jahren 50% der Kranken gestorben waren, 37,8% waren negativ und 12,2% noch positiv. Lemberger (Kremer) gibt nach 3½—5 Jahren 41% als verstorben an, 37,7% waren negativ und 21,3% noch positiv. Heidelbach errechnete bei den Kranken von H. Alexander nach 1—17 Jahren folgende Zahlen: Gestorben 54,7%, negativ 37,7%, positiv 7,6%. Zu ähnlichen Ergebnissen kommt auch Morr, der aus der Weltliteratur 673 statistisch verwertbare Fälle zusammengestellt hat. Von diesen zeigten 34,2% ein sehr gutes Resultat, bei 26,6% war der Erfolg nur mäßig und bei 39,7% war der Erfolg vollständig ausgeblieben. Wenn man die beiden letzten Gruppen als Mißerfolge zusammenfaßt, so ergibt sich also nach dieser Sammelstatistik eine Erfolgszahl von 34,2%. Als Operationsmortalität gibt Morr 4,5% an; mit zunehmender Erfahrung hat sich aber diese Zahl erheblich herabdrücken lassen. Kremer hat bei insgesamt 234 Operationen eine Frühsterblichkeit von 1,7%, Sebestény bei 126 Fällen 1,5%, Kleesattel bei 136 Plomben eine solche von 2,2%.

Auf Grund unserer eigenen, allerdings recht beschränkten Erfahrungen glauben wir, daß die Paraffinplombe doch besser als ihr Ruf ist und bei doppelseitigen Prozessen, bei denen eine Plastik nicht oder noch nicht möglich erscheint, durchaus mit dem extrapleuralen Pneumothorax konkurrieren kann.

Als Ersatz für eine sonst mögliche Thorakoplastik haben wir die Plombe nur sehr selten angewandt, in Fällen, in denen die Kranken nach den bestehenden Dienstvorschriften nach einer Plastik zwangsläufig pensioniert worden wären. Die Erfolge waren sehr zufriedenstellend; die Kranken, die bis zu 5 Jahren verfolgt werden konnten, waren sämtlich negativ und in ihrer Leistungsfähigkeit kaum beschränkt. Trotzdem stehen wir nach wie vor auf dem Standpunkt, daß in allen Fällen, in denen eine Thorakoplastik ohne Gefährdung des Kranken durchgeführt werden kann, eine Plombierung nicht in Frage kommt.

Die Muskelplombe

Um keinen Fremdkörper im Brustkorb zurückzulassen, was nach den Worten von Jessen ein chirurgisches Greuel ist, ist vielfach empfohlen worden, gestielte Muskellappen als Plombe zu verwenden, wozu sich die Brustmuskeln am besten eignen (Archibald, J. Alexander, Goffaerts, Häberlin, Sebrechts, de Winter u. a.).

De Winter und Sebrechts haben in einer großangelegten Arbeit an Hand ihrer Erfahrungen bei 154 Plombierungen die Frage allseitig beleuchtet und nachzuweisen versucht, daß die Mm. pectorales das einzig gegebene Material für die Lungenplombierung seien. Auch Häberlin äußert sich auf Grund von 6 Fällen sehr befriedigt über dieses Verfahren. Aber selbst, wenn man davon absehen will, daß auch der gestielte Muskellappen mit der Zeit schrumpft, kann die von de Winter vorgeschlagene Plombierung mit dem M. pectoralis nicht als Methode der Wahl angesehen werden.

Von einem bogenförmigen Schnitt, der vom Schultergelenk bis auf den Rippenbogen herabreicht, wird zunächst die Haut mit der Brustdrüse nach außen abpräpariert. Darauf werden beide Mm. pectorales ebenfalls allseitig abgelöst, so daß sie nur noch an ihrem aus der A. acromiothoracalis bestehenden Gefäßstiel hängen. Nach Resektion der 2. Rippe wird die Lunge stumpf extrapleural vorn und seitlich abgelöst, während die Verklebungen mit dem Mediastinum und an der Lungenspitze nicht gesprengt werden. Darauf wird der Muskellappen durch das Rippenfenster in die extrapleurale Wundhöhle geschlagen und dort mit einigen Catgutnähten fixiert, worauf die Wunde durch Naht geschlossen wird.

Dieser Eingriff ist viel zu groß, als daß er bei doppelseitigen Prozessen und reduziertem Allgemeinbefinden einem Kranken zugemutet werden könnte, um so weniger, als der Erfolg wegen der ungenügenden Ablösung der Lunge und Schrumpfung der Muskelplombe mangelhaft ist und in der Regel noch durch eine größere paravertebrale Thorakoplastik ergänzt werden muß. Bérard hat daher diese Methode ebenso wie Boit, bald wieder zugunsten der Paraffinplombe aufgegeben, die einen viel kleineren, dabei aber viel wirksameren Eingriff darstellt.

Als Ergänzungsoperation zu einerSpitzenplastik kann die Muskelplombe in besonders gelagerten Fällen allenfalls in Betracht gezogen werden, als selbständiger Eingriff oder als obligatorische Voroperation vor jeder oberen Teilplastik ist sie aber abzulehnen.

Der extrapleurale Pneumothorax

von F. Michellsson

Bei dem extrapleuralen Pneumothorax wird der durch die Pneumolyse erzielte Lungenkollaps nicht durch eine feste Plombe, sondern durch Lufteinblasung aufrechtzuerhalten versucht. Auch dieses Verfahren geht auf Tuffier zurück, der bereits im Mai 1910 der Pariser Gesellschaft für Chirurgie über Stickstoffeinblasungen nach extrapleuraler Apikolyse berichtete. Er gab dieses Verfahren aber als für Arzt und Kranken zu umständlich bald zugunsten der Fettplombe auf. Nach ihm sind immer wieder Versuche mit dem extrapleuralen Pneumothorax vorgenommen worden, so in Deutschland von A. Mayer, Nissen u. a., die aber nicht fortgesetzt wurden, da sie zu keinen überzeugenden Erfolgen führten. Erst als W. Graf 1936, auf den Versuchen von Nissen fußend, die Methode systematisch auszubauen begann, konnte sich das Verfahren durchsetzen, wobei das Hauptverdienst W. Schmidt und seinen Mitarbeitern zukommt.

Nach der Absicht seiner Schöpfer W. Graf und W. Schmidt soll der extrapleurale Pneumothorax nicht die Thorakoplastik ersetzen, sondern vielmehr nur eine Lücke in der Behandlung der Lungentuberkulose ausfüllen. Bei den späten Frühkavernen und den frühen Spätkavernen ist es vielfach bereits zu einer flächenhaften Verklebung der Pleurablätter gekommen, so daß sich ein intrapleuraler Pneumothorax, auch mit zusätzlicher Hilfe der endothorakalen Kaustik, nicht mehr durchführen läßt. Plastik und Plombe erscheinen bei solchen Kranken, die gerade in diesem Stadium besonders häufig zur Behandlung kommen, meist verfrüht. Hier liegt nach Ansicht von W. Schmidt das wahre Anwendungsgebiet des extrapleuralen Pneumothorax. W. Schmidt stellt die Indikation zur Pneumolyse absolut in Fällen, bei denen ein Pneumothorax wegen Verklebung der Pleurablätter überhaupt nicht oder nur in unzureichendem Maße durchgeführt werden kann und wenn außerdem alle konservativen Behandlungsmethoden erschöpft sind. Zudem soll der tuberkulöse Prozeß bereits stabilisiert sein. Frische, noch unruhige Prozesse sind von der Pneumolyse auszuschließen, ebenso Tertiärkavernen. Die Kavernen dürfen zudem nicht zu groß sein, sie müssen günstig liegen, d. h. ihr tiefster Punkt soll nicht unter den Rand der 6. Rippe hinten reichen und ihre Zirkumferenz an keiner Stelle pleuranah sein. Die kontralaterale Seite muß praktisch frei von tuberkulösen Veränderungen und das Ergebnis der Funktionsprüfung muß günstig sein; die Vitalkapazität darf nicht mehr als um 60% verringert und die Residualluft nicht über 100% vermehrt sein. Außerdem darf das Verhältnis von Ruheminutenvolumen der Atmung zum Atemgrenzwert nicht unter 1 : 2,5 gesunken sein, es darf kein peripheres Sauerstoffdefizit vorliegen und keine ernstliche Herzmuskelschädigung bestehen.

Neben dieser absoluten, hat SCHMIDT noch eine relative Indikation aufgestellt. Dazu zählen erstens Fälle mit ungünstiger Lage und Größe der Kaverne, stärkeren Veränderungen auf der Gegenseite oder mit einem schlechten Ergebnis der Funktionsprüfung und zweitens Tertiärkavernen, bei denen die angezeigte Thorakoplastik für den Kranken zu gefährlich erscheint. Diese von SCHMIDT aufgestellten Richtlinien sind sowohl bei uns als auch im Auslande im allgemeinen angenommen worden, wobei sich der Schwerpunkt immer mehr in der Richtung der relativen Indikation verschoben hat. In einer kürzlich erschienenen Arbeit hebt KLEESATTEL hervor, daß dem Charakter des Lungenprozesses keine Bedeutung bei der Anzeigenstellung zukommt, sondern nur der Größe und Lage des Zerfallherdes, wenn auch die Perforationsgefahr nicht allein von diesen Faktoren abhänge. Von französischer Seite ist darauf hingewiesen worden, daß die von SCHMIDT als ideale Indikation bezeichneten späten Frühkavernen meist konservativ in nicht längerer Zeit zur Heilung gebracht werden können (A. MAURER, CHENEBAULT u. a.) und in Amerika sieht man den extrapleuralen Pneumothorax zum Teil nur als Verlegenheitsoperation und als Vorstufe einer noch nicht möglichen Thorakoplastik an, wobei aber durchaus zugegeben wird, daß dieses Verfahren in geeigneten Fällen ersprießliches leistet und somit seinen Platz neben den anderen Kollapsmethoden verdient (PIERRE-BOURGEOIS, LAFOSSE, LEBEL, DIDIER, BELSEY, GEARY, NEWTON, ROBERTS, DELBECQ, MONOD, LE FOYER u. a.). Alle Stimmen sind sich aber darin einig, daß der extrapleurale Pneumothorax in keinem Fall als Ersatz für eine durchführbare Thorakoplastik gelten kann mit alleiniger Ausnahme von Jugendlichen, bei denen eine Plastik wegen der späteren Skoliosegefahr nach Möglichkeit vermieden werden soll (A. MAURER, GEARY, ROBERTS, SEBESTÉNY u. a.). A. MAURER und SAVITSCH raten, ebenso wie LE FOYER und DELBECQ auch bei schwangeren Frauen zum extrapleuralen Pneumothorax als dem am wenigsten eingreifenden operativen Kollapsverfahren.

Wir wenden den extrapleuralen Pneumothorax vornehmlich in Fällen an, bei denen die Gegenseite durch Erkrankung oder eine vorhergegangene bzw. in nächster Zeit geplante Thorakoplastik schon soweit ausgeschaltet wird, daß ein doppelseitiger irreversibler Eingriff zu gewagt erscheint. Mit Nutzen kann die Pneumolyse auch als Ergänzung eines intrapleuralen Pneumothorax angewandt werden, wenn dieser infolge breiter Verwachsungen des Spitzengebietes nur unvollkommen wirksam ist. Man kann dann später die beiden Höhlen miteinander vereinigen und zusammen regelmäßig nachfüllen.

Als Ergänzung einer Kavernensaugdrainage möchten wir aber den extrapleuralen Pneumothorax doch ablehnen, wenn auch KUX eine basale Pneumolyse bei gleichzeitiger Saugdrainage einer Spitzenkaverne als völlig ungefährlich empfiehlt. Die Infektionsgefahr ist doch zu groß. KLEESATTEL bezeichnet nicht nur eine vorausgegangene Saugdrainage, sondern auch schon den bloßen Versuch einer solchen als absolute Gegenindikation. Ob diese Vorsicht nicht doch schon übertrieben ist, mag dahingestellt bleiben. Bei sicher vernarbtem Drainagekanal scheint kaum eine ernstere Gefahr zu bestehen.

DÜGGELI berichtet über einen Fall, bei dem drei Monate nach Aufgabe einer unwirksamen Saugdrainage ein extrapleuraler Pneumothorax durchgeführt wurde.

Die aus Binde- und Granulationsgewebe bestehende Brücke konnte nach extrapleuraler Lösung der Umgebung mit dem Kauter durchtrennt werden. Die Pneumolysenhöhle blieb steril und war nach drei Wochen vollständig trocken.

Nach der von GRAF und SCHMIDT ausgearbeiteten Operationstechnik wird man gewöhnlich paravertebral aus der 4. Rippe ein etwa 4—6 cm langes Stück resezieren, um sich den nötigen Zugang zum Brustraum zu schaffen. Um bei den späteren Nachfüllungen Schmerzen und die Gefahr des Anstechens eines Gefäßes zu vermeiden, werden dabei Interkostalnerv und die Gefäße reseziert.

SELLORS vermeidet eine Rippenresektion und bevorzugt jetzt die bloße Durchtrennung des vertebralen Endes von einer oder zwei Rippen unter der Tiefe der Rückenmuskulatur, worauf er von einem Interkostalschnitt nach Spreizung der beiden durchtrennten Rippen eingeht. Zum Schluß der Operation wird das Periost wieder vernäht, wodurch seiner Ansicht nach ein sichererer Verschluß der extrapleuralen Höhle erreicht wird, als bei der üblichen Rippenresektion.

LE FOYER hat ebenfalls die Resektion eines Rippenstückes aufgegeben und durchtrennt die 5. bzw. 6. Rippe nur paravertebral unmittelbar neben dem Querfortsatz. Nach Ablösung des unteren Periostblattes in einer Ausdehnung von 12—15 cm wird der Rippensperrer eingesetzt und die Wundränder mit der abgelösten Rippe weit auseinandergezogen. Daraufhin werden mit 2 anatomischen Pinzetten die Faserzüge des Rippenperiosts und des M. intercostalis internus auseinandergezogen und über einer KOCHER-Sonde gespalten, worauf man in die sogenannte „richtige Schicht" gelangt, die man mit dem Finger an der oberen und unteren Kante der Grenzrippen abschiebt. Ist die Pneumolyse so weit gediehen, daß ein gewisser Hohlraum geschaffen ist, wird die biegsame Leuchtsonde eingeführt und unter Führung des Auges bald mit dem Finger, bald mit Stieltupfern die Lungenlösung fortgesetzt. Meist geht die Lösung im typischen lockeren Bindegewebe der „richtigen Schicht" leicht vor sich. Wenn es Schwierigkeiten gibt, so muß nach SCHMIDT immer wieder überprüft werden, ob man in der „richtigen Schicht" operiert und es soll dann von nicht verwachsenen Stellen aus die verschwartete Partie umgangen werden, was ADELBERGER „Stielen der Verwachsung" nennt. Die auf diese Weise allseitig isolierte strangförmige Adhäsion wird dann entweder scharf oder mit dem Thermokauter durchtrennt. Die Lösung von den großen Blutgefäßen ist in der „richtigen Schicht" leicht; die Blutungen aus kleinen und mittleren Gefäßen sind gering und stehen meist von selbst. SCHMIDT koaguliert trotzdem alle Blutaustrittsstellen grundsätzlich und empfiehlt vor dem Wundschluß die Höhle fest mit in heißer Kochsalzlösung getränkten Tamponstreifen für die Dauer von etwa 10 Minuten auszustopfen. LE FOYER betont, daß es äußerst wichtig ist, zur Verhütung von Nachblutungen jede auch nur leicht blutende Stelle sofort zu koagulieren und die Blutstillung nicht erst zum Schluß der Operation vorzunehmen. Die Blutung hat dann vielfach schon spontan aufgehört und viele kleine Gefäßchen bleiben dann offen, so daß aus ihnen später die Blutung wieder einsetzen kann.

Der Verschluß der Interkostallücke wird von SCHMIDT durch eine durchgreifende Naht, die das Periost, den M. intercostalis internus und externus und den M. serratus posterior superior, sowie die äußere Thoraxfaszie faßt, vorgenommen. Die Nähte bleiben zunächst an KOCHER-Klemmen lang und werden erst geknüpft, nachdem die Wundränder nochmals auf etwaige Blutungsherde abgesucht worden sind. Darüber werden der M. rhomboideus major und trapezius durch weite Katgutnähte aneinandergelegt und die Muskelfaszie eng darüber vernäht. OVERHOLT führt vor endgültigem Schluß der Lücke eine Hohlsonde ein und durch diese einen an Fäden befestigten Muskellappen, der von innen über die Nahtstelle gebreitet wird und diese luftdicht abschließt. KLEESATTEL überdeckt die Periostnaht mit einem aus

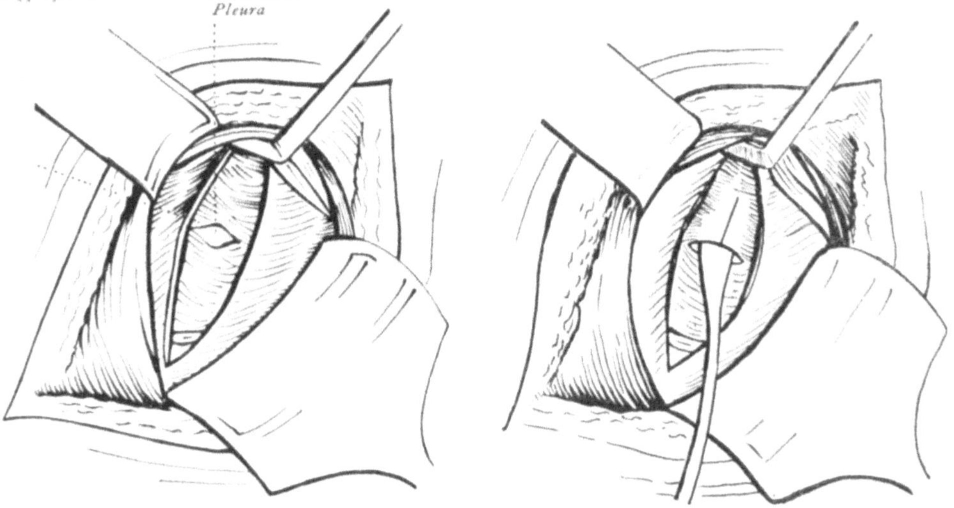

Abb. 36. Das Fasergewebe am Boden des Rippenbettes (Rippenperiost und M. intercostal. intern.) wird auseinandergezogen. Die glatte, spiegelnde obliterierte Pleura wird sichtbar.

Abb. 37. Das Fasergewebe am Boden des Rippenbettes wird quer über einer KOCHERsonde gespalten.

Pneumolyse nach W. SCHMIDT. (Kollapsbehandlung der Lungentuberkulose. Leipzig, G. Thieme, 1939.)

dem Serratus dorsal. cranial. gebildeten breitbasig gestielten Läppchen, um das Übergreifen einer etwaigen Wundinfektion auf die Pneumolysenhöhle zu verhindern.

Die von LE FOYER empfohlene Verschlußtechnik ist aus der Abb. 38 ersichtlich.

SCHMIDT verschließt die Hautwunde ohne Drainage, die er im Gegensatz zu GRAF wegen Infektionsgefahr grundsätzlich verwirft; während GRAF daran festhält, zum Schluß der Operation einen Katheter einzuführen, der allerdings nicht zur Ableitung des Wundsekrets dienen soll, sondern zur Vornahme der Druckregulierung in der extrapleuralen Höhle in den ersten Tagen nach der Operation. Diese Technik ist im wesentlichen allgemein angenommen.

ROBERTS, NEWTON, DAWSON und DUNBY operieren in Cyclopropan- oder Lachgasnarkose, weil bei der Narkose im Fall einer Verletzung der Pleura nötigenfalls sofort Überdruck gegeben werden kann; bei einer Blutung aus einem größeren Gefäß eine sofortige Erweiterung des Operationsschnittes nötig sein könnte und weil die bei der Narkose mögliche fortgesetzte Absaugung von Wichtigkeit ist. GEARY gibt bei größeren Auswurfmengen der Lokalanästhesie den Vorzug; bei festeren Verwachsungen mit dem Mediastinum bevorzugt er ebenfalls die Narkose, um in solchen Fällen häufigere, sehr störende Hustenanfälle auszuschalten. Aus diesem Grunde operiert HERHOLTZ in Evipanäthernarkose, KLEESATTEL in Avertinnarkose. LE FOYER gibt im allgemeinen der Lokalanästhesie den Vorzug, operiert aber gelegentlich auch in Allgemeinnarkose mit Äther oder Schleichscher Mischung, dazwischen auch in intratrachealer Narkose, die JOLY, METRAS u. a. für die zweckmäßigste bei der Pneumolyse ansehen.

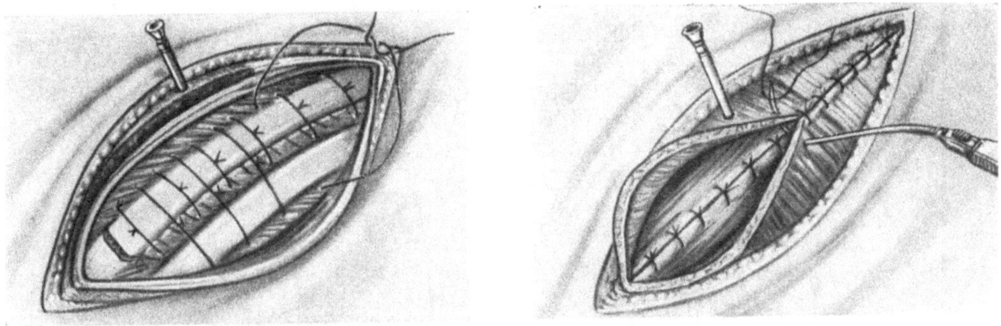

Abb. 38. Verschluß des Brustkorbes nach der Pneumolyse.
a) Fixation der reponierten Rippe teils durch durchgreifende Muskelnähte, teils durch Perikostalnähte an der nächst unteren Rippe.
b) Schichtweise Naht der Weichteile. Der vor der Naht eingeführte Troikart dient zur Absaugung von Luft aus der Pneumolysenhöhle zum Schluß der Operation.
(Nach Le Foyer & Delbecq, a. a. O.).

Da bei der Narkose im geschlossenen System der Blutdruck während der ganzen Dauer der Operation auf normaler Höhe gehalten werden kann, ist ein vorübergehendes Sistieren der Blutung aus den kleinen angerissenen Venenästen nicht zu besorgen. Die Blutstillung kann daher zuverlässig und lückenlos vorgenommen werden. METRAS schreibt es diesem Umstand zu, daß er bei seinen Pneumolysen keinen einzigen Fall von schwererer Nachblutung erlebt hat.

Über das notwendige Ausmaß der Ablösung der Lunge gehen die Meinungen noch recht weit auseinander, während darin vollkommene Übereinstimmung herrscht, daß die Ablösung nie gewaltsam vorgenommen werden darf. Man kann sich dabei nötigenfalls das Auffinden der geeigneten Schicht durch Novocaininjektion erleichtern. Auf dieses, jedem Chirurgen bekannte Hilfsmittel hat KUX neuerdings wieder aufmerksam gemacht.

Nach W. SCHMIDT soll die Pneumolyse hinten bis zum Unterrand der 6. oder dem Oberrand der 7. Rippe und vorn bis zum Ober- oder Unterrand der 2. Rippe reichen, wobei immer für eine genügende Kollapsreserve gesorgt werden muß, da die Pneumolysenhöhle sich später durch Schrumpfung verkleinert. Medial soll nach der Forderung von SCHMIDT die Ablösung, wenn irgend möglich, immer bis zum oberen Hilusbogen vorgenommen werden, bis der Hauptbronchus und die A. pulmonalis deutlich zu fühlen sind. Demgegenüber hält GRAF es für wesentlich, daß die Lunge etwa 2 Querfinger oberhalb des Hilus Halt am Mediastinum behält.

Monod sieht eine Ablösung, die zwei Interkostalräume tiefer als der Unterrand der Kaverne reicht, für genügend an. Head und Moen sprechen sich ebenfalls gegen eine zu weite Ablösung der Lunge aus und erklären namentlich die völlige Ablösung vom Mediastinum für einen Fehler, während Brock die Wichtigkeit der Ablösung vom Mittelfell bis zum Hilus betont. Wenn die Lunge teilweise adhärent bleibt, so ist seiner Meinung nach nicht nur der Kollaps ungenügend, sondern es besteht auch die große Gefahr von anhaltenden Nachblutungen und von einer Perforation in die extrapleurale Höhle. Francillon hält ebenfalls die Ablösung vom

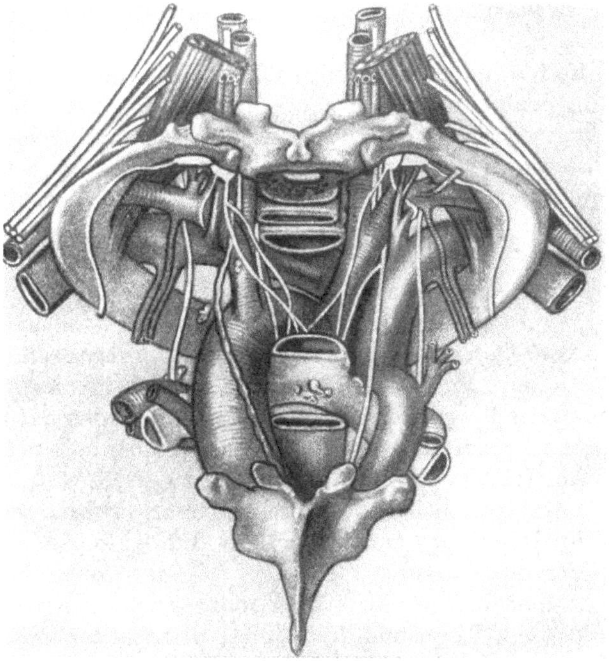

Abb. 39. Mediastinum und obere Thoraxapertur von hinten nach Abtragung des II.—IV. Brustwirbels. (Nach Le Foyer & Delbecq, Traité du pneumothorax extrapleural. G. Doin & Cie., Paris, 1950.)

Mediastinum für den springenden Punkt der Methode und verlangt ihre Durchführung, wenn irgend möglich bis zum Hilus, weit über den Aortenbogen hinaus. Belsey legt besonderen Wert darauf, die Lunge vorn von den Rippenknorpeln und hinten aus dem Sulcus costovertebralis zu lösen und medial vom Mediastinum bis zum Arcus aortae und der V. azygos. Adelberger hat seine Forderung, die Lunge vom Mittelfell bis zum Hilus abzulösen, mit der Zeit wieder aufgegeben; er legt dafür aber den größten Wert auf die „Ausräumung der beiden costomediastinalen Winkel". Man solle mit der Lösung zuerst in den normalen Bezirken beginnen und von dort aus die verschwarteten Bezirke lösen. Die Lösung vom Mediastinum gelingt um so leichter, je eher man in der „richtigen Schicht" zuerst den weniger verwachsenen Winkel freilegen und dann von hier aus über das Mediastinum zum anderen, stärker verwachsenen Winkel vordringen kann. Grundsätzlich sucht ADELBERGER die „richtige Schicht" seitlich hinten in der Rippenlücke, wo sie sich am besten von der Pleura parietalis differenzieren läßt. Von hier aus wird dann zunächst die Lösung quer über die Rippen nach oben und unten in beabsichtigtem Ausmaß ungefähr in der mittleren Axillarlinie durchgeführt, dann im Rippenverlauf nach dem zuvor bestimmten, weniger verschwarteten kostomediastinalen Winkel fortgesetzt, um endlich mit der Lösung vom Mediastinum bis zu dem stärker verwachsenen anderen kostomediastinalen Winkel zu enden. ADELBERGER geht dabei nötigenfalls extrafaszial vor, wenn er auch dem subfaszialen Weg in der „richtigen Schicht" grundsätzlich den Vorzug gibt.

LE FOYER fordert unbedingt die allseitige vollständige Auslösung des ganzen erkrankten Lungenabschnittes, gegebenenfalls der ganzen Lunge bis auf ihre Zwerchfellfläche, deren vollständige Ablösung extrapleural technisch kaum möglich ist, während sie interpleural nach den Erfahrungen von JOLY keine größeren Schwierigkeiten bietet.

Dadurch verliert der extrapleurale Pneumothorax allerdings einen seiner am meisten hervorgehobenen Vorzüge. Aus einem leichten, keinerlei Anforderungen an die Widerstandskraft der Kranken stellenden Eingriff wird er zu einer großen, nicht ungefährlichen Operation, die R. MONOD, WEISS u. a. nur gut eingerichteten Spezialkliniken vorbehalten wissen wollen. Diese Forderung erscheint nicht unbegründet. Die erweiterte Pneumolyse bedeutet nämlich nicht nur eine bloße räumliche Ausdehnung des Eingriffes, sondern seine Ausdehnung auf Bezirke, die infolge ihrer anatomischen Verhältnisse gewisse Gefahrenmomente in sich bergen und daher an die technische Geschicklichkeit des Operateurs erhöhte Anforderungen stellen.

LE FOYER hatte 1944 bei 68 Pneumolysen eine Frühsterblichkeit von 14,7%, während diese im Jahre 1947 trotz erweiterter Indikationsstellung bei 240 Operationen infolge Vervollkommnung seiner Technik nur noch 1,66% betrug.

Wie die Abbildungen dieser kritischen Zonen zeigen, ist vorn parasternal unter den Knorpeln der 1.—3. Rippe und hinten an den Seitenflächen der Wirbelkörper die Gefahr von Gefäßverletzungen und damit schwerer postoperativer Blutungen besonders groß, da diese Gegenden sehr reich mit feinen sich vielfach verästelnden Venen ausgestattet sind.

Vorn handelt es sich um das Anastomosennetz zwischen den Vv. mammariae intern. und dem Truncus venosus brachio-cephalicus. Diese leicht zerreißlichen Venen verlaufen in einer lockeren Fettgewebsschicht, in der die Pneumolyse erfolgt, so daß die Gefäße häufig freigelegt und ihre feinen Ästchen dabei verletzt werden. Wenn bei der Pneumolyse im Fettgewebe Suggilationen entstehen, so muß das blutende Gefäßchen unbedingt aufgesucht und sicher versorgt werden, auch wenn die Blutung im Augenblick steht. Ebenso muß auch die geringste Blutung aus dem Venengeflecht an den Wirbelkörpern (Abb. 42, 43) peinlichst gestillt werden, sonst läuft man Gefahr, schwere Nachblutungen zu erleben.

Bei der sich nach unten anschließenden apiko-mediastinalen Region sind es die großen Gefäße und die Verzweigungen des Vagus und Sympathikus, die zur Vorsicht mahnen und ein blindes Vorgehen ohne ständige Kontrolle des Auges unbedingt verbieten.

Diese apiko-mediastinale Region wird von den sie durchziehenden großen Gefäßen in zwei Zonen, eine vordere und eine hintere, geteilt. Rechts sieht man in der hinteren Zone (Abb. 43) im Hintergrund den Strang des Sympathikus, vor ihm den Truncus venosus brachio-cephalicus, unten den oberen Rand des Bogens der V. azygos und oben die V. vertebralis. In der Tiefe erscheint der laterale Rand der Trachea, während der arterielle Truncus brachio-cephalicus nicht zu Gesicht kommt.

In dem lockeren Zellgewebe, das diese Gebilde umgibt, ziehen hinten die kardialen Äste des Sympathikus und vorn der N. vagus abwärts. Das ist die rechte retrovenöse Reflexzone, deren Ablösung selbst beim schlafenden Kranken Hustenstöße auslöst und häufig auch Störungen der Herztätigkeit und ein starkes Sinken des arteriellen Druckes hervorruft.

Wenn man die Ablösung der Lunge noch weiter nach unten über die V. azygos hinaus fortsetzen muß, so geht man mit einer Kornzange zwischen der Vene und der Fascia endothoracica ein. Durch Spreizen der Zange schiebt man die Venenwand etwas ab, so daß man einen Stieltupfer einführen kann (Abb. 43). Die Ablösung läßt sich dann in üblicher Weise ohne besondere Schwierigkeiten von unten nach oben und von hinten nach vorn bis zum unteren Abschnitt der V. cava super. durchführen. Der rechte Oberlappen ist dann oberhalb des Hilus vollkommen frei.

Links ist diese Gegend vorn vom Stamm der A. subclavia begrenzt, hinten zieht der Sympathikus, unten der Aortenbogen vorbei, oben liegt in einer Grube das Ganglion. Den Grund dieser Grube bildet der Ösophagus (Abb. 42).

Man kann auch links die Pneumolyse weit nach unten bis zum Lungenhilus durchführen. Man geht dabei ebenso wie rechts vor.

Während die vordere Mediastinalzone rechts nur die bereits erwähnten an der vorderen Brustwand herabziehenden Vv. mammariae intern. mit ihren Anastomosen enthält, ist diese Zone links erheblich weiter. Sie ist von einer ansehnlichen Schicht lockeren Bindegewebes angefüllt, in dem ganz vorn, von der Subklavia verdeckt, der Vagus mit seinen Ästen hinabzieht. Der Phrenikus verläuft vorn in der Nähe der Mammargefäße. Es gibt somit zwei gefährliche Reflexzonen, die rechte liegt hinter den Venenstämmen, die linke vor den Arterien. Es ist klar, daß man hier nur äußerst zart und behutsam vorgehen darf und die Ablösung sofort unterbrechen muß, wenn der Kranke hustet oder der Blutdruck plötzlich fällt.

Es ist ohne weiteres zuzugeben, daß durch eine so weitgehende Ablösung der Lunge, wie sie Le Foyer befürwortet, die Möglichkeiten des extrapleuralen Pneumothorax voll ausgeschöpft und Verhältnisse geschaffen werden, die einem idealen künstlichen intrapleuralen Pneumothorax weitestgehend entsprechen. Eine so vollkommene Pneumolyse muß natürlich wirksamer sein als die bisher meist übliche unvollständige Ablösung, die die oben beschriebenen Gefahrzonen unangetastet läßt. Die bisherigen Erfahrungen mit dem extrapleuralen Pneumothorax lassen es aber noch nicht als bewiesen erscheinen, daß man in jedem Falle so radikal vorgehen muß und stets die Lunge auch vorn vollkommen von den Rippenknorpeln und in der ganzen Ausdehnung des Mediastinums ablösen muß. Die elastischen Rippenknorpel und das weiche Mittelfell bieten der Schrumpfungstendenz der Lunge gewöhnlich keinen nennenswerten Widerstand und dürften einen ausreichenden ausgeglichenen Lungenkollaps kaum behindern, wenn nur die Lunge

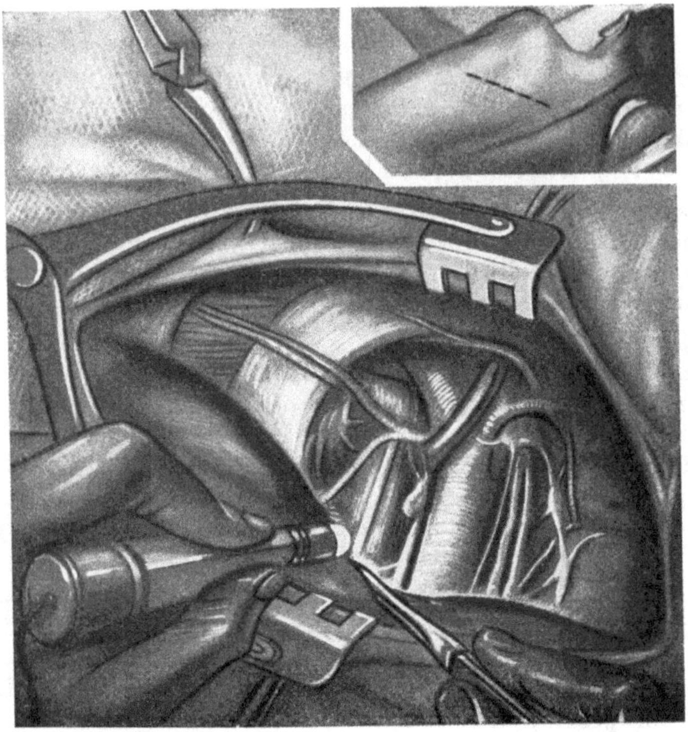

Abb. 40. Ablösung des linken Spitzengebietes. (Nach LE FOYER, a. a. O.)

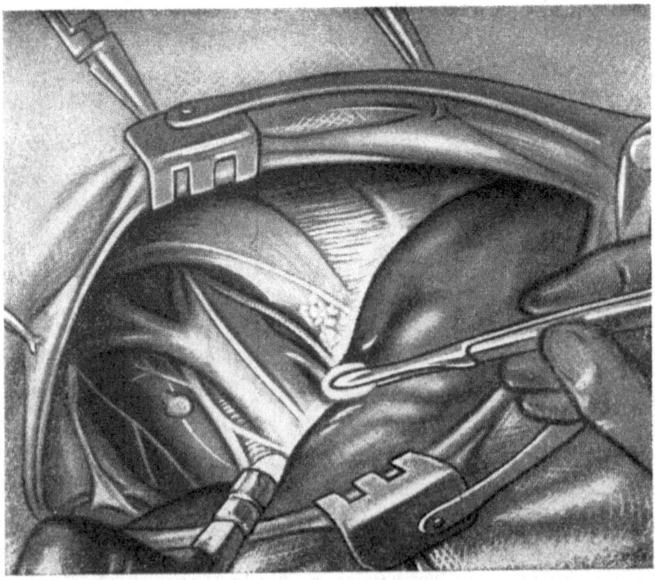

Abb. 41. Ablösung der rechten Lungenspitze. (Nach LE FOYER & DELBECQ, Traité du pneumothorax extrapleural. G. Doin & Cie., Paris, 1950.)

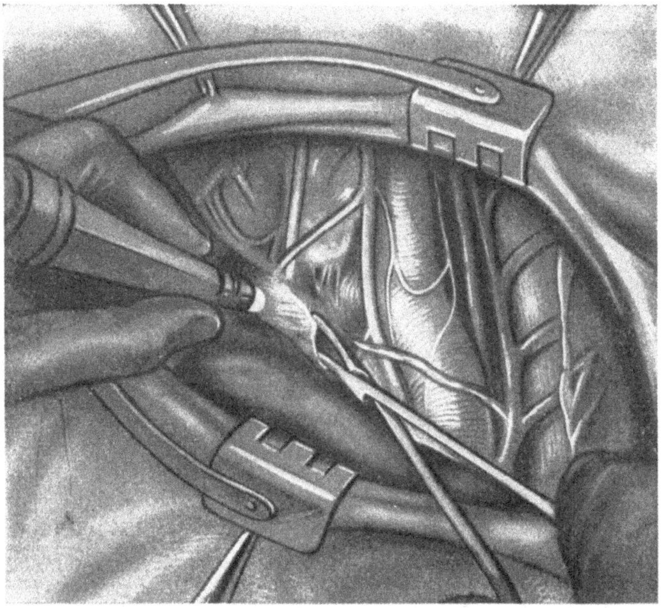

Abb. 42. Ablösung der linken Hilusgegend unter dem Aortenbogen.
(Nach LE FOYER & DELBECQ, a. a. O.)

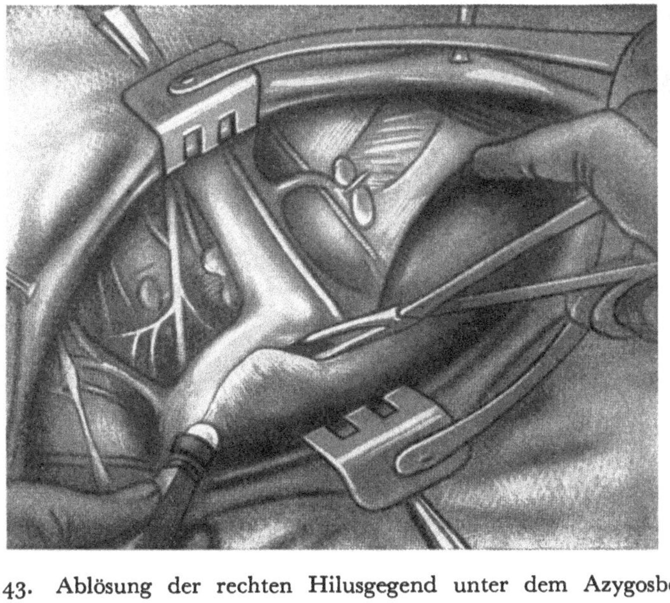

Abb. 43. Ablösung der rechten Hilusgegend unter dem Azygosbogen.
(Nach LE FOYER & DELBECQ, a. a. O.)

sonst, spez. im kostovertebralen Winkel, voll mobilisiert ist und weder parasternal noch mediastinal eine stärkere Adhäsionsbildung besteht.

Zwischenfälle bei der Pneumolyse sind kaum zu befürchten, wenn man immer zart und vorsichtig und unter ständiger genauer Kontrolle des Auges arbeitet. Verhängnisvoll sind nur Kaverneneinrisse. Die gelegentlich bei der Pneumolyse in den Reflexzonen auftretende plötzliche Blutdrucksenkung und Pulsänderung bis

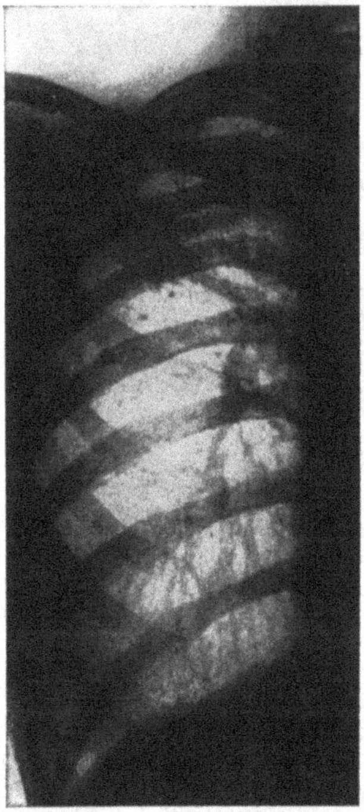

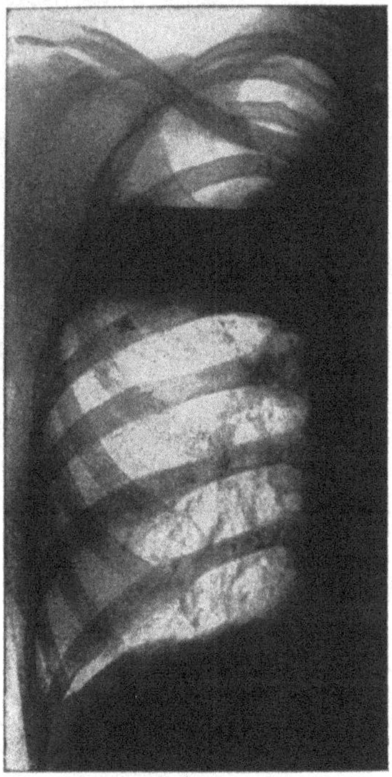

Abb. 44. Kaverne im rechten Oberlappen. — Abb. 45. Der gleiche Fall nach Apikolyse, Exsudat am Boden der extrapleuralen Höhle.
(Abb. 44—45 aus: Die Tuberkulose des Menschen. J. A. Barth, Leipzig 1939.)

zum völligen Herzstillstand gehen in der Regel spontan zurück, wenn man sofort die Ablösung unterbricht und die Thoraxlücke verschließt.

Ein Kaverneneinriß ist stets ein sehr ernstes Ereignis. Da die Einrisse wohl stets in infiltriertem brüchigem Gewebe entstehen, so können sie nicht vernäht und durch eine Tabaksbeutelnaht versenkt werden. Die Folge ist daher eine Ausbreitung der tuberkulösen Infektion auf die ganze Höhle und die Operationswunde, die meist im weiteren Verlauf aufbricht. Es kommt zu einem sehr schweren Krankheitsbild, das wohl immer mit dem Tode des Kranken endet. Das einzige Mittel, den Kranken zu retten ist die sofortige Lobektomie, zu der man sich ohne Zögern entschließen muß.

Für die Nachbehandlung hält Schmidt es für unbedingt notwendig, daß sofort nach dem Eingriff und fortlaufend während der Nachbehandlung, so oft als nötig, Röntgendurchleuchtungen und Aufnahmen gemacht werden zur Beobachtung von Exsudaten und Blutungen, von intrathorakalen Verschiebungen und des Luftgehalts des Pneumothorax, der Ausdehnung der Lunge und der Größe des Kollapses. Der Puls des Patienten soll ferner in den ersten 24 Stunden viertelstündlich, in den zweiten 24 Stunden halbstündlich kontrolliert werden wegen der Gefahr einer inneren Nachblutung, die SCHMIDT für so groß hält, daß er in jedem Fall die Bereitstellung eines geeigneten Blutspenders verlangt. Kreislaufmittel, rektale Tropfeinläufe, subkutane Infusionen und Digitalistherapie seien kaum je nötig. Dagegen soll in den ersten Tagen regelmäßig der Wundschmerz und der Hustenreiz durch Gaben von Alkaloiden ausgeschaltet und willkürlich unter Stützung der Wunde durch die Schwester abgehustet werden. Das Auftreten eines stärkeren Hautemphysems in den ersten Stunden nach der Operation macht eine sofortige Röntgenkontrolle und gegebenenfalls eine Luftfüllung oder bei Exsudatbildung eine Punktion erforderlich. Die Luftfüllungen nimmt SCHMIDT mit der DENECKE-Nadel mit seitlicher Öffnung und dem üblichen Pneumothoraxapparat vor, wobei er die Rippenresektionslücke als Einstichstelle benutzt. Die Nachfüllungen sollen in den ersten Wochen mit aller Vorsicht unter Vermeidung höherer positiver Druckwerte (maximal 10 cm Niveau-Unterschied am Wassermanometer) 2—3 mal wöchentlich vorgenommen werden. Bei den ersten Anzeichen der Schrumpfung und Verkleinerung der Pneumolysenhöhle füllt SCHMIDT Öl nach, wozu sich ihm das Paraffinum liquidum am besten bewährt hat.

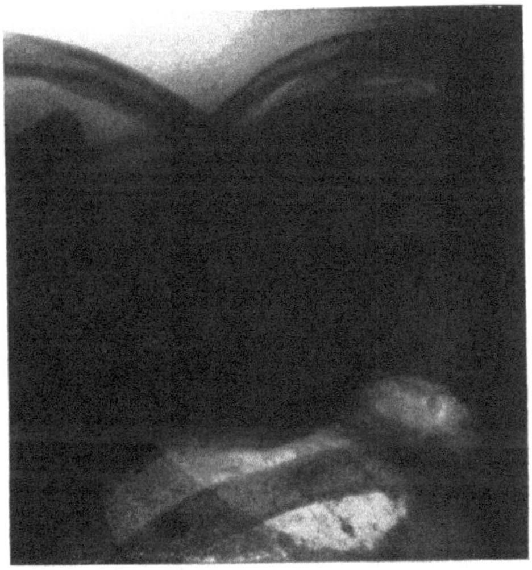

Abb. 46. Der gleiche Fall nach Füllung der extrapleuralen Höhle mit Paraffinöl.

H. ALEXANDER, BRUNNER und HEIDELBACH empfehlen noch auf dem Operationstisch oder sofort nach Verbringen des Kranken ins Bett den Druck zu messen und nötigenfalls durch sofortige Nachfüllung auf leicht positive Werte von etwa + 8 einzustellen. Sie nehmen alle Füllungen im Gegensatz zu SCHMIDT grundsätzlich von vorn, im 1. oder 2. Interkostalraum etwas außerhalb der Medioklavikularlinie, vor. Die Punktion vom Rücken her haben sie, ebenso wie andere, wegen der Gefahr einer Lungenverletzung und Infektion der Höhle aufgegeben, da die sich ausdehnende Lunge bei den bettlägerigen Kranken sich naturgemäß zuerst hinten auflegt. Gewöhnlich nehmen sie die erste Nachfüllung am nächsten Morgen, und zwar im Bette nach vorhergehender Durchleuchtung vor. Ist die Höhle trocken oder zeigt sie ein höchstens 2 Querfinger breites Exsudat, so füllt ALEXANDER täglich nach, auch wenn sich ein mäßiges Hautemphysem einstellt. Schon am 2. oder 3. Tag wird der Druck auf + 10 bis + 15 erhöht und allmählich auf + 30 bis + 40 gesteigert, wobei die Intervalle allmählich auf zweimal wöchentlich, später einmal wöchentlich vergrößert werden. Die Menge der eingefüllten Luft liegt zwischen 50—200 ccm. Man soll lieber öfter, dafür weniger Luft nachfüllen.

So hohe Druckwerte sind zur Unterhaltung des Lungenkollapses nicht notwendig und auch sonst kaum zweckmäßig. Kivikanervo, der den Komplikationen beim extrapleuralen Pneumothorax eine eingehende Studie gewidmet hat, glaubt vielmehr das Gegenteil annehmen zu können. Er saugt daher bei seinen Kranken unmittelbar nach der Pneumolyse 2—300 ccm Luft ab und bemüht sich, in der Höhle dauernd einen geringen Unterdruck zu erhalten. Auch A. Maurer und Savitsch vermeiden in den ersten vier Tagen positive Druckwerte und gehen später bei zweimal wöchentlicher Nachfüllung auf höchstens + 10. Anstett und Markgraf halten den Druck ständig auf ± O. Roberts, der gleich nach der Operation 200—400 ccm nachfüllt, bis der Druck gerade positiv wird, steigert dann bei den späteren Nachfüllungen den Druck auf + 14 bis + 20. S. Mutschler, Belsey, Brock, J. Newton, Dawson und Doney, Paxton, Head und Moen sprechen sich für Druckwerte zwischen 15 bis 25 aus, wobei Newton die erste Füllung schon auf dem Operationstisch vornimmt; am ersten Tag alle 6 Stunden, dann zweimal täglich nachfüllt. Auch Brock nimmt die erste Füllung auf dem Operationstisch vor, die zweite am Abend des Operationstages. Er äußert aber selbst Zweifel daran, ob so häufige Nachfüllungen notwendig seien. Die Mehrzahl begnügt sich aber nach den ersten Tagen meist mit zweimal wöchentlich vorgenommenen Nachfüllungen, um bald auf Intervalle von einer bis zwei Wochen überzugehen. Le Foyer legt größten Wert darauf, einen zu plötzlichen Lungenkollaps in den ersten Tagen zu vermeiden. Er saugt daher nach vorhergehender Einfüllung von 200 bis 500 ccm Na-Cl-Lösung mit 100000 E. Penicillin noch auf dem Operationstisch, ebenso wie Kivikanervo, durch einen zum Schluß der Operation eingestochenen Troikart 400—1000 ccm Luft ab, so daß die Lunge nur etwa 2 Querfinger von der Thoraxwand absteht. In den ersten 14 Tagen unterhält er in der Pneumolysenhöhle einen negativen Druck, geht dann für einige Zeit auf positive Druckwerte von + 10 bis + 20 über, um dann bald die alle 5—6 Tage vorgenommenen Nachfüllungen für 3—6 Monate mit einem positiven Druck von + 8 bis + 10 abzuschließen. Nach 6 Monaten wird der Druck um 0 herum eingestellt.

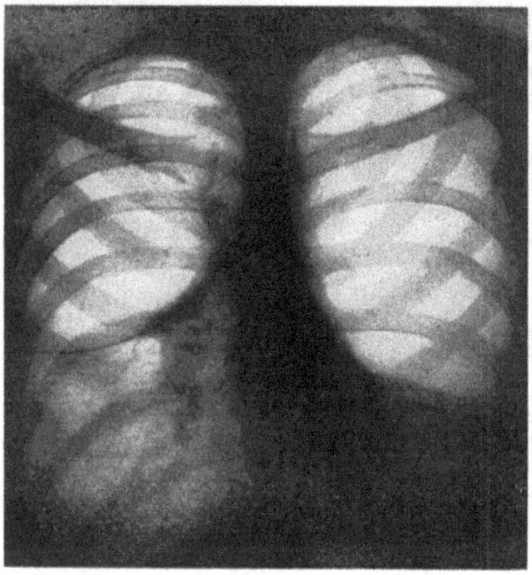

Abb. 47. Doppelseitiger extrapleuraler Pneumothorax. Keinerlei dyspnoische Erscheinungen obgleich die Kranke nur noch mit dem rechten Untergeschoß atmet. (Nach Le Foyer & Delbecq a. a. O.)

Le Foyer schreibt die Abnahme der postoperativen Komplikationen und die Besserung seiner Dauerergebnisse nicht zuletzt dieser nur ganz allmählichen Steigerung des Lungenkollapses zu („Collapsus progressif“). Wir halten diese häufige Nachfüllung in Übereinstimmung mit ADELBERGER, BRUNNER, STÖCKLIN u. a. nicht für erforderlich, sondern nehmen die erste Nachfüllung meist erst gegen Ende der 2. Woche vor. Ebenso wie ADELBERGER haben wir die Erfahrung gemacht, daß die Lunge keine besondere Neigung zur Wiederentfaltung zeigt, wenn man sie genügend weit und vor allem möglichst vollständig aus dem kostomediastinalen Winkel auslöst. Es genügen dann nur gelegentlich in weiteren Abständen vorgenommene Nachfüllungen, um den Kollaps aufrecht zu erhalten. P. G. SCHMIDT hebt hervor, daß die erste Nachfüllung mit Luft erst nach 4—6 Wochen erforderlich wird. ADELBERGER glaubt, daß das dar-

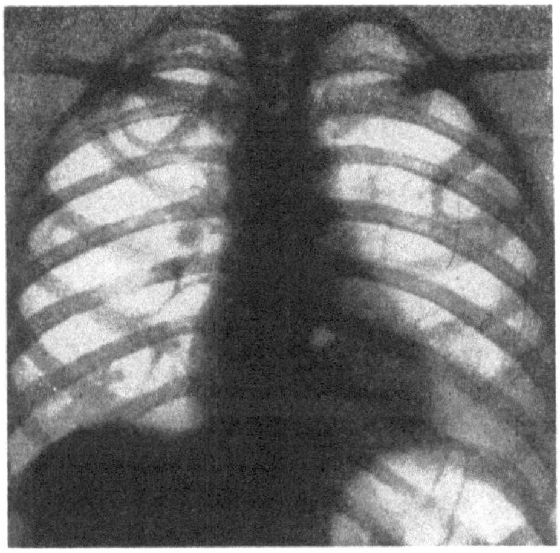

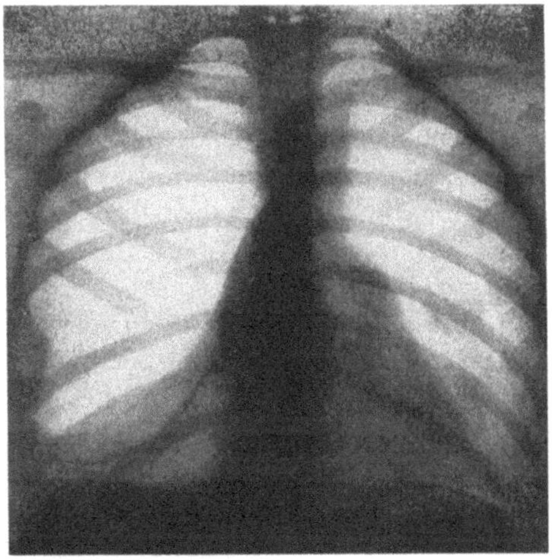

Abb. 48. Ausgedehnte Kavernen in beiden Lungen. — Abb. 49. Die gleiche Kranke, mit rechtsseitigem extrapleuralem und linksseitigem intrapleuralem Pneumothorax. (Nach LE FOYER & DELBECQ, Traité du pneumothorax extrapleural. G. Doin & Cie., Paris, 1950.)

auf zurückzuführen sei, daß bei einer so sorgfältigen Ablösung der Lunge es zu einer sofortigen oder wenigstens in den ersten Tagen nach der Operation eintretenden Abknickung des abführenden Bronchus kommt und dadurch zu einer Atelektase des entsprechenden Lungenabschnitts.

Fast gleichzeitig haben FRIEBEL und KLEESATTEL zur Vereinfachung der Nachbehandlung die sofortige Anlegung eines extrapleuralen Oleothorax empfohlen, wozu FRIEBEL 2%iges Jodipinöl benutzt, während KLEESATTEL und HUTTER Paraffinöl, GULLBRING Paraffinöl mit einem Zusatz von ½—8% Gomenol anwenden. Diese primäre Ölplombe scheint in den nachfolgenden Jahren eine gewisse Verbreitung gefunden zu haben, obgleich das von KLEESATTEL bereits in seiner ersten Arbeit erwähnte Auftreten einer kontralateralen Ölpleuritis in etwa 10% aller Fälle, das Verfahren von vornherein nicht ganz unbedenklich erscheinen ließ. Nachdem aber NAGEL und bald darauf auch DIETHELM, LAUR und ERDMANN über mehrere Fälle von schweren Ösophagus- und Trachealstenosen infolge Verschwartung des Mediastinums durch das primär eingefüllte Öl berichtet haben, ist diese Methode auch von KLEESATTEL wieder aufgegeben worden. P. G. SCHMIDT hat zur Behandlung von Kavernen im Mittel- und Untergeschoß, die durch eine Phrenikusexhairese nicht genügend beeinflußt worden sind, die gezielte Ölplombe empfohlen. Das Verfahren besteht darin, daß von einer kleinen Rippenlücke über dem oberen Kavernenrand die Lunge lateral bis zur vorderen Axillarlinie, nach medial bis zur vorderen Kante der Wirbelsäule heran, nach unten bis zum Zwerchfell, nach oben etwa bis zur 3. Rippe abgelöst wird. Darauf wird die Höhle mit etwa 200 bis 300 ccm Paraffinöl gefüllt, welches nach 10—14 Tagen zusammen mit dem Wundsekret, das sich in der Höhle angesammelt hat, wieder abpunktiert wird. Die Höhle wird dann nach und nach mit Öl aufgefüllt.

Grundsätzlich sollte man beim extrapleuralen Pneumothorax Ölnachfüllungen nicht vor 6—8 Wochen vornehmen, um der extrapleuralen Höhle Zeit zu lassen, sich mit einer festen Endothelschicht auszukleiden. Die Tatsache, daß der intrapleurale Oleothorax gewöhnlich komplikationslos vertragen wird, läßt diese Vorsichtsmaßnahme nicht überflüssig erscheinen, da bei diesem sich gewöhnlich die kollabierte Lunge dem Mediastinum als Schutz anlegt. Beim extrapleuralen Pneumothorax lösen wir aber nicht nur die Lunge vom Mittelfell ab, sondern eröffnen dabei auch noch zahlreiche kleine Blut- und Lymphspalten, durch die das Öl in das Mediastinum eindringen kann.

Um die Nachbehandlung zu vereinfachen und um Nachblutungen zu verhindern, ist auch schon früher die Füllung der Pneumolysenhöhle mit Flüssigkeit vorgeschlagen worden. Lemberger benutzt dazu Kochsalzlösung, die er nach 14 Tagen abpunktiert und durch Öl ersetzt. Head und Moen füllen ebenfalls Kochsalz nach, das sie aber dann durch Luft ersetzen. Curschmann füllt während der Operation Rivanollösung ein. Am zweiten Tag nach der Operation wird durchleuchtet, die ganze Flüssigkeitsmenge abpunktiert und sofort wieder durch frische, sterile Rivanollösung ersetzt. Nach 14 Tagen wird wiederum die ganze Flüssigkeit entfernt und die Höhle mit Paraffinöl aufgefüllt. P. G. Schmidt füllt 200—300 ccm Azochloramid ein.

Von dem Wunsch ausgehend, bei der Pneumolyse einen Kollaps und keine Kompression zu erreichen, trotzdem aber die gefürchtete Nachblutung zu verhindern, empfiehlt Langer zum Schluß der Operation in die Pneumolysenhöhle bis 120 ccm 10%ige Gelatina sterilisata Merck einzufüllen. Nennenswerte Nachblutungen oder Exsudatbildungen wurden seitdem nicht beobachtet. Soweit überhaupt ein geringer Erguß eintrat, genügte eine einmalige Punktion, die nach 14—17 Tagen vorgenommen wurde. Infektionen wurden nie gesehen, obgleich Gelatine — allerdings hochprozentige — in Gemisch mit Blut bekanntlich in der Bakteriologie als Nährboden verwendet wird. Razemon spült zum gleichen Zweck die Höhle mit menschlichem Serum, das er daraufhin mittels Thrombinlösung koaguliert.

Wie die von P. G. Schmidt und Gürich veröffentlichten Zusammenstellungen zeigen, sind Komplikationen nach der Pneumolyse immer noch häufig; sie hängen mit der bei der Operation künstlich geschaffenen extrapleuralen Höhle zusammen.

Darnach kommt es in über 10% aller Fälle zu stärkeren Nachblutungen, die wohl meist als Sickerblutungen aufzufassen und nach übereinstimmendem Urteil von der Blutung während der Operation völlig unabhängig sind (H. Alexander, P. G. Schmidt) und sich daher weder voraussehen noch vorbeugen lassen.

P. G. Schmidt:

Autor	Anzahl der Kranken	Operations-sterblichkeit	Nach-blutungen	Infekte	Innere Fisteln
Graf	317	3,8%	13,8	15,7	16,4
W. Schmidt	200	2,0%	12,29	15,5	10,0
Adelberger	634	2,8%	6,4	31,7	9,7
Kivikanervo	71	—	13,0	14,0	11,0
Kleesattel	40	5,0%	—	12,5	10,0
P. G. Schmidt	230	0,76%	11,2	6,5	2,2

Gürich:

Autor	Jahr	Anzahl	Infekte pyogen.	Infekte spezif.	Fisteln innere	Fisteln äußere
W. Schmidt	1938	200	15,5	4,0	10,0	—
Curschmann	1939	158	33		10,0	—
Herholtz	1939	50	36		14,0	—
Adelberger	1942	634	31,7		9,7	13,4
P. G. Schmidt	1946	230	6,5	5,6	2,2	1,3
Kleesattel	1939 bis 1948	460	8,4	3,9	3,9	0,8

Eine stärkere Nachblutung kündigt sich neben den bei jeder inneren Blutung auftretenden Symptomen: Blässe, Kreislaufkollaps, kleiner, schneller Puls und Blutdruckabfall häufig schon früh durch Schmerzen im Epigastrium an, die gelegentlich von Erbrechen schwärzlicher Massen begleitet sind (Abruzzini, Joly u. a.). Bei der alsbald vorzunehmenden Röntgendurchleuchtung findet sich dann gewöhnlich ein erheblicher Erguß in der extrapleuralen Höhle.

Gelegentlich läßt sich aber trotz Fortbestehens der alarmierenden Symptome, wenn das ergossene Blut sofort gerinnt, röntgenologisch kein deutlicher Erguß feststellen. Die untere Grenze der Pneumolysenhöhle erscheint nur undeutlich, verwischt und das ganze Bild verschwommen, so daß man geneigt ist, nur das Vorliegen eines schweren Kollapses anzunehmen. Die durch reichliche Herzmittel, Tutofusin- und Blutübertragungen erreichte Besserung des Befindens hält aber meist nicht an und bei einer erneuten Durchleuchtung am nächsten Tage findet sich dann auch eine ausgedehnte Verschattung der ganzen operierten Seite, die an der Diagnose nicht mehr zweifeln läßt.

Wenn der bedrohliche Zustand anhält und eine Punktion der Pneumolysenhöhle keine anhaltende deutliche Besserung bringt, so soll man nach den Erfahrungen von Le Foyer nicht zaudern unter dem Schutz einer Blut- oder Seruminfusion die Operationswunde ohne jegliche Anästhesie wieder breit zu eröffnen und die Blutgerinsel aus der extrapleuralen Höhle auszuräumen. Der Tod erfolgt bei diesen Nachblutungen nicht infolge des großen Blutverlustes, der sich ja durch Transfusion leicht überkompensieren läßt, sondern durch Blockierung der großen Gefäße und auf der rechten Seite des Vorhofes. Schon während des Eingriffes leben die fast moribunden Kranken völlig auf, so daß oft zum Schluß der Ausräumung etwas Narkose gegeben werden muß. Die Quelle der Nachblutung läßt sich nur ganz ausnahmsweise feststellen, gewöhnlich ist die Höhle zum Schluß völlig trocken. Sie wird dann ausgiebig mit heißer Kochsalzlösung gespült, von der 100 ccm mit 100000 E. Penicillin zurückgelassen werden, worauf die Wunde wieder sorgfältig vernäht wird.

Durch dieses energische Vorgehen konnten sämtliche Kranken gerettet werden, eine Wiederholung der Nachblutung hat Le Foyer niemals gesehen.

Die Ursachen, die diese schweren Nachblutungen auslösen, sind noch nicht erkannt. Über bloße Vermutungen und Hypothesen sind wir bisher nicht herausgekommen. Auffallend ist, daß Nachblutungen besonders nach leichten völlig glatt verlaufenen Pneumolysen häufiger vorzukommen scheinen.

Kivikanervo hat bei 20 Kranken vor der Operation die Gerinnungszeit des Blutes und die Thrombozytenzahl bestimmt ohne dabei irgendeine Regelmäßigkeit zwischen dem Untersuchungsergebnis und dem Vorkommen von Nachblutungen finden zu können. Ebenso wie uns, ist es auch P. G. Schmidt aufgefallen, daß die Neigung zu Nachblutungen in den Nachkriegsjahren zugenommen hatte. Er sieht hierin eine Folge des Eiweißmangels, der durch Abnahme des kolloidalen Druckes zu einer Verschlechterung der Wasserbindung des Blutes innerhalb der Gefäßstrombahn führt.

Nach den Untersuchungen von Heidelbach scheinen vorwiegend exsudative, immunbiologisch nicht genügend stabilisierte Formen der Lungentuberkulose mehr zu postoperativen Blutungen zu neigen, als die mehr produktiven und zirrhotischen Formen. Zu ähnlichen Ergebnissen ist auch Ellen Horsch gekommen. Man wird daher bei der Indikationsstellung zur Pneumolyse bei vorwiegend exsudativem Charakter der Lungentuberkulose und bei schlechter immunbiologischer Lage besondere Vorsicht walten lassen. Bei weiblichen Patienten sollte außerdem der Operationstermin möglichst nicht in die Nähe der Periode gelegt werden, nach einer Warnung von Heidelbach, die durch die hier wiedergegebene Tabelle von P. G. Schmidt wohl begründet erscheint:

80 Operationen prämenstruell		45 Operationen postmenstruell		64 Operationen im Intervall	
Nachblutungen	keine	Nachblutungen	keine	Nachblutungen	keine
13 16%	67 84%	7 15,5%	38 84,5%	3 4,7%	61 95,3%

Wenn auch, wie bereits gesagt, in zum Schluß der Operation völlig trockenen Höhlen Nachblutungen erfolgen können, wird man in jedem Fall aufs sorgfältigste auf Blutstillung bedacht sein, wobei aber Geary und Kivikanervo vor der Anwendung des Thermokauters warnen, da bei Abstoßung des Brandschorfs Nachblutungen und Lungenperforationen entstehen könnten.

Diese Befürchtung ist nicht berechtigt, wenn man die Blutgefäße nur koaguliert und nicht verschorft und dabei die Koagulation nicht direkt vornimmt, sondern die Knopfelektrode an der Arterienklemme ansetzt. Nur in der unmittelbaren Nähe des Sympathikus ist die Elektrokoagulation besser zu vermeiden, um nicht durch plötzliche Gefäßreaktionen verstärkte Blutungen hervorzurufen. Wir haben den Eindruck gehabt, daß durch Pinselung oder feste Tamponade mit in Clauden getränkten Mullstreifen die Sickerblutung günstig beeinflußt wird. KIVIKANERVO hat zu diesem Zweck Puderung der Höhle mit Stryphnonpulver empfohlen; die von LANGER angewandte Gelatineeingießung und die von RAZEMON empfohlene Serum-Thrombinspülung wurden schon erwähnt. Die vielfach erhobene Forderung, zur Vermeidung von Nachblutungen die Pneumolysenhöhle durch häufiges Nachfüllen ständig unter erhöhtem Druck zu halten, scheint nicht begründet. KIVIKANERVO gibt die Möglichkeit zu, daß eine Nachblutung in vacuo entstehen könne, macht aber demgegenüber gleichzeitig geltend, daß auch ein positiver Druck infolge Kompression der großen Venen, in denen normalerweise ein negativer Druck herrscht, eine Stauung im großen Kreislauf und dadurch eine Nachblutung hervorrufen kann. Auch P. G. SCHMIDT meint, daß es eher zu befürchten sei, daß der erhöhte Druck den Blutabfluß durch die venösen Kapillaren behindere und damit die Blutung erst recht unterhalten wird.

W. SCHMIDT hat die Ansicht vertreten, daß das Blut in der Pneumolysenhöhle sofort gerinnt und deshalb Punktionsversuche in der ersten Woche zwecklos seien. Wie die systematischen Untersuchungen von KIVIKANERVO lehren, trifft das aber nicht zu. Er führt die Tatsache, daß die postoperativen Blutergüsse nicht immer sofort gerinnen, darauf zurück, daß sie entweder per diapedesin erfolgen oder das Blut durch die ständigen Atembewegungen defibriniert wird. Es ist also in einer gewissen Anzahl von Fällen durchaus möglich, den Bluterguß schon in den nächsten Tagen durch Punktion zu entfernen. Da aber hierbei die Infektionsgefahr groß ist, wird übereinstimmend vor kritiklosen Punktionsversuchen gewarnt, andererseits aber ebenso übereinstimmend die restlose Entfernung des Blutergusses verlangt. ADELBERGER, der von gehäuften Punktionen Abstand nimmt, empfiehlt den Bluterguß mittels einer Troikartpunktion und Schlauch zu entfernen. Als Einstichstelle wählt er dabei nicht die Resektionslücke, sondern den ersten oder zweiten Interkostalraum hinten. Es gelingt meistens schon bei der ersten Spülung, den größten Teil der Gerinsel zu entfernen und die Übersicht über die Pneumolysenhöhle herzustellen. Weitere Punktionen seien dann nur noch notwendig, wenn es zum Infekt oder zu einer neuerlichen Nachblutung kommt. ADELBERGER glaubt, daß das Absinken der schweren Infektionen sicherlich auch dadurch mit bedingt sei, daß er kleinere Hämatome und Exsudate innerhalb der ersten 4—6 Wochen nur dann punktiert, wenn der Kollaps nicht mehr übersichtlich oder nicht mehr genügend gesichert ist. Man könne dann oft, wenn die Spontanresorption wegen der Schrumpfung nicht abgewartet werden kann, den Erguß abpunktieren und sofort die gesamte Höhle mit Öl auffüllen. ALEXANDER, der Spülungen ebenfalls nach Möglichkeit vermeidet, punktiert etwa jeden zweiten Tag, wobei er bei jeder 2. oder 3. Entleerung 5—10 ccm eines der Sulfonamidpräparate in die Höhle einbringt. KLEESATTEL empfiehlt, sobald die Blutung steht, einen dicken Schlauch einzuführen und durch diesen täglich Spülungen vorzunehmen. Es käme dabei wohl immer zu einer blanden Infektion, die aber nur erwünscht sei, da sie die Verflüssigung der Gerinsel bewirkt und zur Abkürzung der Nachbehandlung beitrage. ANSTETT und MARKGRAF empfehlen zur beschleunigung der Verflüssigung der in der Pneumolysenhöhle befindlichen Gerinsel 20—40 ccm einer 1%igen Pepsin-PREGL-Lösung einzufüllen und nach 48 Stunden wieder abzupunktieren. BRUNNER nimmt zum gleichen Zweck 20—100 ccm der von HERRMANNSDORFER angegebenen Pepsinsalzsäurelösung (Pepsin 10,0, Acid.

hydrochlor., Acid. carbol āā 1,0, Aqua destill. ad 200,0). H. ALEXANDER spritzt zur Verflüssigung der Gerinsel bei jeder Punktion 5 ccm Kalzium in die Höhle und läßt dann 20—25 ccm Luft ohne Rücksicht auf den Überdruck einfließen; das wird täglich oder jeden zweiten Tag wiederholt. Die Luft sammelt sich in der Spitze, das Gerinsel wird zusammengepreßt. Das flüssige Serum zeichnet sich bald oberhalb als Spiegel ab und wird bei der Punktion entfernt.

Wenn auch die Vielzahl dieser Vorschläge von vornherein vermuten läßt, daß keiner eine ideale Lösung bedeutet, so dürften sie doch meist schließlich zu einer mehr oder weniger vollkommenen Entleerung der Pneumolysenhöhle führen. Es darf dabei aber nicht übersehen werden, daß jede längere Punktions- und Spülbehandlung die Gefahr einer Sekundärinfektion der extrapleuralen Höhle heraufbeschwört.

DELBECQ, LE FOYER u. a. empfehlen, wenn die Gerinsel durch Spülung nicht entfernt werden können und sich schon Verklebungen zu bilden beginnen, mit dem Thorakoskop einzugehen und unter dessen Leitung die Fibrinbeläge und Gerinsel instrumentell abzulösen und zu zerkleinern und sie dann durch das Thorakoskop mit heißer Lösung auszuspülen.

Am einfachsten und zweckmäßigsten erscheint das Vorgehen von SEBESTÉNY, der das Blutgerinsel durch eine kleine Rippenresektion am tiefsten Punkt der Pneumolysenhöhle ausräumt; Penicillin eingießt und die Operationswunde wieder fest vernäht. Das hat sich auch JANAUSCHEK, DOR und CHASSON u. a. gut bewährt. RAZEMON warnt ausdrücklich davor, in der alten Operationswunde einzugehen und nimmt die Ausräumung ebenso wie SEBESTÉNY von einer kleinen Rippenresektion am tiefsten Punkt der Höhle vor.

Wenn auch die unmittelbare Gefahr der Nachblutungen nicht allzuhoch anzuschlagen ist — die Sterblichkeit beträgt 1—1,5% — so wird der Enderfolg durch jede stärkere Nachblutung doch ernstlich gefährdet. Einerseits weil durch Nachblutungen die Gefahr einer vorzeitigen Schrumpfung der Pneumolysenhöhle heraufbeschworen wird, anderseits weil die Erfahrung gezeigt hat, daß sie häufig zu einer Spätinfektion der Höhle führen, wofür allerdings zum Teil die noch immer vielfach schematisch durchgeführte Punktionsbehandlung mitverantwortlich zu machen ist. Wie MAXWELL bei endoskopischen Untersuchungen von Pneumolysenhöhlen nach einer Nachblutung feststellen konnte, bilden sich an den Wandungen zapfenförmige Gerinsel, die frei in die Höhle hineinragen. Durch Organisation und Schrumpfung dieser Gebilde wird die Verschwartung der Pneumolysenhöhle und die Ausdehnung der Lunge durch Adhäsionsstränge eingeleitet. Dadurch droht häufig der Kollaps, auch bei reichlicher Reservebildung, wieder verloren zu gehen, was zu Öleingießung oder einer Plastik, der BRUNNER den Vorzug gibt, zwingt. Nach einer Statistik von W. SCHMIDT konnte nach einer postoperativen Blutung in 25% der Fälle ein extrapleuraler Pneumothorax weitergeführt werden, während bei 40% Öl eingefüllt werden mußte. In je 15% kam es im Anschluß an die Blutung zu einer Eiterung mit Tuberkelbazillen bzw. Kokken; in 5% wurde eine sekundäre Thorakoplastik notwendig.

Diese Zahlen zeigen deutlich, wie wichtig es für den Enderfolg ist, daß die Gerinsel aus der Pneumolysenhöhle entfernt werden, um die Lunge wieder zu mobilisieren und den Lungenkollaps durch regelmäßige Luftnachfüllungen aufrecht erhalten zu können.

Sonst kann die fortschreitende Verschwartung der Pneumolysenhöhle höchstens durch einen extrapleuralen Oleothorax aufgehalten werden. Wir kommen dann zur Ölplombe, durch die wir aber den Vorteil eines elastischen, leicht regulierbaren Kollapses verlieren.

Adelberger betont allerdings, daß auch beim Oleothorax durch langsames Abpunktieren die Lunge meist leicht wieder bis zu einem extrapleuralen Resthohlraum entfaltet werden kann, der nicht größer ist, als der durch den früheren Krankheitsprozeß gesetzte Gewebsdefekt in der Lunge. Es braucht also auch mit der Einleitung eines Oleothorax auf das ursprünglich angestrebte Ziel nicht verzichtet zu werden. Trotzdem soll man aber nach der Forderung von Adelberger grundsätzlich an der Weiterführung als Pneumothorax festhalten und jedenfalls nicht vor der 6. Woche zu einer Ölfüllung übergehen, da die Pneumolysenkapsel soviel Zeit zu ihrer Umwandlung braucht.

Während Nachblutungen gewöhnlich im direkten Anschluß an den Eingriff — selten am 2. oder 3. Tag — entstehen, bilden sich die serösen Ergüsse erst allmählich als entzündliche Reaktion auf das Operationstrauma. Heidelbach, ebenso Monod heben hervor, daß sie besonders bei exsudativen Prozessen zu befürchten seien, während Kivikanervo bei seinen Untersuchungen keinen Einfluß der Aktivität des Lungenprozesses auf die Häufigkeit und Menge der Exsudatbildung feststellen konnte. Dieser Widerspruch dürfte sich dadurch erklären, daß die Untersucher die Lokalisation der Krankheitsherde nicht genügend in Betracht gezogen haben. Ein zentral gelegener exsudativer Herd prädisponiert naturgemäß weniger zum Exsudat als ein peripher gelegener produktiver Herd. Im allgemeinen ist aber die entzündliche Reaktion bei exsudativen Prozessen stärker und wir sehen gelegentlich nach der Pneumolyse das klinische Bild einer exsudativen Pleuritis mit hohem Fieber und starker Beeinträchtigung des Allgemeinbefindens entstehen. Auch in diesen Fällen muß man möglichst zurückhaltend mit Punktionen und Spülungen sein, um so mehr, als die Gefahr der Schrumpfung hier bedeutend geringer als bei Blutungen ist. Heidelbach weist mit Recht darauf hin, daß die Notwendigkeit einer Spülbehandlung auch ohne Probepunktion aus dem klinischen Bild abgeleitet werden kann. Da das Exsudat der Verbesserung des Kollapses förderlich sein kann und darüber hinaus eine günstige biologische Wirkung durch Anregung der Bindegewebsproliferation in der Lunge ausübt, so rät W. Schmidt es nur abzulassen, wenn entweder die Übersicht über den Kollaps der Lunge verloren geht, oder wenn die Höhle schrumpft, Intoxikationserscheinungen auftreten oder der intrathorakäle Druck zunimmt. Auch H. Alexander rät, das Exsudat erst abzulassen, wenn nach einigen Wochen die akuten Erscheinungen abgeklungen sind. Ein kleines, stationäres Restexsudat kann sich selbst überlassen bleiben, solange keine ausgesprochene Schrumpfung zu beobachten ist.

Die gelegentlich erst später auftretenden serösen Ergüsse verursachen meist keine Störung des Allgemeinbefindens und äußern sich in der Regel nur durch leicht subfebrile Temperaturen und zeigen einen ausgesprochen torpiden Verlauf. Gewöhnlich sind sie durch Tuberkelbazillen bedingt, auch wenn diese sich nicht immer mikroskopisch im Punktat nachweisen lassen. Auch bei diesen abakteriellen oder tuberkulösen Empyemen soll man Punktionen und Spülungen möglichst vermeiden. Gewöhnlich kann man nach 3—4 Wochen den Eiter ablassen und die Höhle nach dem Vorschlag von ANSTETT und MARKGRAF mit 4½%igem Gomenolöl füllen. DÜGGELI empfiehlt hierfür die CALOTsche Lösung (Jodoform 10,0, Kreosot 5,0, Guajacol 1,0, Aether ad narcosin 30,0, Ol. oliv. steril. 70,0).

KIVIKANERVO konnte bei systematischen bakteriologischen Untersuchungen des Eiters feststellen, daß die Kulturen im Durchschnitt etwa 6 Wochen nach der Operation positiv werden, also zum Zeitpunkt des Beginns der Kapselschrumpfung und der dadurch bedingten größten Spannungsschwankungen innerhalb des Lungenstumpfes. Da nach den Untersuchungen von HEIDELBACH zu diesem Zeitpunkt auch die meisten Lungenfisteln entstehen, so glaubt KIVIKANERVO, daß die spezifischen Infekte dadurch zustande kommen, daß in der Oberfläche der abgelösten Lunge infolge der narbigen Schrumpfung der Kapsel mikroskopische Risse entstehen, durch die Tuberkelbazillen in die Pneumolysenhöhle gelangen. Die gleiche Vermutung haben CORYLLOS und WELTKIND auf Grund von Gasanalysen ausgesprochen, während BERNOU und GOYER diese kleinen Einrisse bei mehreren offen behandelten Empyemfällen direkt nachweisen konnten. Es zeigt sich somit, daß auch diese Komplikationen durch eine sorgfältige Auslese der Kranken eingeschränkt werden können.

Alarmierender sind unspezifische Infektionen, besonders wenn sie durch eine Lungenfistel hervorgerufen werden, da sie meist zu schweren septischen Prozessen führen und nicht selten tödlich enden. Wenn HEIDELBACH auch mechanischen Faktoren eine die Entwicklung von Kavernendurchbrüchen begünstigende Rolle einräumt, so sieht er doch das Wesentliche beim Entstehen dieser gefürchteten Komplikation im Fortschreiten des Lungenprozesses, sei es in Form von subpleuralen verkäsenden Herden oder in Form von zunehmender pleurawärts gerichteter Kavernisierung infolge Verschlechterung der immunbiologischen Lage. Von 34 in Rohrbach beobachteten inneren Fisteln kamen 82,35% bei vorwiegend exsudativen Prozessen vor, während nur 17,65% vorwiegend zirrhotische Prozesse betrafen. Die immunbiologische Lage war bei 76,47% noch nicht ausgeglichen, 23,53% waren genügend stabilisiert. Eine auffällige Bevorzugung des einen oder anderen Kavernentypes konnte HEIDELBACH nicht feststellen. Starre Kavernen fanden sich bei 20, elastische bei 15 Fällen. Dagegen lag die Kaverne auffallend häufig, nämlich 23 mal, pleuranahe.

Ist eine akute Infektion mit Eiterkeimen festgestellt, so muß sofort eine energische Behandlung mit täglichen Spülungen mit Azochloramid 1 : 3300, mit 0,5% Pantosept oder ähnlichem eingeleitet werden. Die Spülungen müssen dabei sehr gründlich vorgenommen werden, bis die Flüssigkeit völlig klar abläuft. Durch unzureichende Spülversuche wird nur die Infektion in der ganzen Höhle verbreitet. Nach der Entleerung des Eiters durch die Spülung, empfiehlt es sich, in die Pneumolysenhöhle 10,0 Marbadal pulv. steril. oder 100000 E. Penicillin in 100—150 ccm körperwarmer physiologischer Kochsalzlösung einzufüllen. Diese Maßnahme wird zweckmäßig jeden 2. Tag wiederholt bis das Fieber sinkt und der Eiter dünnflüssig und mehr serös wird und weder mikroskopisch oder bakteriologisch Keime nachgewiesen werden können. Das ist gewöhnlich nach der 4. bis 5. Punktion der Fall; dann können die Zwischenräume zwischen der Instillation verlängert und mit der

Marbadaldosis allmählich auf 3—5 g herabgegangen werden. Die örtliche Behandlung muß in schweren Fällen mit parenteralen Penicillingaben von 50000 alle 3 Stunden auch nachts oder einer oralen Supronal-Darreichung von 8—10 g innerhalb 24 Stunden ergänzt und solange aufrecht erhalten werden, bis der Kranke völlig entfiebert ist. Wenn nach drei bis vier derartigen Instillationen kein merklicher Umschwung im Krankheitsprozeß eintritt, so muß die Pneumolysenhöhle breit eröffnet werden und durch eine lockere Tamponade und reichliche örtliche Anwendung von Marbadal für eine möglichst schnelle Entgiftung des Organismus gesorgt werden. Ist es auf diese Weise gelungen, die Infektion zum Stillstand zu bringen, so muß möglichst bald eine extrapleurale Thorakoplastik angeschlossen werden zum Verschluß der inneren Fistel und zur Beseitigung der infizierten Resthöhle. Bei weniger schweren Infektionen wird man an Stelle der Rippenresektion auch mit einer Bülau-Drainage auskommen können, die man nach dem Vorgang von P. G. Schmidt am zweckmäßigsten nach der l. vorderen Plastiksitzung anlegt.

Kleesattel empfiehlt neuerdings folgendes „Standardverfahren" zur Behandlung von Infektionen der Pneumolysenhöhle: Sobald eine unspezifische Infektion festgestellt ist, wird hinten vom 2. Interkostalraum aus ein Spülkatheter (15—16 Charrière) bis auf den Boden der Höhle eingeführt und die Höhle täglich mit physiologischer Kochsalzlösung ausgespült, worauf der Katheter jedesmal verschlossen wird, da er, im Gegensatz zu der Empfehlung von Emmler, nicht zur Ableitung des Sekrets dienen soll, sondern nur gewissermaßen als Dauerkanüle für die Spülungen. Sobald eine genügende Verflüssigung der Fibringerinsel eingetreten ist, wird mit den täglichen großen Spülungen begonnen mit 1000—2000 ccm Azochloramid 1 : 3300 oder 0,2%igem Chloramin, mit denen zweckmäßigerweise gewechselt wird. Gegen Ende der Behandlung wird die Intensität der Spülungen immer mehr gesteigert, unter Umständen werden sie zweimal täglich vorgenommen; morgens mit Chloramin und abends mit Azochloramid, von dem ein Rest für die Nacht in der Pneumolysenhöhle belassen wird. Instillationen von Chloramin haben keinen Zweck, da dieses Mittel mit der Zeit seine Wirksamkeit einbüßt. Wenn der Erguß nicht mehr ansteigt und nur noch trüb-wäßrig ist und mikroskopisch ein Überwiegen der Lymphozyten über die Leukozyten erkennbar wird, so wird mit einer energischen zusätzlichen chemotherapeutischen Behandlung begonnen. Marbadal lokal und Supronal per os, worauf nach 3—4 Tagen der Schlauch entfernt und die Supronalmedikation noch einige Tage fortgesetzt wird.

Durch die jetzt allgemein angewandte Penicillinprophylaxe können schwere eitrige Infektionen der Pneumolysenhöhle wohl in der Regel vermieden werden. Es erscheint zweckmäßig, auch bei den ersten Nachfüllungen etwa 50000 E. Penicillin in einer geringen Menge Flüssigkeit gelöst nachzuspritzen. Le Foyer rät außerdem, vor der ersten Nachfüllung den Kranken irgendein die Blutgerinnung förderndes Mittel zu verabfolgen. Nach seinen Erfahrungen kann es gelegentlich nach der ersten Nachfüllung zu einer stärkeren Spätblutung kommen, wenn die Lunge sich inzwischen stellenweise angelegt hatte und durch die Nachfüllung wieder abgelöst wird.

Was die Ergebnisse des extrapleuralen Pneumothorax angehen, so hat Adelberger in seiner letzten Veröffentlichung folgende Zahlen aus dem Rohrbacher Krankenhaus mitgeteilt:

Jahrgang	1936/37	1938	1939
Ergebnisse bis	1. 1. 1939	1. 1. 1940	1. 1. 1941
Zahl der Operationen	248	175	211
Mortalität			
a) Gesamtmortalität der Operierten	25,8%	14,8%	17,5%
b) Primäre Mortalität	2,8%	3,4%	4,7%
c) Sekundäre Mortalität	23,0%	11,4%	12,8%
Erfolgsstatistik berechnet auf die Überlebenden:			
a) Pulmonaler Erfolg:			
geschlossen	75,8%	72,0%	73,2%
offen	24,2%	28,0%	26,8%
Kaverne vernichtet	83,0%	78,0%	72,6%

P. G. Schmidt hat bei seinen ersten 230 Pneumolysen folgende Resultate erreicht:

Zahl der Operationen	Negativ	Positiv	Gestorben	Arbeitsfähig	Nicht arbeitsfähig
196 einseitige	66,7%	29,0%	4,3%	60,6%	39,4%
17 beiderseitige	82,3%	17,7%	—	64,7%	36,3%

Bei Abschluß der laufenden Überwachung Ende 1944:

Zahl der Operierten	Negativ	Positiv	Gestorben	Arbeitsfähig	Nicht arbeitsfähig
130 einseitige	70%	23,8%	6,1%	77%	23%
11 beiderseitige	82%	9%	9%	80%	20%

Von den 86 Kranken von Head und Moen, bei denen 96 Pneumolysen ausgeführt waren, wurden 71% negativ, 12% blieben positiv und 17% waren gestorben.

Brunner hat kürzlich über 754 genügend weit zurückliegende Pneumolysen berichtet. Dabei ergibt sich folgende Tabelle.

Frühtodesfälle im 1. Jahr	7,7%
Spättodesfälle	14,3%
Massive Streuungen	2,2%
Innere Fisteln	4,8%
davon Einrisse bei der Operation	0,4%
Brustwandfisteln	0,5%
Bülaudrainagen	4,6%
Plastiken	8,6%
Primärer Oleothorax	2,3%
Sekundärer Oleothorax	4,8%

A. Maurer konnte bei seinen 115 Kranken in 41,7% eine vollständige Heilung feststellen, 19,1% waren unvollständig geheilt, bei 12,1% war ein Mißerfolg zu verzeichnen und 26,9% waren gestorben.

Düggeli berichtet bei seinen von Brunner operierten Kranken über 81,6% Bazillenfreiheit nach 1—5 Jahren. Voll arbeitsfähig waren 64,0%, zur Hälfte arbeitsfähig 26,2%, während 9,8% nicht arbeitsfähig waren.

Ulrici hatte bei 66 Fällen mit idealer Indikation 74,3% Erfolge, die bei 155 Fällen mit relativer Indikation nur noch 55,9% betrugen, während von 48 Kranken mit Notindikation 39,6% negativ wurden.

Le Foyer faßt seine bis Ende 1948 operierten 1330 Pneumolysenfälle, nach Abzug von 49 ersten Versuchen, die nicht weiter verfolgt werden konnten, in 3 große Gruppen zusammen. Die erste Gruppe bilden 634 Kranke, die vom Mai 1941 bis zum Januar 1947 operiert wurden. Zur zweiten Gruppe gehören 240 vom Februar bis Dezember 1947 ausgeführte Pneumolysen, bei denen zum erstenmal das Prinzip des progressiven Kollapses angewandt wurde. Die dritte Gruppe umfaßt die 407 im Jahre 1948 nach den gleichen Grundsätzen durchgeführten Operationen. Wenn wir die errechneten Zahlen nebeneinander stellen, so erhalten wir folgendes Bild:

	I. Gruppe	II. Gruppe	III. Gruppe
Mortalität	15,77%	1,66%	2,45%
Gut wirksamer extrapleuraler Pneumothorax	80,76%	94,16%	94,84%
Ungenügender extrapleuraler Pneumothorax	3,47%	4,16%	2,70%
Blutungen	4,57%	1,66%	1,22%
Empyeme	13,01%	2,08%	1,67%
Perforation bei der Operation	0,78%	0,41%	0,24%
Spätperforationen	1,10%	—	1,47%

In dieser Statistik bedeuten die 94—95% günstiger Ergebnisse allerdings noch keine Heilung der Tuberkulose, sondern geben nur die Zahl der technisch voll gelungenen Pneumolysen an.

Aber wenn auch die endgültigen Heilungserfolge vielleicht um 10% niedriger sein sollten, so berechtigen doch alle in der letzten Zeit veröffentlichten Statistiken dazu, in dem extrapleuralen Pneumothorax ein wirksames und dabei schonendes Kollapsverfahren zu sehen, bei dem auch bei relativer Indikation mit etwa 2/3 Erfolgen gerechnet werden kann. Die Infektionen, mit deren Auftreten man früher in etwa 15—20% der Fälle rechnen mußte, und die die Nachbehandlung außerordentlich in die Länge zogen und komplizierten, sind jetzt mit der Penicillinprophylaxe zu einer Seltenheit geworden. Die erst nach Wochen oder Monaten auftretenden meist spezifischen Spätempyeme werden durch das Penicillin nicht verhindert (Sebestény), sind aber durch Streptomycin (1,0 täglich) in der Regel gut zu beeinflussen. Eine Lebensgefahr bedeuten sie meist nicht, doch können sie, wie uns eine eigene Erfahrung gelehrt hat, die allgemeine Immunitätslage so ungünstig beeinflussen, daß seit längerer Zeit zur Ruhe gekommene Prozesse der Gegenseite wieder aufflackern und einen verhängnisvollen Verlauf nehmen können. Auch Streuungen in den Unterlappen und in die Gegenseite kommen vor. Wir dürfen uns somit nicht durch die Tatsache, daß der Eingriff selbst von den Kranken in der Regel leicht überstanden wird, darüber hinwegtäuschen lassen, daß der extrapleurale Pneumothorax in etwa 15—20% der Fälle doch höhere Anforderungen an die Widerstandskraft der Kranken stellen kann und daß in einem etwa gleichhohen Prozentsatz der endgültige Erfolg ausbleibt.

Die langwierige Nachbehandlung und die Häufigkeit eitriger Komplikationen hatten Graf veranlaßt, das von ihm eingeführte Verfahren in den letzten Jahren wieder aufzugeben, da es, „wie keine andere Behandlungsmethode mit der Möglichkeit schwerer Komplikationen belastet ist". Dieser Pessimismus war auch schon vor der Penicillinprophylaxe nicht berechtigt. Wir werden aber durch eine strengere Anzeigenstellung, die alle frischen, pleuranahen Prozesse von der Pneumolyse ausschließt, für eine weitere Senkung der Zahl der Komplikationen sorgen müssen. Auch dann bleibt die Nachbehandlung, wie H. Alexander unterstreicht, mühsam und muß immer wieder den Besonderheiten des Einzelfalles angepaßt werden, was hohe Anforderungen an die Geduld sowohl des Kranken als des behandelnden Arztes stellt, da man im Durchschnitt mit einer Nachbehandlung von 3—5 Jahren rechnen muß.

Diese lange Nachbehandlungszeit muß jedenfalls bei der Anzeigenstellung immer auch in Anschlag gebracht werden, da der mühsam errungene Erfolg in kürzester Zeit wieder zunichte gemacht werden kann, wenn der Kranke sich später aus dem einen oder anderen Grunde der regelmäßigen Nachbehandlung entzieht. Omodei-Zorini weist auch darauf hin, daß der große Vorzug der Plastik darin besteht, daß sie definitive Verhältnisse schafft, die keiner anderen Nachbehandlung bedürfen und den Kranken keinen Spätkomplikationen aussetzt; außerdem wird die Kaverne bei der Plastik unter ständigem Kollaps gehalten, so daß sie leichter vernarben oder durch Reinigung ihrer Wände sich zurückbilden kann.

Demgegenüber sieht er die Vorzüge des extrapleuralen Pneumothorax darin, daß die Pneumolyse ein geringeres Trauma für das Mittelfell und das Herz bedeutet, eine geringere Verminderung der Atemfläche bedingt und sowohl bei doppelseitigen Prozessen wie auch im Kindesalter ausgeführt werden kann. Der extrapleurale Pneumothorax hat zudem einen elastischeren, den jeweiligen Umständen angepaßten Lungenkollaps zur Folge und ist ein reversibler Eingriff, der eine größere körperliche Arbeitsfähigkeit zuläßt, als nach einer Plastik.

Die extrapleurale Thorakoplastik

von F. Michelsson

Die extrapleurale Thorakoplastik ist nächst dem künstlichen Pneumothorax der Eckpfeiler der aktiven Behandlung der Lungentuberkulose und wird wohl zunächst auch weiterhin trotz aller zahlreichen Ersatzvorschläge diese Stellung behaupten, da sie, wie kein anderes Verfahren bei guter Ruhigstellung der erkrankten Lunge einen ausgiebigen, ausgeglichenen Kollaps des betroffenen Lungenlappens unter weitgehendster Schonung des gesunden Lungengewebes gewährleistet.

Es ist das große Verdienst Brauers, mit klarem Blick das Wesen der Thorakoplastik erfaßt zu haben. Er hat sich als erster von rein mechanischen Vorstellungen freigemacht, die physiologischen und funktionellen Zusammenhänge erkannt und ihnen den gebührenden Platz zugewiesen. Durch die Anwendung der Grundsätze und Erfahrungen des künstlichen Pneumothorax auf die Thorakoplastik hat Brauer diese aus dem Stadium tastender Versuche, die meist von irrigen Vorstellungen und Überlegungen ausgingen, herausgeführt und in feste Bahnen geleitet und dann weiterhin nicht nur durch bahnbrechende theoretische Arbeiten, sondern auch aktiv, selbst operierend, unermüdlich an der Vervollkommnung des Verfahrens gearbeitet, bis es zur heutigen Leistungsfähigkeit ausgebaut werden konnte. Wie Brauer das von Anfang an betont hat, ist die extrapleurale Thorakoplastik ein Kollapsverfahren, das als solches auch nur das Ziel hat, den kranken Lungenteil möglichst zu entspannen, damit er ungehindert der auf ihn wirkenden Schrumpfungstendenz nachgeben kann. Die Plastik bezweckt niemals eine Kompression der kranken Lunge oder der Kaverne, wie das noch vielfach angenommen und in die Tat umzusetzen versucht wird. Eine Kompression einer Kaverne ist allenfalls bei Spitzenkavernen möglich, wenn man nach dem Vorschlage von Jessen oder Casper die Lungenspitze durch eine teilweise Apikolyse ablöst und dann die Kaverne mittels Mulltampons fest gegen die vordere Brustwand drückt. Im Lungenparenchym liegende Kavernen weichen immer dem Druck aus und verändern höchstens ihre Gestalt, während durch den auf die Lunge ausgeübten Druck wertvolles gesundes Gewebe von der Atmung ausgeschlossen wird, häufig aber nicht gleichzeitig auch von der Blutzirkulation. Dadurch kommt es nicht nur zu einer sehr unerwünschten Verminderung der Atemfläche, sondern auch zu Nischenbildungen, in denen das venöse Blut nicht genügend arterialisiert wird, so daß ein Sauerstoffdefizit entsteht, das sich mit der Zeit verhängnisvoll auf das Herz auswirkt. Außerdem dürfen wir nicht vergessen, daß die Lunge nicht nur ein passiver elastischer Schwamm ist, sondern ein mit Nerven und Muskeln reich ausgestattetes Organ, das auf örtliche mechanische Reize, die die Lunge oder die Pleura treffen, mit aktiver Kontraktion oft sehr ausgedehnter Bezirke antwortet. Noch kürzlich hat Seidel auf die scheinbar paradoxe Tatsache aufmerksam gemacht, daß überblähte Kavernen, die sich einem mit positiven Druckwerten unterhaltenem künstlichen Pneumothorax gegenüber völlig refraktär verhalten, spontan dauernd schwinden können, wenn man nur mit negativem Druck nachfüllt oder den Pneumothorax vollkommen aufläßt, was auch Bariéty und O'Brien hervorheben. Wir müssen uns unbedingt von der Vorstellung freimachen, daß wir durch mechanischen Druck bei der Thorakoplastik die Kavernenheilung fördern oder gar erzwingen können. Das Ideal, dem die Thorakoplastik zustrebt, ist die Erreichung eines ebenso vollkommenen Lungenkollapses, wie wir ihn bei einem gelungenen großen künstlichen Pneumothorax sehen. Auch bei unserem operativen Vorgehen müssen wir uns immer an das Vorbild der Natur halten und dürfen nicht willkürlich dem natürlichen Heilungsvorgang vorzugreifen suchen. Von diesem Gesichtspunkt ist auch die Kirschnersche „Plastik nach Maß" zu verwerfen, bei der durch Vernietung der Enden eines Teiles der resezierten Rippen angeblich nach Maß ein streng lokalisierter und im voraus genau bemessener Kollaps schon bei der Operation erzielt werden soll. In Wirklichkeit ist gerade diese Plastik eine „Plastik nach Zufall", da wir gar nicht die Möglichkeit haben, im voraus das Ausmaß und den Ort der für die Heilung notwendigen Lungenschrumpfung zu bestimmen, also den erforderlichen Kollaps gar nicht dosieren und lokalisieren können. Das müssen wir der kranken Lunge allein überlassen und können uns nur darauf beschränken, alle Hindernisse, die dem entgegenstehen, möglichst vollkommen und dauernd zu beseitigen. Erreicht wird das einerseits durch eine Mobilisierung der Brustwand durch mehr oder weniger ausgedehnte Rippenresektion und andererseits durch eine gleichzeitige Lösung der Lunge aus den sie an die Thoraxwand fixierenden Verwachsungen. In der richtigen Kombination, Abmessung und Lokalisation dieser beiden Verfahren, die schon Friedrich bei seinen ersten Totalplastiken angewandt hat, liegt die ganze Kunst der Thorakoplastik, die vom Chirurgen nicht nur viel Fingerspitzengefühl, sondern auch funktionelles Denken und Erfahrung verlangt, da er sich bei seiner Operation stets den wechselnden individuellen Verhältnissen des gegebenen Krankheitsfalles möglichst anpassen muß.

Die Frage, ob die Plastik in einer chirurgischen Klinik oder im Lungensanatorium durchgeführt werden soll, ist einige Zeit lang eifrig diskutiert worden, jetzt aber wohl im allgemeinen dahin entschieden, daß die Operation in der Lungenheilanstalt stattfinden soll. Bérard und auch A. Maurer heben hervor, daß nicht nur die klinischen Ergebnisse, sondern auch die Wundheilung im Sanatorium besser ist.

Unerläßliche Voraussetzung für die Vornahme der Plastik im Sanatorium muß aber natürlich sein, daß der Kranke dort chirurgisch nicht schlechter versorgt ist, als in einer chirurgischen Klinik. Das wird aber sicher nicht erreicht, wenn jede Heilanstalt, die über einen chirurgisch „vorgebildeten" Arzt verfügt, operative Behandlung der Lungentuberkulose treiben will. Mit Recht hat H. Alexander betont, daß es „zu ernsten Bedenken Anlaß geben muß, wenn der Lungenfacharzt sich nur die für Lungenoperationen nötigen Handgriffe mehr oder weniger aneignet und dann selbst operieren will. Diese Entwicklung könnte niemals im Interesse unserer Kranken liegen. Sie wird leider dadurch unterstützt, daß z. B. Landesversicherungsanstalten von den Leitern ihrer Tuberkulosesanatorien chirurgische Vorbildung verlangen."

Die neuzeitlichen plastischen Operationen bei Lungentuberkulose sind nichts weniger als bloße schematische, mehr oder weniger ausgedehnte Rippenresektionen, sondern stellen nach dem treffenden Wort von BRAUER eine Bildhauerarbeit am Lebenden dar, deren Erfolg sehr wesentlich davon abhängt, daß die erkrankte Lunge an der richtigen Stelle und in der richtigen Ausdehnung allseitig mobilisiert und vollkommen entspannt werde. Um diese Aufgabe mit der notwendigen Sicherheit und Gründlichkeit ausführen zu können, muß der operierende Arzt sich nicht nur immer vollkommen orientieren können, sondern er muß auch das sichere Gefühl haben, daß er allen möglichen Zwischenfällen während der Operation seelisch und technisch gewachsen sei. Diese Sicherheit und Ruhe kann man sich aber nur in einer großen chirurgischen Klinik mit reichlicher Gelegenheit zur operativen Versorgung von schweren Verletzungen aneignen. Nur so kann man sich „die sichere Hand, das kalte Blut und blitzschnelles Handeln nach ernstem Bedacht“ erwerben, was bekanntlich erst den Chirurgen macht. Nur ein chirurgisch voll ausgebildeter Operateur bietet dem Kranken die Gewähr, daß er so radikal als nötig und so schonend als möglich operiert wird; während ein Operateur, der, wie BRUNNER sich in anderem Zusammenhang ausgedrückt hat, mit operativ technischer Erfahrung nicht belastet ist und nur über eine geringe eigene Erfahrung verfügt, leicht Gefahr läuft, im Gefühl seiner Unsicherheit die Operation nicht gründlich genug vorzunehmen oder aber unversehens verhängnisvolle Nebenverletzungen zu setzen. Eine bloße chirurgische Vorbildung genügt jedenfalls nicht, da der Operateur sich dann die erforderliche Technik und Erfahrung an seinem naturgemäß kleinen Krankenmaterial erst mühsam selbst erwerben muß, wofür seine Kranken die Kosten tragen. Selbst im spezialistenfreudigen Amerika hat das von der Gesellschaft für Thoraxchirurgie eingesetzte Komitee sich dahin ausgesprochen, daß die Schaffung von „Lungenchirurgen“ durchaus unerwünscht sei und daß sich mit Lungenchirurgie nur Vollchirurgen befassen sollen, die durch Neigung und günstige Gelegenheit sich reiche Erfahrungen auf diesem Sondergebiet angeeignet haben. Im gleichen Sinn hat sich die französische Gesellschaft für Thoraxchirurgie in einer Eingabe an das Gesundheitsministerium ausgesprochen (A. MAURER).

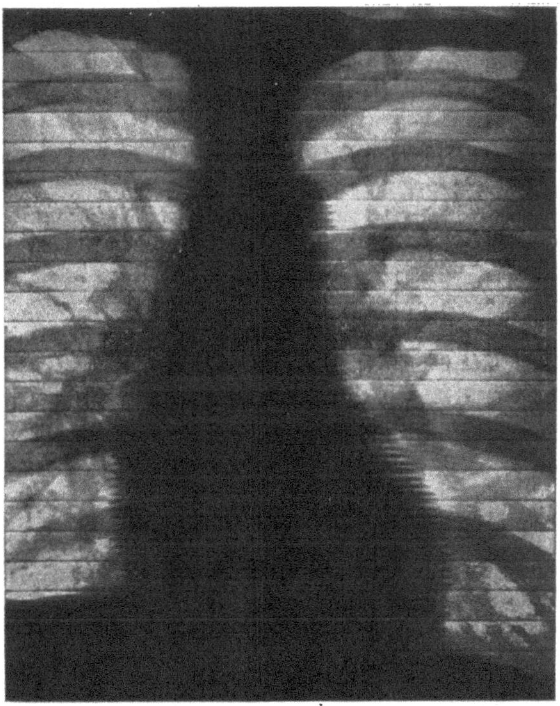

Abb. 50. Normales Kymogramm mit horizontalem Raster. (Aus: Die Tuberkulose des Menschen. J. A. Barth. Leipzig 1939.)

Wenn somit einerseits unbedingt verlangt werden muß, daß die operative Behandlung der Lungentuberkulose nur in den Händen eines chirurgisch durchgebildeten Arztes liegen soll, so muß andererseits ebenso entschieden verlangt werden, daß die Nachbehandlung nach dem Eingriff gemeinsam mit dem Lungenfacharzt durchgeführt und ihm baldmöglichst ganz überlassen werde. Die Plastik ist ja nur eine Hilfsmaßnahme im allgemeinen Heilungsplan, dessen Durchführung Aufgabe des Lungenarztes ist. Da die sowohl für die Planung und Durchführung der Operation

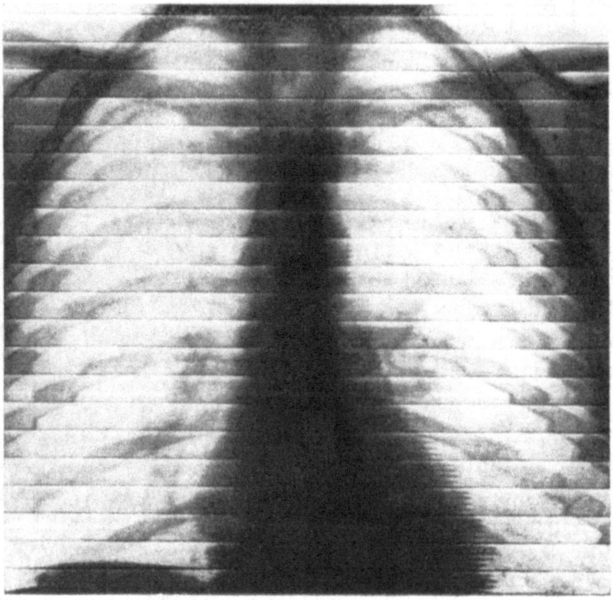

Abb. 51. Kymogramm bei starrem Mediastinum. Horizontalraster.

als auch für die Nachbehandlung erforderliche Erfahrung an kleineren Anstalten mit nur wenigen Operationen im Jahr nicht erworben werden kann, so muß das Bestreben dahin gehen, einzelne größere Operationszentren zu schaffen, in denen alle Operationen aus dem von ihnen versorgten Gebiet durchgeführt werden und die die Ausbildung des ärztlichen Nachwuchses und vor allem auch des Pflegepersonals übernehmen können.

Was die Anzeigen zur Thorakoplastik anbelangt, so läßt sich die Frage, wann man einem Lungentuberkulösen zur Plastik raten soll, wohl dahin beantworten, daß es am günstigsten ist, wenn der Lungenprozeß zu einem gewissen Stillstand gekommen ist und die Verhältnisse sich bis zu einem gewissen Grade konsolidiert haben. Graf hat die Forderung aufgestellt, daß in jedem Fall die Pneumothoraxbehandlung bis zur Grenze des irgendmöglichen ausgewertet werden soll, ehe andere Formen der Kollapsbehandlung ergänzend oder als Ersatz hinzugezogen werden. Wenn auch die Pneumothoraxbehandlung nicht selten zu überraschenden Erfolgen führt, so darf andererseits nicht übersehen werden, daß sie häufig trotz jahrelanger Fortsetzung doch nicht zur endgültigen Heilung ausreicht. Coryllos betont mit Recht, daß wegen 20% möglicher Erfolge nicht 80% der Kranken der Gefahr ausgesetzt werden dürfen, zu spät zur Plastik zu kommen. Jede inoperable Lungentuberkulose hätte als umschriebener, operativ gut zu beeinflussender Prozeß begonnen. GRÄFF fordert bei jeder Kaverne, die sich nicht innerhalb von 3 Monaten spontan schließt, eine aktive Behandlung für die zunächst der künstliche Pneumothorax in Frage kommt, den SAUERBRUCH mindestens ein Jahr lang fortgesetzt sehen will, bevor zur Thorakoplastik geschritten wird. Daß zunächst ein Versuch mit der konservativen Behandlung gemacht wird, ist selbstverständlich. Die Ergebnisse dieser Behandlungsversuche müssen aber mit äußerster Kritik überprüft werden, besonders

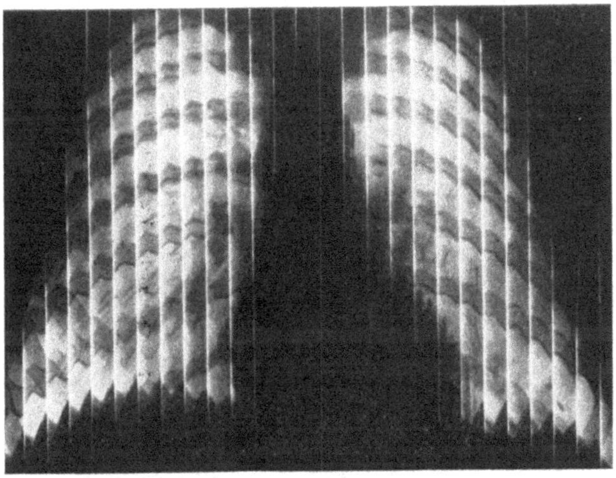

Abb. 52. Kymogramm bei starrem Mediastinum. Vertikalraster. (Aufnahmen von Prof. DAHM, Köln-Merheim.)

auch im Hinblick auf die spätere Funktionsfähigkeit der Lunge, die noch häufig über dem Augenblickserfolg außer acht gelassen wird. Ein künstlicher Pneumothorax, auch wenn er sich technisch leicht durchführen läßt und die Kaverne zum Kollaps bringt bzw. den Auswurf bazillenfrei macht, wird dadurch noch nicht zur Methode der Wahl, die gedankenlos schematisch fortgesetzt werden darf, auch wenn ein bestehendes Exsudat die Lungenfunktion weitgehend zu vernichten droht. In solchen Fällen wäre dem Kranken mit einer frühzeitigen Plastik jedenfalls besser gedient.

Bei vorwiegend produktiven Fällen mit deutlicher Schrumpfungsneigung kommt die Plastik in Frage, wenn mit der konservativen Behandlung kein weiterer Fortschritt zur Besserung zu erzielen ist. Die Aufgabe des Arztes, auch des Lungenarztes, kann nicht darin gesehen werden, um jeden Preis, sei es auch jahrelange Anstaltsbehandlung, möglichst viel vom erkrankten Organ zu erhalten, sondern wir müssen darnach streben, unter Ausnutzung aller Möglichkeiten, auch der Regenerations- und Anpassungsfähigkeit des Organismus, unsere Kranken möglichst rasch und dauerhaft zu heilen, damit sie möglichst bald in den Arbeitsprozeß wieder eingeschaltet werden können. Von diesem Gesichtspunkt aus werden wir unseren Kranken auch entschieden zur Plastik raten, wenn der Prozeß an sich so gutartig ist, daß die Patienten sich eigentlich kaum krank fühlen. Denn das Bestehenbleiben einer auch nur kleinen Restkaverne bedeutet für den Kranken stets eine ernste Gefahr, weil es nur eine Frage der Zeit ist, wann sie zum Ausgangspunkt meist schwer verlaufender Rezidive wird; während die Plastik in diesem Stadium mit großer Sicherheit dauernde Heilung erwarten läßt. Wir haben nicht das Recht, einen Kranken

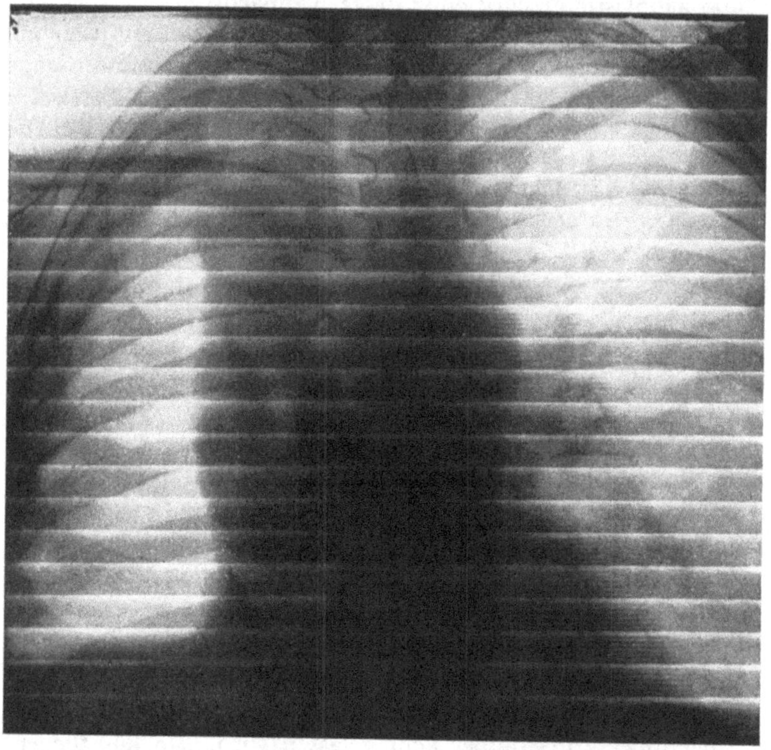

Abb. 53. Kymogramm bei Pleuraverschwartung. Horizontalraster.

jahrelang seinem Beruf und seinem gewohnten Leben zu entziehen in der häufig doch recht ungewissen Hoffnung, ihm dadurch vielleicht etwas mehr Lungengewebe zu erhalten. Die Argumentation, daß im Hinblick auf das große Gesamtopfer an Zeit und Mitteln, das die Lungentuberkulose in der Regel erheischt, ein Jahr mehr oder weniger nur eine relativ untergeordnete Rolle spiele (Graf), wird von den Kranken selbst, wenn sie nicht zu den „Kurverblödeten" gehören, in der Regel entschieden abgelehnt. Sie folgern vielmehr im Gegenteil, weil sie schon so lange krank seien, müßten sie möglichst bald wieder gesund werden.

Und selbst, wenn die jahrelange Anstaltsbehandlung schließlich wirklich zu einer weitgehenden Wiederherstellung der Atemfunktion und einer dauerhaften Heilung führt, kann der Nutzen für den Kranken trotzdem durchaus fraglich bleiben. Spröhnle hat aus eigener Erfahrung darauf hingewiesen, daß eine längere Liegekur, besonders vom jungen Menschen, eine völlige Aufgabe seiner Persönlichkeit verlange. Andererseits erfordert aber der Übergang aus dem schonenden Milieu des Sanatoriums in unser heutiges Arbeitstempo eine ungeheure Energie, die viele nach jahrelanger Anstaltskur endlich Geheilte nicht mehr aufbringen können. Wenn ein Kranker die Heilanstalt als seelischer Krüppel verläßt, der nur noch sich selbst und seiner Umgebung zur Last weiter vegetieren kann, so hat er bestimmt nichts gewonnen, auch wenn seine Atemfunktion bis zu 95% erhalten geblieben ist.

Die gewöhnliche Formulierung, daß die Thorakoplastik dort in Frage kommt, wo ein künstlicher Pneumothorax angezeigt wäre, aber infolge von Verwachsungen der Pleura nicht durchführbar oder nicht wirksam ist, kann, soweit es sich um tertiäre Kavernen handelt, als allgemeine Richtschnur anerkannt werden; wenn auch

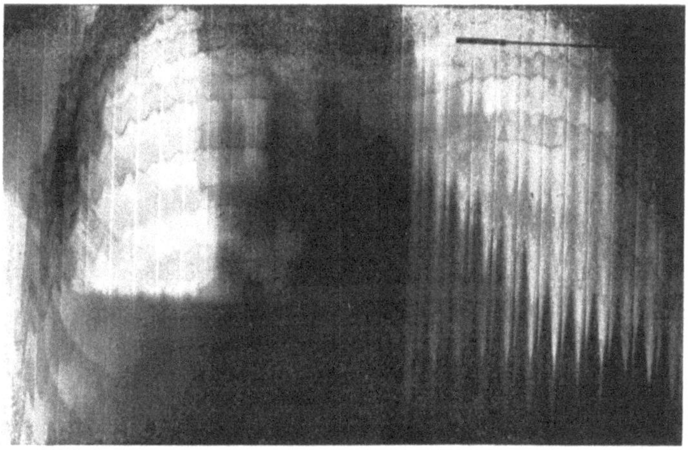

Abb. 54. Kymogramm bei Pleuraverschwartung. Vertikalraster.
(Aufnahmen: Prof. JANKER, Bonn.)

neuerdings bei manchen dieser Fälle die primäre Plastik ohne vorhergehenden Versuch einer Pneumothoraxbehandlung empfohlen wird. So hält BRUNNER die primäre Plastik auch bei offenem Pleuraspalt für angezeigt, wenn eine starke intrapulmonale Schrumpfung besteht, die schon zur Verziehung der Trachea und des Herzens geführt hat, weil in solchen Fällen nach Auflassung eines Pneumothorax durch die fortschreitende Schrumpfung und Verziehung so starke Atem- und Kreislaufstörungen eintreten, daß dann doch nachträglich eine Plastik angeschlossen werden muß. SAUERBRUCH hat aber späterhin auch bei diesen Kranken zunächst einen Pneumothoraxversuch empfohlen. CORYLLOS betrachtet die Plastik bei allen nur auf das Spitzengebiet beschränkten Kavernen als Methode der Wahl, da auch die Apikolyse in diesen Fällen keine so guten Ergebnisse zeigt. KREMER hält auch bei tertiären Riesenkavernen einen Pneumothoraxversuch für verfehlt und befürwortet die sofortige Thorakoplastik. Demgegenüber haben MILLE, BÖNSDORFF und CELLARIUS und LEMBERGER darauf hingewiesen, das nach ihren Erfahrungen die Pneumothoraxbehandlung auch bei Riesenkavernen durchaus gute Resultate ergibt. Die beiden letzten Autoren sahen bei ihren 87 Kranken in 63,25% vollen Erfolg, der sich bei den nicht durch Verwachsungen komplizierten Fällen sogar auf 100%

steigerte. Mille und Bönsdorff, die den Ergebnissen der Pneumothoraxbehandlung ihre Erfahrungen mit der Thorakoplastik gegenüberstellen, können beide beim Pneumothorax etwas bessere Resultate nachweisen. Nach dem klinischen Bild und

Schemata für Indikationsstellung [S. 144—147].

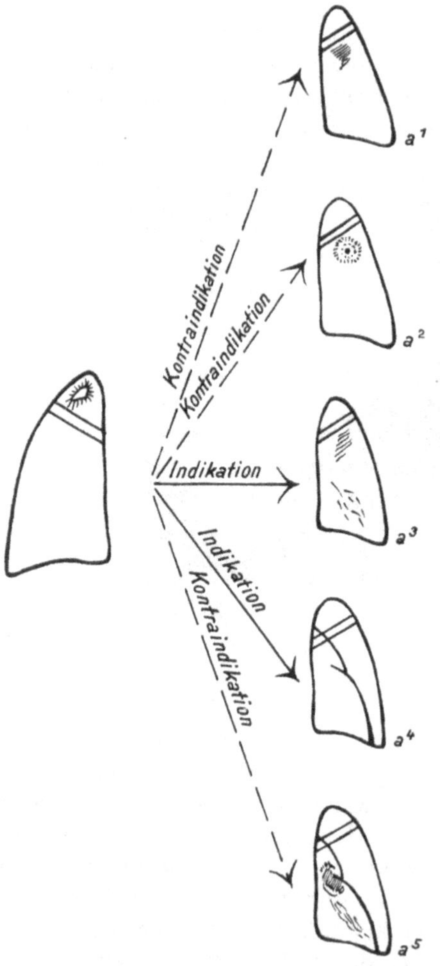

a^1) Ein in Rückbildung begriffenes infraklavikuläres Frühinfiltrat. — Abwarten, falls keine dringende Anzeige für die Operation der ersten Seite vorliegt.

a^2) Frischer, zur Progredienz neigender Prozeß, der eine erhebliche Bedrohung darstellt. — Pneumothoraxanlage auf dieser Seite angezeigt; falls nicht möglich, konservative Behandlung. Plastik auf der ersten Seite nur im äußersten Notfall.

a^3) Alter, vollständig stabilisierter Prozeß, der nur noch röntgenologische Veränderungen zeigt. — Keine Gegenanzeige für eine Plastik auf der 1. Seite.

a^4) Prozeß wird durch einen Entspannungspneumothorax gut beherrscht, der die Atemtätigkeit wenig einschränkt. Keine Gegenanzeige für eine Plastik auf der ersten Seite.

a^5) Prozeß, der trotz Pneumothorax fortschreitet und bei dem eine Thorakoskopie erwiesen hat, daß eine Kaustik nicht möglich ist. — Kontraindikation für jeden Eingriff.

Abb. 55a. Auf der zu operierenden Seite: Isolierte, zentral gelegene Spitzenkaverne.

dem Krankheitsverlauf muß man aber annehmen, daß es sich bei den Pneumothoraxfällen wohl vorwiegend um elastische Kavernen gehandelt hat und die Ansicht Kremers somit nicht widerlegt ist.

Da wir, abgesehen von der Kavernenpunktion, weder klinisch noch röntgenologisch mit Sicherheit elastische von tertiären Kavernen trennen können, so scheint doch in jedem Falle wenigstens ein Versuch mit der Pneumothoraxbehandlung gerechtfertigt, der aber nicht zu lange ausgedehnt werden darf, da die Gefahr der

Kavernenperforation bei diesen Riesenkavernen recht groß ist. Sowohl MILLE als BÖNSDORFF verloren je 3 Kranke bei 14 bzw. 11 Pneumothoraxbehandlungen durch Empyeme infolge Kavernendurchbruchs. HEIN hält sowohl bei den über kleinapfelgroßen Tertiärkavernen als auch bei allen ausgedehnteren produktiv-zirrhotischen, kavernös einseitigen Lungentuberkulosen eine Pneumothoraxbehandlung für zweck-

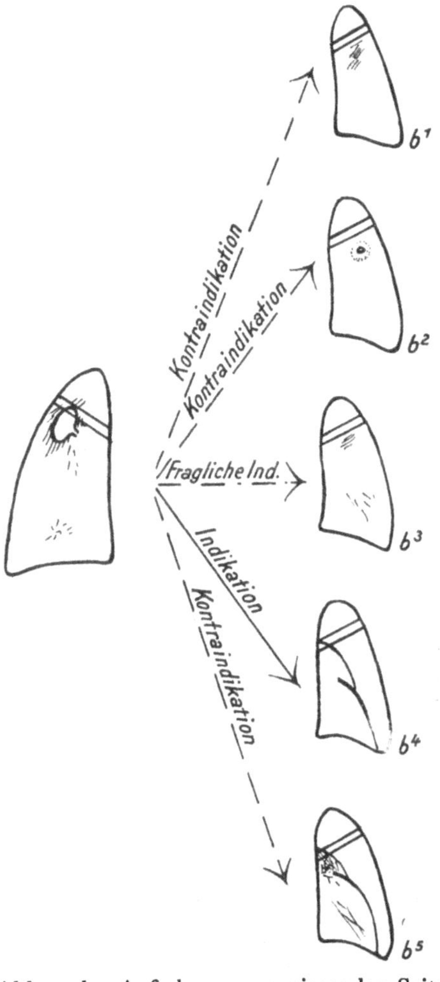

b¹) Ein in Rückbildung begriffenes infraklavikuläres Frühinfiltrat. — Abwarten, falls keine dringende Anzeige für die Operation auf der ersten Seite vorliegt.

b²) Frischer, zur Progredienz neigender Prozeß. Pneumothorax auf dieser Seite angezeigt, falls nicht möglich, konservative Behandlung. Plastik auf der ersten Seite nur im äußersten Notfall.

b³) Alter, vollständig stabilisierter Prozeß, der nur noch röntgenologische Veränderungen zeigt. — Fragliche Anzeige, die in jedem einzelnen Falle eine sorgsame Abwägung aller Umstände erfordert.

b⁴) Prozeß wird durch einen Entspannungspneumothorax beherrscht, der die Atemtätigkeit wenig einschränkt. — Keine Gegenanzeige für eine Plastik auf der ersten Seite.

b⁵) Prozeß, der trotz Pneumothorax fortschreitet und bei dem eine Thorakoskopie erwiesen hat, daß eine Kaustik nicht möglich ist. — Kontraindikation für jeden Eingriff.

Abb. 55b. Auf der zu operierenden Seite: Große, bis unter die 5. Rippe herabreichende Kaverne mit Infiltrat der Umgebung, auch mit Streuungen im Unterlappen.

los. RAFFERTY und SHIELDS warnen ebenso wie BRUNNER vor der Pneumothoraxbehandlung bei gleichzeitiger Bronchialtuberkulose, weil es hier häufig zu irreversibler Atelektase und Empyemen komme, während die primäre Plastik nicht mit diesen Komplikationen belastet ist.

Bei exsudativ-produktiven Prozessen kommt die Plastik nur bei strenger Auslese der Fälle in Frage. Diese Prozesse sind noch nicht genügend stabilisiert und die Abwehrlage ist bei ihnen noch recht schwankend, so daß immer Überraschungen nach beiden Richtungen möglich sind. MELTZER glaubt auf Grund seiner günstigen Erfahrungen bei 5 Kranken mit fortschreitender exsudativer Lungentuberkulose die Anzeigen der Thorakoplastik erheblich erweitern zu können. Jeder Arzt, der bei der Anzeigenstellung zur Thorakoplastik nicht nur ängstlich für die Reinheit seiner

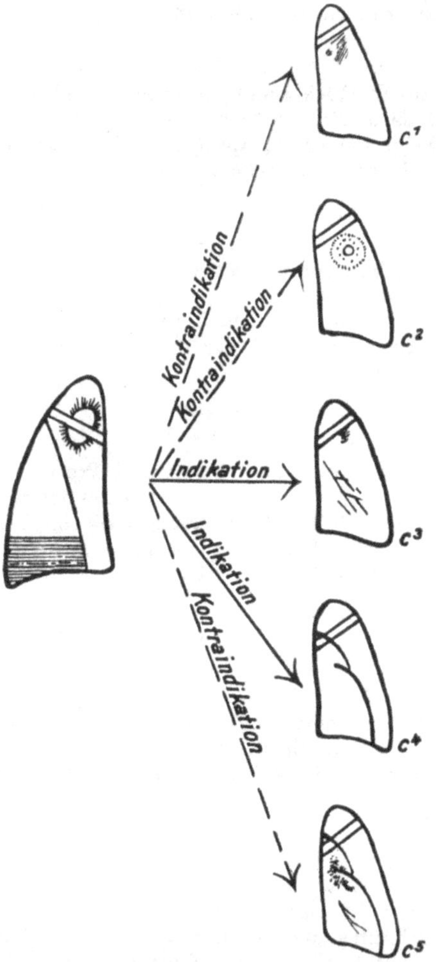

c¹) Ein in Rückbildung begriffenes infraklavikuläres Frühinfiltrat. — Abwarten, falls keine dringende Anzeige für die Operation der ersten Seite vorliegt.

c²) Frischer, zur Progredienz neigender Prozeß, der eine erhebliche Bedrohung darstellt. — Pneumothoraxanlage auf dieser Seite angezeigt; falls nicht möglich, konservative Behandlung. Plastik auf der ersten Seite nur im äußersten Notfall.

c³) Alter, vollständig stabilisierter Prozeß, der nur noch röntgenologische Veränderungen zeigt. — Keine Gegenanzeige für eine Plastik auf der ersten Seite.

c⁴) Prozeß wird durch einen Entspannungspneumothorax gut beherrscht, der die Atemtätigkeit nur wenig einschränkt. — Keine Gegenanzeige für eine Plastik auf der anderen Seite.

c⁵) Prozeß, der trotz Pneumothorax fortschreitet und bei dem eine Thorakoskopie erwiesen hat, daß eine Kaustik nicht möglich ist. — Kontraindikation für jeden Eingriff.

Abb. 55 c. Auf der zu operierenden Seite: Nur teilweise wirksamer Pneumothorax, der die Kaverne im Oberlappen unbeeinflußt läßt. Der Unterlappen kann hierbei seine Elastizität bewahrt haben, kann aber auch entzündlich infiltriert sein. Der Pneumothorax kann durch ein seröses oder eitriges Exsudat kompliziert werden. Die Atemfunktion verhält sich dementsprechend verschieden, in der Regel wird sie im wesentlichen von der Gegenseite unterhalten.

Statistik besorgt ist, wird auch Erfolge bei mehr exsudativen, fortschreitenden Fällen aufzuweisen haben. In solchen Fällen kann die Plastik mit einem Schlage zur raschen endgültigen Heilung führen. Wir haben aber alle gelegentlich auch das gerade Gegenteil erlebt, daß durch die Plastik erst die unaufhaltsame Katastrophe ausgelöst wurde, trotz ausgeglichen erscheinender Immunitätslage und sonstigen nach den

Ergebnissen unserer üblichen Funktionsprüfungen scheinbar guten Aussichten für die Operation.

Für die Grenzen der Anzeigenstellung ist hier wohl vor allem die Verantwortungsfreudigkeit des Operateurs und seine Bereitschaft maßgebend, auch Mißerfolge in

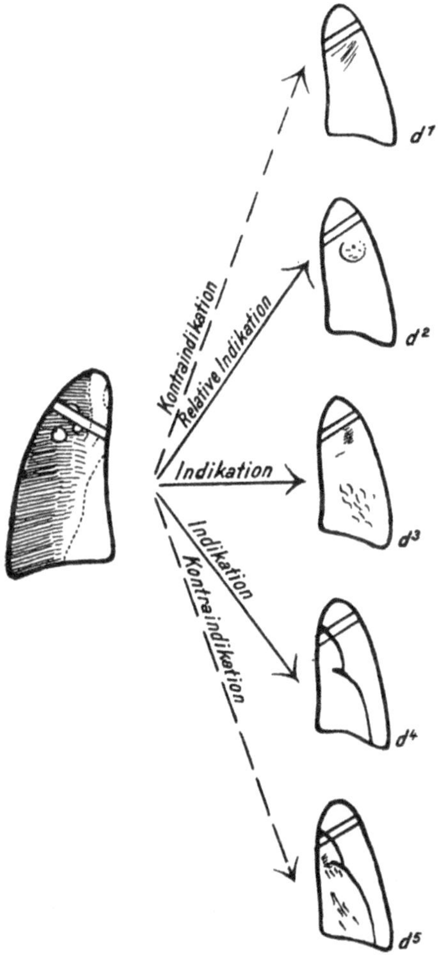

d^1) Ein in Rückbildung begriffenes infraklavikuläres Frühinfiltrat. — Abwarten, falls keine dringende Anzeige für die Operation der ersten Seite vorliegt.

d^2) Frischer, zur Progredienz neigender Prozeß, der eine erhebliche Bedrohung darstellt. — Pneumothorax auf dieser Seite angezeigt. Falls unmöglich, kann doch eine Anzeige für eine Plastik auf der ersten Seite bestehen, wenn diese den Prozeß der Gegenseite ungünstig beeinflußt.

d^3) Alter, vollständig stabilisierter Prozeß, der nur noch röntgenologische Veränderungen zeigt. — Keine Gegenanzeige für eine Plastik auf der ersten Seite.

d^4) Prozeß wird durch einen Entspannungspneumothorax gut beherrscht, der die Atemtätigkeit wenig einschränkt. — Keine Gegenanzeige für eine Plastik auf der ersten Seite.

d^5) Prozeß, der trotz Pneumothorax fortschreitet und bei dem eine Thorakoskopie erwiesen hat, daß eine Kaustik nicht möglich ist. — Kontraindikation für jeden Eingriff.

Abb. 55d. Auf der zu operierenden Seite: Ausgedehnte Verschwartung. Durch Schichtaufnahmen müssen Sitz und Ausdehnung des Krankheitsherdes genau festgestellt werden, um eine möglichst beschränkte Plastik ausführen zu können. Die Atemfunktion ist stets eingeschränkt. Häufig besteht eine schädliche Wirkung auf die Gegenseite.

Kauf zu nehmen, wenn er dafür wenigstens einen Teil seiner Kranken vor dem sonst unvermeidlichen traurigen Dahinsiechen bewahren kann. J. K. Lehmann sagt treffend: „Aus ärztlichen Gründen operiert man noch Kranke, bei denen der Mediziner ‚nein' sagen würde." Mit zunehmender Erfahrung haben wir die Anzeigenstellung allmählich immer mehr erweitert und in den letzten Jahren immer häufiger auch Kranke operiert, die anderweitig als inoperabel abgewiesen waren.

Von diesen Kranken sind nur vereinzelte gestorben; 70%, bei denen die Plastik mehr als ein Jahr zurückliegt, sind negativ und wieder beschränkt arbeitsfähig geworden.

Entscheidend bleibt hier letzten Endes doch der durch genügende Erfahrung geschärfte ärztliche Blick, den, wie SAUERBRUCH mit Recht betont, auch unsere verfeinerten Untersuchungsmethoden nie voll ersetzen können.

Wenn wir jetzt auch nicht mehr starr an der ursprünglichen Forderung von BRAUER und SAUERBRUCH festhalten, daß jeder Plastik der Versuch einer Pneumothoraxbehandlung vorausgehen muß, so ist es doch entschieden ratsamer, in jedem Fall vor der Plastik einen Punktionsversuch an mehreren Stellen vorzunehmen, um sich vor der Operation von der tatsächlichen Obliteration des Pleuraspaltes zu überzeugen. Ein in weiterer Ausdehnung offener Pleuraspalt schließt eine Plastik an und für sich nicht aus, kann aber zu einer Änderung des vorgemerkten Operationsplanes und der Operationstechnik zwingen, auf die sich der Operateur dann rechtzeitig umstellen kann.

So erwünscht uns eine Obliteration des Pleuraspaltes auf der zu operierenden Seite ist, so unerwünscht sind ausgedehnte Verwachsungen und Verschwartungen der Gegenseite, da sie die kontralaterale Lunge daran hindern, sich den neu geschaffenen Verhältnissen anzupassen, was nach der Operation zu schweren Insuffizienzerscheinungen von seiten der Atmung und des Kreislaufs führen kann. Wenn in solchen Fällen eine Plastik nicht zu umgehen ist, so muß die Operation in mehreren Sitzungen durchgeführt werden.

Noch gefährlicher für den postoperativen Verlauf ist ein lockeres nachgiebiges Mittelfell, das die Gefahr des Mediastinalflatterns in sich birgt. Wie BRAUER bereits 1909 gezeigt hat, rückt das Mittelfell bei jeder ausgedehnteren einseitigen Brustwandmobilisierung mehr oder weniger in die gesunde Seite. Zunächst gelingt es dem Patienten die hierdurch entstehenden Atemstörungen durch stärkere Atembewegungen der gesunden Seite auszugleichen. Je mehr er aber dyspnoisch wird, um so mehr wird das Mediastinum bei jeder stoßweisen Inspiration herübergerissen, so daß zu der Mediastinalverlagerung das verhängnisvolle respiratorische Mediastinalflattern kommt.

Die Auswirkung des Mediastinalflatterns auf die Atmung hat BRAUER klassisch mit folgenden Worten geschildert: „Die Luftmenge, welche während der Exspiration die gesunde Lunge unter einem gewissen Druck (dem Exspirationsdruck) verläßt, strömt an der Bifurkation nicht nur zur Trachea hinaus, sondern wählt selbstverständlich auch den zweiten verfügbaren Weg durch den betreffenden Hauptbronchus in die Kollapslunge. Bei Hustenstößen, bei denen durch Glottisschluß der Weg nach außen zeitweilig verlegt ist, gelangt die Luft, die der gesunden Lunge entströmt, noch weit mehr in die Kollapslunge, diese blähend. Die nächste Inspirationsbewegung saugt, je forcierter sie von dem dyspnoischen Menschen ausgeführt wird, in die gesunde Lunge die Luft nicht nur durch die Trachea, sondern selbstverständlich auch aus dem Hauptbronchus der exspiratorisch halbgeblähten Kollapslunge. Diese besonders schlechte, verbrauchte Luft setzt sich, da sie an der Bifurkation der von oben zuströmenden Inspirationsluft sich zumischt, gewissermaßen an die Spitze derselben und dringt am weitesten in die gesunde Lunge vor. Es pendelt also ein Luftstrom aus der einen in die andere Lunge; die durch das

Flattern des Mediastinums sowieso schon schwer geschädigte Lunge wird nun noch außerdem bei Aufnahme einer ganz schlechten, dem Gaswechsel nicht dienenden Pendelluft, in ihren Funktionen behindert. Beide Vorgänge bedingen Dyspnoe. Je angstvoller diese Dyspnoe geatmet wird, um so mehr treten die schädlichen Folgen zu Tage, ein circulus vitiosus".

Es ist daher von größter Wichtigkeit, daß wir uns bei jeder Plastik vom Zustand des Mittelfells überzeugen. Bernou, Fruchaud und Marécaux haben zur Feststellung der Beweglichkeit des Mediastinums eine Durchleuchtung des Kranken in rechter und linker Seitenlage vorgeschlagen, wobei die nach dem Lagewechsel gemessene Verschiebung des Herzschattens einen Rückschluß auf den Zustand des Mittelfells zuläßt. Verschiebungen bis zu 1,5 cm deuten auf eine Fixation des Mittelfells hin, da diese Differenz nur durch die Abplattung der unteren Brustwand verursacht wird. Unterschiede von 4,5—6 cm zeigen dagegen ein sehr lockeres, bewegliches Mittelfell an. In solchen Fällen soll niemals einzeitig operiert werden und zwischen den einzelnen Sitzungen ein längerer Zwischenraum, etwa 3—4 Wochen, eingeschaltet werden. Am sichersten läßt sich die Beweglichkeit des Mediastinums durch das Röntgenkymogramm feststellen. (Abb. 50—54). Doch weist Rehn darauf hin, daß im Kymogramm auch ein bewegliches Mediastinum starr erscheinen kann, wenn seine äußere Begrenzung durch Pleuraverwachsungen ausgespannt ist, während die Hauptmasse des Mittelfells noch locker ist. Bei Lösung der Pleuraschwarten während der Operation kann dann die Katastrophe eintreten. Um sich vor einem solchen verhängnisvollen Irrtum zu schützen, empfiehlt Rehn die Kontrastaufnahme mit Abrodil. Da bei der Mediastinographie auch ein lockeres Mittelfell durch das eingespritzte Kontrastmittel sicher gestützt wird, hat Rehn die Füllung des vorderen Mediastinums als Mittel zur Mediastinalversteifung vor Lungenoperationen empfohlen. Auf Grund von Tierversuchen fand er als geeignetstes Mittel den Polyvinylalkohol, das Polyviol. Durch Einspritzung von 40 ccm dieses Mittels vom Jugulum aus konnte Rehn das Mediastinum so versteifen, daß er ohne Druckdifferenz anstandslos Lungenresektionen vornehmen konnte.

Da das Polyviol im Tierversuch sich völlig reizlos zeigte, so empfahl Rehn diese Substanz ganz allgemein als Plombenmittel an Stelle des Paraffins. Weitere klinische Erprobung hat aber gezeigt, daß das Polyviol häufig schlecht vertragen wird und Eiterungen hervorruft, so daß es sich nicht einbürgern konnte.

Für die Mediastinalversteifung wird man daher lieber zum Vivocoll oder zur Gelatine greifen, wenn man nicht eine Stützplombe nach W. Schmidt vorzieht.

Die Größe der Kaverne bildet keine Gegenanzeige; bei größeren Auswurfmengen ist allerdings Vorsicht geboten und es erscheint ratsam, den Eingriff auf mehrere Sitzungen zu verteilen. Wir haben 1934 empfohlen, in solchen Fällen die erste Sitzung von vorn vorzunehmen und dabei die Lungenspitze nach Resektion der zweiten und evtl. auch der ersten Rippe seitlich und hinten aus ihren Verwachsungen mit der Brustwand zu lösen, während die Kuppe nicht zu weit mobilisiert werden soll. Dadurch wird eine starke Schrumpfung der Kaverne und damit eine Herabsetzung der Auswurfmenge erreicht, so daß man bei der zweiten, von hinten vorgenommenen Sitzung, die man nötigenfalls länger hinausschieben kann, keine Gefahr läuft, das Untergeschoß zu überschwemmen. Außerdem wird nach Wangensteen durch die vordere Teilplastik das Mediastinum versteift.

Neuerdings wird, bei reichlichem Auswurf namentlich von amerikanischer Seite, eine Vorbehandlung mit 1,0 Streptomycin täglich empfohlen, das nach übereinstimmenden Erfahrungen nicht nur die Auswurfmenge, sondern auch den Bazillengehalt rasch herabsetzt. (Beattie, Blades und Horton; Bailey, Glover und O'Neill; Chapman, O'Brien, O'Rourke und Douglas; Moore, Murphy und Elrod; Mulvihill, Miscall, Klopstock und Bitsack.)

Wichtiger als die Größe ist der Sitz der Kaverne. Etwa 80% aller Kavernen sitzen im hinteren Drittel des Obergeschosses, so daß sie von einer hinteren Plastik aus gut zu erreichen sind. Ungünstig sind Kavernen im Hilusgebiet, da sie hier durch die Bronchusverzweigung ausgespannt gehalten werden. Es darf hierbei aber nicht übersehen werden, daß der größte Teil der als hilusnah imponierenden Kavernen tatsächlich bei der seitlichen Durchleuchtung sich als ziemlich weit ab vom Hilus in der Spitze des Unterlappens liegende Kavernen erweisen (Kleesattel, Elizabeth Hosmer). Bei diesen Kavernen leistet die Phrenikusausschaltung, wie bereits erwähnt, sehr gute Dienste, so daß sich eine Plastik in den meisten Fällen erübrigt. Als schwer beeinflußbar durch eine Plastik gelten auch Unterlappenkavernen. Sauerbruch ist ganz von der Plastik bei diesen Kavernen abgekommen, da der erreichte Kollaps durch das Sperren der oberen Rippen zu gering ist. Wie aber die Erfahrung von Joly, Freedlander u. a. zeigen, lassen sich auch bei Unterlappenkavernen mit der Plastik gute Resultate erzielen. Es sind allerdings meist sehr ausgedehnte Resektionen von der 4. bis zur 10. Rippe notwendig, die wegen der Gefahr des Mediastinal- und Zwerchfellflatterns unbedingt in mehreren Sitzungen vorgenommen werden sollen. Neuerdings wird bei größeren Kavernen des Unterlappens häufig die Lobektomie bevorzugt.

Wie die klinische Erfahrung zeigt, werden rechtsseitige Plastiken im allgemeinen schlechter vertragen. H. Jessen hat zur Erklärung dieser Beobachtung auf die große Empfindlichkeit des rechten Herzens intrathorakalen Druckänderungen gegenüber hingewiesen, da die dünnwandigen Hohlvenen leicht komprimiert werden können und ihre Entleerung schon infolge Abnahme der Thoraxsaugkraft verschlechtert wird. Bull und Nissen glauben, daß zudem bei einer rechtsseitigen Thorakoplastik auch noch Reflexstörungen der Herztätigkeit in Betracht kommen, hervorgerufen durch mechanische Rückwirkungen auf nervöse Zentren in der schwachen Wand von Vorhof und Herzkammer. Bei bereits vor der Operation bestehenden Beeinträchtigungen des Kreislaufs muß man daher bei rechtsseitigen Plastiken diese Komplikationsmöglichkeiten rechtzeitig ins Auge fassen. Überhaupt muß man dem Zustand des Herzens vor der Plastik die größte Aufmerksamkeit schenken, da die meisten postoperativen Todesfälle nach der Thorakoplastik letzten Endes durch Versagen des Kreislaufs hervorgerufen werden. Bei längerer Dauer der Krankheit muß man stets, besonders wenn längere Zeit hindurch höheres Fieber bestanden hat, annehmen, daß das Herz mehr oder weniger toxisch geschädigt ist, auch wenn keine klinischen Erscheinungen bestehen. Wichtiger als die Feststellung von Herzgeräuschen und das Elektrokardiogramm sind die Ergebnisse einer Funktionsprüfung, da kompensierte Klappenfehler und Myokardschäden in der Regel keine Gegenanzeigen bedeuten. Bedenklich stimmen muß aber, wenn schon bei geringeren Arbeitsleistungen Kurzatmigkeit und starke Beschleunigung des Pulses eintreten und nicht wieder bald zur Norm zurückgehen. Eine nur geringe Differenz zwischen

Minutenvolumen und Atemgrenzwert muß alarmierend wirken und eine Plastik im allgemeinen kontraindiziert erscheinen lassen, wenn es sich nicht um die Folge einer starken Herzverziehung handelt. In diesem Fall ist eine Plastik im Gegenteil sogar direkt angezeigt, da nach dem Eingriff durch die bei der Plastik erfolgte Kardiolyse Kreislauf und Atmung fast schlagartig gebessert werden, worauf schon SAUERBRUCH hingewiesen hat. Daher ist es in solchen Fällen, auch bei Oberlappenprozessen, ratsam, mit einer unteren Plastik zu beginnen.

Die ursprüngliche Forderung, daß eine Thorakoplastik nur bei strenger Einseitigkeit der Erkrankung in Frage käme, ist heutzutage bei den meisten unserer Kranken nicht gegeben. Mit zunehmender Erfahrung und Vervollkommnung der Technik, sind wir immer weniger ängstlich in der Bewertung der Erkrankung der Gegenseite geworden. Selbst kavernöse Prozesse der Gegenseite schließen eine Plastik nicht aus, wenn sie keinen fortschreitenden Charakter zeigen. Es ist keine Ausnahme, daß sich der Prozeß auf der Gegenseite nach erfolgreicher Plastik spontan zurückbildet (BERNOU, BRUNS, CASPER, URQUHART, ANTELAWA u. a.). Ebenso wie WALLACE und TURNER konnten wir bei 2 Kranken, bei denen einige Tage vor der Plastik eine frische Streuung auf der Gegenseite aufgetreten war, diese sich wieder nach der Plastik vollkommen zurückbilden sehen. Das soll aber nicht etwa als Empfehlung einer Thorakoplastik bei frischen Streuungen auf der Gegenseite aufgefaßt werden. In der Regel wird man besser tun, die weitere Entwicklung abzuwarten bzw. zunächst durch einen künstlichen Pneumothorax den Prozeß der Gegenseite zu liquidieren oder wenigstens zum Stillstand zu bringen versuchen. Es muß hier streng zwischen bronchogenen und hämatogenen Streuungen unterschieden werden. Nur bei jenen kann man allenfalls unter günstigen Umständen auf einen Erfolg hoffen.

FINKELSTEIN und GUGGENHEIM sprechen sich dahin aus, daß progrediente, exsudative Tuberkulosen mit oder ohne Kavernisierung auf der Gegenseite besonders ungünstig sind. Auch BÖHME fand, bei seinem Krankenmaterial, daß aktive kontralaterale Prozesse häufiger nach der Plastik fortschreiten, während durch einen Pneumothorax beherrschte Herde der Gegenseite gewöhnlich keine Verschlechterung zeigen. Wundinfektionen und Restkavernen trüben die Prognose erheblich. HEIN sieht den Grund für die Besserung oder das Fortschreiten kontralateraler Prozesse nach der Plastik, abgesehen vom Zustand der immunbiologischen Lage, vorwiegend im Grundcharakter des zur Behandlung kommenden Prozesses, aber ebenso in der Art der kontralateralen Streuherde. Je aktiver diese Streuherde sind und je stärker die Toxinausschwemmung von dem Haupterkrankungsherd unter der Plastik erfolgt, desto eher muß man mit einer Verschlimmerung der Gegenseite rechnen. Bei an sich scharf umrissener Plastikindikation empfiehlt HEIN, ebenso wie FINKELSTEIN, unter Voraussetzung günstiger Allgemeinbedingung, vor Durchführung der Plastik die Anlage eines Pneumothorax auf der Gegenseite zur Behandlung aktiver oder kleinkavernöser, aber im ganzen wenig ausgedehnter Streuprozesse und verlangt die völlige Sanierung der einen Lunge vor Durchführung der geplanten Plastik. Unter der vorbereitenden kontralateralen Pneumothoraxbehandlung muß der hier vorhandene tuberkulöse Prozeß eine deutliche Rückbildungsneigung zeigen, möglichst einen Kavernenschluß erreicht haben, bevor nach Ablauf etwa eines Vierteljahres die kontralaterale Thorakoplastik ausgeführt werden kann. Dieser

Pneumothorax der Gegenseite muß sehr sorgfältig mit kleinen häufigeren Nachfüllungen geführt werden, um das Ankleben der Lunge an der Brustwand und das Auftreten eines Exsudates zu vermeiden. Schon kleine kontralaterale Exsudate führen schnell zu Dyspnoe und können für den Kranken bedrohlich werden (HEIN).

Erweist sich bei einer haupterkrankten Seite mit kontralateralen, weniger ausgedehnten, aber disseminierten Streuherden beiderseits eine Pneumothoraxanlage als unmöglich, so ist nach Ansicht von HEIN, eine operative Behandlung mit günstigem End- oder Dauererfolg bereits eingeschränkt. Hier kämen dann nur Methoden in Frage, die einen möglichst geringen operativen Eingriff bedingen und je nach Art, Lokalisation und Ausdehnung des tuberkulösen Prozesses von Fall zu Fall auszuwählen sind. Nach Mitteilungen in der ausländischen Literatur kann in solchen Fällen durch eine Streptomycinbehandlung häufig noch Operationsfähigkeit erreicht werden.

Vorbehandlung der leichter erkrankten Seite mit Pneumothorax bietet auch den Vorteil, daß wir uns ein Urteil über die Verträglichkeit der Kollapsbehandlung bilden können.

Einen besonders guten Anhaltspunkt bietet hier nach den Erfahrungen von HEIN die Gewichtskurve des Kranken. Beginnt sie etwa 2—3 Wochen nach der Pneumothoraxanlage zu steigen, so ist im allgemeinen ein guter Kollaps der erkrankten Lungenbezirke unter Erhaltung genügender Atmungsfunktion erreicht; steigt das Körpergewicht dagegen nicht an, so muß um so gründlicher nach anderweitigen Metastasen, besonders im Darm, gesucht werden, falls nicht das Fortschreiten des Haupterkrankungsherdes als Ursache in Frage kommt. Fehlende Allgemeinerholung läßt auf einen Mangel an Abwehrkräften des Kranken schließen, insbesondere, wenn ausreichende Atem- und Kreislaufreserven vorhanden sind. Ebenso gestattet der Pneumothorax einen Rückschluß auf den Grad der Festigkeit des Mediastinums. Nach etwa 8—13 Wochen ist der Kranke mit seiner respiratorischen Oberfläche und seinen Kreislaufverhältnissen auch auf einen größeren Eingriff kontralateral eingestellt. Die Plastik wird um so besser vertragen, je weniger die haupterkrankte Seite für die Lungenfunktion in Betracht kommt. In jedem Fall muß sie sehr vorsichtig in mehreren Sitzungen durchgeführt werden.

LE FOYER und DELBECQ haben für die Indikationsstellung bei doppelseitigen Prozessen das auf S. 144-147 wiedergegebene Schema aufgestellt, das als allgemeine Richtschnur recht brauchbar ist. Natürlich müssen in jedem einzelnen Falle alle Umstände und besonderen Einzelheiten genau erwogen werden. Es kommt überhaupt nicht so sehr auf den Lungenbefund, sondern vielmehr auf die immunbiologische Lage und die allgemeine Widerstandskraft des Kranken an. Auch fiebernde Kranke sind nicht ohne weiteres von der Plastik auszuschließen. Gewöhnlich zeigt ja wohl das Fieber eine Aktivität des Prozesses an und mahnt zur Zurückhaltung. Wenn aber das Fieber auf einer starken mechanischen Beunruhigung der Kaverne beruht oder durch Sekretstauung hervorgerufen wird, so ist die durch die Plastik erreichte Entspannung und Ruhigstellung das sicherste Mittel zur Entfieberung (DELBECQ, LE FOYER, W. SCHMIDT).

Bei bestehender Kurzatmigkeit müssen wir die Ursache genau zu ermitteln suchen; beruht sie auf einer Verschwartung der kranken Seite oder des Herzens, so kann das einen plastischen Eingriff direkt erfordern. Handelt es sich dagegen um eine Verschwartung der Gegenseite, ein allgemeines Emphysem oder um Asthma, so werden wir wohl besser auf eine Plastik verzichten. Ebenso ist meist bei gleichzeitiger anderweitiger Organerkrankung von einer Plastik abzusehen. Eine Nieren- oder Darmtuberkulose wird zweckmäßigerweise besser vor der Plastik operiert, wofür neuerdings auch Böhme besonders eintritt. Eine leichtere Kehlkopftuberkulose bildet dagegen keine Gegenanzeige, da sie in der Regel nach der Plastik von selbst ausheilt. Ein nicht zu schwerer Diabetes verbietet ebenfalls nicht eine Plastik. Thosteson und Mc Kean haben über 11 Fälle von Thorakoplastik bei Diabetikern mit fortschreitender Lungentuberkulose berichtet. Alle Kranken überstanden die Eingriffe gut; 7 wurden von ihrer Tuberkulose geheilt, der Diabetes verschlimmerte sich bei 6 Kranken, so daß sie höhere Insulingaben brauchten, bei 3 Kranken konnte die Insulinmenge herabgesetzt werden und 2 Kranke erhielten nur 2 Tage lang unmittelbar nach der Operation Insulin. Bei den Operationen bluteten die Kranken stärker als man es sonst gewohnt war. Nach diesen Erfahrungen scheint also der Eingriff an sich kein größeres Wagnis zu sein. Man wird daher in jedem Fall mit dem behandelnden Arzt die Frage sorgfältig abwägen müssen, inwieweit etwaige Verschlimmerung des Diabetes als das kleinere Übel in Kauf genommen werden könnte.

Was das Alter der Kranken anbetrifft, so werden meist als oberste Grenze etwa 45 Jahre angesehen; man darf aber auch in dieser Hinsicht nicht schematisieren. Ebenso wie Alexander, Ascoli, Bull, Nyström, Overholt, Noack, Stöcklin, Urquhart u. a. haben auch wir wiederholt über 50 Jahre alte Kranke operiert und hatten es nicht zu bedauern; unser ältester durch eine Plastik geheilter Kranker war 58 Jahre alt.

Overholt weist darauf hin, daß eine längere konservative Behandlung älterer Kranker häufig schwierig durchzuführen ist, da die Kranken nicht selten ungeduldig werden und gegen den Rat des Arztes die Anstalt verlassen und ihre Kinder und Enkel wieder der Infektionsgefahr aussetzen. Die Pneumothoraxbehandlung, die Phrenikusausschaltung und der extrapleurale Pneumothorax erweisen sich bei diesen Kranken meist wenig wirksam, da sie mehr unter den mechanischen Folgen ihrer Krankheit infolge Schrumpfung und Verziehungen der Brustorgane leiden. Daher ist gerade hier eine Plastik ganz besonders angezeigt. Von 162 Kranken zwischen 40 und 65 Jahren starben 6,8% innerhalb 3 Monate nach der Plastik, die Spätmortalität betrug 4%, während 87% negativ und 52 Kranke wieder arbeitsfähig wurden. Noack betont ebenfalls, daß auch bei älteren Kranken die Plastik sehr gute Erfolge zeitigt, wenn man den Zirkulationsapparat vor der Operation etwa 1—2 Wochen lang durch intravenöse Traubenzuckerinjektionen mit Strophanthin vorbereitet. Er hat nie nach der Plastik Störungen von seiten des Herzens oder der Atmung zu bekämpfen gehabt. Seine älteste Patientin war 63 Jahre alt und überstand die einzeitige 5-Rippenplastik anstandslos.

Bei Kindern im Wachstumsalter wird man sich nur schwer zu einer Thorakoplastik entschließen, wenn auch Unverricht, Duken, Bérard, Brock u. Sauer, Klapp u. Wiedhopf, Zadek u. Sonnenfeld auf Grund ihrer allerdings nicht großen Erfahrung betonen, daß die Befürchtung späterer Skoliosenbildung unbegründet sei. Ihre Kranken sind aber zur Entscheidung dieser Frage fast alle nicht lange genug beobachtet und zudem handelt es sich bei ihnen durchweg um paravertebrale Plastiken mit sehr sparsamer Rippenresektion. Daß die von KLAPP u. WIEDHOPF angewandte subkutane Aushülsung der Rippen, die ursprünglich bereits von BRAUER 1913 angegeben worden ist, besonders günstig für die Statik der Wirbelsäule ist, scheint nicht wahrscheinlich. BRÜGGER betrachtet die Plastik im Kindesalter als Ultimum refugium, das in Form von Spitzen- und oberer Teilplastik durchaus anwendbar sei. Wichtig ist, daß möglichst bald mit gymnastischen Übungen begonnen werde, doch hat er trotzdem in einigen Fällen schwere Thoraxdeformierungen gesehen.

Auf Grund von 44 Thorakoplastiken, die in den Jahren 1932—1947 in Passy bei Kindern ausgeführt wurden, spricht sich JOLY im allgemeinen sehr zurückhaltend aus, da schwere Deformitäten recht häufig sind und zudem die Ergebnisse bei den meist noch nicht stabilisierten Krankheitsprozessen unsicher erscheinen. Die Methode der Wahl ist nach seinen Erfahrungen bei Kindern die extrapleurale Pneumolyse.

Dem Vorschlag CLEVELANDS, bei Kindern vor der Plastik zur Vermeidung einer Skoliose die Wirbelsäule nach HENLE-ALBEE operativ zu versteifen, kann nicht zugestimmt werden. Dieser Eingriff ist schon an und für sich bei tuberkulösen Kindern nicht unbedenklich, außerdem besteht die Gefahr einer späteren Wachstumsstörung der Wirbelsäule.

CHAMBERLAIN hat bei jugendlichen Patienten mit gutem kosmetischen Erfolge ein von ihm modifiziertes Verfahren von BAILSEY angewandt, das im wesentlichen der auf S. 100 beschriebenen Technik von HERTEL für die Lungenplombierung entspricht. Bei den einzelnen Plastiksitzungen wird nur das Periost von den Rippen abgelöst und die Lunge mit diesem so weit als erforderlich mobilisiert, während die Rippen selbst zunächsr stehenbleiben. Der auf diese Weise erreichte Lungenkollaps wird dann so lange durch Einlegen eines luftgefüllten Gummiballons (Operationshandschuhs) aufrechterhalten, bis die Knochenneubildung aus dem auf der Pleura liegenden Periost einsetzt. Dann erst wird die Rippenresektion nachgeholt. Durch dieses Vorgehen konnte eine Skoliose vermieden werden, da während des Heilungs- und Schrumpfungsprozesses der Brustkorb noch intakt ist und später die Wirbelsäule durch die Rippenregenerate genügend fixiert wird.

Jeder Arzt, der einige Erfahrung in der operativen Behandlung der Lungentuberkulose hat, weiß, wie wichtig es für den Enderfolg ist, daß der Kranke mit Vertrauen zur Operation kommt. Die seelische Vorbereitung des Kranken zur Operation ist daher womöglich noch wichtiger als die somatische. Mit Recht sagt RÖPKE: „Wer als Arzt die Gabe hat, sich so in den Kranken einzufühlen, daß der in ihm nur seinen rettenden Arzt sieht, dem der Kranke seelisch gestärkt sich vertrauensvoll hingibt, wird für die Vorbehandlung eine starke Waffe in der Hand haben gegen die verschiedenen Gefahren, welche seinem Kranken aus der Operation und ihren Folgen drohen."

Es ist daher grundfalsch, den Kranken zur Operation drängen zu wollen oder ihm gar den Entschluß durch Schönfärberei oder Verschweigen des Risikos zu erleichtern zu versuchen. Der Kranke soll vielmehr durch eigene Einsicht zu einer überzeugten Bejahung des Operationsentschlusses kommen. Alle Fragen müssen daher so beantwortet werden, daß der Kranke sich möglichst ein eigenes Urteil bilden und mit klarem Blick einen wirklichen Entschluß fassen kann. In keinem Fall dürfen die Kranken ihr Einverständnis mit der vorgeschlagenen Operation aus der Stimmung heraus erteilen, daß ihre Lage eben schon so verzweifelt sei, daß ihnen gar nichts anderes mehr übrigbleibt, als jetzt alles auf die letzte Karte zu setzen.

Wenn der Kranke schwankt oder zweifelt, so soll man nie einen Zwang ausüben, damit verschlechtert man sich nur die Erfolgsaussichten, denn der Gesundungswille und die Gesundungszuversicht des Kranken sind unsere besten Bundesgenossen.

Hat sich aber der Kranke zur Operation entschlossen, so soll diese dann auch möglichst bald folgen. Auch der mutigste Kranke schläft in Erwartung der Operation nicht so gut wie sonst und das Essen schmeckt ihm nicht so wie gewöhnlich. Die Wartezeit vor der Operation zehrt immer an der Nervenkraft der Kranken, die sie für die Operation und die ersten Tage nach dieser dringend brauchen.

Als unmittelbare Vorbereitungsmaßnahme vor der Thorakoplastik legen besonders amerikanische Chirurgen großen Wert auf eine sorgfältige Bronchialtoilette. Mehrere Tage vor der Operation sollen die Kranken mehrmals täglich für einige Zeit Bauchlage mit herabhängendem Kopf einnehmen, damit die Bronchien von Sekret möglichst befreit werden. Ebenso soll für sorgfältige Mund- und Zahnpflege gesorgt werden.

Auf den Wert etwaiger Vorbehandlung mit Streptomycin wurde schon S. 150 hingewiesen. Sie wird im Auslande bei Fällen mit zweifelhafter Prognose anscheinend mit gutem Erfolge viel angewandt. Bailey und Mitarbeiter haben zwei Vergleichreihen von je 100 Lungenresektionen mit und ohne Streptomycin-Vorbehandlung veröffentlicht. In der 1. Gruppe betrug die Sterblichkeit 16%, während ohne Streptomycin 27 Kranke starben.

Die Frage, ob man vor der Operation Herzmittel geben soll, ist strittig, da nur ein leistungsschwaches Herz vorbehandelt werden soll (Fraenkel, Edens u. a.). Bei länger bestehender Tuberkulose ist aber das Herz meist doch toxisch geschädigt, auch wenn keine klinischen Erscheinungen bestehen. Man wird also doch in solchen Fällen gut tun, durch intravenöse Traubenzuckergaben und nötigenfalls Verordnung von Digitalis einige Zeit vor der Operation das Herz zu stützen, besonders geeignet erscheint hierzu wegen seiner kreislaufspezifischen Wirkung das Honigpräparat M 2 Woelm (Schimert). Der Einwand von Coryllos, daß diese Vorsichtsmaßnahmen verfehlt seien, weil das Herz erst sekundär infolge von Atemstörungen in Mitleidenschaft gezogen werde, kann nicht als stichhaltig angesehen werden, da eine Erhöhung der Herzkraft in jedem Falle dem Kranken nur nützen kann. Außerdem weist Sturm darauf hin, daß eine Vorbehandlung mit der nachhaltig vagotonisierend wirkenden Digitalis, etwa in Form von fünfmal 2 ccm Digipurat intravenös innerhalb zweieinhalb Tagen, auch dann zweckmäßig ist, wenn eine kardiale Stützung des Kreislaufs nicht notwendig ist, da dadurch postoperativen Lungenkomplikationen wirksam vorgebeugt werden kann. Zweckmäßigerweise wird man auch für eine gute Entleerung des Darmes durch einen Einlauf am Tage vor der Operation sorgen. Drastische Abführmittel sind aber zu vermeiden, da die nach ihnen gelegentlich auftretende Darmatonie sich evtl. verhängnisvoll auswirken kann. Wir sahen einen Fall von schwerster, unbeeinflußbarer Darmatonie nach einer glatt verlaufenen Thorakoplastik.

Am Abend vor dem Operationstag wird man durch ein Hypnotikum möglichst für eine ungestörte Nachtruhe sorgen.

Über die zweckmäßigste Schmerzbetäubung gehen die Meinungen recht weit auseinander. In Deutschland wird im allgemeinen der Lokalanästhesie bei der Thorakoplastik der Vorzug gegeben; es wird aber auch noch vielfach unter Allgemeinnarkose oder unter Mischnarkose operiert. Von den Anhängern der Allgemeinnarkose wird besonders die Schonung der Psyche hervorgehoben. In Amerika, wo die Plastiken meist in speziellen chirurgischen Kliniken ausgeführt werden, die gewöhnlich über einen Narkosespezialisten verfügen, wird fast ausschließlich in Allgemeinnarkose mit Lachgas oder Cyclopropan operiert. Bei uns wird meist als Narkotikum Äther benutzt wegen seiner geringen schädigenden Wirkung auf das Herz. Die Reizwirkung auf die Lunge ist, auch nach unseren Erfahrungen, nicht so groß, wie man früher annahm. Um den Verbrauch an Äther einzuschränken, wird die Inhalationsnarkose vielfach auch mit der Lokalanästhesie verbunden. Kleesattel hat als Basisnarkose Avertin empfohlen. Auch Hein bestätigt auf Grund seiner Erfahrungen, daß das Avertin in seiner rektalen Anwendung dasjenige Narkosemittel ist, das am harmlosesten und für den Patienten am angenehmsten die Psyche ausschaltet. Schon die Tatsache, daß die Narkose im Zimmer des Patienten eingeleitet werden kann, stellt einen wesentlichen Vorteil dar. Dosen von 0,08 bis höchstens 0,1 g pro Kilogramm Körpergewicht sind ausreichend, um bei Zugabe geringer Mengen von Äther eine genügende Narkose zu erzielen. Coryllos äußert sich ebenfalls sehr befriedigt über das Avertin. Er verbindet die Rektalnarkose, wenn der Kranke über 15 ccm Auswurf täglich hat, mit einer Absaugung des Bronchialsekrets durch einen in den Kehlkopf eingeführten Katheter, der mit einem Narkoseapparat in Verbindung steht, durch den dem Kranken ständig Sauerstoff zugeführt wird. Er hat nie irgendwelche Atemstörungen während der Operation erlebt; die postoperativen kardiopulmonalen Komplikationen haben seit Anwendung dieses Narkoseverfahrens erheblich abgenommen. Trotz dieser dem Avertin nachgerühmten Vorteile hat sich die rektale Avertinnarkose bei der Thorakoplastik nicht durchsetzen können.

Größerer Beliebtheit erfreut sich bei uns die intravenöse Evipannarkose. In der üblichen Form ist ihre Wirkung allerdings zeitlich recht begrenzt, weil ganz allgemein die Einspritzung viel zu rasch ausgeführt wird. Bürkle de la Camp hat schon 1933 darauf hingewiesen, daß man das Evipan-Natrium so langsam wie möglich spritzen muß, wobei man sich nur nach der Schlaftiefe richtet. Beim Erwachsenen kommt man dann mit 10 ccm Lösung 30—50 Minuten aus. Bei länger dauernden Operationen kann man dann noch weitere 15—20 ccm ebenso langsam nachspritzen oder aber von Anfang an das Evipan in 50—100 ccm Aq. dest. gelöst als intravenösen Tropfeinlauf geben. Sehr zweckmäßig erscheint für die Thorakoplastik die fraktionierte intravenöse Tropfnarkose mit 2% Evipan-Na nach Lose und Knab, die nicht nur genau dosierbar ist, sondern auch den großen Vorteil bietet, daß dem Kranken während der Operation gleichzeitig ein intravenöser NaCl-Tropfeinlauf gemacht wird. Gegebenenfalls kann die Infusion nach Junghanns und Burckhard auch intrasternal durchgeführt werden.

Zollenkopf hat in 70 sternalen Langnarkosen bei ausgezeichneter Wirkung nie Zwischenfälle gesehen. Trotz des Alters der Kranken über 40 Jahre fand sich bei keinem Eburnisation oder Osteoporose des Brustbeins. ZOLLENKOPF nimmt die Sternalpunktion im Manubrium vor und benutzt eine Nadel mit großer Arretierungsplatte, die nicht nur eine Durchbohrung der hinteren Sternalwand verhütet, sondern gleichzeitig der aufgesetzten Injektionsspritze einen vollkommen festen Halt bietet.

In Amerika wird in letzter Zeit neben der Allgemeinnarkose wieder mehr der hohen Rückenmarksanästhesie das Wort geredet (HUNTER, GURD, VINEBERG, BOURNE, MILLER, SCHAFFNER, HILTZ u. a.). Als besondere Vorzüge der Rückenmarksanästhesie werden gerühmt: 1. Geringe Blutung. 2. Erhaltung des Hustenreflexes. 3. Ruhige Atmung auch bei eröffneter Pleura.

Auf Grund ihrer Erfahrungen an 335 Thorakoplastiken empfehlen SCHAFFNER und FOUND die Lumbalanästhesie mit hypotonischer Percainlösung, da sie glauben, daß alle der Rückenmarksanästhesie zur Last gelegten Nachteile dem bisherigen Gebrauch hypertonischer Lösungen zuzuschreiben sind.

Sie benutzen eine Percainlösung 1 : 1500, die mit feiner Nadel warm in den 2. oder 3. Lumbalzwischenraum langsam eingespritzt wird. Je nach der Länge der Wirbelsäule, gemessen von der Linea interiliaca bis zum 7. Halswirbel, werden 15—17 ccm der Lösung eingespritzt. Nach der Injektion bleibt der Kranke 25 bis 35 Sekunden sitzen, dann wird er für 2—3 Minuten in Beckenhochlagerung von etwa 10° gebracht. Wenn der Zustand gut bleibt, wird der Tisch wieder horizontal gestellt und der Kranke bleibt 5—8 Minuten auf dem Rücken liegen. Darauf kann er die für die Operation erforderliche Lage einnehmen, wobei wieder das Kopfende um 10° gesenkt wird. Tritt eine stärkere Senkung des Blutdrucks ein, so wird die Beckenhochlagerung bis auf 20° erhöht.

In der folgenden Tabelle sind die je nach der Körperlänge und dem gewünschten Ausbreitungsbereich der Anästhesie berechneten Percainmengen und die erforderliche Dauer des Aufrechtsitzens nach der Injektion verzeichnet.

Länge der Wirbelsäule in Zoll	Bis 1. Brustwirbel		Bis 4. Brustwirbel		Bis 6. Brustwirbel		Bis 8. Brustwirbel	
	Menge ccm	Zeit Sek.	Menge ccm	Zeit Sek.	Menge ccm	Zeit Sek.	Menge ccm	Zeit Sek.
22	17	35	17	32	16	30	15	28
21	16	34	16	32	16	30	15	28
20	16	33	16	32	15	30	15	27
19	16	32	16	30	15	28	15	27
18	16	30	16	28	15	27	15	26
17	16	28	16	27	15	26	15	25

Zur Ausschaltung der Psyche erhalten die Kranken 1½ und 1 Stunde vor der Operation ein Narkotikum und wenn nötig, während der Operation Lachgas mit reichlich Sauerstoff.

Die Verf. haben in ihren 335 Fällen niemals irgendwelche Zwischenfälle oder üble Nachfolgen gesehen. Sie stehen daher nicht an, die Lumbalanästhesie mit hypotonischer Percainlösung als Methode der Wahl für praktisch alle Fälle zu bezeichnen. Bei uns hat die Rückenmarksnästhesie bei Thorakoplastiken keine

Anhänger gefunden, nachdem KIRSCHNER sein Verfahren bei Lungenoperationen wieder aufgegeben hat. Vielleicht erweist sich die hohe Periduralanästhesie mit Pantocain-Peristonplombe als geeigneter, über die in der Literatur recht günstige Urteile vorliegen (GOEPEL, BOERNINGHAUS, DOGLIOTTI, DENECKE, SCHNEIDER, REIFFERSCHEIDT, VOIGT, RIEDER, WILLAM u. a.). Zur Vermeidung der bei der gewöhnlichen fraktionierten Periduralanästhesie recht häufigen Versager haben BUCHHOLZ und LESSE vorgeschlagen, den Periduralraum zunächst mit 30—60 ccm NaCl-Lösung zu füllen und darauf sofort, wenn sich keine Durchstechung der Dura oder Verletzung eines Gefäßes im Periduralraum zeigt, 10 ccm der 6% Peristonlösung mit 80—100 mg Pantocain kontinuierlich unter 2—3 maligem kurzen Aspirieren zu injizieren. Durch den auf diese Weise künstlich erhöhten Druck wird die Pantocainlösung durch die Intervertebrallöcher bis an die Spinalnerven herangebracht, was bei der gewöhnlichen Periduralanästhesie nicht immer der Fall ist. Das ist aber zur Erzielung einer guten Anästhesie unerläßlich, da die Spinalwurzeln bis über das Spinalganglion hinaus von Rückenmarkshäuten fest umschlossen sind, so daß sie einer Einwirkung des Anästhetikums entzogen werden, die erst an den von einer lockeren Nervenscheide umgebenen Spinalnerven einsetzen kann.

Diese „extradurale Spinalanästhesie" hat sich DIEBOLD auch bei intrathorakalen Eingriffen, wie Plastiken und Lungenresektionen, sehr gut bewährt. Versager traten nur ein, wenn anatomische Veränderungen an den Wirbelsäulen bestanden oder starke Schwartenbildung die Verteilung des Anästhetikums verhinderte. MARX, der die Injektion in den Periduralraum ebenfalls nicht fraktioniert, sondern einmalig vornimmt, hält die Periduralanästhesie auf Grund seiner klinischen Erfahrungen besonders bei Thoraxoperationen für wertvoll. während DERRA sie für den Brust- und oberen Bauchraum ausdrücklich ablehnt.

Es scheint somit ratsam, noch weitere klinische Erprobungen abzuwarten.

BEECHER hat in der folgenden Tabelle eine punktmäßige Bewertung der einzelnen Schmerzbetäubungsverfahren hinsichtlich ihrer Eignung für Lungenoperationen vorgenommen, wobei die geringste Punktzahl das beste Mittel bezeichnet.

Wir haben zuerst in Lokalanästhesie operiert; dann längere Zeit alle Plastiken in Äthernarkose ausgeführt und sind dann doch wieder zur Lokalanästhesie zurückgekehrt. Die Ätherallgemeinnarkose wird auch nach unseren Erfahrungen von den Kranken in der Regel gut vertragen. Eine ruhige Äthernarkose ist fraglos eine schonende und für den Patienten ungefährliche Betäubungsart. Gefährlich wird sie aber bei Kranken mit größeren Kavernen und dementsprechend reichlichem Auswurf, wenn es zu Beginn der Narkose zu einer stärkeren Exzitation mit Preßatmung kommt.

Wir verloren einen schweren Potator, bei dem es nicht nur während der Narkose zu einer schweren, langanhaltenden Exzitation gekommen war, sondern der auch nach der Operation wegen außerordentlicher motorischer Unruhe im Bett gefesselt werden mußte, an einer Streuung auf der vor der Operation praktisch gesunden Gegenseite. Bei der Sektion erwies sich die ganze Lunge von kleinen, frischen Eiterherden durchsetzt.

Als Vorbereitung zur Lokalanästhesie hat sich uns das Scophedal schwach subkutan in zweimaliger Gabe eine Stunde und 15 Minuten vor der Operation sehr gut bewährt. Wenn die Kranken nach diesem Mittel auch selten bereits vor der Operation einschlafen, so wird doch zumindesten eine starke Herabsetzung der Erregbarkeit, die häufig an Apathie grenzt, erreicht.

	Avertin	Pentothal	Äther	Stickstoffoxydul	Cyclopropan	Spinalanästhesie	Lokalanästhesie
Toxizität { Leber . . . . . / Niere . . . . . / Herz	4	2	2	1	2	1	1
Lähmung des Respirationszentrums	3	3	1	2	1	3	1
Anoxie	3	2	2	4	1	2	1
Steuerbarkeit	4	2	2	1	1	2	1
Erhaltung des Hustenreflexes	4	2	3	1	1	2	1
Keine Erhöhung des Blutdrucks	2	1	1	3	1	1	1
Ruhige Atmung	1	1	3	3	1	1	2
Reizung der Luftwege . . .	1	1	4	2	1	1	1
Psychischer Charakter . . .	1	1	1	1	1	3	4
Feuergefährlichkeit und Explosibilität	1	1	4	2	4	1	1
Summe der Punkte	24	16	23	20	14	17	14
Sicherheitspunkte	20	12	14	11	10	11	6

Kürzlich hat Henkel vor der Anwendung von Scophedal warnen zu müssen geglaubt, weil er auf Grund zweier ergebnisloser Sektionen diesem Mittel die Schuld an dem plötzlichen Tode infolge Atemlähmung während einer Lokalanästhesie am Halse zuschreibt. Wohl sehr zu unrecht. Schon Braun u. Läwen haben vor paravertebralen Injektionen von Novocain am Halse dringend gewarnt zu einer Zeit, als es überhaupt noch kein Scophedal gab. Daß dieses Mittel an den geschilderten plötzlichen Todesfällen völlig unbeteiligt ist, wird zu dem durch zwei von Pieper aus der Klinik von Bürckle de la Camp mitgeteilte Fälle von zentraler Atemlähmung unmittelbar im Anschluß an eine Novocainblockade des Halsgrenzstranges bewiesen, da keiner der beiden Kranken vorher Scophedal erhalten hatte. In einem ähnlichen Fall von Parrisius, den Blumensaat mitteilt, wurden bei der Sektion im Liqour Novocainkristalle nachgewiesen, wodurch die Annahme, daß die Fälle von tödlicher Atemlähmung bei der Lokalanästhesie am Halse durch Eindringen des Anästhetikums in den Duralraum verursacht werden, als erwiesen gelten kann.

Zur Lokalanästhesie verwenden wir eine ½%ige mit Kalium sulfuricum gepufferte Lösung von Novocain-Suprarenin, mit der sowohl die Leitungsanästhesie der Interkostalnerven als auch die Infiltration der Haut und der Muskulatur ausgeführt wird. Für die Schmerzlosigkeit der Operation ist es wichtig, daß nicht nur die Schnittlinie infiltriert wird, sondern auch die Weichteile unter dem Schulterblatt und die Muskulatur im oberen Teil des Rückens, die z.T. von dem Plexus cervicalis aus innerviert wird. Vor dem Steckenlassen der Anästhesienadel am unteren Rande einer Rippe warnt Sauerbruch, weil er dabei tödliche Luftembolie beobachtet hat. Kleesattel hat gegen die Verwendung der Lokalanästhesie bei der Plastik angeführt, daß sie die aseptische Wundheilung gefährden könne, wenn mit der Nadel versehentlich die Lunge angestochen wird und dadurch Keime in die Operationswunde gelangen. Nach den vielfältigen Erfahrungen zahlreicher Chirurgen wird man diesen Einwand nicht als begründet ansehen können, um so mehr, als Nebenverletzungen der Lunge bei richtiger Technik nicht vorkommen können. Eher könnte gegen die Lokalanästhesie die von mehreren Seiten behauptete besondere Empfindlichkeit Tuberkulöser gegen Novocain angeführt werden. Sauerbruch berichtet über einen besonders lehrreichen Fall. Die Plastik bei einer 30-jährigen Dame hatte er wegen Überempfindlichkeit gegen Novocain abgelehnt. Sie wurde dann von einem anderen Chirurgen operiert und starb auf dem Operationstisch. Wir hatten auch bei einigen Todesfällen den Eindruck, als wäre eine Novocainvergiftung zum mindesten mit schuld am letalen Ausgang. Durch den Zusatz von Kalium sulfur. scheint die Giftigkeit des Novocains erheblich herabgesetzt zu sein, ebenso wirken Barbitursäurepräparate und Atropin einer Novocainvergiftung entgegen (Malony, Trendelenburg, Dragstett u. Lang u.a.). Außerdem kann die Vergiftungsgefahr auch durch fraktionierte Anästhesierung vermindert werden, da die Giftigkeit des Novocains nicht nur von der absoluten Menge des zugeführten Mittels, sondern auch von der Schnelligkeit seiner Resorption abhängt. Wir haben deshalb die Leitungsanästhesie der Interkostalnerven bei Totalplastiken in zwei Abschnitten vorgenommen und hatten dabei den bestimmten Eindruck, daß dadurch die Giftigkeit des Novokains herabgesetzt wurde.

W. Schmidt führt die Lokalanästhesie mit dem Überdruckapparat von Kirschner aus, der aber abgesehen von einer gewissen Zeitersparnis keine besonderen Vorteile bietet. Die geringe Ersparnis an Novocainlösung kommt praktisch nicht in Betracht. A. Maurer hat gegen eine zu starke Infiltrierung der Weichteile das Bedenken geltend gemacht, daß durch den Druck der eingespritzten Flüssigkeit die Vitalität der Gewebe leiden und dadurch die Wundheilung gestört werden könnte. Da aber gleich zu Beginn der Operation durch den Weichteilschnitt der größte Teil der eingespritzten Lösung wieder abfließt, scheint diese Befürchtung ebenfalls nicht begründet, wenigstens bei Benutzung einer Rekordspritze. Der von Thomsen empfohlene kleine Handüberdruckapparat, den wir auch erprobt haben, bietet keine wesentlichen Vorteile; eine Ersparnis an Zeit und Novocainlösung bewirkt er nicht. Mit zwei Rekordspritzen mit feinen verschieden langen Kanülen läßt sich die Schmerzbetäubung bei einiger Übung schnell und sicher durchführen und Sauerbruch hat wohl nicht Unrecht, wenn er meint, daß die vielen Vorschläge für neue Schmerzbetäubungsverfahren bei der Thorakoplastik darauf zurückzuführen sind, daß die operierenden Internisten keine genügende Erfahrung und Übung in der Handhabung der örtlichen Schmerzbetäubung besitzen, und daher die eigene fehlerhafte Ausführung der Methode zur Last legen. Wir erleben es immer wieder, daß die Kranken unter der Wirkung der vor der Operation gegebenen Scophedalspritzen auf dem Operationstisch einschlafen, was wohl als bester Beweis dafür anzusehen ist, daß der Eingriff schmerzlos verläuft.

Vielfach wird gefordert, die Patienten zum Schluß der Operation aus einem etwaigen Narkoseschlaf durch intravenöse Coramininjektionen oder andere Mittel zu wecken, damit sie sofort nach der Operation abhusten können. Wir halten es nicht für notwendig, da eine Streuung in den Unterlappen infolge Sekretstauung praktisch kaum zu befürchten ist. Dagegen bergen gerade die wegen des Wundschmerzes und der Entknochung der Brustwand unvollkommenen Versuche des Abhustens die

Gefahr in sich, daß durch die jedem Hustenversuch vorausgehenden tiefen Inspirationen das Sekret in der ganzen Lunge verbreitet werden kann (Ameuille, Dietl).

Der Umstand, daß häufig in den ersten Tagen nach der Plastik überhaupt kein Hustenreiz und keine Expektoration auftritt, ist vielleicht darauf zurückzuführen, daß durch weitgehende Ablösung der Lunge, namentlich aus dem kostovertebralen Winkel, eine Abknickung des abführenden Bronchus eintritt, wie das Adelberger bei der Pneumolyse annimmt.

Die Lagerung des Kranken zur Operation ist für das Gelingen nicht ohne Bedeutung. Lechaux hat nicht so unrecht, wenn er sagt: „tout malade bien placé

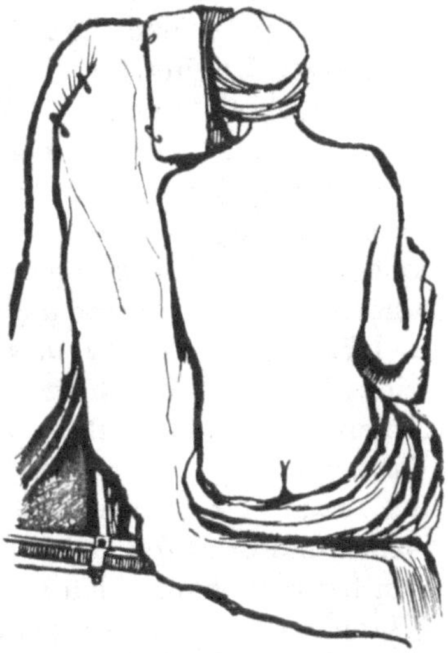

Abb. 56,

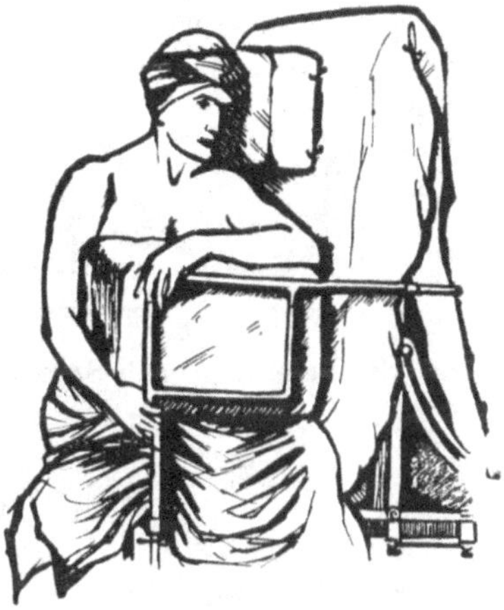

Abb. 57.

Abb. 56—57. Lagerung nach W. Graf.

est un malade à moitié operé". Nichts ist störender und auch für die Asepsis gefährlicher, als wenn der Kranke während der Operation immer wieder aufgerichtet und zurechtgerückt werden muß. Der Kranke muß während der Operation fest, sicher und bequem liegen. Die gesunde Seite darf dabei bei der Atmung nicht behindert werden und der Möglichkeit eines Übertritts des Kaverneninhalts in die gesunde Lunge muß vorgebeugt werden.

Um diesen Forderungen gerecht zu werden, sind die verschiedensten Vorschläge gemacht worden. Während A. Maurer seine Kranken in horizontaler Seitenlage operiert, läßt W. Graf die Kranken auf dem Operationstisch aufrecht sitzen. Diese Stellung hat wohl den Vorzug, daß die Atmung der Gegenseite völlig unbehindert ist und die Aspirationsgefahr ebenfalls stark herabgesetzt wird, erfüllt aber nicht die Forderung, daß der Kranke während der Operation sicher und bequem gelagert werden muß.

Redaelli hat für den in den romanischen Ländern anfänglich bevorzugten Reitsitz der Kranken während der Thorakoplastik einen speziellen Operationsstuhl angegeben, auf dem der Kranke rittlings sitzt und sich mit der Brust und dem Kopf auf besonders angebrachte Stützen lehnt.

Am vorteilhaftesten lagert man die Kranken auf dem Operationstisch in steil sitzender Seitenlage. Um die Kranken während der ganzen Operation in dieser Lage zu halten, habe ich eine Stütze anfertigen lassen, die in die Klemmschieber auf den seitlichen Laufschienen des Operationstisches eingefügt werden kann und die Kranken am Herabrutschen hindert. Da diese Stütze nur die halbe Breite des Operationstisches einnimmt, so brauchen die Knie nicht spitzwinklig gebogen zu werden, was auf die Dauer die Kranken sehr ermüdet und häufig Schmerzen bereitet.

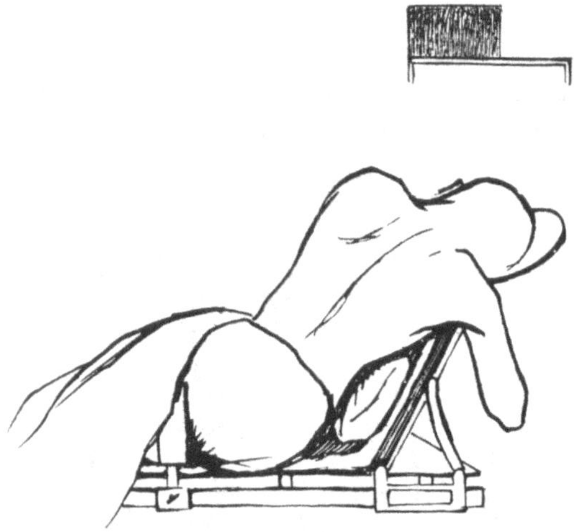

Abb. 58. Lagerung nach Sauerbruch.

Costantini betont, daß die Kranken zur Vermeidung der Aspirationsgefahr stets in mäßiger Beckenhochlage operiert werden sollen. Von französischen und amerikanischen Chirurgen (Iselin und Julia, Overholt u. a.) ist wiederholt die Bauchlage empfohlen worden. Das Becken und die Schultern stützen sich dabei auf feste Unterlagen, während Bauch und Brust freiliegen. Durch den frei herabhängenden Arm der erkrankten Seite wird das Schulterblatt aus dem Operationsgebiet gezogen, so daß die Übersicht sehr gut ist. Es ist nicht zu bestreiten, daß diese Lage alle Anforderungen erfüllt; die Atmung ist völlig unbehindert, ein Überlaufen des Sekrets von der kranken in die gesunde Lunge ist ausgeschlossen und der Kranke liegt bequem und sicher auch bei einer Inhalationsnarkose. Nur für den Operateur ist diese Lage unbequem, da es ihn zu einer völligen Umstellung der gewohnten Technik zwingt.

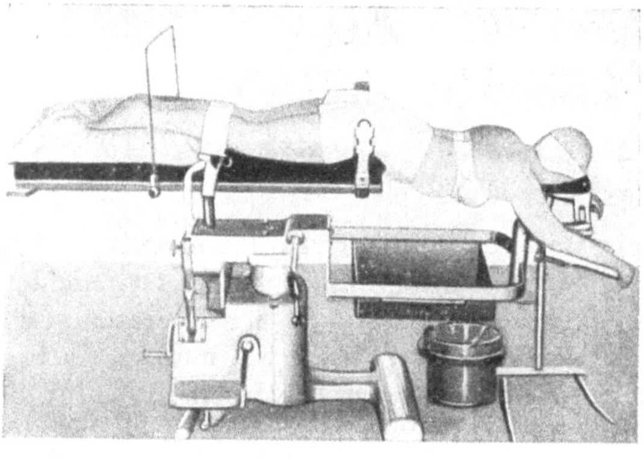

Abb. 59. Lagerung nach Overholt.

Noch mehr als die günstigste Lagerung des Kranken, ist die zweckmäßigste Schnittführung für die Thorakoplastik diskutiert worden.

Wie ein Blick auf die Abb. 61 u. 62 zeigt, werden die Rippen hinten von den großen Rückenmuskeln: M. trapezius, rhomboideus major und minor, latissimus dorsi, serratus post. superior und vor allem vom Schulterblatt bedeckt. Mit Recht bezeichnen A. Maurer und Fruchaud dieses als den Schlüssel für den Zugang zu den oberen Rippen. Es kommt also bei der Schnittführung in erster Linie darauf an, das Schulterblatt so weit zu mobilisieren, daß es möglichst weit abgehoben werden kann. Wie schon Roux hervorhebt, braucht man sich dabei vor der Durchtrennung der Serratusansätze nicht zu scheuen, da sie keine Funktionsstörung hinterläßt. Bei dem üblichen Hakenschnitt ist somit der horizontale Schenkel der wichtige, während der vertikale Anteil nach oben hin nicht so weit geführt zu werden braucht. Wenigstens der obere Teil des Trapezius sollte geschont werden, um eine Störung der Schulterlinie nach der Operation zu vermeiden. Vielfach wird auf den vertikalen Anteil des Schnittes, der ja für die Übersichtlichkeit des Operationsgebietes von geringerer Bedeutung ist, mehr oder weniger verzichtet. So empfehlen Picot, Bernou und Fruchaud und neuerdings auch Hein nur einen unterhalb der Spitze des Schulterblattes verlaufenden Querschnitt. Daß der Zutritt auch zu den obersten Rippen von diesem Schnitt aus gut ist, können wir aus eigener Erfahrung bestätigen.

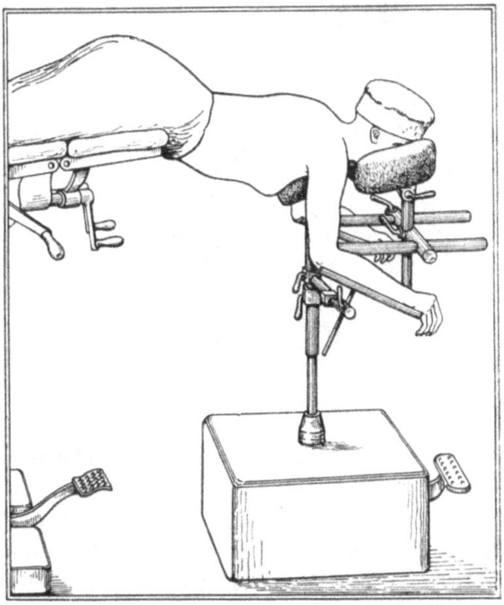

Abb. 60. Stütze nach Naclerio, welche die Overholtsche Bauchlage auf jedem Operationstisch ermöglicht.
(J. H. Emerson & Co., Cambridge, Mass.)

Für Ergänzungsplastiken erweist sich häufig auch ein seitlicher Schnitt vorteilhaft. Sauerbruch hat für die von ihm empfohlene axilläre Ergänzungsplastik einen axillären Längsschnitt angegeben. Er betont aber, daß diese Schnittführung nur bei mageren Personen die 1. Rippe zu resezieren erlaubt. Bei fettleibigen oder muskulösen Patienten ist ein vorderer bogenförmiger Schnitt an der Knorpelknochengrenze, subklavikulär beginnend, zweckmäßiger.

Duval, Quénu und Welti führen den Hautschnitt bei stark erhobenem Arm am Vorderrand des M. latissimus dorsi. Das Ablösen der Schulterblattmuskulatur und der vorderen Ansätze des M. serratus ant. und des pectoralis major legt den Brustkorb von der 1. bis zur 11. Rippe frei. Die axillären Gefäße und Nerven werden beiseitegezogen, um die 1. Rippe in ganzer Ausdehnung zu Gesicht zu bringen und resezieren zu können. Jullien und Ecot befürworten einen 10—12 cm langen senkrechten Schnitt, der vom höchsten Punkt der Achselhöhle etwas vor der mittleren Axillarlinie nach unten verläuft. Rolland und A. Maurer legen den Schnitt noch etwas weiter nach vorn an den äußeren Rand des M. pectoralis major, der stark nach oben gezogen wird, während der Pectoralis minor an seinem oberen Ansatz quer durchtrennt und nach unten abpräpariert wird. Durch diesen kosmetisch günstigen, die Muskulatur schonenden Schnitt werden die oberen 5 Rippen gut zugänglich.

Ostermeyer hat zur Mobilisierung des ganzen Schultergürtels einen Z-förmigen Schnitt angegeben. Er beginnt am sternalen Ende des Schlüsselbeins und zieht bis zur Ansatzstelle des M. pectoralis major am Oberarm, verläuft dann von hier am äußeren Rand dieses Muskels bis fast zum Rippenbogen, von wo er dann wieder horizontal zur 12. Rippe nach hinten abbiegt. Die Mm. pectoralis major und minor werden dicht vor ihren Ansatzstellen am Oberarm und Processus coracoideus abgetrennt, die einzelnen Zacken des M. serratus ant. von den Rippen gelöst und dann der M. latissimus dorsi an seinem seitlichen unteren Rande entsprechend dem unteren Teil des Hautschnitts eingeschnitten. Von der Seite her werden der M. pectoralis major nach vorn und der M. serratus lateral. und M. latissimus dorsi nach hinten stumpf abgetrennt. Jetzt läßt sich der mobilisierte Schultergürtel mit dem Arm nach oben fortziehen, so daß die obere Brustwand völlig freiliegt.

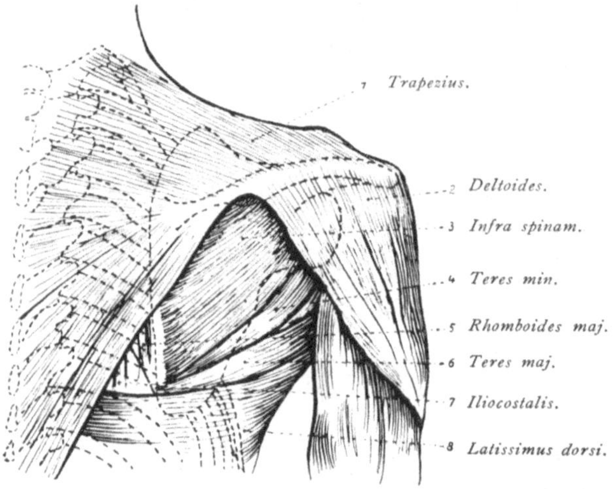

Abb. 61. Oberflächliche Schicht.

Head empfiehlt, besonders bei älteren und schwächlichen Kranken, mehrere,

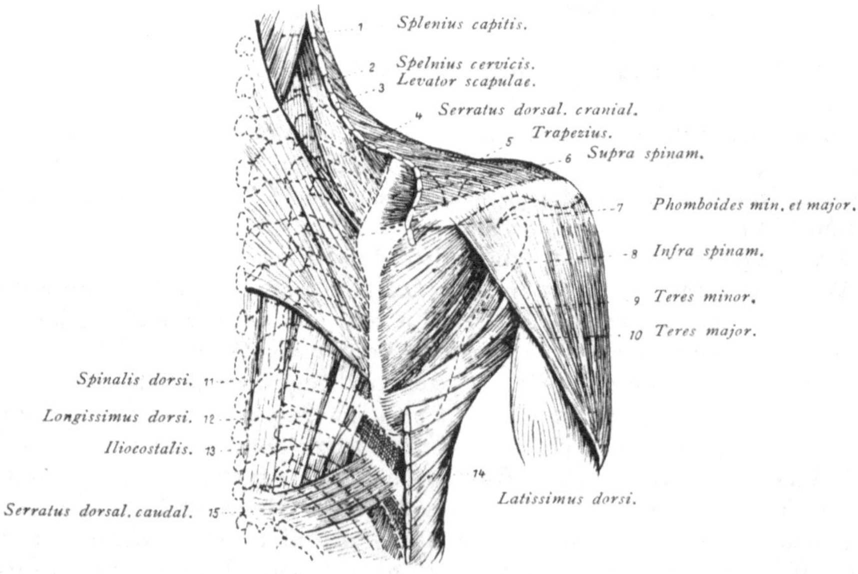

Abb. 62. Tiefe Schicht.

Rückenmuskulatur. (Schematisch unter Benutzung zweier Zeichnungen aus Hovelaque, O. Monod, Evrard., Le Thorax. Anatomie médico-chirurgicale. Paris, Maloine 1937.)

die Muskulatur schonende Schnitte für die einzelnen Sitzungen einer mehrzeitigen Thorakoplastik.

1. Sitzung: Schnitt hinten von der Grenze des inneren und mittleren Drittels der Schultergräte nach oben medial in der Richtung der Fasern des M. trapezius bis zum Dornfortsatz des 1. Brustwirbels. Der Trapezius und der unter ihm zum Vorschein kommende Rhomboideus major werden stumpf in ihrer Faserrichtung auseinandergezogen. Der Serratus dorsal. cranial. und die Ansätze des Erector trunci werden durchtrennt. Nunmehr liegen die ersten 3 Rippen frei und können ausgiebig reseziert werden.

2. Sitzung: Schnitt vorn über der 2. Rippe parallel zum Schlüsselbein. Der M. pectoralis major wird stumpf auseinandergezogen und die sternalen Stümpfe der drei obersten Rippen reseziert.

3. Sitzung: Der hintere Schnitt zieht von der Grenze des inneren und mittleren Drittels der Schulterblattgräte nach unten und innen zum 7. Dornfortsatz. M. trapezius und rhomboideus werden in ihrer Faserrichtung auseinandergezogen, worauf die 4. bis 6. Rippe dicht an der Wirbelsäule durchtrennt wird. Darauf werden von einem kleinen senkrechten Schnitt in der vorderen Axillarlinie über der 5. Rippe die vorderen Abschnitte dieser Rippen freigelegt und nötigenfalls bis an die Knorpel reseziert.

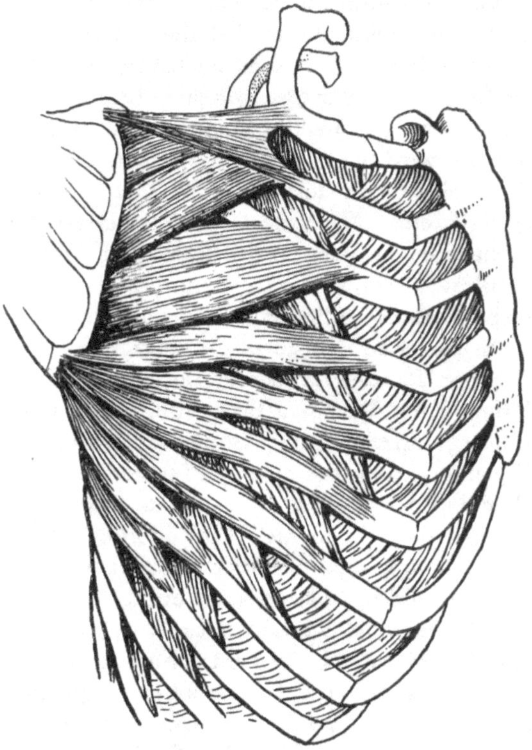

Abb. 63. Die Rippenansätze des M. serratus lateralis.

Neuerdings ist diese Technik wegen ihrer guten Übersichtlichkeit, weitgehenden Schonung der Muskulatur und sehr guten Verträglichkeit wieder von Lewis warm empfohlen worden.

Die vorderen Hilfsschnitte sind bereits bei den Ergänzungsoperationen zur Phrenikusausschaltung besprochen worden.

Zur Verbesserung des Lungenkollapses ist mehrfach empfohlen worden, die Rippenresektion noch durch eine Resektion der Querfortsätze zu ergänzen (A. Maurer, Proust, Gale u. a.). Diese Forderung kann kaum als berechtigt angesehen werden. Die Querfortsätze kommen mit der Lunge überhaupt nicht in Berührung und können daher den Lungenkollaps gar nicht beeinträchtigen, worauf auch Derscheid und Toussaint hingewiesen haben. Wenn sich im kostovertebralen Winkel stärkere Verwachsungen finden, so bestehen sie zwischen den vertebralen

Rippenenden und der Pleura. In solchen Fällen kann die Exartikulation der Rippen im Kosto-Transversalgelenk zur Erleichterung der Ablösung angezeigt erscheinen; die Resektion der Querfortsätze, die die langen Rückenmuskeln ihrer Ansatzpunkte beraubt und dadurch zu skoliotischen Verbiegungen der Wirbelsäule führt, ist überflüssig, wie auch Iselin hervorhebt. Lundberg erhebt mit Recht den Einwand, daß durch die Resektion der Querfortsätze der hintere tote kostovertebrale Raum eher vergrößert wird und Restkavernen einen Schlupfwinkel bieten kann. Seiner Meinung nach ist es das Röntgenbild, welches zu einer solchen Überschätzung der Entfernung der Querfortsätze beigetragen hat. Auf dem Film sähe es zweifellos radikaler aus, wenn die Querfortsätze und vertebralen Rippenstümpfe abgetragen sind. Es wird aber dabei übersehen, daß die mächtigen Muskelmassen eine feste Wand bilden, an die die Lunge sich evtl. ebenfalls anlegen kann. Sebestény, der ebenfalls ein Gegner der Querfortsatzresektion ist, berichtet von einem Kranken, der nach einer auswärts mit Resektion der Querfortsätze vorgenommenen Thorakoplastik wohl von seiner Lungentuberkulose genas, dann aber infolge der durch seine starke Skoliose bedingten Verziehung des Mittelfells und der dadurch verursachten Atem- und Kreislaufstörungen zugrunde ging.

Schon Brauer hat betont, daß es nicht so sehr darauf ankommt, eine vollständige Entknochung der einen Brustseite, sondern einen möglichst vollkommenen Lungenkollaps zu erreichen. Das ist nämlich durchaus nicht das gleiche. Trotz ausgiebigster Rippenresektion, die eine Zeitlang auch von Graf gefordert wurde, bleiben nicht selten bei Spitzenprozessen Restkavernen zurück (Overholt).

Ausschlaggebend für den Enderfolg ist, daß nicht nur der Brustkorb, sondern auch die Lunge genügend mobilisiert wird. Die Lunge muß nicht nur im Spitzengebiet, sondern, falls sie auch im kostovertebralen Winkel fixiert ist, auch dort genügend ausgelöst werden nach Durchtrennung der interkostalen Muskeln, Gefäße und Nerven. Bleibt die Lunge hier adhärent, so kann sie auch bei ausgedehntester Rippenresektion, nicht symmetrisch schrumpfen und die Kaverne wird in den kostovertebralen Winkel gezogen, wo sie dann häufig auch nach der Plastik als mehr oder weniger deutlicher Spalt bestehen bleibt.

Wir dürfen die ganze Frage überhaupt nicht rein mechanisch betrachten, sie stellt vielmehr ein funktionell-biologisches, und zwar nicht nur atemphysiologisches, sondern auch kreislaufphysiologisches Problem dar. Gewiß ist die operative Behandlung der Lungentuberkulose in erster Linie Kavernenchirurgie, aber sie erschöpft sich nicht mit der Vernichtung der Kaverne, da unsere Aufgabe weiter gesteckt ist. Unser Ziel muß die Heilung der Lungentuberkulose und die möglichst weitgehende Wiederherstellung der Arbeitsfähigkeit unserer Kranken sein. Brauer hat immer wieder betont, daß man funktionell denken und stets die spätere Leistungsfähigkeit der Kranken im Auge behalten muß.

Petzold und Spiegelhoff haben über zwei in dieser Hinsicht außerordentlich lehrreiche Beobachtungen unter Mitteilung der Röntgenbilder und der spirometrischen Befunde berichtet. Wir wollen hierauf etwas ausführlicher eingehen, weil diese Mitteilung äußerst wichtige Fingerzeige für das operative Vorgehen bei der Thorakoplastik bietet.

1. Patientin: Beginn der Erkrankung 1920 mit einer linksseitigen Oberfeldtuberkulose mit gleichzeitiger exsudativer Pleuritis. 1926 wurde im linken Oberfeld eine Kaverne mit

Streuungen über das linke Ober- und Mittelfeld festgestellt. Plastik am 4. 4. 1930. Resektion der 7.—11. Rippe. Darauf mußte der Eingriff abgebrochen werden wegen Pulsverschlechterung. Am 21. 5. 1930 Resektion der oberen Rippen. Subjektiv nach der Plastik keine Besserung. Es traten Atembeschwerden auf, die längeres Gehen sowie Treppensteigen erschwerten. Bei Körperruhe zunächst keine stärkeren Atembeschwerden. Im Laufe der Jahre nahmen die

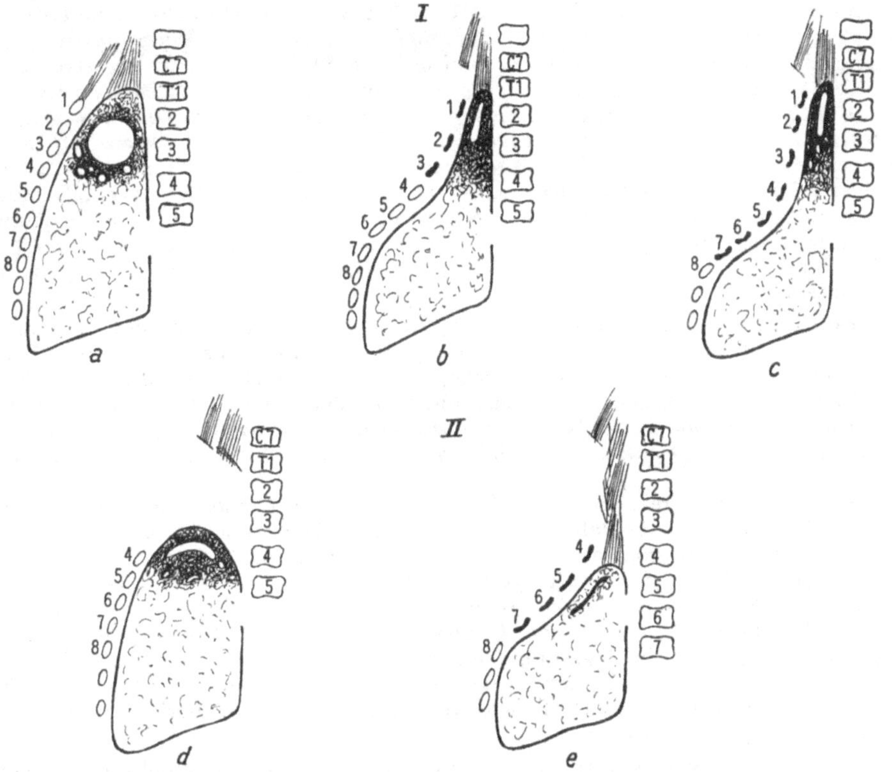

a) Lungenbefund vor der Operation.

I. Thorakoplastik ohne Lungenmobilisierung.

b) Nach der 1. Sitzung, nach Totalresektion der ersten 3 Rippen.

c) Nach der 2. Sitzung, nach Resektion von 7 Rippen.

Es ist nur ein leichter Kollaps erreicht, während die Lungenspitze unverändert oben fixiert ist und die Kaverne nur ihre Gestalt geändert hat.

II. Apikolysenplastik.

d) Die Lungenspitze ist nach der 1. Sitzung herabgesunken. Guter vertikaler Kollaps.

e) Nach der 2. Sitzung. Die Kaverne ist kollabiert. Durch das auf der Lunge liegende Periost der 4.—7. Rippe wird eine spätere Wiederausdehnung der Lunge verhindert.

Abb. 64. Schema der einfachen und der Apikolysenplastik.
(Nach Overholt, Amer. Rev. Tbc. 35, 417.)

Atembeschwerden ständig zu, bei der geringsten Bewegung unangenehme Atemnot; ein kurzer Weg von etwa 50 m führt zu einer so hochgradigen Dyspnoe, daß die Patientin ersticken zu müssen glaubt. Das Treppensteigen ist nur mit größten Anstrengungen möglich. Seit einem Jahr ist eine immer intensivere Zyanose aufgetreten, in den letzten Monaten schwellen abends die Füße immer an.

Befund: 36-jährige Frau mit stärkster Zyanose und geringer Dyspnoe bereits in Ruhe. Schon bei der Aufnahme der Anamnese deutliche Behinderung des Sprechens durch die Atemnot. Leichte Ödeme an beiden Knöcheln, ausgesprochene Trommelschlegelfinger. Die Brustwand im unteren Teil der Plastik vollführt paradoxe pendelnde Bewegungen. Über dem Spitzen-, Ober- und Mittelfeld kein Atemgeräusch nachzuweisen; über dem Unterfeld paradoxes verschärftes Atmen. Über dem ganzen rechten Lungenfeld Stauungskatarrh. Herztöne rein und leise, Puls regelmäßig, 120. RR: 110/70. Der Leberrand etwa 2 cm unter dem Rippenbogen tastbar und auf Druck schmerzempfindlich. Hb. 64%. Erythrozyten 3,1 Mill. Senkung 28/62 WESTERGREN, Temperatur subfebril. Im EKG außer einer Sinustachykardie eine Ausbreitungsverzögerung mit dem Zeichen einer Koronarinsuffizienz. Spirogramm: Atemfrequenz 28 pro Minute, Atemvolumen = 250 ccm, Atemminutenvolumen = 7000 ccm. Vitalkapazität = 430 ccm geschätzt. Eine genaue Feststellung der Vitalkapazität und des Atemgrenzwertes — geschätzt auf 10 l — war wegen der hochgradigen Dyspnoe nicht möglich. Sauerstoffaufnahme bei Luftatmung = 450 ccm, bei Atmung eines Luftsauerstoffgemisches von etwa 50% O_2 = 600 ccm. Arterielles Sauerstoffdefizit = 150 ccm pro Minute. Auswertung: Atemfrequenz um 50% gegenüber der Norm gesteigert. Vitalkapazität um 90% vermindert. Stark herabgesetzter Atemgrenzwert, so daß dieser nur noch um etwa 3—5 l über dem Ruheminutenvolumen liegt.

2. Patientin: Beginn der Erkrankung 1922. 1927 Pneumothorax rechts, der 5 Jahre regelmäßig nachgefüllt wird, jedoch nicht zur Heilung führte. Daraufhin am 18. 11. 1933 Phrenikusexhairese rechts. Am 27. 11. 1935 Thorakoplastik der 6.—11. Rippe, am 10. 12. 1935 der 1.—5. Rippe. Guter Lungenkollaps. Darnach zunächst subjektive Besserung, nur bei größeren Anstrengungen Atemnot. Seit 2 Jahren aber zunehmende Atembeschwerden schon bei geringen Bewegungen. Seit einem halben Jahr weitere Verschlechterung und Schwellung der Füße.

Befund: 36-jährige Frau. Blasse Gesichtsfarbe mit leichter Zyanose der Lippen. Geringe Ödeme an beiden Füßen. Auskultation über der Plastik abgeschwächtes, unsauberes Atmen mit reichlich mittel- bis grobblasigen R.G. Herztöne rein, leise. Puls regelmäßig, beschleunigt. RR: 115/75. Hb. 33%, Erythrozyten 3,9 Mill. Senkung 11/26. Temperatur subfebril. Spirographie: Atemfrequenz = 17, Atemvolumen = 400 ccm, Atemminutenvolumen = 8000 ccm, Vitalkapazität = 1360 ccm, Atemgrenzwert = ca. 16 l. Sauerstoffaufnahme bei Luftatmung = 300 ccm, bei Sauerstoffatmung = 420 ccm. Arterielles Sauerstoffdefizit = 120 ccm pro Minute. Bewertung der Ergebnisse: Vitalkapazität um 75% vermindert. Stark herabgesetzter Atemgrenzwert, so daß dieser nur wenig mehr als das doppelte Atemminutenvolumen beträgt.

Bei beiden Kranken war es somit nach einer zweizeitigen gewöhnlichen Totalplastik zu einer schweren Ateminsuffizienz gekommen, die die Kranken vollständig leistungsunfähig machte. Eine zu starke Einengung der Atemfläche konnte nicht die Ursache sein, da die andere Seite praktisch intakt war und der Lungenkollaps auch auf der operierten Seite, namentlich im ersten schwereren Falle, nicht vollständig war. Bei beiden Kranken sieht man vielmehr im Plastikbereich auf dem Röntgenfilm noch lufthaltiges Lungengewebe. Das ist allerdings kein Vorteil im Sinne des Schonungsprinzips, sondern im Gegenteil gerade die Ursache des Mißerfolges. Infolge der Thoraxstarre und der Lähmung des Zwerchfells beteiligt sich dieser Lungenbezirk nicht an der Atmung, enthält also im wesentlichen stagnierende Luft, deren Sauerstoffgehalt infolge der fehlenden Durchlüftung so niedrig ist, daß sie als venöse Alveolarluft betrachtet werden muß. Die Durchblutung dieses restlichen Lungenteils ist aber nicht wesentlich eingeschränkt. Das durch diese Bezirke fließende venöse Blut wird aber infolge des geringen Sauerstoffgehalts in der Alveolarluft kaum arterialisiert. Es mischt sich daher ungesättigt dem in der anderen Lunge voll arterialisierten Blut bei, wodurch ein Sauerstoffdefizit im Gesamtblut entstehen muß. Bei körperlicher Arbeit steigt die Untersättigung des Blutes schnell an, da infolge der Herabsetzung der Atemreserven eine vermehrte Sauerstoffaufnahme durch Vergrößerung der Ventilation nur in beschränktem Umfang möglich ist. Die starke Dyspnoe ist somit, wie Petzold und Spiegelhoff betonen, rein pulmonal bedingt, während Herz und Kreislauf an und für sich den gestellten Anforderungen durchaus gewachsen sind.

Der Organismus, der unbedingt eine ungenügende Arterialisierung vermeiden will, versucht einen Ausgleich durch Erhöhung des Atemminutenvolumens und des Herzminutenvolumens zu erreichen. Das bedeutet nicht nur eine dauernde Beunruhigung des Lungenherdes, sondern auch eine dauernde Mehrbelastung des Herzens, durch die schließlich auch ein gesundes Herz Schaden leiden muß. Durch die schlechte Sauerstoffversorgung leidet auch die Ernährung des Herzens. Durch die Plastik ist schließlich der kleine Kreislauf stark eingeengt. Das Herz muß daher das Gesamtblut im wesentlichen durch die gesunde Lunge treiben, wodurch die Beanspruchung des rechten Herzens schon an und für sich größer wird. Eine länger anhaltende Erhöhung des Herzminutenvolumens führt zu einer Pulmonalsklerose, die ihrerseits auch das rechte Herz belastet, so daß es in der Folge zu Einflußstauungen kommt.

Bei der Erörterung der noch verbleibenden therapeutischen Möglichkeiten kommen Petzold und Spiegelhoff zu der den Patienten im ersten Augenblick wohl paradox erscheinenden Schlußfolgerung, daß nur durch eine erneute Plastik und weitere vollständige Ausschaltung von Lungengewebe der entstandene Circulus vitiosus durch Beseitigung der Nische durchbrochen werden kann. Da aber Korrekturplastiken immer ein recht schwerer Eingriff sind und bei Kranken, wie den eben geschilderten, sehr bedenklich erscheinen müssen, so muß die Forderung erhoben werden, daß bei jeder Plastik vor allem auf einen völligen ausgeglichenen Lungenkollaps im Plastikgebiet geachtet werden muß.

Selbst wenn es in dem auf Abb. 64c schematisch dargestellten Fall zur Vernichtung der Kaverne gekommen wäre, wäre es doch ein Mißerfolg geblieben. Der oben an der Wirbelsäule adhärente Lungenzipfel ist wohl weitgehend von der Atmung ausgeschaltet, ist aber nicht vom Blutkreislauf ausgeschlossen. Es ist hier zu einer Nischenbildung gekommen, in der das venöse Blut nicht genügend arterialisiert wird. Im Endergebnis muß es daher in einem solchen Falle zu einem Sauerstoffdefizit im Gesamtblut mit allen schweren Folgen für die Leistungsfähigkeit des Kranken kommen, der trotz geheilter Tuberkulose infolgedessen zum arbeitsunfähigen Invaliden wird.

Als weitere Maßnahme zur Verbesserung des Lungenkollapses ist die Verzögerung oder Verhinderung der Rippenregeneration durch chemische Bearbeitung des Periostes oder Resektion der Rippen mit ihrem Periost vorgeschlagen worden.

Gewöhnlich werden die Rippen bei der Thorakoplastik subperiostal reseziert, so daß sie sich vom zurückbleibenden Periost aus in etwa 8—12 Wochen in Form dünner unregelmäßiger Knochenspangen wieder bilden können und die Brustwand wieder einen festen Halt gewinnt. Um diese Erstarrung der Brustwand nicht vorzeitig eintreten zu lassen, bevor der Lungenprozeß seine Schrumpfung beenden konnte, haben u. a. auch W. Schmidt und Graf empfohlen, das Periost mit zu entfernen. Die Brustwand bleibt dann nachgiebig und bietet dem Schrumpfungszug keinen Widerstand. Andererseits kann sie aber auch der Lunge und dem Mediastinum keinen Halt und keinen Schutz bieten und man sieht häufig solche entknochte weiche Brustwandteile paradoxe Atembewegungen ausführen, die den Krankheitsherd nicht zur Ruhe kommen lassen, sondern dauernd schädlichen Zerrungen aussetzen. BERNOU, FRUCHAUD und SAUTIER sahen bei 10 Kranken Kavernenrezidive nach Rippenresektionen mit dem Periost oder intensiver Formalinisierung des Periostes. Wir haben bei einem Kranken, bei dem auswärts eine solche vordere Brustwandentknochung links ausgeführt worden war, ein ständig rezidivierendes Geschwür der kallösen Narbe gesehen, weil die nachgiebige Brustwand durch den Herzschlag an der Kleidung gerieben wurde. Die Entfernung des Periosts bei der Rippenresektion kann daher nicht empfohlen werden, da die anfänglichen Vorteile durch die späteren dauernden Nachteile mehr als aufgewogen werden.

Will man, etwa bei mehrzeitigen Plastiken, die Knochenneubildung verlangsamen oder in mäßigen Grenzen halten, so kann man nach dem Vorschlag von ROUX nur das hintere Periostblatt auf der Pleura zurücklassen oder das Periost mit ZENKERscher Lösung (HEAD) oder 5—10%iger Formalinlösung (MEISS) pinseln. MAGENDIE hat für diesen Zweck eine Tanninlösung folgender Zusammensetzung empfohlen: Acid. tannic. pur. Merck 2,0 werden in Äther gelöst, worauf 5,0 Alkohol 80%ig und 15,0 Aq. dest. hinzugefügt werden. Vor dem Gebrauch wird die Lösung in Autoklaven sterilisiert. Wie wir uns wiederholt bei mehrzeitigen Plastiken überzeugen konnten, wird die Knochenneubildung durch Pinselung des Periosts mit dieser weder reizenden noch giftigen Lösung um etwa 2—3 Monate verzögert. Nach den klinischen Erfahrungen von LEURET und LOUBAT bleibt die Brustwand bis zum 40. Tag elastisch und weich. Allmählich wird sie dann fester und gegen den 3. Monat nach der Operation hat die Wand die Steifigkeit von Karton und gibt auf dem Röntgenfilm eine leichte Verschattung mit dünnen Knochenstreifen. Schließlich kommt es zu einer vollkommenen Knochenregeneration.

Auf diesem Wege dürfte es also wohl möglich sein, die Lungenschrumpfung sich voll auswirken zu lassen ohne die Brustwand dauernd ihres Halts zu berauben und ebenso bei mehrzeitigen Plastiken eine Knochenneubildung vor der nächsten Sitzung zu verhindern.

Die Unterteilung der Plastik in mehrere Sitzungen widerspricht a priori sowohl dem Gefühl des Kranken als des Arztes, da beide den Wunsch haben werden, die vorgesehene Plastik in einer Sitzung durchzuführen. Für den Kranken bedeutet es immerhin eine starke seelische Belastung, wenn er sich mehrmals der Operation unterziehen muß. Auch für das Endergebnis erscheint die einzeitige Plastik vorteilhafter, da sie von Anfang an endgültige Verhältnisse schafft und der Lungenkollaps nicht durch sich zwischen den einzelnen Sitzungen bildende Adhäsionen beeinträchtigt wird. BRAUER hat daher von Anfang an der einzeitigen Operation das Wort geredet, auch HOLST operiert grundsätzlich einzeitig. In letzter Zeit hat auch W. SCHMIDT wieder betont, daß man die Plastik nicht in beliebig viele kleine Einzeloperationen aufteilen kann, ohne dabei an Wirkung des Kollapses einzubüßen. Jedenfalls muß man, wenn man mehrzeitig operiert, bei jeder einzelnen Sitzung radikaler vorgehen, als es bei einer einzeitigen Plastik notwendig wäre. Das scheint uns auch der Grund dafür zu sein, daß die amerikanischen Chirurgen, die in der

Mehrzahl zwei- und dreizeitig operieren, sich nicht nur mit der Totalresektion der Rippen begnügen, sondern vielfach auch noch die Resektion der Rippenknorpel und Wirbelquerfortsätze verlangen.

Da aber bei unseren jetzigen Plastiken die Rippenresektionen immer ausgedehnter geworden sind, und die Lunge dadurch weitgehend ihren Halt verliert, so zwingt die Gefahr des Mediastinalflatterns oder einer zu starken mechanischen Rückwirkung auf die Lunge und den Kreislauf doch nicht selten dazu, die Plastik in mehrere Sitzungen zu zerlegen. Die dadurch erreichte Verminderung des Operationsrisikos wird anschaulich durch folgende von Semb zusammengestellte Tabelle demonstriert.

Operationen	Anzahl	Tod innerhalb 2 Monat.	Postop. Reaktion			Schock	Lungenkomplikation	Pneumonie
			Leicht	Mittelschwer	Schwer		Atelektase	
1—3, 4 Rippen	68	0	43	22	3	0	3 (von 67)	0
1—5 Rippen	35	1	20	12	3	0	3 (von 26)	(1)
1—6 Rippen	53	2	21	22	10	6	8 (von 31)	2
1—7, 8 Rippen	28	4	8	15	5	3	11 (von 17)	3
1—9, 11 Rippen . . .	15	3	9	3	3	2	4 (von 7)	1
2. (3.) Sitzung	47	1	38	7	2	1	2 (von 45)	0
Summe	246	11						

Bei der Resektion von nur 3 Rippen hat er keinen Todesfall zu beklagen. Von 35 Kranken, die einer 5-Rippenplastik unterzogen wurden, starb einer. Bei der Resektion von 6 Rippen beginnt die Mortalität sich mehr geltend zu machen, unter 53 Operationen kamen 2 Todesfälle vor. Bei der Resektion von 7—8 Rippen steigt die Sterblichkeit stark an: 4 Todesfälle unter 28 Operationen; bei Totalplastiken starben 3 von 15 Kranken, 47 Fälle von 2. und 3. Sitzung ergaben eine Mortalität von 2%. Semb ist es gelungen, durch dieses vorsichtige Vorgehen seine Sterblichkeit von 9% auf 3% herabzudrücken. Im allgemeinen sollten nicht mehr als 3—5 Rippen in einer Sitzung reseziert werden und evtl. mehrere Sitzungen zur Anwendung kommen. Amerikanische Chirurgen, wie Coryllos, Overholt, Meltzer, Wangensteen u. a. stehen auf dem Standpunkt, daß in einer Sitzung grundsätzlich nicht mehr als 3 Rippen entfernt werden sollen. Diese Forderung erscheint übertrieben. Jedenfalls darf die mehrzeitige Operation nicht zum starren Schema gemacht werden, da jeder Schematismus besonders bei der Behandlung der Lungentuberkulose fehlerhaft ist.

Wenn man die Rippenresektion nicht zu weit nach vorn treibt und das Mediastinum seines vorderen Halts beraubt, so wird man wohl eine 6- bis 7-Rippenplastik in den allermeisten Fällen in einer Sitzung durchführen können. Es ist zu bedenken, daß bei einer mehrzeitigen Plastik die späteren Sitzungen, wenn sie aus irgendeinem Grunde länger hinausgeschoben werden müssen, infolge von Verwachsungen und Knochenregeneration sich für den Kranken sehr eingreifend gestalten und den bei den ersten Sitzungen erreichten Erfolg wieder zunichte machen können. Andererseits kann durch diese Verwachsungen ein weiches Mediastinum versteift und dadurch erst die weitere Durchführung der Plastik möglich werden. A. W. FISCHER, der die Frage des mehrzeitigen Operierens zum Gegenstand eingehender Untersuchungen gemacht hat, weist darauf hin, daß durch eine zweizeitige Operation nicht einfach das Operationsrisiko aufgeteilt wird, sondern daß sich durch die vorhergehende Operation die Widerstandkraft des Kranken sowohl dem Operationstrauma als auch Infektionen gegenüber erhöhte. Der erste Eingriff soll immer der kleinere sein, während der zweite möglichst den Hauptteil der Operation bilden sollte. Diesen Ausführungen, die sich allerdings auf bei Bauchoperationen gewonnene Erfahrungen stützen, wird man auch in der Lungenchirurgie eine gewisse Bedeutung einräumen müssen. Wenn auch die Mehrzahl der Operateure verlangt, daß bei mehrzeitigen Plastiken mit der oberen Sitzung begonnen werden soll, um möglichst den Krankheitsherd gleich zu Beginn auszuschalten, so läßt sich das häufig genug nicht durchführen und es erscheint nicht selten vorteilhafter, von unten zu beginnen. Die Ausdehnung und die Lokalisation der einzelnen Sitzungen muß sorgfältig von Fall zu Fall dem Lungenbefund und der Widerstandskraft des Kranken angepaßt werden. Jedenfalls kann die Zahl der zu resezierenden Rippen bei jeder Sitzung ebensowenig von vornherein schematisch festgelegt werden, wie die örtliche Reihenfolge der einzelnen Sitzungen. Es muß unbedingt darauf geachtet werden, daß die Ausdehnung der einzelnen Sitzungen so gewählt wird, daß ihre obere oder untere Grenze nicht in das Kavernengebiet fällt. Dadurch würde dieses anstatt ruhiggestellt zu werden, Zerrungen und paradoxen Bewegungen ausgesetzt, die leicht zu Streuungen führen können, worauf bereits BAER und JESSEN aufmerksam gemacht haben. Nur eine Rippe nach dem Vorschlag von ANDERSEN, zunächst über der Kaverne stehen zu lassen, erscheint nicht ratsam, da dadurch die Kaverne zu wenig vor Beunruhigung geschützt wird.

Dagegen ist es häufig durchaus empfehlenswert, nach dem Vorschlage von BERNOU aus den nächst oberen Rippen paravertebral kleine Stücke zu resezieren, um dadurch auch eine gewisse Entspannung und Ruhigstellung im Grenzgebiet zu erreichen.

FRUCHAUD, LE FOYER u. a. haben empfohlen, nach jeder Sitzung die Lunge mit Gummistoff abzudecken, um Verwachsungen zu verhindern und die Freilegung des Operationsfeldes bei der nächsten Sitzung zu erleichtern. SEYBOLD, GRINDLAY, PFUETZE und CLAGETT benutzen Polythenfilm, der reaktionslos einheilen und jegliche Adhäsionsbildung verhindern soll. Zu diesem Zweck empfiehlt es sich auch sehr, für die einzelnen Sitzungen verschiedene Zugangswege zu wählen, um bei der folgenden Sitzung nicht in Narbengewebe arbeiten zu müssen. Wir beginnen häufig mit einer vorderen Sitzung, bei der wir die 1. Rippe vom Knorpel an resezieren, während wir von der 2. und 3. Rippe verschieden lange Stücke zwischen der Mammillar- und der Axillarlinie entfernen. BRUNNER hat mit Recht geltend gemacht, daß bei einer vorderen, bis ins Knorpelgebiet reichenden Rippenresektion eine verhältnismäßig große Fläche der Kavernenwand vorn ihrer Stütze beraubt wird, während die seitlichen Teile der Rippenbögen kein erhebliches Zusammenfallen der Kaverne zulassen. Da die vordere Brustwand nur eine schwache Muskellage besitzt, so kommt es infolgedessen leicht zu paradoxer Atmung der Kavernenwand und Erschwerung des Abhustens, wodurch Aspirationen und Streuungen begünstigt werden. Wenn man die 1. Sitzung dagegen paravertebral vornimmt, so werden diese Gefahren vermieden. Das in den Thorax einsinkende Schulterblatt bietet genügend Schutz gegen paradoxe Atembewegungen, die dann auch bei der 2. vorderen Sitzung nicht mehr zu befürchten sind, da die Kaverne inzwischen schrumpft. Diese Einwände beziehen sich aber nicht auf mehr lateral im Bereich der anterolateralen Plastik MONALDIS gelegene Resektionen, durch die die Lunge gut stillgelegt wird. EMMLER hat ebenfalls bei größeren Oberlappenkavernen empfohlen, die 1. Sitzung von vorn vorzunehmen. HEIN glaubt, daß den Gefahren eines lockeren Mediastinums durch vordere obere Brustwandmobilisation am besten begegnet werden kann.

Die Wahl verschiedener Zugangswege für die einzelnen Sitzungen bietet noch den Vorteil, daß man die nächste Sitzung länger hinausschieben kann. Man kann daher die 1. Sitzung sich voll auswirken lassen. Dadurch kann nicht selten die 2. Sitzung kleiner gestaltet werden als ursprünglich vorgesehen war.

Darüber, ob nach der Plastik eine Drainage der Wundhöhle erforderlich ist, gehen die Meinungen noch auseinander. Wenn auch die Ansicht MUTSCHLERS, daß wir bei der Thorakoplastik immer in primär infiziertem Gewebe operieren, nicht zutrifft und u. a. durch die zahlreichen bakteriologischen Untersuchungen von GRAF einwandfrei widerlegt ist, so bleibt doch nach der Plastik gewöhnlich eine große Wundhöhle zurück, in der sich stets Blut und Wundsekret ansammelt. Für etwaige während der Operation in diese Höhle gelangte Eiterkeime oder für später aus der Lunge einwandernde Bakterien, liegen somit äußerst günstige Bedingungen zur Vermehrung vor. Die Mehrzahl der Chirurgen hält es daher für notwendig, die Wunde für mehr oder weniger lange Zeit zu drainieren. SAUERBRUCH bezeichnet das Vorgehen CARTERS, der die Wunde nach der Thorakoplastik primär vernäht, direkt als Wagnis, verlangt aber andererseits selbst, daß die Wunde im Fall einer Pleuraverletzung ohne Drainage geschlossen werden muß. Neuerdings mehren sich die Stimmen, die sich gegen eine Drainage aussprechen, da diese die Wundinfektion begünstige (BULL, GALE und MIDELFART, HOLST, LUNDBERG, URQUHART, LEAHY, CHAMBERLAIN u. a.).

HOLST vertritt die Ansicht, daß das sich in der Wundhöhle ansammelnde Sekret günstig auf den Lungenkollaps einwirke, weil es die Rolle einer Plombe übernimmt. Demgegenüber muß aber auch darauf hingewiesen werden, daß das sich in der Wundhöhle stauende Sekret die Eindellung der entknochten Thoraxwand hindert. Nach der Resorption des Exsudates bleibt daher eine starre Höhle zurück, in die die Lunge später durch die Narbenschrumpfung hineingezogen werden kann. Flüssigkeitsansammlungen unter dem Schulterblatt können zudem bei einer späteren Infektion zu sehr langwierigen Fistelungen führen und eine Beeinträchtigung der Beweglichkeit des Armes verursachen. Ein Serom über der Lungenkuppe erscheint dagegen durchaus nützlich, da durch die Fibrinniederschläge die Lunge gewissermaßen an die Thoraxwand gekittet wird. Ebenso wie HOLST, beobachteten auch wir noch monatelang nach der Operation einen Flüssigkeitsspiegel, der bewies, daß durch das Exsudat eine starke Verschwartung hervorgerufen wird, die die Lunge an einer Wiederausdehnung verhindert.

Im allgemeinen ist es aber doch vorsichtiger zu drainieren, besonders wenn auf der operierten Seite früher ein Pneumothoraxexsudat bestanden hat. Wir haben aber in der letzten Zeit doch häufiger die Wunde ganz geschlossen, um die Nachbehandlung abzukürzen ohne dabei jemals Komplikationen erlebt zu haben.

Sauerbruch betont die große Bedeutung des Operationstempos. Vergleichende Erfahrungen hätten ihm gezeigt, wieviel davon abhängt, daß der Kranke aus der ermüdenden Zwangslage bald befreit wird, die das Aushusten erschwert und dazu noch die gesunde Lunge und das Herz drosselt. Hinzu käme noch, daß es auch nach allgemein chirurgischen Regeln nicht gleichgültig sein könne, wie lange die große empfindliche Wunde offen sei. Freilich dürfe der Schnelligkeit die Zuverlässigkeit und insbesondere eine sorgfältige Blutstillung nicht geopfert werden. Demgegenüber betont Brauer immer wieder mit Nachdruck, daß es weniger auf schnelles, als vielmehr auf schonendes, äußerst zartes, damit allerdings auch zeitraubenderes Operieren ankäme. Besonders das Periost und die Interkostalgebilde müßten sehr sorgfältig behandelt werden, um spätere, sehr quälende Neuralgien zu vermeiden, die Brauer bei seinen Kranken nie beobachtet hat. Bérard und Delgoffe weisen ebenfalls darauf hin, daß sich die Zahl der postoperativen Infektionen vermindert habe, seitdem sie nicht mehr, wie in der ersten Zeit, das Hauptgewicht auf möglichst schnelles Operieren legen. Auch Holst hält es für wichtig, in aller Ruhe und mit einer gewissen Langsamkeit zu operieren, da nach einem allgemeinen Gesetz der Pathologie jede plötzliche Raumänderung und Druckschwankung Shock hervorruft. Ebenso spricht sich Semb gegen zu schnelles Operieren aus. Wenn wir selbstverständlich auch bei einer in Lokalanästhesie ausgeführten Operation diese nicht über Gebühr ausdehnen werden, so ist doch vor allem im Auge zu behalten, daß wir das Operationstrauma gerade bei unseren überempfindlichen und meist höchst labilen tuberkulösen Kranken möglichst gering halten müssen. Es ist daher Brauer darin unbedingt zuzustimmen, daß äußerst zart und schonend operiert werden muß. Bei den neuzeitlichen Thorakoplastiken, bei denen im Gegensatz zur ursprünglichen paravertebralen Plastik, eine erheblich ausgedehntere Entknochung der Brustwand stattfindet, wird man auch einen zu brüsken Kollaps der Lunge mit plötzlicher Verschiebung des Mediastinums und Herzens tunlichst zu vermeiden suchen.

Um die Wunde während der Operation vor Abkühlung, Infektion und Traumatisierung zu schützen, muß sie stets bis auf die Stelle, an der gerade gearbeitet wird, zugedeckt werden. Dazu eignen sich sehr gut in mehrere Lagen Mull eingeschlagene dicke Zellstoffpolster, die man evtl. in warme Kochsalzlösung tauchen kann.

Bei den neuzeitlichen Plastiken haben wir es zudem überhaupt nicht mehr mit so großen Weichteilwunden zu tun.

Wenn wir nunmehr zur eingehenderen Schilderung der hauptsächlichsten Operationsverfahren für die extrapleurale Thorakoplastik übergehen, so geschieht das vor allem im Hinblick darauf, daß wir bei dem wechselvollen Verlauf der Lungentuberkulose sehr häufig in Anpassung an die jeweiligen Verhältnisse gezwungen sind, von unserer gewohnten Technik abzuweichen. Für die hierbei notwendige Kombination ist es natürlich von Wert, wenn wir die Wege kennen, die andere Operateure in ähnlicher Lage gegangen sind.

Was das Instrumentarium für die Thorakoplastik anbetrifft, so sind für dessen Zusammenstellung Gewohnheit und persönlicher Geschmack des Operateurs entscheidend. Der eine kommt mit wenigen allgemein gebräuchlichen Instrumenten aus, während der andere fast für jede Phase der Operation von ihm selbst ersonnene Spezialinstrumente nötig hat. In der folgenden Abbildung haben wir Instrumente zusammengestellt, die sich uns am besten bewährt haben und mit denen man bei allen Plastiken auskommt.

Die totale Brustwandentknochung nach Brauer-Friedrich und die Pfeilerresektion von Wilms können wir hier als nur von historischem Interesse füg-

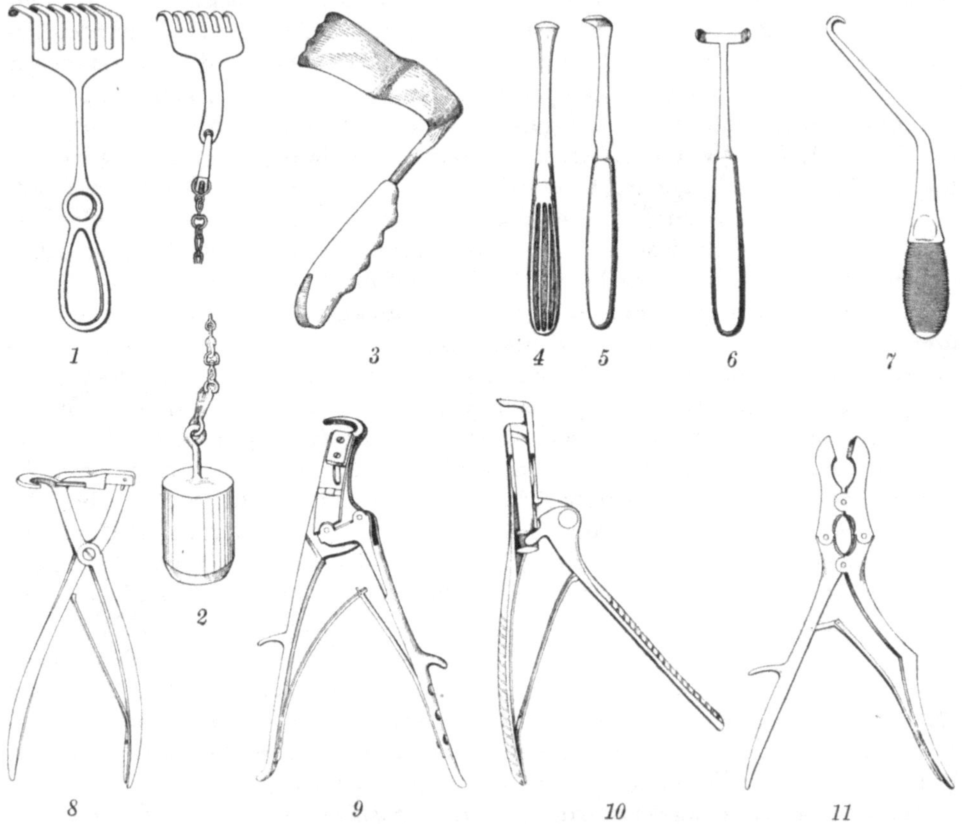

1. Stumpfer Wundhaken. — *2.* Selbsthaltender spitzer Wundhaken. — *3.* Schulterblatthaken nach Mutschler. — *4.* Raspatorium nach Hosemann. — *5.* Rechtwinklig abgebogenes Raspatorium. — *6.* Rippenraspatorium nach Plenck. — *7.* Raspatorium für die 1. Rippe nach Sauerbruch. — *8.* Rippenschere nach Schoemaker. — *9.* Rippenschere nach Brunner. — *10.* Schere für die 1. Rippe nach Frey. — *11.* Große Hohlmeißelzange mit geradem Schnitt und doppelter Übertragung.

Abb. 65. Instrumentarium für die Thorakoplastik.

lich übergehen. Die paravertebrale Totalplastik nach Sauerbruch wird heute allerdings auch kaum noch ausgeführt; wir müssen ihr aber doch mehr Platz einräumen, da sich aus ihr alle anderen jetzt üblichen Operationsverfahren entwickelt haben.

Sauerbruch beschreibt die Operationstechnik folgendermaßen: Der Kranke liegt mit halb aufgerichtetem Oberkörper auf der gesunden Seite. Der freie Arm wird nach vorn gezogen und in gestreckter Stellung stark abduziert, so daß der mediale Rand des Schulterblatts möglichst von der Wirbelsäule abrückt. Der Schnitt beginnt in der Höhe des 5. oder 6. Dornfortsatzes und etwa 3 Querfinger breit von der Wirbelsäule entfernt. Er verläuft parallel der Dornfortsatzlinie abwärts und biegt an der 9. Rippe hakenförmig nach vorn. Er endet in der hinteren Axillarlinie. Mit diesem Hakenschnitt werden Haut, Unterhautfettgewebe und lateral vom großen Rückenstrecker Faszien und Muskeln bis auf die Rippen durchtrennt und mit umwickelten Muskelhaltern breit auseinandergezogen. Spritzende Gefäße werden gefaßt, kleinere komprimiert. Man beginnt zweckmäßigerweise die Resektion der Rippen mit der 10. Dann folgt subperiostale Kürzung der 9. bis 5. Rippe. Erst darnach durchtrennt man die 11. Das ganze Wundgebiet wird mit Mull fest ausgelegt und durch die Hand eines Assistenten gestützt. Wichtig ist, daß alle Hustenstöße des Kranken durch Gegendruck aufgefangen werden. Erst jetzt wird der Hautschnitt nach oben bis zur Schulterhöhe verlängert. Man verringert durch diese Zweiteilung den Blutverlust und setzt die nervöse Rückwirkung der plötzlichen großen Gewebsdurchtrennung herab. Im Verlauf des Schnittes werden wiederum Faszien und Muskeln bis auf die Rippen scharf durchtrennt und mit breiten Haken auseinander gezogen. So wird das Schulterblatt an seinem medialen Rande frei; es läßt sich um die vordere Kante drehen und von der Brustwand weit abheben. Jetzt gelingt leicht die Resektion der 5. bis 2. Rippe. Die Länge der entfernten Stücke sollte hier im Haupterkrankungsgebiet immer mindestens je 6—8 cm betragen. Auch in diesem Abschnitt folgen Tamponade und Kompression. Zuletzt wird die 1. Rippe gekürzt. Man erleichtert sich den Zugang zu ihr durch Einkerben des M. trapezius. Unter starkem Anziehen des oberen Wundwinkels mit Hilfe von Langenbeck-Haken bringt man sich die 1. Rippe deutlich zu Gesicht. Man sieht an der Vorderfläche und der oberen Kante klar die Ansatzstellen des M. scalenus, die A. subclavia und den Plexus brachialis. Zur Durchtrennung der 1. Rippe bedient man sich am besten einer besonderen Schere, die sich leicht um den breiten Knochen herumführen läßt. Man schneidet mit ihr ein Stück von 3 cm heraus und kürzt dann mit großer Lüerscher Knochenzange das vertebrale Ende bis auf einen kleinen Rest an der Wirbelsäule und den vorderen Teil über die Ansatzstelle des M. scalenus heraus. Dieser selbst wird vorher abgeschoben.

Bei sehr dicken Pleuraschwarten empfiehlt Sauerbruch die schichtweise Abtragung des Gewebes, um trotzdem starke Einengung des Oberlappens zu ermöglichen. Regelmäßig sollen dann die vertebralen Stümpfe auch der anderen Rippen bis an die Wirbelsäule fortgenommen werden. Man drängt die Weichteile mit dem Raspatorium zurück und schneidet mit großer Lüerscher Zange den Stumpf aus seinem Periost heraus. Dabei sind Interkostalgefäße und Pleura zu schonen. Die zwischen den Rippen liegenden Weichteile bleiben im großen und ganzen unberührt. Zerrissene Muskelfasern werden mit der Schere abgetragen, um einfache Wundverhältnisse zu erreichen. Die Interkostalnerven müssen vom 7. abwärts auf alle Fälle geschont werden. Es empfiehlt sich, im oberen Abschnitt die Muskeln des Schulterblattes in zwei Schichten zu vereinigen. Die tiefe Naht zwingt die Schnittränder der Mm. rhomboidei aneinander.

Ein langes durchlöchertes Drain führt man bis in die Umgebung der 1. Rippe und läßt es durch das ganze Wundgebiet hindurchlaufen und am unteren Ende des Schnittes austreten. Es folgen Hautnaht und der aseptische Verband, dessen Druckwirkung durch breite Heftpflasterstreifen mit eingenähtem Stück elastischer Gummibinde verstärkt wird. Das eine Ende dieses Druckverbandes wird auf der gesunden Schulter befestigt. Die Streifen laufen dann spiralig nach hinten um den Brustkorb herum und enden an der Vorderseite des Bauches. Gewöhnlich sind 2 oder gar 3 solcher Zügel nötig, um Versteifung und Eindellung der verlagerten Brustwand zu erzielen. Das Abrutschen dieser „Zügel" nach oben wird zweckmäßig durch Anbringen querer Heftpflasterstreifen verhindert.

Beim ersten Verbandswechsel 2 Tage nach der Operation kürzt man das Drain etwas und zieht das häufig vorhandene, die Lichtung füllende Fibringerinsel heraus. In den nächsten 4—6 Tagen folgt dann weitere allmähliche Entfernung.

Sauerbruch legt also bei seiner paravertebralen Totalplastik Gewicht auf eine möglichst ausgedehnte Rippenresektion in vertikaler Richtung von der 1. bis 11. Rippe, da nur so eine gleichmäßige konzentrische Einengung der ganzen erkrankten Lunge erreicht werden könne. Von ebenso wesentlicher Bedeutung hält er den Ort der Resektion knapp neben der Wirbelsäule. Nur auf diese Weise würde über den hinteren vertebralen Abschnitten ausgiebige Einengung erzielt, während sonst in diesem Bezirk die Lunge hängen bleibt und mechanisch nicht beeinflußt wird. Ferner würden auch nur so die Kräfte ausgeschaltet, welche die Rippen nach außen federn lassen. Die zurückbleibenden seitlichen Abschnitte des Brustkorbs können nunmehr dem starken Lungenzuge folgen und den federnden Widerstand am Knorpelknickungswinkel überwinden. Die Brustwand rückt in die Tiefe, oft um mehrere Zentimeter, so daß das Schulterblatt leicht in der entstehenden Mulde versinken kann. Sauerbruch betont besonders die Bedeutung der Resektion der 1. Rippe für den mechanischen Erfolg der Thorakoplastik. Nach der Resektion der 1. Rippe fällt der Brustkorb, der von ihr getragen wird, der Schwere nach herunter, so daß auch eine erhebliche Einengung des Brustraums von oben nach unten eintritt.

In horizontaler Richtung begnügt sich Sauerbruch, besonders in der ersten Zeit, in Übereinstimmung mit Wilms nur mit einer recht beschränkten Einengung des Brustkorbs. Erst im Laufe der weiteren Jahre näherte sich Sauerbruch durch ausgiebigere Resektion der mittleren Rippen der subskapularen Plastik von Brauer, der von Anfang an eine möglichst vollständige Erfassung des ganzen erkrankten Bezirks durch die Plastik forderte. Es handelt sich hier also nicht nur um einen graduellen, sondern prinzipiellen Unterschied.

Die subskapular-paravertebrale Plastik von Brauer wird ebenfalls von einem paravertebralen Hakenschnitt aus ausgeführt, der lateral von den langen Rückenstreckern verläuft. Die Rippen werden 2—$2^1/_2$ cm über dem Angulus costae durchtrennt und müssen soweit gekürzt werden, daß das Schulterblatt tief und bequem in den Brustkorb hineinsinken kann. Um die Rippen möglichst dicht an der Wirbelsäule durchtrennen zu können, sind die langen Rückenmuskeln mit einem scharfen Haken nach der Mittellinie zu ziehen und die Muskelansätze mit dem Raspatorium zurückzuschieben. Jede unnötige Durchtrennung der Sehnenansätze der langen Rückenmuskeln ist zu vermeiden. Brauer legt besonderes Gewicht auf ein sorgfältiges schonendes Abschieben des Periostes, wozu man sich, wie er wiederholt betont, unbedingt Zeit lassen muß. Dadurch, daß man das Periost der Rippen mit dem Sehnenansatz der langen Rückenmuskeln zur Seite schiebt, erreicht man es, daß die

Muskeln sich später an die neugebildete Rippe, resp. an den kleinen, etwa ½ cm den Querfortsatz überragenden Rippenstumpf wieder ansetzen.

Brauer hebt nachdrücklich hervor, daß diese Schonung der langen Rückenmuskeln für das spätere Verhalten der Wirbelsäule außerordentlich wichtig ist. Im allgemeinen sollen nach der Vorschrift von Brauer bei seiner Plastik 10 Rippen entfernt werden, wobei man mit der 10. Rippe beginnt, von der man im Durchschnitt 10—12 cm reseziert. Von der 9. Rippe sollen bereits 12—14 cm oder 15 cm entnommen werden. In aufsteigender Reihe wird von den folgenden Rippen etwa ein gleichgroßes Stück oder 1—3 cm mehr entnommen. Da die unteren Rippen steiler nach abwärts gerichtet sind und je mehr man nach oben kommt, die Rippen umso mehr Neigung zeigen, ungefähr horizontal zu verlaufen, und da die oberen Rippen auch stärker gebogen und damit kürzer sind, so ergibt sich durch diese eben angegebenen Maße, daß die vordere Durchtrennungslinie der Rippen immer mehr nach vorn kommt. Es bleibt dabei dann ein Teil der Thoraxwand erhalten, der gerade jene Fläche deckt, über der die Muskulatur zu schwach oder gar nicht entwickelt ist. Dieser untere und seitliche Abschnitt stellt gewissermaßen eine Schutzwand dar und hindert gerade an dieser Stelle das Flattern, das sich bei der Friedrichschen Technik häufig so verhängnisvoll bemerkbar machte; dabei hatte die Erfahrung gelehrt, daß es gar nicht so notwendig ist, hier den Brustkorb zu entknochen. Die 11. Rippe nimmt Brauer im allgemeinen nicht heraus, weil diese Rippe so leicht beweglich ist, daß sie nach Durchtrennung der 10. Rippe durch den starken Zug des Zwerchfells in den Thorax hineingezogen wird. Andererseits nimmt eine Entfernung der 11. Rippe dem Zwerchfell einen wichtigen Halt. Die Interkostalmuskeln mit Nerven und Gefäßen müssen erhalten bleiben, die Resektionslinie der Rippen muß nach Brauer völlig gleichmäßig, wie mit dem Lineal gezogen, verlaufen. Ebenso legt er großen Wert auf eine sorgsame Naht der Muskulatur und der Faszien.

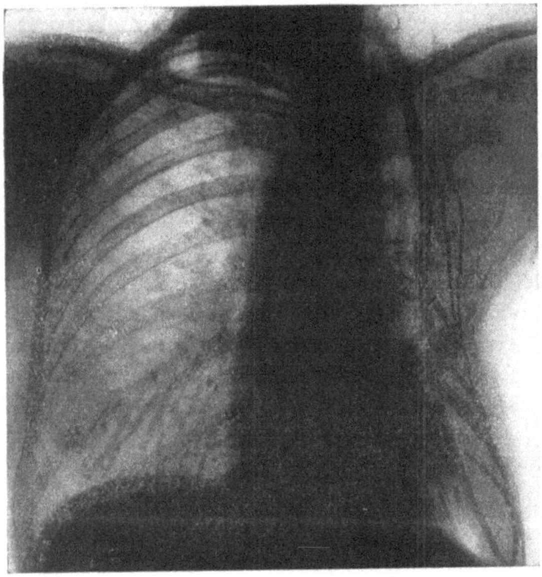

Abb. 66. Zweizeitige Totalplastik nach Brauer. Patientin seit 16 Jahren arbeitsfähig nach 8-jähriger Behandlung vor der Plastik.

Roux legt bei seiner Untertunnelungsplastik, wie sie Hein genannt hat, besonders Wert auf die Schonung des oberen Teils des Trapezius, um nicht die Form der Schulter nach der Operation zu gefährden. Er beginnt den Schnitt etwas unterhalb der Schulterblattgräte und führt den Hakenschnitt bis auf die 10. Rippe. Um nach der Operation keine zu massive Neubildung von Rippen zu erhalten, läßt er nur das hintere Blatt des Periosts zurück. Bei der Resektion wird das Rippenperiost an den Rippenkanten mit dem Messer scharf durchtrennt und mit einem speziellen Raspatorium nur das hintere Periost von der Rippe abgelöst, während das vordere Blatt mit der Rippe zusammen entfernt wird. Bei den drei obersten Rippen ist dieses Vorgehen nicht möglich, sie werden subperiostal reseziert. Roux reseziert gewöhnlich 11 Rippen, wobei er aus jeder möglichst große Stücke entfernt. Die Gesamtlänge der entfernten Rippen erreicht bei ihm 160—185 cm.

Zur Resektion der vier oberen, unter dem Schulterblatt liegenden Rippen, geht der Operateur mit der linken Hand ein und drückt schrittweise die Lunge von der Unterfläche der Rippen ab, führt also eine Pneumolyse aus, wobei der Daumen der linken Hand jeweils die Pleura und bei der 1. Rippe die großen Gefäße und Nerven schützt. Auf diese Weise gelingt es leicht, auch aus der 1. Rippe bis zu 4 cm zu resezieren, wobei sich der Operateur durch eine Stirnlampe die Sicht erweitert.

Roux betont ausdrücklich die Wichtigkeit einer ausgedehnteren Resektion der 1. Rippe. Trotzdem läßt aber die Einwirkung seiner Plastik auf Spitzenkavernen zu wünschen übrig. Während die oberflächlich liegenden regelmäßig zum Kollaps gebracht werden, bleiben bei den tiefer liegenden oder größeren Kavernen nach den von Piotet mitgeteilten Resultaten der chirurgischen Universitätsklinik Lausanne meist Restkavernen zurück.

Es zeigte sich also, daß auch nach oben erweiterte paravertebrale bzw. subskapulare Totalplastiken größere Spitzenkavernen nicht genügend beeinflussen können. Es ergab sich somit die Notwendigkeit, die Plastik den jeweiligen Verhältnissen mehr anzupassen und mehr auf das Kavernengebiet einzustellen. Um bei dem notwendigen vollkommeneren Kollaps des Obergeschosses der Lunge keine zu starke Einengung der Atemfläche zu riskieren, mußte die Plastik dafür in vertikaler Richtung eingeschränkt werden.

Es ist das Verdienst von W. Graf, die obere Teilplastik, die im Auslande sich schon vielfach eingebürgert hatte, in Deutschland eingeführt zu haben, wo man sich immer noch vor Teilplastiken scheute, da Sauerbruch diese wegen der von ihm befürchteten Gefährdung des unbeeinflußt erhaltenen Unterlappens entschieden ablehnte.

Ursprünglich forderte Graf die Totalresektion der obersten Rippen mit den Rippenknorpeln. Da er sich aber davon überzeugen mußte, daß auch dadurch nicht alle Kavernen beseitigt wurden, das Mittelfell aber seine Festigkeit verlor, so ging er eine zeitlang dazu über, mehr oder weniger große Stücke aus der Mitte der 1. Rippe zurückzulassen, also gewissermaßen eine etwas erweiterte Pfeilerresektion der 1. Rippe nach Wilms zu empfehlen. Diese Technik enttäuschte aber auch wieder. Er schlug alsbald die „Stückelung" der 1. Rippe vor, bei der die 1. Rippe in kleine Stücke zertrennt wurde, die aber nicht entfernt wurden. Auch die Erfolge dieses Vorgehens ließen begreiflicherweise zu wünschen übrig, bis Graf 1936 schließlich für seine vordere Brustwandentrippung folgende Technik fand.

In Rückenlage Schnitt vom Unterrand des Brustbeinansatzes der 2. Rippe, im wesentlichen dem Verlauf des vorderen Teils der 2. Rippe folgend, nach seitwärts oben bis in die Gegend des Akromions. Die Fasern des M. pectoralis major werden teils scharf, zum größeren Teil stumpf getrennt. Einkerbung des Ansatzes der Zwischenrippenweichteile am Unterrand der 1. Rippe in ihrem mittleren Drittel, weitere halbstumpfe Abdrängung der Weichteile vom unteren Rippenrand, bis man mit dem Finger in der Schicht der Fascia endothoracica Parietalpleura und Lunge von der Unterfläche der 1. Rippe ablösen kann. Tamponade. Resektion eines je nach Lage des Falles längeren oder kürzeren Stückes aus der 2. bzw. 2. und 3. Rippe einschließlich ihres Periosts etwas seitlich von der Knochenknorpelgrenze. Tamponade. Resektion je etwa 1½—2 cm langer Stücke aus den Knorpeln der 2. und 3. Rippe unmittelbar an ihrem Brustbeinansatz. Tamponade. Entfernung der Tamponade unter der 1. Rippe. Eingehen mit dem Zeigefinger der linken Hand unter den Brustbeinansatz der 1. Rippe, stumpfes Abschieben der mediastinalen Weichteile von der Unterfläche des Knorpelansatzes am Brustbein und einem schmalen Streifen des Brustbeinhandgriffes. Unter Gegenhalten des linken Zeigefingers vorsichtiges Durchdrücken eines geraden scharfen Raspatoriums über dem medialen Ende des oberen Randes der 1. Rippe. Sowie die Kante des Raspatoriums bis auf die Spitze des linken Zeigefingers durchgedrückt ist, wird ein gebogenes stumpfes Elevatorium an Stelle des Raspatoriums um das mediale Ende der 1. Rippe herumgeführt. Sein dem Brustbeinhandgriff zugekehrter Rand wird fest brustbeinwärts angedrückt. Es ist dann leicht möglich, mit der Listonschen Schere die 1. Rippe, wenn nötig einschließlich eines schmalen Randes des Brustbeinhandgriffes, abzutrennen, wobei das durchgeführte Elevatorium die darunter liegenden Weichteile gegen Verletzungen schützt. Die 1. Rippe wird dann zum größten Teil einschließlich ihres Periostes herausgelöst. Man mobilisiert sie bis an ihren Ansatz am Wirbelquerfortsatz und durchtrennt sie dort, am zweckmäßigsten mit der Brunnerschen Schere, soweit hinten als möglich. Tamponade des Bettes der 1. Rippe. Unter ergänzender Infiltrationsanästhesie Einlegen eines Drains von der tiefsten Stelle der Operationswunde nach einem Punkt seitlich von der vorderen Achselfalte etwa in Höhe der Brustwarze. Während die instrumentierende Schwester die Plombenmasse vorbereitet, Entfernung der Tamponade aus dem Wundbett der 1. Rippe. Mit dem Finger oder einem Stieltupfer stumpfes Abdrängen der Lunge nebst Parietalpleura in der Schicht der Fascia endothoracica von der Innenfläche der obersten Rippen seitlich und hinten. Die Spitze selbst wird, sofern sie sich lösen läßt, auch medial aus der Pleurakuppe herausgelöst. Eine zu weitgehende Herunterlösung des oberen Pols der Lunge vom Mediastinum vermeidet Graf absichtlich, um den kranken Lungenteil nicht nach unten hin in die gesunde Lunge hineinzuschieben und auf diese Weise die Atemfläche zu verringern. Bei zu weiter Lösung der Lunge vom Mediastinum hält Graf es auch für möglich, daß Knickung abführender Bronchien der Kavernen erfolgt und so deren Entleerung behindert wird. Die am Mediastinum haften bleibende Lunge hilft auch in gewissem Grade mit, dieses zu stützen. Der durch Resektion der 1. Rippe und Apikolyse gewonnene extrapleurale Hohlraum wird sodann, nachdem nochmals sorgfältigst auf völlige Bluttrockenheit nachgeprüft worden ist, durch eine kleine Paraffinplombe von etwa 60 ccm ausgefüllt. Die Plombe soll nach unten hin nur eben bis zum früheren Brustbeinansatz der 1. Rippe herabreichen. Catgutnaht der Muskulatur und Faszie. Hautklammern. Komprimierender Verband mit Elastoplast. Bei vorhandenem Pneumo- oder Pyopneumothorax unterbleibt das Einlegen der Stützplombe.

Die im Spitzenbereich eingelegte kleine Paraffinplombe hat die Aufgabe, die durch Resektion der 1. Rippe und teilweise Apikolyse mobilisierte Lungenspitze beim Husten zu stützen und vor heftigen paradoxen Bewegungen zu bewahren. Die völlig mobilisierten, an ihren erhaltenen Zwischenrippenweichteilen hängenden und der Pleura fest anhaftenden Reste der Knorpel und angrenzenden Knochenanteile von Rippe 2 und 3 sollen als Schutzschild des Mediastinums dienen, ohne jedoch den erforderlichen Lungenkollaps irgendwie zu hindern.

Im weiteren Verlauf hat Graf dann seine Technik nicht nur insofern geändert, daß er die paravertebrale Sitzung zuerst vornahm, sondern auch bei der vorderen Plastik die Paraffinplombe durch eine komplizierte Weichteilplastik ersetzte.

Bei der paravertebralen Plastik wird zunächst von einer Lücke in der 4. oder 5. Rippe eine Apikolyse in der sogenannten „richtigen Schicht" ausgeführt. Wenn die extrapleurale Lösung ohne Schwierigkeiten gelingt, so wird sie gleich im erforderlichen Ausmaß vorgenommen. Andernfalls wird soweit gelöst, als es gut gelingt. Der gewonnene extrapleurale Raum wird mit heißen Kochsalzrollgazen sorgfältig ausgestopft und nunmehr weiterhin die oberen Rippen in der vorgesehenen Länge subperiostal reseziert, bis auf die 1. Rippe, aus der zunächst nur ein kleines mediales Stück reseziert wird. Darauf werden die Zwischenrippenweichteile einschließlich des Rippenperiosts, je nach der Lage des Falls, näher oder weiter von den Querfortsätzen durchtrennt nach Unterbindung der Gefäße. Wenn nötig, wird jetzt noch die Pneumolyse im Spitzengebiet sowie im vorderen kostomediastinalen Winkel ergänzt und darauf die 1. Rippe bis auf ihren Knorpel subperiostal reseziert. In die kleine, oberhalb der gelösten Lungenspitze neben den Wirbelkörpern entstandene extrapleurale Höhle wird nun der obere Teil des medialen Zwischenrippenweichteillappens hineingelegt und nötigenfalls durch einige Nähte befestigt. Die lateralen Zwischenrippenweichteillappen haben sich schon nach der Durchtrennung der interkostalen Weichteile nach seitwärts vorne eingerollt. Sie werden, wenn nötig, noch etwas mobilisiert, um sich noch besser als Weichteilpolster zwischen die gelöste Lungenkuppe und die stehengebliebenen vorderen oberen Rippenstümpfe einzulegen. Gummidrain, schichtweise Naht der Weichteile mit breitfassender Fasziendoppelung. Straffer elastischer komprimierender Verband. Flache Lagerung auf die operierte Seite über ein genau eingepaßtes, auch die Achselhöhle straff ausfüllendes Rollkissen bis zum nächsten Morgen.

14 Tage bis 3 Wochen nach der 1. Sitzung folgt die 2. Sitzung: die vordere obere Brustwandmobilisierung, die fast immer in Evipanbasisnarkose mit Ätherzusatz durchgeführt wird, bei steiler Beckenhochlage des Kranken. Der Schnitt beginnt 2 cm medial vom Unterrand des Knorpelansatzes der 3. oder 4. Rippe am Brustbein. Er verläuft schräg nach oben außen zur Schulter, den Faserverlauf des Pectoralis major ein wenig kreuzend. Bildung eines lateral oben gestielten Lappens aus dem Pectoralis major. Freilegung der Außenflächen der vorderen seitlichen oberen 3—4 Rippen. Der Pectoralis minor wird an seinem Ursprung im Bereich der Rippen 2—4 stumpf abgelöst und soweit mobilisiert, daß auch er als Plombe seitlich von den Resektionsstellen dieser Rippen in die Tiefe verlagert werden kann. Resektion etwa 2 cm langer Stücke aus den Knorpeln der 2. und 3., gegebenenfalls auch der 4. Rippe an ihrem Brustbeinansatz. Darauf folgt Ablösung der Interkostalweichteile vom Unterrand des vorderen Restes des 1. Rippenknorpels. Resektion

des sternalen Restes der 2. und 3. resp. auch 4. Rippe, Entfernung des Restes des 1. Rippenknorpels. Der zu Beginn des Eingriffs gebildete seitlich gestielte Lappen des Pectoralis major wird in die Gegend der Betten der 2. und 3. Rippe in die Tiefe geschlagen und dort, wenn nötig, vernäht. Der kaudale Teil des Pectoralis major wird an die Schnittfläche seines zur Bildung des plastischen Lappens abgetrennten Anteils angenäht, soweit es ohne Spannung geht. Dadurch erhält die vordere Brustwand wieder einen Teil ihrer Muskeldecke in verkürzter Form zurück. Die in erster Linie aus den Resten der Knorpeln der 2. und 3. Rippe bestehende Schutzdecke für das Mediastinum legt sich bei der Naht diesem auf. Die Haut wird durch Seidennähte verschlossen, nachdem vorher durch eine Kontrainzision am tiefsten Punkt ein Gummidrain in die Wundhöhle eingelegt worden ist. Straffer elastischer komprimierender Verband und Lagerung für die Nachbehandlung wie nach der 1. Sitzung.

Bei Ausführung der Pneumolyse muß sorgfältig darauf geachtet werden, daß nicht etwa das Kavernengebiet durch zu starke Lösung von oben nach unten aus dem Wirkungsbereich des elastischen therapeutischen Kollapses herausschlüpft.

Sehr bald änderte Graf diese Technik wieder, indem er die Rippen mitsamt dem Periost entfernte und die Resektionen möglichst sparsam vornahm. Bei der paravertebralen Sitzung ergänzte er die Rippenresektion durch eine „handschuhfingerförmige interkostale extrapleurale Pneumolyse", in die auf diese Weise geschaffenen, einander parallel gerichteten, schmalen extrapleuralen Räume stülpte Graf die vorderen Anteile vorher gebildeter gestielter Muskellappen aus der sorgfältig vom interkostalen Gefäßnervenbündel losgelösten Zwischenrippenmuskulatur ein und befestigte sie an dieser Stelle durch Catgutnähte. In der Erhaltung der Zwischenrippennerven und Gefäße sieht Graf einen besonderen Vorteil dieser neuen Modifikation. Die medialen Teile der aus der Zwischenrippenmuskulatur gebildeten Muskellappen werden, wie bei der vorher beschriebenen Plastik, neben der Wirbelsäule in die Tiefe gelagert und dort befestigt. Die extrapleurale Lösung der Lungenkuppe neben der Wirbelsäule wird ebenfalls unter Resektion der Rippen mit dem Periost bis zum Rippenköpfchen durchgeführt.

Diese Methoden erscheinen zu sehr ausgeklügelt, weil Graf immer das Ideal vorschwebt, ein Operationsverfahren zu ersinnen, das eine Restitutio ad integrum ermöglicht, was er allerdings selbst als unerreichbar bezeichnet, dem er aber möglichst nahe zu kommen versucht. Dieses auf die Spitze getriebene Schonungsprinzip widerspricht aber nicht selten dem Interesse der Kranken. Diesen liegt in den meisten Fällen vor allem daran, möglichst rasch zu einer dauerhaften Heilung zu kommen, auch wenn dafür etwas an Atemfläche geopfert werden muß, um so mehr, als auch Graf „die ganz phantastische Anpassungsfähigkeit des Organismus an Einschränkungen der Atemfläche" betont. Die letzten Vorschläge von Graf bedeuten eine Rückkehr zu den ersten zaghaften Methoden von Coffey u. a., die sich längst als unzulänglich erwiesen haben.

Während Graf die Interkostalmuskulatur als Plombe benutzt, wird sie von anderen Chirurgen zur Verhinderung der Wiederausdehnung der losgelösten Lungenkuppe verwandt. Bei der 1936 von Holst auf dem Kongreß der Deutschen Gesellschaft für Chirurgie vorgeschlagenen „selektiven Thorakoplastik" wird aus den interkostalen Weichteilen mitsamt dem Periost ein großer Lappen gebildet, der nach der Apikolyse als Schutz auf der abgelösten Lunge liegen bleibt und sie durch seine Schrumpfung in ihrer Lage fixiert.

Wie die Abb. 67 zeigt, wird bei dieser Plastik nach subperiostaler Resektion der Rippen von einer dicht neben der Wirbelsäule angelegten kleinen Öffnung die Lunge extrapleural neben der Wirbelsäule bis nach oben zur 1. Rippe stumpf abgelöst, worauf die die vordere Wand der schmalen Pneumolysenhöhle bildenden Weichteile neben der Wirbelsäule bis zur 1. Rippe durchtrennt werden. Darauf erfolgt die extrapleurale Auslösung der Lungenspitze bis nach vorn unter gleichzeitiger Durchtrennung der Interkostalmuskulatur in horizontaler Richtung entsprechend dem oberen Rand der 1. Rippe. Der Finger dringt dann in der extrapleuralen Schicht vorn am Brustbeinrand weiter nach unten vor unter Periost und Interkostalmuskulatur der resezierten Rippen herab bis zur 4., 5. bzw. 6. Rippe, worauf auch hier der Weichteillappen von oben nach unten durchtrennt wird. Nun läßt sich die Lungenkuppe vom Mediastinum und der Wirbelsäule leicht abschieben, so daß die Lungenspitze mit dem Weichteillappen um 6—7 cm herabsinkt. Über der abgelösten Lungenspitze sammelt sich in der etwa zwei mannsfaustgroßen Wundhöhle eine bedeutende Menge von Wundsekret an, das aber keinerlei Störungen verursacht, sondern im Gegenteil, nach Ansicht von Holst, eher von Nutzen ist, da es wie eine Plombe wirkt, die, nachdem sie ihre modellierende Aufgabe am entrippten Teil der Brustwand erfüllt hat, wieder resorbiert wird.

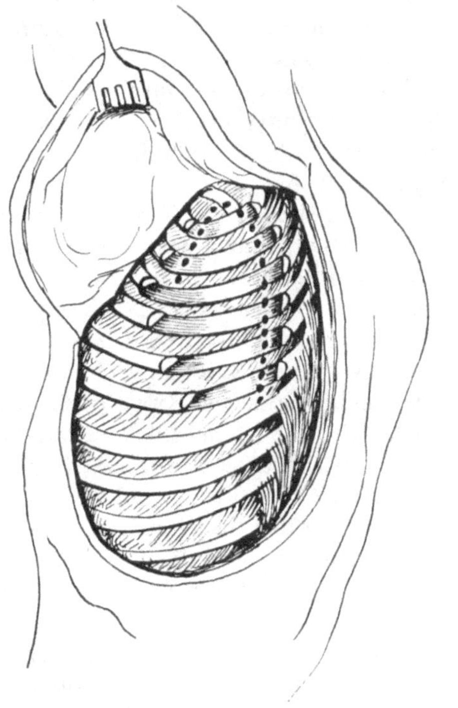

Abb. 67. Thorakoplastik nach Holst. Die punktierte Linie zeigt die Begrenzung des Periost-Weichteillappens, der auf der Lunge bleibt.

Gale und Midelfart gehen so vor, daß sie die paravertebral durchtrennten Interkostalmuskeln der 1. und 2. Rippe mit dem Periost über die herabgeholte Lungenspitze schlagen und an der 1. stehengebliebenen Rippe, gewöhnlich der 4. oder 5., mit einigen Katgutnähten befestigen, während Vineberg als Haltezügel für die Lungenspitze einen Streifen aus der Fascia lata benutzt, den er an der Mediastinalseite der Lunge befestigt, über die herabgeholte Lungenspitze führt und dann im 5. Interkostalraum an die Muskulatur annäht. In anderen Fällen hat er die Faszie direkt auf die Lungenspitze geheftet, um so eine künstliche Kuppenschwiele zu schaffen. Beide Ziele werden vollkommener und einfacher durch die jüngst von Razemon vorgeschlagene Überdeckung der Lungenspitze mit dem stumpf von der Brustwand abgelösten M. serratus erreicht (Abb. 68 u. 69).

Kremer läßt bei der Apikolyse das innere Periostblatt auf der Lunge. Nach typischer Resektion der 4. oder 5. Rippe wird die Interkostalmuskulatur der nächsten oberen Rippen mit einem scharfen Haken hochgehoben. Sie wird stumpf von der Lunge losgelöst; nun wird mit einem Raspatorium von unten her das innere Periostblatt bis hart an die Wirbelsäule abgelöst. Dann erst wird die Rippe reseziert. In dieser Weise werden alle Rippen bis auf die erste herausgenommen. Dann wird die Lungenspitze gelöst und erst nach der Apikolyse die 1. Rippe reseziert. Den Vorteil seines Verfahrens sieht Kremer darin, daß erstens die Lungenspitze allseits gelöst ist und zweitens das innere Periostblatt sich noch auf der Lunge befindet, während die Interkostalmuskeln von ihr gelöst sind. Der 2. und 3. Interkostalmuskel werden über die heruntergerückte Lungenspitze gelegt und hier, falls die Gewebsmasse der Lunge genügend dick ist, mittels einer Naht fixiert. Der 4. und 5. Interkostalmuskel wird in der Mitte nach Unterbindung durchschnitten und in den kostovertebralen Winkel hineingelegt und dort ebenfalls mit einer Naht fixiert. In einer 2. Sitzung wird dann noch die 5. und 6. Rippe in der typischen Weise reseziert.

Abello benutzt zur Fixation der Lungenspitze nach der Apikolyse eines der resezierten Rippenstücke. Nach typischer extrafaszialer Apikolyse mit Resektion der ersten 3—4 Rippen wird in eins der resezierten Rippenstücke, das am meisten Periost hat, je ein Loch an beiden Enden gebohrt, ebenso am hinteren Bogen der ersten nicht resezierten Rippe und am vorderen Ende der letzten resezierten Rippe. Darauf wird das Rippenstück mittels durch die entsprechenden vorgebohrten Löcher gezogene Catgutfäden über der Lungenkuppe befestigt.

Eloesser durchtrennt bei seiner „osteoplastischen Thorakoplastik" die zweite Rippe nur paravertebral. Nach ausgiebiger Pneumolyse und Resektion der übrigen Rippen, wird das Periost der zweiten Rippe mit dem Kauter zerstört und durch ein Bohrloch am Ende der Rippe ein Draht gezogen, der mehrmals um die Rippe geschlungen wird, damit er nicht ausreißt. Darauf wird die 2. Rippe an der Knorpelgrenze unten etwas eingekerbt und um 180° gedreht, so daß ihre Konvexität nach innen sieht, worauf sie in dieser Lage mittels des Drahts an der obersten stehengebliebenen Rippe möglichst nahe zum Querfortsatz befestigt wird. Dadurch wird der tote extrapleurale Raum über der Lungenspitze beseitigt und diese an einer etwaigen Wiederausdehnung verhindert.

W. Schmidt hat in Anlehnung an die vordere „Brustwandentknochung" von Graf eine eigene Operationstechnik entwickelt.

Als Zugangsweg hat er ebenfalls einen vorderen infraklavikulären Hautschnitt gewählt, der über der 2. Rippe angelegt wird. Der Pectoralis major wird in der Faserrichtung durchtrennt und auseinandergezogen. Alsdann wird der Pectoralis minor am Ansatz der 2. und 3. Rippe abgehoben. Nun gelingt es, die Weichteile von den drei obersten Rippen mit einem weichen Stieltupfer ohne die Gebilde der Mohrenheimschen Grube freizulegen bis weit nach hinten abzulösen. Zunächst wird die 2. Rippe soweit reseziert, daß von der Rippenlücke aus der Unterrand der 1. Rippe leicht freigelegt werden kann. Der gesamte Knorpel der 2. Rippe wird mit entfernt. Die 1. Rippe wird nach Lösung aus dem knöchernen Anteil des Sternums soweit nach hinten reseziert, daß nur mehr ein 1—2 cm langer Stumpf paravertebral zurückbleibt. Bei der Freilegung der 1. Rippe wird größter Wert darauf gelegt, daß die Sprengung des Skalenusansatzes erst nach ausgedehnter Lösung der Lungenspitze von der Unterfläche der 1. Rippe vorgenommen wird. Die Ablösung der Lunge gegen das Mediastinum zu gelingt im Bereich des 1. Knorpels meist leicht. Um eine glatte Resektion der 1. Rippe sicher unter Leitung des Auges vornehmen zu können, müssen besonders die Muskeln der vorderen Brustwand weit abgehoben werden, wozu SCHMIDT sich einen 4,5 cm breiten und 11 cm langen Haken konstruiert hat, dessen Blatt mit einem Winkel von 75° zur Achse umgebogen ist. Voraussetzung für die ausgedehnte Resektion der 1. Rippe von vorn ist weiterhin die genügende Abtragung der an der 1. Rippe ansetzenden Muskulatur. Um die Ablösung auch im

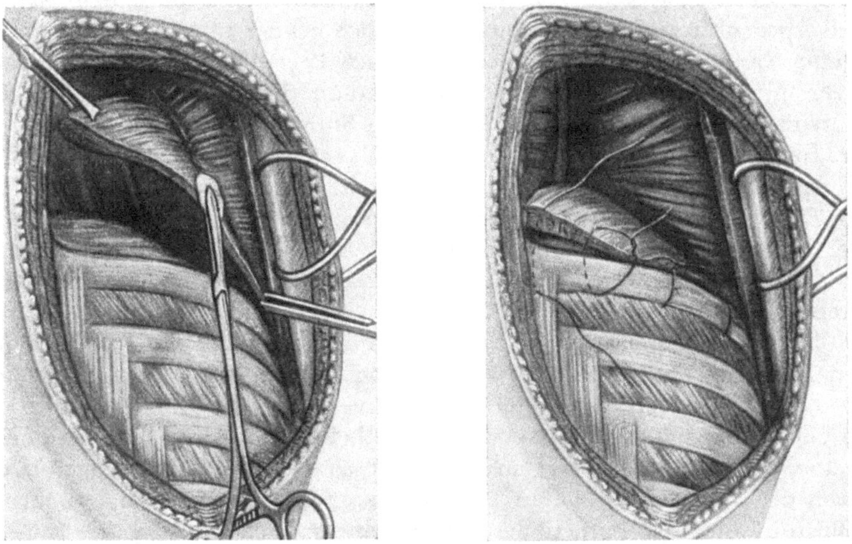

Abb. 68—69. Serratusplastik nach RAZEMON zur Fixierung der abgelösten Lungenkuppe. (Poumon, 1948, 147. Vigot, Paris.)

hinteren Drittel gefahrlos vornehmen zu können, wird eine Modifikation des THOMSENschen Raspatoriums empfohlen, das eine tiefe Führungsrinne für die Rippe hat, so daß das Instrument nicht abgleiten kann. Zum Abschluß des vorderen Eingriffs wird alsdann aus der 3. Rippe noch ein Stück von 6—8 cm entfernt. Die mediale Lösung wird ebenfalls weit am Knorpelansatz vorgenommen, doch verlangt SCHMIDT hier nicht unbedingt die Mitnahme des ganzen Knorpels. Da bei dieser ausgedehnten Entknochung der oberen vorderen Brustwand unbedingt eine Ruhigstellung der weit mobilisierten Lunge erforderlich schien, wird zum Schluß der Operation eine Stützplombe eingelegt, die weder eine Kompression ausüben soll, noch die Aufgabe hat, den ganzen durch die Lungenablösung gesetzten Hohlraum auszufüllen. Die Paraffinplombe wird flach über der ganzen Fascia endothoracica ausgebreitet, nachdem eine exakte Blutstillung in der Höhle vorgenommen worden ist. Die Plombe muß so aufgelegt und anmodelliert werden, daß tatsächlich der gesamte Boden der Apikolysenhöhle nach der Lunge und dem Mediastinum zu vollkommen gedeckt ist. Darauf folgt schichtweise Naht der Weichteile ohne Drainage.

Bei der zweiten hinteren Sitzung, die von einem paravertebralen Schnitt aus erfolgt, wird zuerst die 5. Rippe reseziert. Es folgt dann die partielle Resektion der 4. Rippe und anschließend die totale Entfernung von der 3. bis 1. Rippe. Zur Überwindung der bekannten Schwierigkeiten der Entfernung der bei der ersten Operation paravertebral stehengebliebenen Rippenstümpfe hat Schmidt auch hierfür eine spezielle Lüersche Zange angegeben, bei der der Kopfteil wesentlich stärker abgebogen ist und die verlängerte Schnittfläche mit der Schaftachse einen Winkel von 25^0 bildet gegenüber 55^0 der Lüerschen. Die scharf paravertebrale Resektion, vor allem im Bereich der 3.—6. Rippe ist, wie Adelberger betont, für den Erfolg der Operation ausschlaggebend. Hier werden unter Umständen die Querfortsätze der Wirbelkörper mit reseziert, während Schmidt sich bei der 1. und 2. Rippe mit einer Abtragung bis ins Rippengelenk begnügt. Nach Beendigung der Rippenresektion und Kürzung der paravertebralen Stümpfe wird auf dem tiefsten Punkt der Wunde eine Drainage nach außen angelegt, die für 24 Stunden liegen bleibt.

Bernou und Fruchaud haben die subskapular-paravertebrale zu einer subskapular-axillaren Plastik erweitert, die auch eine ausgedehnte Resektion der oberen Rippen von einem subskapularen Querschnitt aus auszuführen gestattet. Der Weichteilschnitt verläuft unterhalb der Schulterblattspitze, etwa dem Verlauf der 7. Rippe folgend, und reicht vom lateralen Rand des Erector trunci bis zur hinteren Axillarlinie.

Als besondere Vorzüge dieser Schnittführung heben die Verf. hervor, daß die großen Rückenmuskeln geschont werden, wodurch der Operationsschock herabgesetzt und der Blutverlust auf ein Minimum verringert wird und keinerlei Beeinträchtigungen der späteren Muskelfunktion zu befürchten sind. Dabei ist die Übersicht über das Operationsgebiet ausgezeichnet, so daß die oberen Rippen nötigenfalls von der Wirbelsäule bis fast an ihre Knorpel reseziert werden können und schließlich ist auch das kosmetische Ergebnis dieser Schnittführung sehr gut. Nach dem Hautschnitt wird das den dreieckigen Zwischenraum zwischen dem M. latissimus dorsi und M. trapezius ausfüllende lockere Fettgewebe durchtrennt und die beiden Muskelränder freigelegt. Während der Trapezius in seinem dünnen Bereich eingekerbt wird, soll der Latissimus dorsi möglichst geschont werden. Dieser Muskel wird an seinem hinteren Rande bis zur hinteren Axillarlinie freigelegt und beiseite gezogen und der Schulterblattwinkel, evtl. nach Einkerbung des Latissimus dorsi, stark nach oben gezogen. Der sich nun anspannende M. serratus lateral. wird teils stumpf, teils scharf gelöst, nachdem zuvor die Äste der A. thoracalis anter. unterbunden worden sind. Zuerst durchtrennt man die unteren dicken vertikalen Zacken. Bei der Durchtrennung der dünneren mittleren und der fast querverlaufenden oberen Muskelbündel hält man sich etwa von der 4. Rippe an dicht an den Ansatz der Muskelzacken an den Rippen. Die aus den Interkostalräumen stammenden Gefäße und Nervenfasern werden durchtrennt und die abgelösten Muskeln stumpf gegen die Achselhöhle hin abgeschoben. Anschließend wird dann die starke, an der 2. Rippe inserierende Zacke des Serratus lateral. teils scharf, teils stumpf abgelöst, worauf sich das Schulterblatt leicht luxieren läßt und einen weiten Zutritt zu den oberen Rippen freigibt. Die Resektion der Rippen erfolgt von unten nach oben in üblicher Weise. Obgleich dank dem ausgezeichneten Überblick die weitgehende Resektion der 1. Rippe von diesem Schnitt aus sehr leicht ist, raten die Verf., die 1. Rippe bei

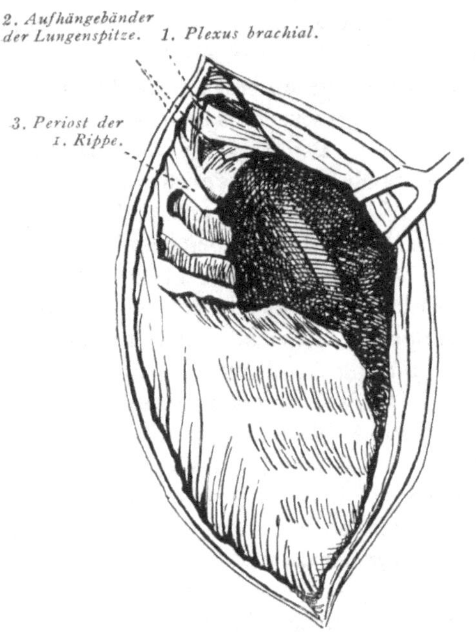

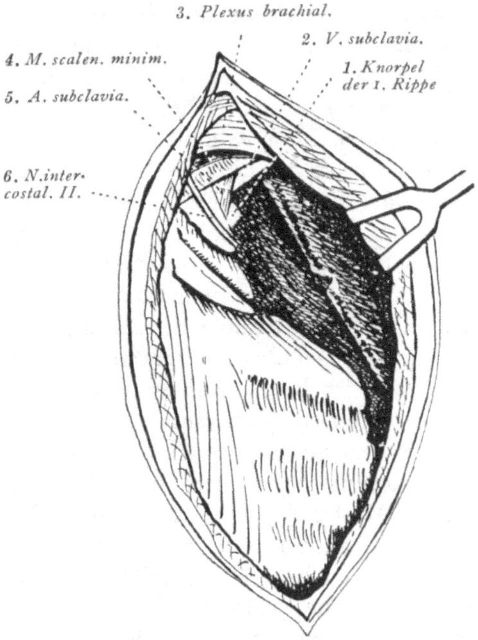

Abb. 70. Die den resezierten Rippen entsprechenden Interkostalmuskeln sind zum Teil abgetragen. Die Auslösung beginnt lateral und vorn im Winkel zwischen Nerven-Gefäßscheide und Lungenspitze. Die Aufhängebänder (2) werden freigelegt und durchtrennt oder abgerissen. — Abb. 71. Vorn oben ist der M. scalen. minim. (4) freigelegt und wird durchtrennt. Hinten wird die Lunge von der Wirbelsäule abgelöst, wobei der 2. Interkostalnerv durchtrennt werden muß.

Abb. 70—72. Extrafasziale Apikolyse nach SEMB.

der ersten Sitzung nicht zu weit zu entfernen oder sie lieber grundsätzlich stehenzulassen, um keinen zu starken Lungenkollaps und ein zu tiefes Herabsinken der Kaverne zu erhalten. Das könnte später eine weitere Fortnahme von Rippen notwendig machen, die häufig unnötig wird, wenn man den Erfolg der ersten Sitzung sich erst voll auswirken läßt. Es genügt dann häufig in einer späteren Sitzung, nur noch die erste Rippe von einem kleinen Schnitt in der Fossa supraspinata zu entfernen. Sollte sich dagegen keine genügende Einwirkung auf die Kaverne ergeben, so kann bei der zweiten Sitzung zur Resektion der 1. Rippe noch eine mehr oder weniger ausgiebige Apikolyse hinzugefügt werden.

Die ausgiebigste Mobilisierung der Lungenspitze nimmt SEMB bei seiner extrafaszialen Apikolysenplastik vor.

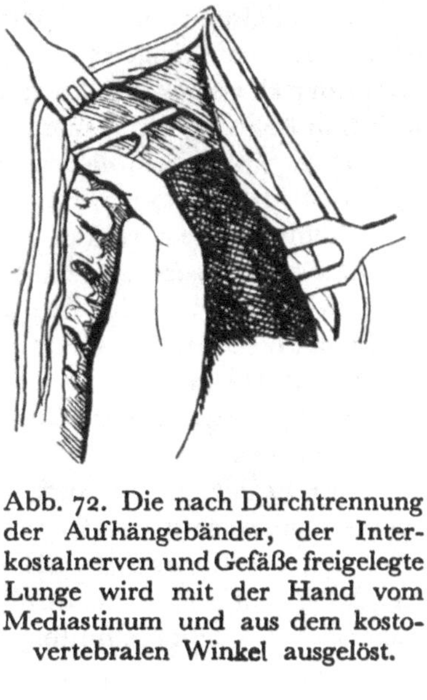

Abb. 72. Die nach Durchtrennung der Aufhängebänder, der Interkostalnerven und Gefäße freigelegte Lunge wird mit der Hand vom Mediastinum und aus dem kostovertebralen Winkel ausgelöst.

Nach der Resektion der obersten 3—4 Rippen wird ihre Interkostalmuskulatur dicht an der Wirbelsäule durchtrennt und 2—3 cm lange Stücke aus ihr entfernt. Der Verlauf des Nervengefäßstranges läßt sich nun deutlich übersehen und die von der Lungenspitze zur Gefäßscheide verlaufenden Stränge unter Leitung des Auges durchtrennen. Diese Adhäsionen sind sehr verschieden stark. Falls keine starke Peripleuritis vorlag, lassen sie sich meist stumpf ablösen. Bei stärkerer entzündlicher Verschwartung müssen sie einzeln isoliert und doppelt unterbunden werden, da sie nicht selten Gefäße enthalten. Vorn findet man häufig Ausläufer des M. scalenus ventral. zur Pleurakuppe — auch diese müssen durchtrennt werden. Gleichzeitig wird — indem man von oben nach unten fortschreitet — das Periost der oberen Rippen dicht an der Wirbelsäule durchtrennt, ebenso die entsprechende Interkostalfaszie, die Interkostalgefäße und -nerven. Die Interkostalgefäße sollten doppelt unterbunden, die Nerven am besten isoliert und ohne Unterbindung durchtrennt werden.

Die Verbindung zwischen Lungenspitze und Mediastinum ist gewöhnlich locker und läßt sich durch stumpfe Dissektion lösen. Feste Adhäsionen können, besonders bei mediastinalen Kavernen vorhanden sein und scharfe Ablösung notwendig machen. In der Regel wird auch das Periost der 1. Rippe vorn nahe am Sternum isoliert und durchtrennt, gegebenenfalls 1—2 cm reseziert. Infolge dieser Apikolyse sinkt die Lunge hinten bis zur Höhe der 3.—4. Rippe herab, und vorn bis unterhalb des Knorpels der 1. Rippe. Die Lungenspitze liegt 5—8 cm unterhalb des Gefäßstranges frei, bedeckt von der Fascia endothoracica, dem durchtrennten Periost der resezierten Rippen, Resten von interkostalen Muskeln, Interkostalfaszien, sowie durchtrennten Gefäßen und Nerven. In der Regel wird nach der Apikolyse und Resektion der 4. Rippe die 1. Sitzung abgeschlossen, die Wunde durch schichtweise Naht geschlossen, nachdem ein Pezzer-Katheter für 24 Stunden luftdicht eingenäht worden ist.

In der 2. Sitzung werden vom alten Schnitt aus dann je nach Bedarf noch 3—4 Rippen reseziert und die vorderen Enden der vierten und dritten, gegebenenfalls auch der zweiten weiter gekürzt. Besteht von der 1. Operation her noch die Wundhöhle über der Lungenspitze, so durchschneidet man das Dach und die laterale Wand derselben. Dadurch erreicht man eine weitere Ablösung der Lunge. Wundschluß in üblicher Weise mit Einnähen eines Pezzer-Katheters. Beim Verband wird nach jeder Sitzung ein nierenförmiges Kissen in die Achselhöhle bis dicht unter das Schlüsselbein geschoben, das die Brustwand nach innen preßt, dadurch wird die Wundhöhle verkleinert und die Expektoration erleichtert.

Die Sembsche extrafasziale Apikolysenplastik hat namentlich in Amerika und auch in Frankreich viel Anhänger gefunden, die sie als größten Fortschritt bezeichnen (Bonniot, Latreille, Iselin, Joly, Lardennois, O. Monod, Le Foyer, Gale und Oatway, Overholt, Wallace und Turner u. a.). Holst hat die extrafasciale Apikolyse wieder aufgegeben und ist zu seiner ursprünglichen Technik zurückgekehrt.

Monaldi hat ein von dem sonst üblichen Prinzip abweichendes Verfahren angegeben, das er besonders für exsudative Prozesse empfiehlt. Seine antero-laterale, elastische Thorakoplastik bezweckt die Ausschaltung des Respirationstraumas auf die Krankheitsherde durch Resektion der den größten Bewegungsausschlag zeigenden Rippenabschnitte.

Nach den Untersuchungen MONALDIS verläuft die Linie der größten Rippenausschläge bei der Atmung schräg von oben parasternal von der 1. Rippe bis zu einem Punkt auf der 7. Rippe zwischen der mittleren und hinteren Axillarlinie. Es ergibt sich somit eine sagittale Zugwirkung im oberen Thoraxabschnitt (C) und eine transversale in der unteren Hälfte (D). Außerdem übt die 1. Rippe mit den Hilfsatemmuskeln einen vertikalen Zug nach oben (B) und das Zwerchfell einen vertikalen Zug nach unten (A) aus, so daß also die Lunge bei der Atmung einer Zugwirkung in vier Richtungen ausgesetzt ist, die MONALDI Lineae dominantes nennt.

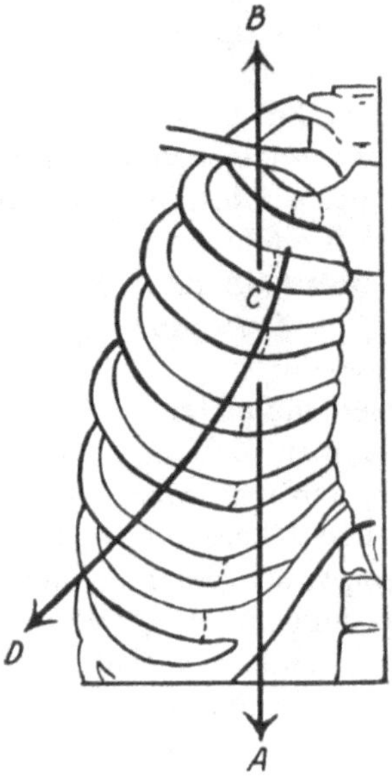

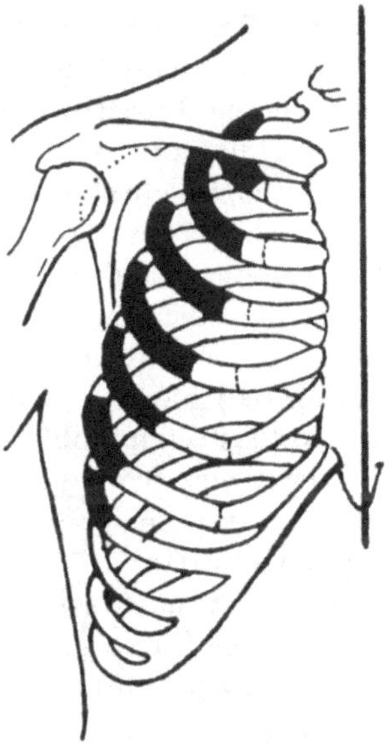

Antero-laterale elastische Thorakoplastik nach MONALDI.

Abb. 73. Lineae dominantes. — Abb. 74. Schema der Rippenresektion.

Um nun diese schädlichen Zugwirkungen auf einen Krankheitsprozeß in der Lunge auszuschalten, wird 1. das Zwerchfell gelähmt, 2. nach der von ASCOLI ausgearbeiteten Technik von einem Querschnitt, der von der Mamillarlinie über der 4. Rippe bis zur hinteren Axillarlinie auf der 7. Rippe reicht, aus der 4.—7. Rippe allmählich um 1 cm kleiner werdende Stücke von 8—4 cm entnommen und das Periost mit 10%igem Formalin gepinselt, worauf die Wunde nach Einlegung eines Drains geschlossen wird. Nach 8—10 Tagen werden dann von einem Querschnitt unterhalb des Schlüsselbeins aus der 2. und 3. Rippe etwa 10 cm reseziert und die erste vollständig entfernt. MONALDI rühmt seiner Plastik auf Grund seiner Erfahrungen an 200 Fällen ausgezeichnete Erfolge nach, die aber von anderen Chirurgen nicht bestätigt werden. So erwähnt A. MAURER ausdrücklich, daß er mit der vorderen Entspannungsplastik bei Tertiärkavernen schlechte Erfahrungen gemacht hat. Verschlimmerungen und Neuherdbildungen waren nicht selten. Er hält das Verfahren, vor allem bei frischen hilusnahen Prozessen für angezeigt, die ja häufig schon durch die Zwerchfellähmung allein günstig beeinflußt werden; ferner bei exsudativen oder doppelseitigen Prozessen als Voroperation für eine spätere Plastik. Schließlich käme die Methode noch in Frage bei Fällen, die durch eine Phrenikusausschaltung nicht genügend beeinflußt worden sind. Hier könnte man zunächst versuchen, ob man mit dieser beschränkten Rippenresektion zum Ziele kommt. Bleibt der Erfolg aus, so kann man später die Plastik paravertebral ergänzen. Hohenner hebt die günstige Wirkung der Monaldischen Plastik bei frischen exsudativen Prozessen hervor, während mehr starrwandige Spitzenkavernen nicht beeinflußt wurden. Auch Babolini sah die günstigsten Erfolge bei infiltrativen Formen und bei nicht zu weit vorgeschrittenen tuberkulösen Bronchopneumonien.

Bei exsudativen Prozessen mag die vordere Entspannungsplastik durch die Ruhigstellung der Lunge tatsächlich die Resorption des Infiltrates begünstigen. Zur Heilung eines kavernösen Prozesses genügt aber die bloße Ausschaltung des Atemtraumas nicht, da die vordere Plastik von Monaldi, abgesehen von der Wirkung der Zwerchfellähmung, keinen Kollaps der Lunge herbeiführt. Wie Messungen von Sisti, einem Mitarbeiter Monaldis, ergeben haben, besteht nach der Plastik kein merklicher Unterschied in dem Umfang beider Brusthälften. A. Maurer betont daher mit Recht, daß die von Monaldi vorgeschlagene Operation eigentlich keine Thorakoplastik sei, sondern nur eine Brustwandresektion.

Die Tatsache, daß Monaldi mit der Zeit immer umfangreichere Rippenresektionen bei seiner Plastik empfohlen hat, läßt annehmen, daß er selbst auch nicht von ihren Erfolgen voll befriedigt worden ist. Neuerdings wird vom Forlanini-Institut in Rom eine neue, ebenfalls auf theoretische Überlegungen von Morelli aufgebaute apikal-axillare Thorakoplastik empfohlen, deren Technik und umfangreiches Spezialinstrumentarium von Di Paola ausgearbeitet worden ist. Dem Verfahren liegt der Gedanke zugrunde, durch ausgiebige operative Mobilisierung eines bestimmeten Abschnittes der Brustwand die schädlichen Zerrungen, die durch die Atembewegungen auf den Zerfallsherd ausgeübt werden, auszuschalten und der kranken Lunge zu ermöglichen, ungehindert dem Schrumpfungszug zu folgen. Das wird durch eine einzeitige Totalresektion der ersten drei Rippen und der hinteren seitlichen Abschnitte der 4. und 5. Rippe mit Exartikulation im Kostotransversalgelenk erreicht, die von einem axillaren Schnitt aus vorgenommen wird. Die Plastik wird dann noch durch eine vollständige extrafasziale Apikolyse ergänzt mit nachfolgender Einstülpung der ausgelösten Lungenspitze, indem die auf der Lunge zurückgelassenen Interkostalmuskeln und Perioststreifen durch Tabaksbeutelnähte zusammengezogen werden, was bereits von Hertel empfohlen worden ist.

Worin die umwälzende Neuerung gegenüber den bisherigen „kompressiven" Plastiken eigentlich bestehen soll, ist nicht ersichtlich, ebenso wenig ist verständlich, inwiefern durch die Benutzung des axillaren Schnitts trotz der ausgiebigen Entkochung „jedwede Thoraxdeformierung vermieden wird". Ein Vorzug dieses prinzipiell nichts Neues bietenden Verfahrens ist die gute Auslösung der Lunge aus dem kostovertebralen Winkel und die Herabsetzung des Operationstraumas durch den axillären Schnitt. Nachteile sind die sehr beschränkte Anwendbarkeit der Methode und die ungenügende Ausschaltung der störenden Wirkung des Schulterblatts.

Während nämlich bei der üblichen erweiterten oberen Teilplastik das in den Brustraum einsinkende Schulterblatt einen günstigen Einfluß auf den Kollaps ausübt, wirkt es bei kleineren oberen Plastiken, bei denen es auf den stehenbleibenden

Rippen reitet, häufig störend und den Kollaps beeinträchtigend. Um diese Wirkung der Skapula auszuschalten, ist wiederholt die Resektion des Schulterblattes empfohlen worden. Holman sieht in dem Schulterblatt das größte Hindernis für die Erreichung eines voll befriedigenden Resultates bei oberen Teilplastiken. Um nicht mit der Rippenresektion weiter nach unten gehen zu müssen und unnütz funktionstüchtiges Lungengewebe zu opfern, reseziert er bei Spitzenprozessen ebenso wie Di Paola ein- oder zweizeitig die ersten 3 Rippen vollständig und von der 4. und 5. das hintere Drittel. Darauf reseziert er das untere Drittel des Schulterblatts und erreicht damit, daß der Rest des Schulterblatts in die Thoraxlücke hineinsinkt und so nicht nur den Lungenkollaps verbessert, sondern auch das Mediastinum stützt und paradoxen Atembewegungen vorbeugt.

Joly empfiehlt die Resektion des unteren Abschnitts des Schulterblatts bei der Thorakoplastik: 1. Wenn nach einer 6- bis 7-Rippenplastik die Schulterblattspitze auf der Rippe reitet, sich hinter ihr einklemmt, oder gar mit ihr knöchern verwächst und so die Beweglichkeit des Armes im Schultergelenk beeinträchtigt. Gewöhnlich versucht man die Komplikation durch eine weitere Rippenresektion zu beheben. Logischer ist es aber, die Spitze des Schulterblatts zu resezieren, da hierbei nicht weiter funktionstüchtiges Lungengewebe geopfert zu werden braucht. 2. Wird man die Schulterblattresektion mit Vorteil schon bei der Thorakoplastik vornehmen, wenn es sich um eine Teilplastik handelt, bei der die Gefahr des späteren Auftretens der oben geschilderten Komplikationen droht. 3. Bei oberen Teilplastiken, um den Kollaps der Lunge zu verstärken, da man dann auch bei weniger ausgedehnten Plastiken den Schulterblattkörper in die Brusthöhle verlagern und dadurch eine Pelottenwirkung erreichen kann. 4. Bei Eiterungen im hinteren unteren Abschnitt der Thorakoplastikwunde. Wenn sich unter dem Schulterblatt eine infizierte Höhle gebildet hat, so kommt es häufig zu langwierigen, schlecht heilenden Eiterungen, die zudem im weiteren Verlauf eine bindegewebige Fixation befürchten lassen. Durch die Resektion der Schulterblattspitze werden günstige Wundverhältnisse geschaffen und eine spätere Fixation des Schulterblatts durch Narbenbildung verhindert.

Törning, Shipman, Rogers, Daniels u. a. haben ebenfalls mit gutem Erfolge gelegentlich das Schulterblatt reseziert. Die Beweglichkeit des Armes wird nicht eingeschränkt.

Weisel und Cassel empfehlen für die sekundäre Schulterblattresektion einen vorderen Schnitt, der am unteren Rande des M. pectoralis maj. von der vorderen Axillarlinie bis zur 5. Rippe verläuft. Nach Spaltung der Faszie wird der M. pectoral maj. nach oben und der M. latissimus dorsi nach unten abgezogen, worauf sich die Schulterblattspitze mit einer Zange fassen und in die Wunde vorholen und resezieren läßt. Dieser Zugangsweg hat den Vorteil, daß man nicht nochmals durch die Narbe in der dicken Rückenmuskulatur einzugehen braucht.

Leahy hat im Gegensatz dazu bei 50 Kranken das Schulterblatt bei der 5-Rippenplastik in den Thorax versenkt. Nach erfolgter Rippenresektion wird in der 2. Sitzung die Haut und das Unterhautzellgewebe von der Faszie des M. infra spinam vom unteren Winkel bis zur Schulterblattgräte abpräpariert. Darauf wird eine extrapleurale Tasche unter der 5.—7. Rippe gebildet und das untere Ende der Skapula in diesen Raum hineingesteckt, worauf der Trapezius, die Rhomboidei und der Latissimus dorsi und die Haut schichtweise ohne Drainage vernäht werden. Eine Behinderung des Armes wurde in keinem Fall beobachtet; die Wand der extrapleuralen Tasche erfährt eine ähnliche Umwandlung, wie wir sie beim extrapleuralen Pneumothorax sehen.

G. Maurer hat ebenfalls die Versenkung des Schulterblatts in den Brustraum zum Kernpunkt seiner 4- bis 5-Rippenplastik mit intrathorakaler Skapula gemacht, die nach seinen Worten den Vorzug hat, daß die unteren Rippenbögen, gleichzeitig aber auch die vordere und die seitliche knöcherne Brustwand erhalten bleibt und daß auch nicht die kleinste haltlose Stelle im eingeengten Brustkorb zurückbleibt und daß der postoperative Wundschmerz weitgehend ausgeschaltet wird. Weil außerhalb der als Pelotte wirkenden Skapula jede Form und Ausdehnung einer Brustwandmobilisierung schädlich für den tuberkulösen Prozeß sei, so dürfe die Entknochung nur subskapular vorgenommen werden. Da nun aber durch eine subskapulare Resektion von vier Rippen kein genügender Lungenkollaps erreicht wird, so wird das Schulterblatt in den Thorax luxiert, wodurch eine mächtige natürliche Plombe geschaffen wird, welche das Obergeschoß von hinten beträchtlich einengt und gleichzeitig stützt. Um etwaige Druckneuralgien zu vermeiden, werden der 5. und 6. Interkostalnerv reseziert, außerdem werden auch noch der 1.—4. Nerv durchtrennt, wodurch nach dem Vorschlag von Leotta noch ein 3. Kollapsfaktor erreicht wird. Schließlich vervollständigt die durch die Taschenbildung für das Schulterblatt bedingte basale Pneumolyse als 4. Faktor noch weiter den Lungenkollaps. Durch die Versenkung des Schulterblatts, das von der 5. Rippe stark nach vorn gedrückt wird, wirkt es im Sinne eines Hebels mit Drehpunkt um die 5. Rippe. Dadurch wird der obere Rand des Schulterblatts so stark dem Schlüsselbein genähert, daß es das obere tote Dreieck plastisch ausfüllt, worin Maurer einen ganz besonderen Vorzug seiner Methode sieht, da bei allen anderen Plastiken angeblich die Lungenspitze ausnahmslos wieder nach oben gezogen werden soll.

Die Ausführung dieser Plastik gestaltet sich folgendermaßen: Um sich bei der Operation nicht in der zu resezierenden Rippe zu versehen, werden ungefähr eine Stunde vor dem Eingriff 0,5 ccm einer Lösung, die aus Bism. carb. 20%, Methylenblau 1% und Novokain 1% besteht, auf die 5. Rippe hinten etwas außerhalb der Skapularlinie injiziert. Auf einer Röntgenaufnahme läßt sich die Lokalisation der Injektion am Wismutschatten genau feststellen und bei der Operation an der Blaufärbung der Weichteile erkennen. In der 1. Sitzung wird von einem Hautschnitt, der auf der Höhe des 3. Brustwirbels zwei Querfinger seitlich vom Dornfortsatz beginnt und seitlich bis zur Axillarlinie im 6. Interkostalraum verläuft, von der 3. und 4. Rippe subperiostal etwa 20 cm reseziert. Darauf werden der 3.—6. Interkostalnerv reseziert und das Rippenperiost mit Formalin gepinselt. Die 2. Sitzung wird erst in etwa drei Wochen vorgenommen, damit sich inzwischen durch Verdickung der in der 1. Sitzung freigelegten Lungenoberfläche ein festes Widerlager für das Schulterblatt bildet, worauf Maurer besonderen Nachdruck legt. In dieser Sitzung werden vom gleichen Schnitt aus die 2. und 1. Rippe und die entsprechenden Interkostalnerven reseziert, worauf das Periost ebenfalls mit Formalin bearbeitet wird. Darauf erfolgt die Bildung der extrapleuralen Tasche für das Schulterblatt, in welche dieses dann luxiert wird, worauf die Wunde ohne Drainage geschlossen wird.

Maurer betont, daß durch seine Methode das Obergeschoß stark eingeengt und die Lunge ruhiggestellt werde. Mit Abschluß der Operation sei das neu modellierte Brustskelett absolut lückenlos, die Physiologie der Atmung und des Kreislaufs nicht gestört und die Expektoration weder durch fehlerhafte Hustenmechanik noch durch Wundschmerz beeinträchtigt.

Der Eingriff sei keine Spitzenplastik, überhaupt keine Thorakoplastik im geläufigen Sinne des Wortes, sondern eine kombinierte plastische Kollapsmethode, bei welcher jeder der 4 Kollapsfaktoren an sich wohl ungenügend sei, aber dadurch, daß sie in ihrer Wirkung wie Zahnräder ineinandergriffen, würde durch ihre Kombination ein optimaler plastischer Eingriff zur Kavernenvernichtung geschaffen, der in seinem therapeutischen Effekt der Obergeschoß- oder Totalplastik gleichkomme. Besondere Bedeutung schreibt Maurer dabei der basalen Pneumolyse zu, die zunächst durch das sich stets bildende Hämatom die Lunge komprimiert und dadurch vor Streuungen in den Unterlappen schützt, späterhin aber mit fortschreitender Resorption und Organisation des extrapleuralen Hämatothorax einen Fibrothorax zurückläßt, den Maurer ebenfalls als Vorteil als „sogenannte natürliche Thorakoplastik" ansieht. Bisher haben wir die Verschwartung der Lunge basal von einer Plastik eigentlich immer als sehr unerfreuliche Komplikation angesehen.

In Deutschland hat sich Brauer besonders für diese Methode eingesetzt, in der er einen entschiedenen Fortschritt sieht. In Österreich hat sich Kux für diese Methode ausgesprochen, die er im allgemeinen wegen ihrer geringen Sterblichkeit und Erfolgssicherheit in geeigneten Fällen bevorzugt, ohne daß sie aber deshalb die übrigen operativen Behandlungsmethoden ersetzen oder verdrängen könnte.

Neuerdings hat Good wieder die Maurersche Plastik warm empfohlen, wobei er die Versenkung des Schulterblattes geradezu als Kollapssteuer bezeichnet und durch das kombinierte Vorgehen nach Maurer das kollapsmechanische und phthisiologische Problem in weitgehendem Maße für gelöst erklärt, da der Eingriff die physiologischen Prinzipien wahre und so eine bestmögliche Ausnutzung aller die Heilung unterstützender Faktoren gewährleiste. Tatsächlich operiert aber Good selbst gar nicht nach Maurer, da er die Operation nicht grundsätzlich zweizeitig durchführt und die obersten drei Rippen nach entsprechender Apikolyse in toto reseziert. Er weicht also gerade in den beiden Punkten, die Maurer für den Erfolg seiner Plastik für ausschlaggebend hält, von den Vorschriften ab.

Sonst scheint, soweit sich das nach der Literatur beurteilen läßt, das Verfahren bei uns in Deutschland keine weitere Verbreitung gefunden zu haben. Brunner hat es nach einigen Versuchen wieder aufgegeben (G. Maurer, Sturzenegger). Jaki und E. Schneider weisen übereinstimmen darauf hin, daß die Methode bei größeren, etwas tieferliegenden Kavernen versagt. Jakob beschreibt einen typischen Ermüdungsbruch der 5. Rippe, der zufällig bei einer Nachoperation wegen einer Restkaverne nach der Maurerschen Plastik gefunden wurde.

Wir haben in einem Fall von 5-Rippenplastik über einem infizierten Spontanpneumothorax, bei der es zu einer langwierigen subakuten Wundeiterung kam, eine feste knöcherne Ankylose zwischen der intrathorakalen Schulterblattspitze und dem Stumpf der 5. und der 6. Rippe erlebt; zur Mobilisierung des fixierten Armes mußte die Skapula mit Teilen der 5. und 6. Rippe die breit mit ihr verknöchert waren, reseziert werden.

Wir haben die 5-Rippenplastik mit intrathorakaler Skapula schon vor ihrer Empfehlung durch MAURER in vereinzelten Fällen angewandt, wenn die kontralaterale Lunge zu besonders vorsichtigem, sparsamem Vorgehen zwang. Wir haben allerdings immer einzeitig operiert und die Resektion der Interkostalnerven nur auf das Operationsgebiet beschränkt, wie wir das auch sonst gewöhnlich tun.

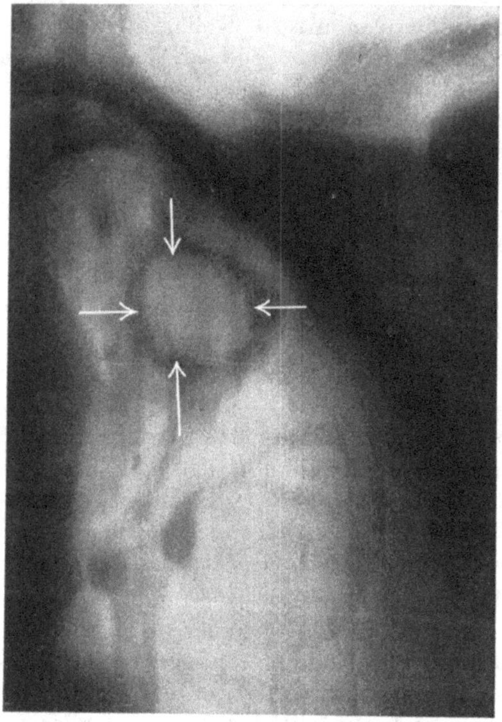

Abb. 75. Oberlappenkaverne.

Die Erfolge waren in unseren 4—5 Fällen gut, eine Einschränkung der Beweglichkeit des Armes trat in keinem Falle ein.

Diese Kleinplastik kann aber immer nur als Notoperation und keinesfalls als Methode der Wahl bei Spitzenkavernen betrachtet werden, denn durch die Versenkung des Schulterblattes in den Brustkorb werden höchst ungünstige Wundverhältnisse geschaffen. SEBESTÉNY sah nicht selten noch nach Monaten und sogar Jahren kalte Abszesse unter dem versenkten Schulterblatt entstehen, deren Ausheilung äußerst schwierig ist. Außerdem kam es in 6 Fällen in der Nähe der versenkten Schulterblattspitze zur Bildung von neuen Kavernen.

Die von G. MAURER als besonders wichtig angesehene Zweiteilung des Eingriffes erscheint im Gegenteil als ausgesprochener Nachteil, weil dadurch die Lunge weder im Spitzengebiet noch im kostovertebralen Raum genügend mobilisiert werden kann. Zudem betonen SEBESTÉNY und DOMOKOS übereinstimmend, daß sie gerade nach der ersten Sitzung schwere tödlich verlaufene Komplikationen erlebt haben. SEBESTÉNY wirft daher mit Recht die Frage auf, ob es Sinn hat, einen solchen unphysiologischen Zustand zu schaffen, wenn das Problem sich durch einfache zweizeitige 6-Rippenplastik lösen läßt.

Eigenes Verfahren: Zur Vorbereitung erhalten die Patienten eine Stunde vor der Operation subkutan eine Spritze Scophedal schwach und dann noch eine zweite Spritze eine Viertelstunde vor der Operation. Wir lagern unsere Kranken in steilsitzender Stellung auf die gesunde Seite, wobei ein Rollkissen in die Flanke geschoben wird, um die Rippen zu spreizen. (Abb. 58.) Die tags zuvor rasierte und mit Alkohol abgeriebene Haut wird nochmals kräftig mit Alkohol-Äther abgerieben und erhält dann einen Anstrich mit 10%iger Jodtinktur. Das Operationsgebiet wird mit einem Schlitztuch abgedeckt, das am Kopfbügel und an der Haut des Kranken mit Tuchklemmen befestigt wird.

Zur Anästhesierung verwenden wir eine ½%ige Novokain-Suprarenin-Lösung mit einem Zusatz von Kalium sulfuricum. Mit dieser Lösung wird zunächst die Schnittfläche schichtweise infiltriert, wobei nicht nur die Haut und das Unterhautzellgewebe, sondern auch die Muskulatur bis auf die Rippen reichlich mit der anästhesierenden Lösung durchtränkt wird. Außerdem wird auch die Muskulatur unter

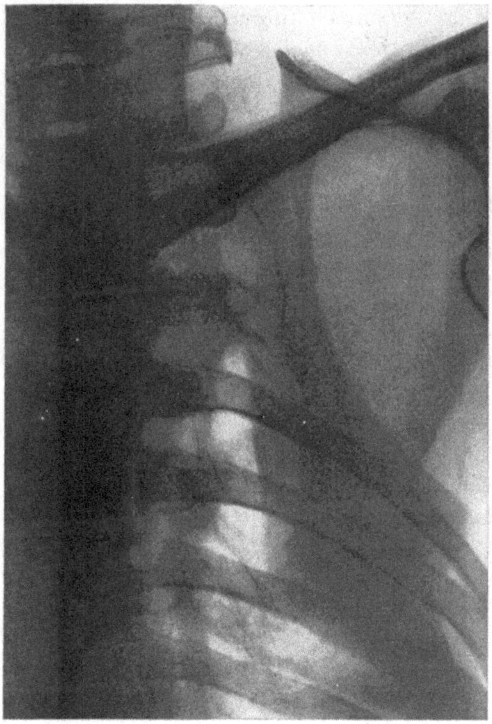

Abb. 76.
Nach einzeitiger 5-Rippenplastik.

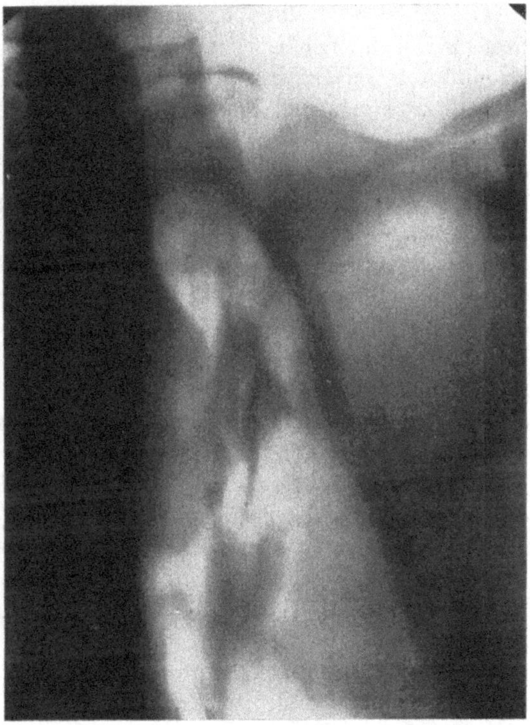

Abb. 77.
Der gleiche Fall (Schichtaufnahme).

dem Schulterblatt ausgiebig infiltriert. Nach dem Vorschlag von Weinstein kann man auch noch von der Achselhöhle aus die Nn. subscapulares, speziell den N. thoracodorsalis, der am lateralen Rande des Schulterblatts abwärts verläuft, und den M. latissimus dorsi versorgt, blockieren. Etwas weiter nach vorn kann man auch den N. longus thoracicus erreichen, der zum M. serratus lateral. zieht. Durch die Ausschaltung dieser Nerven wird auch der Tonus der von ihnen innervierten Muskeln herabgesetzt, wodurch der Zugang zu den vorderen Rippenabschnitten erleichtert wird.

Der paravertebrale Hakenschnitt beginnt am lateralen Rande der langen Rückenmuskeln, etwa in der Höhe des 3. Dornfortsatzes und endet, nachdem er den Schulterblattwinkel umgriffen hat, über der 8. Rippe in der hinteren Axillarlinie. Haut und Unterhautzellgewebe werden mit einem Schnitt durchtrennt, ebenso die ein-

Sehnenansätze an den Rippen werden dabei scharf durchtrennt, während die Ansätze an den Querfortsätzen geschont werden. Die abpräparierte Muskulatur wird mit Mullkompressen bedeckt und mit einem Gewichthaken nach unten gezogen. Ebenso wird das Schulterblatt größtenteils stumpf unter Einkerbung der Serratusfasern von der Brustwand abpräpariert, so daß es sich über seine äußere Kante luxieren und weit nach oben außen abheben läßt.

Die zu resezierenden Rippen liegen jetzt in ganzer Ausdehnung übersichtlich frei, bis auf die 1. Rippe, die sich hinter der 2. verbirgt. Zunächst werden die abgeklemmten Gefäße versorgt, wobei wir nur die größeren mit feinstem Katgut unterbinden, während die kleineren mit dem Hochfrequenzstrom koaguliert werden. Die Rippenresektion beginnen wir gewöhnlich mit der 5. oder 6. Rippe, deren Lage durch Abzählen von oben vorher festgestellt wird. Man geht zu dem Zweck mit dem Zeigefinger unter dem M. trapezius ein, bis man die 1. Rippe tastet, von der man dann abwärts die weiteren Rippen abzählt. Zur Resektion wird zunächst das Periost über der Mitte der Rippe in ihrer ganzen Länge scharf gespalten. Darauf schiebt man es mit dem Raspatorium nach oben und unten bis zu den Rippenkanten ab, die dann ebenfalls sorgfältig vom Periost befreit werden, wozu sich das Hosemannsche Raspatorium besonders bequem erwiesen hat, da man mit diesem dabei auch gleich das Periost von der Unterfläche der Rippenkante abschieben kann. Nachdem man die Kanten der Rippen freigelegt hat, schiebt man mit dem Wiener Raspatorium, das mit seiner geraden Fläche der Rippe dicht anliegt, mit einigen langen Zügen das Periost von der Unterfläche der Rippe ab. Dabei ist besonders darauf zu achten, daß die Ablösung des Periosts am vertebralen Rippenende bis zum Rippenköpfchen reicht. Dadurch wird die gewöhnlich im kostovertebralen Winkel fixierte Lunge befreit, so daß sie bei der nachträglichen Schrumpfung dem konzentrisch wirkenden Zuge folgen kann. Das beugt dem sonst häufigen Verkriechen der Kavernen im kostovertebralen Winkel wirksam vor. Auf diese Weise werden die Rippen schrittweise bis auf die erste reseziert. Zur Durchtrennung der vom Periost entblößten Rippen benutzen wir an der Wirbelsäule die Schoemakersche Rippenschere, während wir die Rippen vorn mit der Brunnerschen Schere durchtrennen, die sich bequem unter dem Schulterblatt weit nach vorn vorschieben läßt.

An der 1. Rippe wird die Interkostalmuskulatur scharf mit dem Messer von der Unterfläche abgetrennt. Wenn man sich dabei immer hart an den Rippenrand hält, sind Nebenverletzungen nicht zu befürchten. Darauf wird das Periost in der ganzen Ausdehnung der Rippe von der Unterfläche abgeschoben und nunmehr die Lungenkuppe mit dem auf ihr liegenden Periost allseitig stumpf aus ihren Verwachsungen mit der Thoraxwand ausgelöst. Man muß sich dabei immer hart an die Rippen halten. Die Ablösung von den großen Gefäßen macht gewöhnlich keine Schwierigkeiten, auch wenn eine Kuppenschwarte besteht; nur selten ist man genötigt, dabei scharf vorzugehen. Dagegen können die Verwachsungen bei mehr oberflächlich gelegenen Kavernen im Kavernengebiet mitunter sehr fest sein. Es empfiehlt sich, dann diese Gebiete zunächst zu umgehen und die Lunge überall in der Umgebung abzulösen. Auf diese Weise gelingt es meist, die Verwachsungen zu stielen, so daß sie bequem scharf durchtrennt werden können. Eine Unterbindung dieser Stränge ist meist nicht notwendig. Die Anwesenheit etwaiger Gefäße kann man vor der Durchtrennung leicht mittels der Leuchtsonde feststellen, wenn man sie

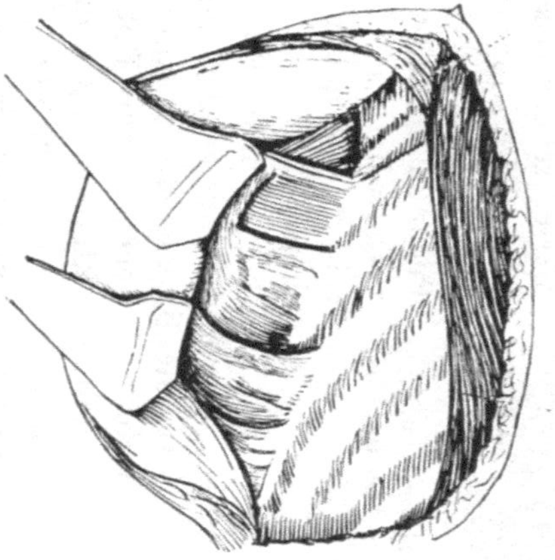

Abb. 78.

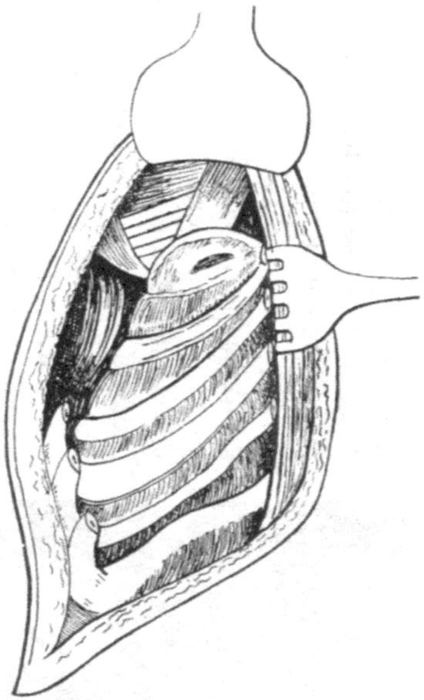

Abb. 79.

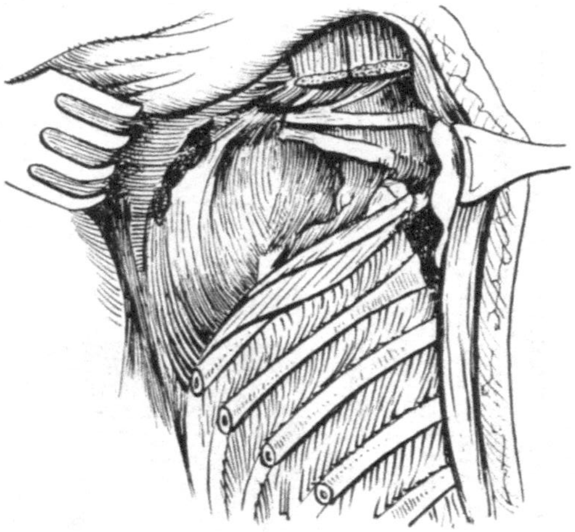

Abb. 80.

Abb. 78. Durch den Hakenschnitt sind die Rippen freigelegt. Das Schulterblatt wird mit Haken in die Höhe gezogen, so daß sich die Serratuszacken anspannen, die teils scharf durchtrennt, teils mit dem Periost abgelöst werden, um das Schulterblatt luxieren zu können. Die Ansätze der langen Rückenmuskeln an den Rippen werden ebenfalls scharf durchtrennt, während die Ansätze an den Querfortsätzen geschont werden; die Muskeln werden bis an die Wirbelsäule zurückpräpariert. Die Rippen liegen nunmehr von den Querfortsätzen bis zu den Knorpelgrenzen frei. — Abb. 79. Die 5.—2. Rippe ist reseziert. Von der 1. Rippe ist das Periost von der Unterfläche abgeschoben und liegt auf der Lungenkuppe, die nunmehr stumpf vollständig ausgelöst wird. — Abb. 80. Die Apikolyse ist beendet, die 1. Rippe reseziert. Im oberen Wundwinkel sieht man den Nerven-Gefäßstrang hindurchziehen. Die Lungenkuppe ist bis zur 3. Rippe herabgesunken. Nunmehr wird die Lunge noch aus dem kostovertebralen Winkel ausgelöst, die vertebralen Rippenstümpfe nötigenfalls noch mit der großen Hohlmeißelzange gekürzt und die Wunde dann durch schichtweise Naht der Weichteile geschlossen.

Abb. 78—80. Apikolysenplastik

unter den Strang führt und diesen von unten durchleuchtet. Zur vollkommenen Ablösung der Lungenspitze muß man gewöhnlich im oberen inneren Winkel den starken ersten Interkostalnerven durchschneiden. Darauf macht gewöhnlich die Ablösung der Lunge medial vom Mediastinum keine Schwierigkeiten. In Übereinstimmung mit GRAF lösen wir die Lunge nicht bis zum Hilus ab, da das für einen guten Lungenkollaps nicht notwendig ist und gelegentlich zu Komplikationen führen kann.

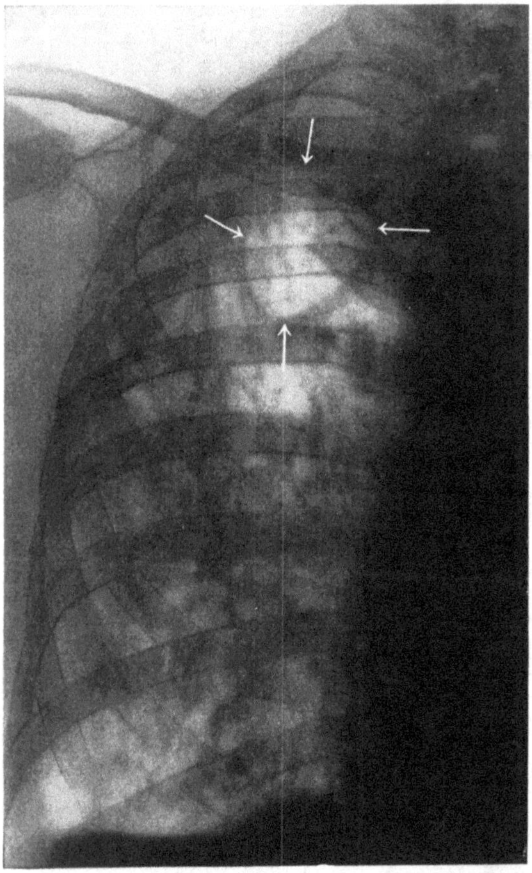

Abb. 81. Kaverne im rechten Oberlappen mit in der ganzen Lunge zerstreuten alten Herden bei 56 jährigem Mann.

Die Lungenspitze sinkt nach der Apikolyse gewöhnlich bis zum unteren Rand der 2. oder oberen Rand der 3. Rippe herab, so daß eine über faustgroße extrapleurale Höhle entsteht. Nach der Apikolyse befreit man vorn an der Knorpelgrenze die 1. Rippe mit dem rechtwinklig abgebogenen Raspatorium von Periost und schiebt dann an beiden Kanten mit dem von SAUERBRUCH angegebenen hakenförmigen Raspatorium Periost und Muskeln in einer Ausdehnung von etwa 1—2 cm ab, so daß man mit der Rippenschere unter die Rippen gelangen und sie durchtrennen kann. Ebenso verfährt man am vertebralen Ende der Rippe, worauf sie mit der von SAUERBRUCH angegebenen großen Schere durchtrennt wird. Die Rippe hängt jetzt nur noch am M. scalenus und wird mit der Knochenzange gefaßt, so daß der Muskel sich stark anspannt. Er wird scharf mit dem Messer schichtweise durchtrennt, worauf die Rippe sich leicht herausheben läßt. Jetzt wird die Pneumolyse nötigenfalls noch vervollständigt, so daß sie sowohl seitlich als unten etwa 3 Querfinger über das in der Lunge deutlich zu fühlende perikavernöse Infiltrat hinausreicht. Ebensoweit müssen auch die Rippenstümpfe abgetragen werden. Dann werden noch, wenn der Zustand des Kranken befriedigend ist, die 6. und die 7. Rippe soweit paravertebral reseziert, daß das Schulterblatt bequem in den Brustkorb einsinkt. Nach etwaiger Kürzung der paravertebralen Rippenstümpfe mit der großen Hohlmeißelzange werden die Interkostalweichteile im Bereich der Rippenresektion abgetragen, damit sie nicht durch ihren Zug bei der späteren Schrumpfung den Lungenkollaps beeinträchtigen. Darauf wird ein dickes gefenstertes Gummidrain bis nach oben eingelegt und die Wunde durch sorgfältige schichtweise Naht der Weichteile geschlossen. Die Haut wird durch Seidenknopfnähte vereinigt und die Wundnaht nach Säuberung der Umgebung mit Benzin, mit Jodtinktur gepinselt. Darauf wird die Wunde mit mehreren Schichten glatter Mullkompressen bedeckt und die operierte Brustkorbhälfte durch zwei breite Elastoplaststreifen fest zusammengezogen. Die Elastoplaststreifen werden vorn über dem Rippenbogen befestigt und dann mit starkem Zug zur gesunden Schulter geführt, so daß die gesunde Seite nicht in ihrer Atmung behindert ist. Über den Pflasterverband kommt ein dicker Zellstoff-Watteverband, da die Wundsekretion in den ersten 2 Tagen häufig sehr reichlich ist.

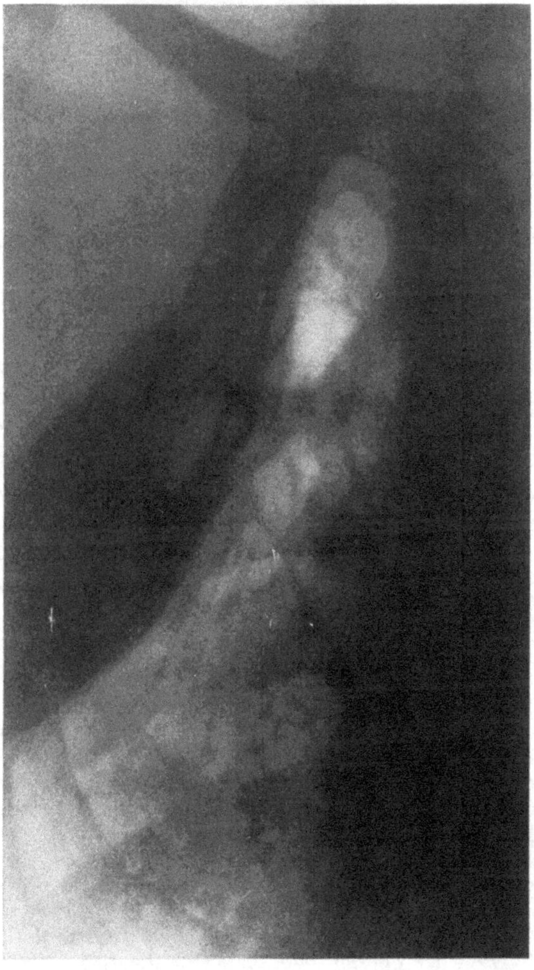

Abb. 82. Der gleiche Fall nach zweizeitiger Apikolysenplastik. Unter dem Schlüsselbein extrapleuraler Restpneumothorax.

Wir resezieren gewöhnlich die 1. Rippe in ganzer Ausdehnung bis zum Knorpel. Die 2. Rippe entfernen wir in der Regel nur bis zur vorderen Axillarlinie. Im übrigen richtet sich die Ausdehnung der Rippenresektionen ganz nach dem bei der Operation festgestellten Lungenbefund, ein Schema läßt sich hier nicht aufstellen.

Wir legen aber entschieden Wert darauf, daß vorn ein genügender Brustschild erhalten bleibt, um das Mediastinum nicht seiner Stütze zu berauben. Die Resektion der Rippenknorpel ist überflüssig. Wir haben uns immer wieder davon überzeugen können, daß sie der Lungenschrumpfung keinen Widerstand entgegensetzen. Der Brustkorb sinkt vielmehr gerade vorn unter dem Schlüsselbein besonders tief ein. Wenn man die vorderen Rippenenden stehen läßt, so ist auch eine Stützplombe überflüssig, die als Fremdkörper Verwachsungen hervorruft, die den gleichmäßigen Kollaps der Lunge beeinträchtigen können. Außerdem scheinen diese Stützplomben nach den Erfahrungen, die wir bei ihrer nachträglichen Entfernung machen konnten, eine Neigung zum Abrutschen zu haben. In jedem Fall bleibt nach ihrer Entfernung ein Hohlraum, in den sich die Lunge wieder hineinlegt, wodurch ebenfalls der Kollaps beeinträchtigt werden kann.

Von Zwischenfällen bei der Operation sind Pleuraverletzungen verhältnismäßig leicht möglich, da die beiden Pleurablätter gewöhnlich nicht in ihrer ganzen Ausdehnung verkleben, sondern zwischendurch mehr oder weniger große Bezirke offen bleiben. Meist haben diese Pleuraverletzungen, da es sich nur um begrenzte Bezirke handelt, praktisch keine Bedeutung. Bei Einrissen einer in größerer Ausdehnung offenen Pleura drohen allerdings bei lockerem Mediastinum die bekannten Gefahren des offenen Pneumothorax mit paradoxer Atmung und Mediastinalflattern. Ein Pleuraeinriß muß in jedem Fall genäht werden. Dazu muß aber vorher durch entsprechende Resektion der benachbarten Rippen für eine genügende Entspannung der Pleura gesorgt werden. Sonst schneiden die Nähte durch und der Riß wird nur vergrößert. Die Naht soll mit einem interkostalen Muskellappen gesichert werden, der Interkostalverv muß vorher reseziert und die Gefäße unterbunden werden. Bei einiger Vorsicht sind aber solche Zwischenfälle wohl immer sicher zu vermeiden; auch wenn man über einem Pneumothorax operiert, läßt sich die Rippenresektion ohne Verletzung der Pleura durchführen, wenn man sich bei der Ablösung des Periosts immer hart an den Knochen hält. Besonders gefährdet ist die Pleura bei der Kürzung der sternalen Rippenstümpfe mit der großen Lüerschen Zange, da hierbei leicht die an der Unterfläche der Rippe haftende Umschlagsfalte der Pleura durchschnitten werden kann.

Lebensbedrohend kann eine Verletzung des Mittelfells mit nachfolgendem Mediastinalemphysem werden. In einem solchen Fall muß der Mittelfellraum breit eröffnet und drainiert werden.

Gatelier hat hierfür folgende Technik ausgearbeitet: 6—7 cm langer, nach oben leicht konkaver Bogenschnitt, etwa einen halben Querfinger über dem Manubrium durch Haut und oberflächliche Halsfaszie mit Einkerbung der vorderen Ränder der Mm. sternocleidomastoidei. Dadurch wird der suprasternale Raum eröffnet, in dem sich gewöhnlich kein Emphysem befindet, da die mittlere Halsfaszie die Luft nicht durchläßt. Man darf sich dadurch aber nicht beirren lassen und etwa den Eingriff abbrechen. Es muß jetzt vielmehr auch die mittlere Faszie durchtrennt werden. Die beiden Mm. subhyoidei werden auseinandergezogen und man dringt mit dem Finger durch das lockere Zellgewebe bis auf die Wirbelsäule vor. Man muß sich dabei in acht nehmen, den Recurrens oder den in der Gefäßscheide verlaufenden Vagus zu reizen. Nachdem die Wirbelsäule erreicht ist, geht der Finger von außen nach innen in die Tiefe, wobei das hintere Mediastinum eröffnet wird, das häufig unter beträchtlichem Druck stehende Luft enthält. Da durch die dichte Verflechtung der Faszien der oberen Thoraxapertur die Kommunikation ungenügend ist, muß mit dem bis zum Perikard vordringenden Finger die bindegewebige Verbindung zur Wirbelsäule und der Umgebung gesprengt werden. Darauf wird in das Jugulum ein dickes Drain eingelegt und die Wunde mit einem lockeren Verband bedeckt.

Bei der Resektion der 1. Rippe kann die A. subclavia durch Einklemmen in die Rippenschere verletzt werden. Die nicht selten bei stärkeren peripleuritischen Verwachsungen verzogene und beträchtlich gestaute Vena subclavia kann durch das Raspatorium bei der Ablösung des Periosts von der oberen Fläche der 1. Rippe (wie das Abb. 25, S. 94 veranschaulicht) oder durch eine spitze Knochenzacke angerissen werden. Ein derartiger Zwischenfall erfordert schnellstes zielbewußtes Handeln des Operateurs. Ein blindes Zufassen mit Arterienklemmen in die Tiefe des in wenigen Sekunden mit Blut überschwemmten Operationsgebietes ist unbedingt zu unterlassen. Dadurch wird der Riß in der Vene meist nur vergrößert. Die blutende Stelle muß vielmehr sofort fest komprimiert und der Kranke flach gelagert werden. Dann muß zunächst durch entsprechend weite Resektion der 1. Rippe, nötigenfalls auch des Schlüsselbeins, eine genügende Übersicht geschaffen werden. Erst dann darf unter vorsichtigem Lüften der komprimierenden Mullkompresse die blutende Stelle festgestellt werden. Nachdem beiderseits von dem Riß weiche, mit Gummi überzogene Klemmen oder breite Haltezügel angelegt worden sind, wird der Riß in der Vene mit feinster Seide und runder Nadel genäht.

KROH, dem das Mißgeschick passierte, bei einer paravertebralen Plastik die V. subclavia mit einer scharfen Knochenzacke anzureißen, tamponierte sofort die ganze Wundhöhle fest aus, ging dann von vorn ein und legte die Vene soweit frei, daß er den Riß zuverlässig versorgen konnte.

Vor dem Rat, bei einer Verletzung der A. subclavia sofort eine starke Klemme nach dem Tastgefühl ohne Rücksicht darauf anzulegen, ob der Plexus im Augenblick mit ergriffen ist oder nicht, kann nur dringend gewarnt werden. Auch hier muß die Blutung durch Digitaliskompression zunächst beherrscht werden und dann die Wunde in der Arterienwand unter sicherer Leitung des Auges durch Naht versorgt werden.

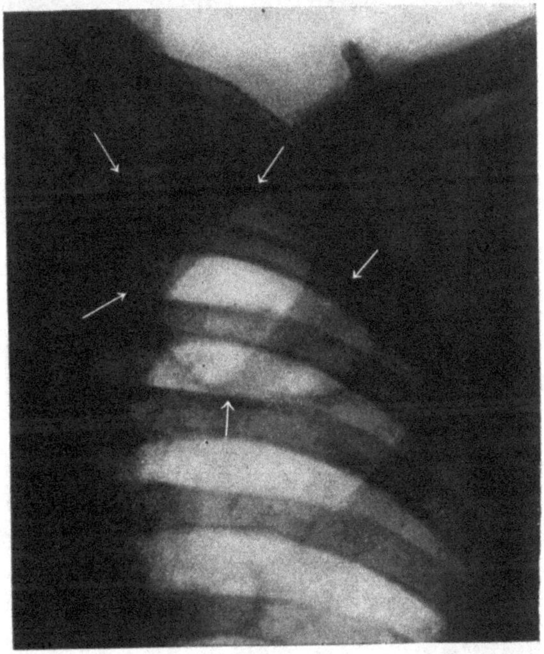

Abb. 83. Riesenkaverne im linken Obergeschoß. 33 jähriger Mann.

Auch diese Nebenverletzungen sind ebenso wie die mehrfach in der Literatur erwähnten Verletzungen des Plexus brachialis bei sicherer Beherrschung der Technik immer zu vermeiden. Wir haben bei rund 500 Eingriffen nie einen derartigen Zwischenfall erlebt; ebensowenig wie einen Einriß der Kavernenwand, der ebenfalls bei halbwegs vorsichtigem Operieren ausgeschlossen erscheinen muß

Ein starkes Sinken des Blutdrucks während der Operation mit Kreislaufkollaps muß durch Coffein- und Cardiazol- oder Sympatolspritzen bekämpft werden. Bei bedrohlichem Zustand ist eine NaCl-Infusion vorzunehmen. Auf den Vorteil, den die intravenöse Narkose durch die Möglichkeit bietet, gleichzeitig eine Dauertropfinfusion vornehmen zu können, wurde schon hingewiesen. HEIN verabfolgt prophylaktisch einige Minuten vor der Resektion der Rippen 1 ccm Ephetonin oder Sympatol subkutan. Läßt sich der Kollaps nicht alsbald beheben, so muß der Eingriff abgebrochen werden. Es ist der große Vorzug der Thorakoplastik, daß im

Gegensatz zu den meisten anderen Operationen die Plastik ohne weiteres in jedem Stadium der Operation unterbrochen werden kann.

Die Nachbehandlung der Thorakoplastik erfordert größte Aufmerksamkeit und Sorgfalt und ist für den Enderfolg des Eingriffs von wesentlicher Bedeutung. Dem Pflegepersonal kann daher nicht eindringlich genug die große Verantwortung, die auf ihm liegt, eingeschärft werden. Am eindringlichsten wirkt wohl das Vorbild des Arztes, der durch häufige, etwa zweistündliche Krankenbesuche die Wichtigkeit einer dauernden Überwachung des Operierten unterstreicht.

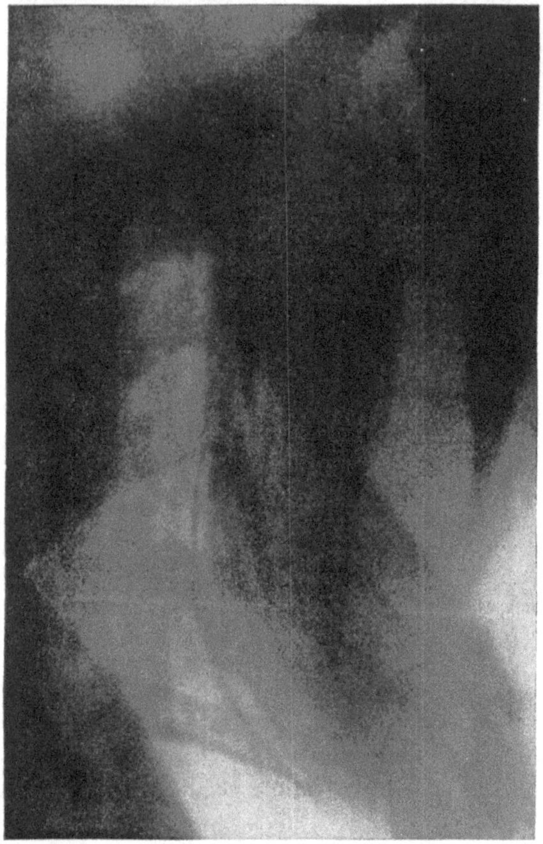

Abb. 84.
Der gleiche Fall nach einzeitiger Apikolysenplastik.

Wenn die Thorakoplastik auch keine lebensgefährliche Operation ist, so bleibt sie doch immerhin ein großer Eingriff. Allbritten, Lipshutz, Miller und Gibbon haben den Blutverlust bei einer mehrzeitigen 7-Rippenplastik für die erste Sitzung mit 832 ccm, für die zweite mit 480 und für die dritte mit 397 ccm errechnet. Im Intervall zwischen der ersten und zweiten Sitzung verlieren die Kranken infolge der serosanguinolenten Exsudation in die extrapleurale Höhle noch 428 ccm und zwischen der zweiten und dritten Sitzung weitere 445 ccm Blut. Es ist daher verständlich, daß die an und für sich meist schon geschwächten und anämischen Kranken in den ersten Tagen nach dem Eingriff unter mehr oder weniger ausgesprochener Schockwirkung mit entsprechender Kreislaufschwäche stehen. Wir geben daher jedem Kranken unmittelbar nach der Operation einen rektalen Tropfeinlauf von 1 l 5%-Traubenzuckerlösung mit 2,0 Cardiazol. Nötigenfalls muß der Einlauf intravenös vorgenommen und die Infusionsflüssigkeit durch Vollblut ersetzt werden. Eine schematische Verordnung von Herzmitteln in jedem Falle nach der Operation halten wir nicht für erforderlich, bei Kreislaufschwäche haben sich uns abwechselnde Gaben von Veriazol und Coffein am besten bewährt. Coryllos, Blades und Kent empfehlen nach der Operation langsam 400—500 ccm einer 5%-NaCl-Lösung intravenös zu infundieren. Dadurch wird nicht nur der Blutdruck gehoben, sondern auch die Magenlähmung und der Brechreiz nach der Allgemeinnarkose beseitigt, so daß die Kranken gleich nach der Operation reichlich trinken können, wodurch auch die Blockierung der Nierentätigkeit überwunden wird. Zur Vermeidung von Lungenkomplikationen geben wir unseren Kranken in der 1. Woche täglich 2,0 Transpulmin.

Nebenbei sind zur Bekämpfung des Wundschmerzes etwa dreimal täglich Gaben von 0,01 Eukodal angezeigt, um tiefes Durchatmen und das Abhusten zu erleichtern. Ganz besonders wichtig ist die richtige Unterstützung des Operierten beim Abhusten. Die meisten postoperativen Aspirationen sind auf Unterlassung oder fehlerhafte Ausführung dieser wichtigen Handgriffe zurückzuführen. Der Operierte darf daher in den ersten Tagen nach der Plastik, auch nachts, nie allein gelassen werden, damit immer sofort bei geringstem Hustenreiz die Sitzwache die operierte Brustwand mit beiden festaufgelegten Handflächen seitlich und hinten kräftig unterstützen kann. SEMB befestigt nach seiner Plastik in der Achselhöhle ein kleines, nierenförmiges Kissen, das bis unter das Schlüsselbein reicht und einen starken Druck auf das entknochte Spitzengebiet ausüben soll. Ähnlich verfährt auch HEIN. Von anderen, namentlich amerikanischen Chirurgen, sind verschiedene bruchbandartige Vorrichtungen empfohlen worden, bei denen 1 oder 2 Pelotten mittels einer Stahlfeder das Operationsgebiet von hinten nach vorn komprimieren. Zu demselben Zweck ist auch das Auflegen von Sandsäcken empfohlen worden.

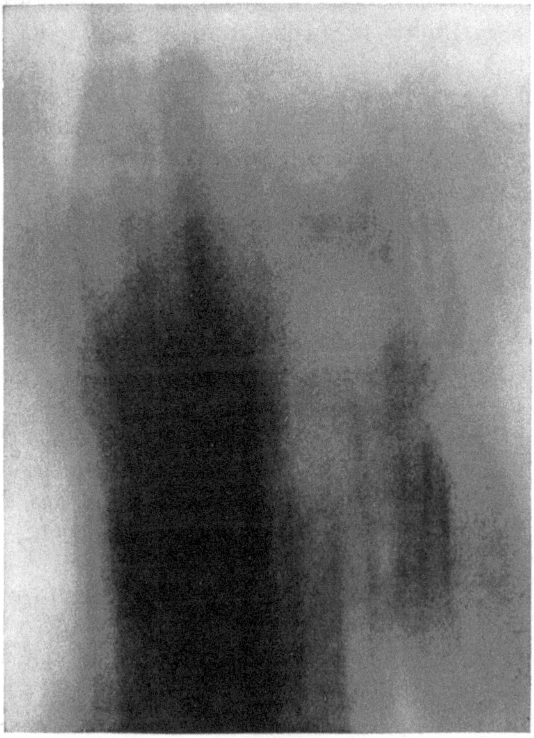

Abb. 85.
Der gleiche Fall, Schichtaufnahme 1/2 Jahr n. Plastik.

BSTEH hat bei weichem Mediastinum das Anlegen eines Gipsverbandes empfohlen. Eine große breite Gipsplatte, die vorn und hinten die Mittellinie etwas überschreitet, wird ungepolstert auf die bloße Haut anmodelliert, nachdem die Achsel ausgeschnitten ist. Die Platte wird mit einer elastischen Binde zirkulär an den Brustkorb fixiert und bleibt ungefähr eine Woche liegen. Die Stützung der Brustwand ist auch durch Lagerung auf die operierte Seite, evtl. auf einem Rollkissen zu erreichen versucht worden. Das scheitert aber meist am Widerstand der Kranken, da der Druck den Wundschmerz wenigstens in der ersten Zeit erhöht. Wir lagern aber unsere Kranken, wenn die Plastik unter Allgemeinnarkose durchgeführt wurde, während des Nachschlafs nach dem Eingriff flach auf die operierte Seite, um eine Aspiration aus dem Kavernengebiet zu verhindern.

Wir zwingen unsere Kranken nicht zum willkürlichen Abhusten, ermahnen sie aber, wenn sich Hustenreiz zeigt, diesen nicht zu unterdrücken, sondern kräftig bei entsprechender Unterstützung durch die Schwester abzuhusten, damit das Sputum möglichst mit wenigen Hustenstößen herausgefördert wird. Längere fruchtlose Hustenanfälle müssen vermieden werden, da sie den Kranken sehr ermüden, den Kreislauf belasten und auch die ernste Gefahr einer Streuung heraufbeschwören. Da der Auswurf in den ersten Tagen nach der Operation meist eingedickt ist, so kann die Expektoration durch Verflüssigung des Auswurfs durch entsprechende Hustenmittel oder Inhalation von Emser-Kränchen oder Anastil bedeutend erleichtert werden. Der Auswurf ist in den ersten Tagen meist gering, dann steigt die Menge gewöhnlich leicht an, um bald wieder abzusinken, wobei das Sputum allmählich einen immer mehr schleimigen Charakter annimmt.

Dazwischen finden sich im Auswurf in den ersten Tagen nach der Operation geringe Blutbeimengungen, die gelegentlich auch später vorkommen und wohl auf eine Reinigung der Kavernenwand zurückzuführen sind.

Die Temperatur ist meist in den ersten Tagen nach der Plastik auf 38,5° bis 39,5° erhöht, ohne daß eine Komplikation besteht. Erst wenn die Temperatur am 3. oder 4. Tag nicht wieder absinken will, muß nach einer Komplikation von seiten der Lunge oder Wunde gefahndet werden.

Der Puls ist entsprechend der Temperatur in den ersten Tagen ebenfalls erhöht. Eine Pulszahl von 120—130 zeigt eine erhebliche Belastung des Kreislaufs an und fordert entsprechende Maßnahmen. Normalerweise kehrt die Pulsfrequenz vom 2. Tage an nach Überwindung des Wundschoks wieder langsam zur Norm zurück. Weiteres Ansteigen oder Hochbleiben des Pulses deutet auf eine Lungenkomplikation hin und mahnt zu größter Vorsicht, äußerster Schonung des Kranken und entsprechender Stützung des Kreislaufs.

Für regelmäßigen Stuhlgang sorgen wir gewöhnlich vom 2. Tage an, nötigenfalls durch Glyzerinspritzen oder Einläufe, vor allem aber durch Diät, die reichlich Obst und Kompott enthalten, im übrigen aber möglichst bald aus der üblichen Krankenkost bestehen soll.

Den ersten Verband der Wunde nehmen wir in der Regel, wenn die Wunde drainiert ist, nach 48 Stunden vor, wobei die Pflasterstreifen entfernt werden und das Drain gekürzt oder auch ganz fortgelassen wird. Wurde die Wunde primär geschlossen, so lassen wir den Verband bis zum 4. bis 6. Tage liegen. In den ersten 14 Tagen wird auch nach Verheilung der Operationswunde noch ein stützender Verband getragen. Da die Brustwand noch nicht so schnell ihre Festigkeit wieder erlangen kann, so muß mindestens in den ersten 8—14 Tagen die Brust beim Husten noch manuell durch die Schwester gestützt werden.

In der ersten Woche nach der Plastik muß streng darauf geachtet werden, daß der Arm der operierten Seite möglichst weit abduziert liegt, damit eine Schrumpfung des Pectoralis vermieden wird. Dann ist das Schultergelenk späterhin auch ohne alle speziellen gymnastischen Übungen voll beweglich. Zu weiteren Lockerung des Schultergelenks sind besonders Kreiselübungen mit dem Arm von Nutzen. Wir halten den Kranken an, möglichst alle Verrichtungen mit der Hand der operierten Seite vorzunehmen und sie möglichst ausgiebig zu gebrauchen. Eine Übung, die anfangs gewisse Schwierigkeiten macht, ist das Verschränken der Arme auf dem Rücken, wobei die Hand der operierten Seite den Ellbogen der Gegenseite umfassen soll. Das muß geübt werden, damit die Kranken später beim An- und Auskleiden nicht behindert sind.

Die postoperative Skoliose ist ebenfalls, wenn bei der Operation die Ansätze der langen Rückenmuskeln an den Querfortsätzen nicht zerstört wurden, so gering, daß sie selbt am unbekleideten Patienten kaum ins Auge fällt und keiner orthopädischen Nachbehandlung bedarf. MERLINI, der bei seinem Material in 74,1% Skoliosen fand, weist darauf hin, daß der hochwüchsige Typus in dieser Hinsicht bedeutend mehr gefährdet ist. Im übrigen glaubt MERLINI festgestellt zu haben, daß diese postoperativen Skoliosen mit der Zeit infolge fortschreitender Schrumpfung zunehmen. Da diese Skoliosen aber immer mit ihrer Konvexität nach der operierten Seite gerichtet sind, so müßte die Narbenschrumpfung sie eher ausgleichen. NOVEL konnte bei seinen darauf gerichteten Untersuchungen keine Änderung der Rückgratsverkrümmungen feststellen. BERNOU meint, daß mit der Zeit wohl ein Ausgleich der Skoliose gelegentlich eintreten könne, aber nicht sicher zu erwarten ist. BRAUER hat schon Übungen mit einem Sandsack empfohlen, der auf dem Kopf balanziert und abwechselnd mit der rechten und linken Hand gehalten werden soll. SACHS hat ein ganzes System von Übungen ausgearbeitet, durch das der Skoliosenbildung entgegengewirkt werden soll. Die meisten dieser Übungen sind nicht nur überflüssig, sondern z. T. direkt schädlich, da sie den Kranken überanstrengen müssen. Auch die oben angegebenen Armübungen, die SCHNEIDER noch erweitert hat, dürfen nie bis zur Ermüdung des Kranken getrieben werden und dürfen ihm nie Schmerzen bereiten. In der Regel ist die Beweglichkeit und Kraft des Armes in etwa 3—4 Wochen nach der Operation vollkommen normal. Einschränkungen der Funktion kommen nur nach tieferen Vereiterungen der Operationswunde oder nach einer Thrombose der V. axillaris vor und erfordern dann eine entsprechende orthopädisch-gymnastische Nachbehandlung.

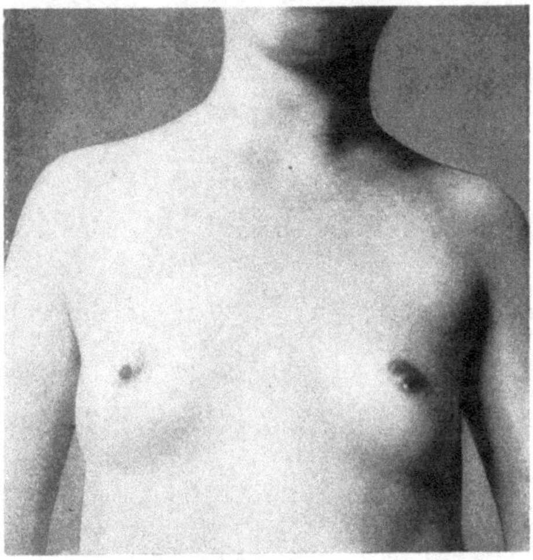
Abb. 86. Vorderansicht nach Thorakoplastik.

Daß die Thorakoplastik den ihr noch häufig gemachten Vorwurf, eine entstellende Operation zu sein, nicht verdient, beweisen die nebenstehenden photographischen Aufnahmen (Abb. 86—90).

Störungen des postoperativen Heilungsverlaufs. In den ersten Tagen nach dem Eingriff stehen die Operierten, wie bereits gesagt, unter der direkten Nachwirkung der Operation, die sich u. a. durch eine mehr oder weniger ausgesprochene Störung des Kreislaufs äußert, die sich in Ausnahmefällen bis zum Kollaps steigern kann. Handelt es sich dabei um ein Versagen des peripheren Gefäßsystems mit einem Versacken des Bluts, hauptsächlich in den Eingeweidegefäßen, oder um eine Herabminderung der zirkulierenden Blutmenge infolge einer Nachblutung, so ist vor allem eine intravenöse Infusion oder Blutübertragung angezeigt, daneben Gaben von Veriazol und Coffein. Bei primärer Herzschwäche kommt vor allem Strophantin mit 10—20%iger Traubenzuckerlösung in Betracht, das direkt auf das Herz wirkt.

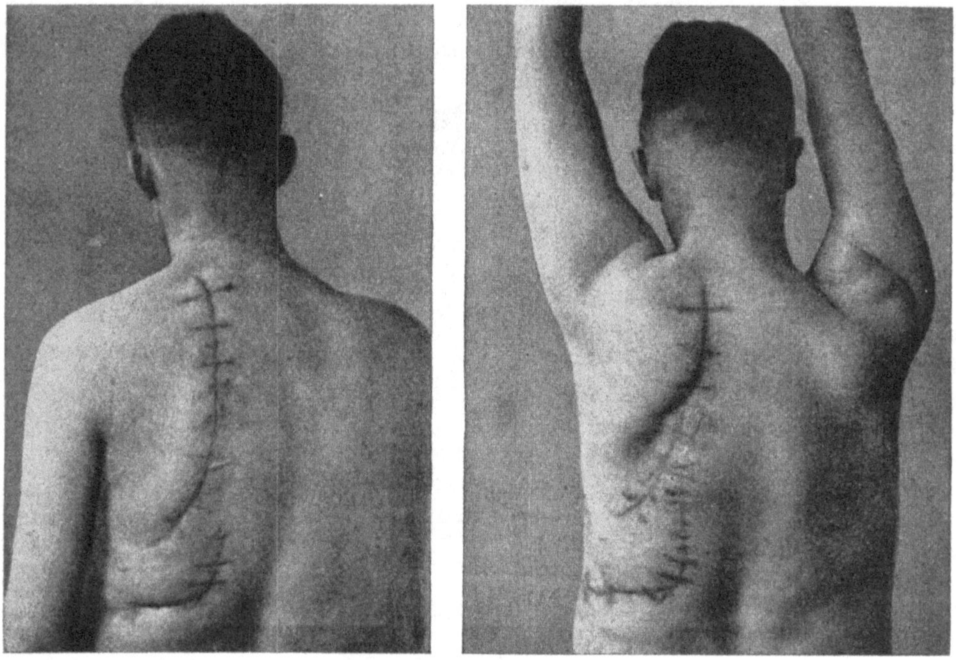

Abb. 87—88. Zweizeitige Totalplastik. Die Abbildungen zeigen die geringe Entstellung und die ausgezeichnete Funktion des Armes trotz wiederholter Durchschneidung der Rückenmuskulatur.

Brauer, Graf u. a. haben darauf hingewiesen, daß Anfälle von Herzschwäche nach der Thorakoplastik nicht selten erst sekundär durch Mediastinalflattern bedingt sind, das eine der schwersten postoperativen Komplikationen darstellt. Beim Einsetzen der Dyspnoe bzw. der Zyanose bringt zusätzliche Sauerstoffatmung dem Kranken große Erleichterung und schont gleichzeitig das Herz. Sehr zweckmäßig ist es, den Sauerstoff dem Kranken in einem Sauerstoffzelt zuzuführen, das man leicht mittels eines Lakens und einiger Stäbe improvisieren kann. Doch hilft die Sauerstoffzufuhr nur in leichteren Fällen. Hein betont mit Recht die große Bedeutung einer frühzeitigen Anwendung der Überdruckatmung, die das Schicksal der Kranken entscheidend beeinflussen kann. Um eine starke Belastung der Kranken zu vermeiden, rät Hein, zunächst nur kurzdauernde Überdruckatmung von 3—5 cm Wasser anzuwenden. Außerdem empfehlen sich nach unseren Erfahrungen, in Abständen von etwa 1 Stunde kleinere Morphiumdosen, um die Unruhe der Kranken und die krampfhafte Atmung zu dämpfen. Neben diesen durch die Veränderung der

Statik der Brustorgane bedingten atemmechanischen Ursachen kann ein Kreislaufkollaps auch toxisch entstehen. Schon der große Weichteilschnitt und die Schaffung einer großen Wundhöhle führt bei der Thorakoplastik zur postoperativen Resorption großer Mengen von Eiweißzerfallprodukten, den sog. Frühgiften oder Noxinen, die sich in erster Linie als Kreislaufgifte auswirken.

Patard weist darauf hin, daß sich bei der Plastik gewöhnlich eine Höhle zwischen der Lunge und dem M. serratus bildet, in die durch die Atembewegungen Luft und Wundsekret angesaugt wird, das leicht bei der Resorption toxisch wirken und auch als Ausgangspunkt für Infektionen dienen kann. Dieses nur röntgenologisch nachweisbare Exsudat muß frühzeitig punktiert bzw. drainiert werden. Vermieden wird diese Ansammlung durch die Versenkung des Schulterblatts in den Brustraum.

Durch Resorption von toxischen Produkten aus nekrotischen Bezirken kommt es neben einer allgemeinen Intoxikation nach der Plastik auch noch zu einer Auto-Tuberkulinisierung, worauf Sauerbruch zuerst hingewiesen hat. Diese Überschwemmung des Organismus mit Giftstoffen und Tuberkulin kann sehr bedrohliche Reaktionen seitens latenter Herde des Unterlappens und der Gegenseite hervorrufen und den ganzen Erfolg der Plastik wieder zunichte machen.

Bernou macht darauf aufmerksam, daß diese Autotuberkulinisierung mitunter aber auch eine günstige Wirkung haben kann. Er veröffentlicht seine Beobachtungen an 6 Kranken mit doppelseitigem kavernösem Lungenprozeß, bei denen sich die Kavernen auf der Gegenseite nach einer Thorakoplastik spontan schlossen. Da diese Spontanheilung in allen Fällen bereits in wenigen Wochen eintrat, so kann sie nicht einer Hebung des All-

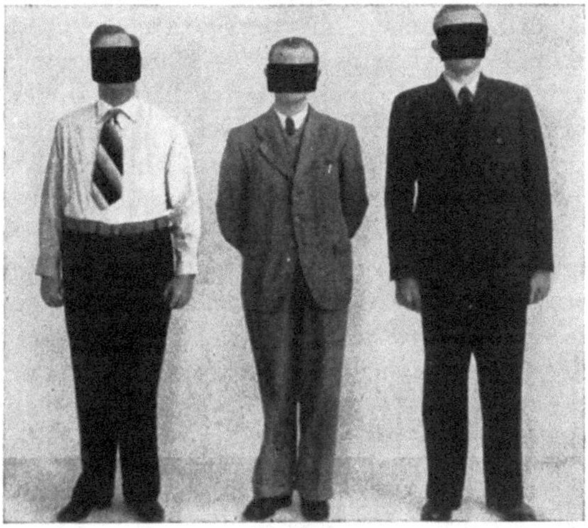

Vorderansicht.

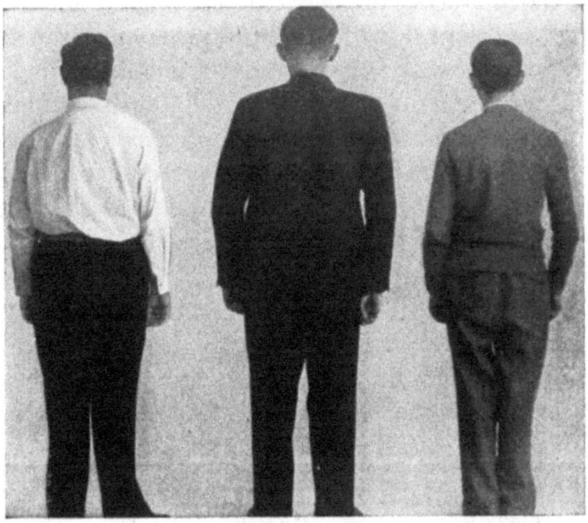

Rückansicht.

Abb. 89/90. Kranke, 1—3 Monate nach der Plastik.
(Die Abb. 87—90 sind dem Beitrag des Verfassers in: Die Tuberkulose des Menschen, J. A. Barth, Leipzig 1939 entnommen.)

gemeinzustandes infolge der Beseitigung der Kaverne auf der operierten Seite zugeschrieben werden. Ebensowenig kann hierfür eine Entspannung der Gegenseite durch den plastischen Eingriff verantwortlich gemacht werden, da sich in keinem Falle röntgenologisch eine Verschiebung des Mittelfells nachweisen ließ. Bei 3 Kranken, die wenige Tage nach dem Eingriff durchleuchtet wurden, konnte der Verf. eine deutliche Herdreaktion an der Kaverne der anderen Lunge feststellen, die sich in einer Vergrößerung und Verbreiterung des Ringschattens ausdrückte und sich schnell wieder zurückbildete. Bernou glaubt es hier mit einer günstigen Herdreaktion zu tun zu haben. Coryllos meint, daß die Autotuberkulinisierung nicht durch Resorption aus der operierten Lunge entsteht, da die Lymph- und Blutzirkulation in dieser nach der Plastik herabgesetzt ist. Das Tuberkulin stamme vielmehr aus Material, daß in die gesunde Lunge aspiriert worden sei und dort resorbiert werde. Der Umstand, daß in 72% von 235 während der Operation abgesaugten Proben Pneumokokken nachgewiesen wurden und in allen Fällen von postoperativen Lungenkomplikationen ebenfalls Pneumokokken nachgewiesen werden konnten, läßt Coryllos annehmen, daß käsige Pneumonien verhältnismäßig selten nach der Thorakoplastik auftreten. Demgegenüber betonen Mc Cordock und Ballon, daß die meisten postoperativen Pneumonien nach der Thorakoplastik tuberkulöser Natur sind infolge Überschwemmung der Gegenseite mit Auswurf und Tuberkelbazillen, denen gegenüber alle Kranken sensibilisiert sind.

Neben dem Aufflackern alter Herde bildet gerade diese Aspiration von infektiösem Stoff aus dem Kavernengebiet in den Unterlappen oder die Gegenseite infolge paradoxer Atembewegung oder fehlender Expektorationskraft die häufigste Ursache von postoperativen Lungenkomplikationen nach der Thorakoplastik. Dadurch können einerseits neue Herde entstehen, andererseits durch Verlegung eines Bronchus Atelektasen hervorgerufen werden, die als Schrittmacher für die Pneumonien angesehen werden können. Besonders die amerikanischen Chirurgen schätzen die Aspirationsgefahr sehr hoch ein und versuchen, ihr durch sorgfältige Bronchialtoilette vor der Operation und durch Absaugen des Sekrets durch eine Trachealkanüle während und nach der Operation zu begegnen. Bei eingetretener Atelektase versuchen sie den obturierenden Schleimpfropf bronchoskopisch zu entfernen. In Europa ist man in dieser Beziehung weniger aktiv. Sauerbruch bezeichnet eine Bronchoskopie bei einem eben Operierten als zu heroisch.

Eine Atelektase ist nicht nur röntgenologisch an der gleichmäßigen Verschattung des Unterfeldes der operierten Seite, der Verengerung der Interkostalräume und der Verziehung des Herzens und des Zwerchfells zu erkennen, sondern auch klinisch festzustellen. Die betreffende Brustseite ist abgeflacht und bleibt bei der Atmung zurück oder steht bei ausgedehnteren Prozessen fast still. Das Herz ist zu der abgeflachten Seite verlagert. Der Zwerchfellhochstand läßt sich perkutorisch nachweisen. Die entsprechenden Lungenpartien zeigen eine deutliche Dämpfung, leises bronchiales Atmen, dazwischen auch Knisterrasseln. Eine Temperatursteigerung fehlt in der Regel, auch sind die Allgemeinerscheinungen erheblich geringer, als bei einer Pneumonie. Wir beschränken uns bei Atelektase auf eine entsprechende Stützung des Kreislaufs und sehen sie meist nach einigen Tagen wieder spontan zurückgehen.

Aspirationspneumonien künden sich meist schon durch ein Hochbleiben der Temperatur nach der Operation an und werden meist am 2. bzw. 3. Tage klinisch nachweisbar. Darauf, daß sie häufig durch mangelnde Aufmerksamkeit in der Pflege während der ersten Tage nach der Operation bedingt sind und dementsprechend durch sorgsame Unterstützung der Kranken beim Abhusten weitgehend vermieden werden können, wurde schon hingewiesen. Eine Aspirationspneumonie ist immer eine lebensgefährliche Komplikation, da das bereits durch die Operation stark beanspruchte Herz sich dieser Mehrbelastung häufig nicht mehr gewachsen zeigt. Uns hat sich bei dieser Komplikation besonders die Depotbehandlung mit 20%iger Kampferlösung, von der jeden Morgen 10 ccm intramuskulär gespritzt werden, bewährt. Nebenbei muß natürlich das Herz entsprechend gestützt werden. Von Sulfonamiden haben wir keinen überzeugenden Vorteil gesehen. Hein gibt bei Verdacht auf eine Aspirationspneumonie bis zu 80 ccm 10%iges glukonsaures Kalzium intramuskulär und verabfolgt frühzeitig Sauerstoff. Bei der Behandlung haben sich ihm kleine Aderlässe und anschließende Bluttransfusionen gut bewährt.

Bei käsigen Pneumonien im Unterlappen rät Hein, ebenso wie A. Maurer, Rolland und O. Monod, bei beginnender Einschmelzung in den frisch infiltrierten Partien mit einer zusätzlichen Operation nicht lange zu zögern, da durch den vervollständigten Kollaps der Lunge das Schicksal des Kranken möglicherweise noch zum Guten gewendet werden könne, was uns ebenfalls wiederholt gelungen ist.

A. Maurer hat 2 Kranke an akutem Lungenödem etwa 1 Woche nach der zweiten Sitzung verloren. Bei dieser Komplikation, die mit einem Fieberanstieg bis 38°—38,5° begann, dem einige Tage darauf schwere Dyspnoe mit Zyanose folgte, die einige Stunden nach Einsetzen des Anfalls zum Tode führte, handelt es sich um eine Überempfindlichkeitserscheinung, wie sie im Tierversuch durch intravenöse Injektion großer Mengen von Tuberkelbazillen bei tuberkulösen Tieren hervorgerufen werden kann. Ravina, Douady und Delorme haben ähnliches bei der Anlage eines doppelseitigen Pneumothorax beobachtet. Maurer glaubt, daß diese Komplikation wahrscheinlich häufiger, als angenommen, vorkommt, aber verkannt und als spätes plötzliches Versagen des Herzens gedeutet wird.

Stöcklin erwähnt als häufige Komplikation nach Plastiken Thrombosen in den Armvenen der operierten Seite. Wir haben sie nur sehr selten gesehen, sie haben keine weitere klinische Bedeutung, nur führt die erforderliche Ruhigstellung des Armes leicht zu einer Versteifung des Schultergelenks infolge Verklebung des Schulterblatts. Daher muß der Arm bei einer Thrombose in Abduktionsstellung geschient werden.

In der Fachliteratur der letzten Jahre finden wir häufig Hinweise darauf, daß die Zahl und die Schwere von postoperativen Wundstörungen angewachsen sei. Wir haben diese Beobachtung hier nicht machen können. Die Wundheilung erfolgte nach wie vor in der Regel primär. Wir konnten nur eine etwas größere Blutungsbereitschaft und eine erheblich verstärkte Empfindlichkeit Blutverlusten gegenüber feststellen. Besondere Maßnahmen, wie Sulfonamidpuderung der Wunde und ähnliches, erübrigen sich somit und wir beschränken uns nach wie vor zur Vermeidung von postoperativen Wundstörungen auf möglichst zartes, das Gewebe bis aufs äußerste schonendes Operieren, das unserer Ansicht nach die wirksamste Vorbeugungsmaßnahme darstellt. Da die Gummihandschuhe durch die bei der Rippenresektion notwendige Kraftanstrengung oder durch die Rippenstümpfe leicht verletzt werden, operieren wir bei der Plastik ohne Gummihandschuhe, nur in Zwirnhandschuhen, während wir alle Verbände, auch die aseptischen, immer mit Gummihandschuhen ausführen, um die Hände vor jeglicher Berührung mit infektiösem Material zu schützen.

Die von Briest auf Grund eigener bakteriologischer Untersuchungen von exzidierten Hautstücken in Form einer Vermutung ausgesprochene Tatsache, daß in der Tiefe der Haarbalgdrüsen sitzende Eiterkeime durch unsere Desinfektionsmaßnahmen nicht vernichtet werden können, ist jedem Chirurgen geläufig. Daß schon das Eindringen einiger weniger dieser Keime in das Operationsgebiet genügt, um eine Eiterung mit allgemeiner Reaktion hervorzurufen, ist glücklicherweise nicht der Fall. Auch der tuberkulöse Organismus überwindet in der Regel geringfügige Infekte selbst, wenn die Vitalität der Gewebe nicht geschädigt wird. Noch jüngst haben Harrison und Berry, ebenso wie schon früher Eiselsberg, darauf hingewiesen, daß in manchen Fällen, trotz positivem Ergebnis der bakteriologischen Untersuchung der Wunde, diese primär heilte. Vielgeschäftige Desinfektionsversuche, die ja in der Regel in einer mehr oder weniger eifrigen Bearbeitung der Haut mit chemisch differenten Mitteln besteht, schadet daher eher, als sie nützt. Overholt und Betts berichten, daß sie den Prozentsatz ihrer Wundstörungen von 13,8% zunächst durch Änderung der Nahttechnik und Benutzung von Silberfolie auf 6,53% herabdrücken konnten. Eine weitere Verbesserung von nur 2,67% Wundstörungen, von denen bloß 0,49% von klinischer Bedeutung waren, konnten sie bei ihren letzten 411 Plastiken durch Bestrahlung des Operationsfeldes während des Eingriffs mittels zwei an der Decke angebrachten Quarzlampen erreichen. Wir konnten bei auf Anregung von Havlicek zu einem anderen Zweck vorgenommenen Bestrahlungen der Operationswunde nach der Thorakoplastik mit seiner wassergekühlten Bactophoslampe eine sehr starke Abnahme der postoperativen Wundsekretion beobachten. Daß dadurch postoperative Wundstörungen seltener werden können, erscheint wahrscheinlich, da die keimtötende Wirkung von Ultraviolettlicht erwiesen ist (Wassner). Der Nutzen von Luftbestrahlungen erscheint aber sehr fraglich, da nach den Messungen von B. Schmidt der Bakteriengehalt der Luft verschwindend gering ist. Besonders pathogene Keime kommen kaum in der Luft eines aseptischen Operationssaales vor.

Röhrich spritzt, um die Wundsekretion bei der Thorakoplastik herabzusetzen, nach der Operation zweimal 50 ccm Clauden innerhalb 24 Stunden intravenös. Dadurch würden nicht nur Nachblutungen vermieden, sondern auch die Lymphsekretion herabgesetzt; irgendwelche Nachteile hat Röhrich nicht bemerkt.

Pop und Spataru geben 60 ccm Clauden intramuskulär am Tage vor der Operation und setzen diese Behandlung noch 2—3 Tage nach der Operation fort.

Wenn es zu einer tiefen Vereiterung der Operationswunde kommt, so muß die ganze Wunde durch Entfernung der Nähte breit eröffnet werden, damit der sich bildende Eiter freien Abfluß hat und sich nirgends in den vielen Nischen und Taschen der Wundhöhle stauen kann. Ergänzend sind dauernd hohe Gaben von Supronal zu verordnen (alle 2—3 Stunden je 2 Tabletten bis zur Erreichung der Tagesdosis von 10 g), oder Penicillin alle 3 Stunden Tag und Nacht je 25000 Einheiten zu spritzen.

Zur Vermeidung von Wundinfektionen wird vielfach die prophylaktische Anwendung von Sulfonamiden empfohlen. CORY hat vergleichsweise 90 Plastiksitzungen ohne und dann eben soviele mit Sulfothiazolbehandlung ausgeführt und die Ergebnisse tabellarisch zusammengestellt.

	90 Fälle ohne Sulfothiazol	90 Fälle mit Sulfothiazol
Primäre Heilung	62 (69%)	84 (93%)
Stichkanaleiterung	8 (9%)	5 (6%)
Oberflächliche Eiterung	15 (17%)	— —
Tiefe Eiterung	2 (2%)	1 (1%) b.d. vorhergeh. Sitz. schwer. Eiterung
Sepsis	3 (3%)	— —

Neuerdings wird auch häufig Penicillin gebraucht, von dem meist 50000 O.E. dreistündlich den Tag über gespritzt werden, wobei mit der Vorbehandlung etwa 3 Tage vor der Operation begonnen und dann noch 5 Tage fortgefahren wird. WU und PIANETTO betonen, daß die hauptsächlichste Infektionsquelle die Haut des Kranken ist. Wenn man hier den Hebel ansetzt, so kann man auch ohne chemische Prophylaxe Wundstörungen weitgehendst ausschalten. Durch bereits mehrere Tage vor der Operation beginnende Reinigung der Haut und sorgfältiges Abdecken der Wunde während der Operation konnten sie bei ihren letzten 120 Plastiken lückenlos Primärheilung erzielen, während bei den vorhergehenden 339 Sitzungen in 11,8% Wundstörungen vorgekommen waren.

Auffallend ist die verhältnismäßige Häufigkeit von Komplikationen von seiten des Magen-Darmkanals nach der Thorakoplastik. ADAMESTEANU erlebte am 3. Tag nach einer Thorakoplastik eine schnell zunehmende Magenerweiterung, der der Kranke erlag. Bei der Obduktion fand sich ein enorm erweiterter Magen mit blutig durchtränkten Wänden, der 5 Liter Flüssigkeit enthielt. PETERS und CORNISH berichten über einen ähnlichen Fall. DOLLEY, JONES und PAXTON verloren ebenfalls 2 Kranke an akuter Magenerweiterung, die bei Lebzeiten nicht erkannt, sondern erst bei der Obduktion festgestellt wurde. Der eine Kranke starb unmittelbar nach der 1. Sitzung, der zweite 14 Stunden nach der 3. Sitzung einer linksseitigen Plastik. Verff. glauben, daß so mancher ohne autoptische Kontrolle als Herztod oder Embolie angesehene Fall tatsächlich eine Magenerweiterung sein könnte. WANGENSTEEN, CARSON und BOWERS weisen darauf hin, daß man stets an eine Erweiterung des Magens denken muß, wenn für eine Dyspnoe und Erhöhung der Pulszahl sich keine andere Ursache finden läßt. Diese Magenerweiterungen sind am häufigsten, ihrer Erfahrung nach, nach der 2. und 3. hinteren Sitzung einer linksseitigen Plastik zu erwarten.

Falls sich eine stärkere Erweiterung des Magens nachweisen läßt, muß durch Magenspülungen der Magen entleert und durch flache Lagerung auf die rechte Seite für einen genügenden Abfluß des Mageninhalts gesorgt werden.

Wir haben kurz hintereinander 2 Fälle von schwerer atonischer Darmlähmung erlebt, die beide bei kräftigen Männern im unmittelbaren Anschluß an die Plastik auftraten und von denen eine trotz aller Behandlungsversuche infolge einer Durchwanderungsperitonitis zum Tode führte. Bei der Sektion fand sich für die enorme Blähung des ganzen Dünndarms keine Ursache. Wir bekämpfen deshalb den häufigen postoperativen Meteorismus vom ersten Tag an mit Prostigmin und sorgen vom

2. Tag an für Stuhl durch Einläufe und Abführmittel. Bei schwerer Darmatonie ist Lumbalanästhesie angezeigt.

Außerdem sahen wir bei einem Kranken, der mehrere Jahre vor der Plastik Magenblutungen gehabt hatte, einige Tage nach der Plastik wiederholtes Blutbrechen und Teerstühle, die den Kranken sehr schwer mitnahmen, aber schließlich unter entsprechender Behandlung zum Stillstand kamen. PIOTET und URECH verloren einen Kranken an einem perforierten Duodenalgeschwür. Auch HECHT berichtet aus der Klinik von HEIN über 7 Fälle von Magenblutung unmittelbar nach der Plastik, von denen einer tödlich verlief und über zwei weitere tödliche Blutungen in den Magen-Darmkanal hinein 2 Monate nach der Plastik. HECHT glaubt, das Zusammenwirken von 3 Faktoren für die Blutungen verantwortlich machen zu müssen: 1. Eine toxische Schädigung der Magenschleimhaut. 2. Eine Erhöhung der Blutungsbereitschaft durch Vitamin-C-Mangel. 3. Eine Überbelastung des geschädigten Kreislaufapparates, der zu vorübergehender Rechtsinsuffizienz des Herzens mit Pfortaderstauung führe.

Als unmittelbar auslösendes Moment muß unseres Erachtens auch an durch den Eingriff hervorgerufene vegetativ-nervöse Störungen gedacht werden, die bei der gemeinsamen nervösen Versorgung von Lunge und Magen naheliegen und bei der postoperativen Darmlähmung erwiesen sind.

W. SCHMIDT berichtete über 2 Fälle von Querschnittslähmung im Anschluß an eine Thorakoplastik. Im 1. Fall trat die Komplikation unter dem Bild einer akuten LANDRYschen Paralyse in Höhe des 6. Zervikalsegments plötzlich in der Nacht zum 4. Tage nach der Operation auf und führte in etwa 30 Stunden zum Tode. Bei dem 2. Kranken trat die Querschnittslähmung in Höhe des 6. Thorakalsegments am 2. Tage nach der Operation auf. Hier machte aber die Lähmung beider Beine und der Blase schon nach einigen Stunden einer Parese Platz und ging schnell in Heilung über, so daß die 2. Sitzung der Plastik nach 3 Monaten vorgenommen werden konnte, die zu keinerlei Zwischenfällen führte. Zur Erklärung dieser Komplikationen weist SCHMIDT darauf hin, daß zur damaligen Zeit die Heidelberger Nervenklinik fast endemisch gehäuft Nerveninfekte sah. Er gibt der Auffassung Ausdruck, daß doch vielleicht eine latente myelitische Infektion, die sich viel häufiger abspielen mag, als wir wissen, und mit der der Körper sonst fertig wird, ohne daß es zum Ausbruch einer typischen Querschnittslähmung kommt, dadurch aufflackerte, daß durch die Operation und relativ hohe Morphiumgaben die innere Widerstandskraft des Kranken herabgesetzt war. Er rät daher den Alkoloidgebrauch nach der Plastik möglichst einzuschränken.

STRODE und WALKER sahen nach einer Verletzung der Dura bei der Resektion des 5. Querfortsatzes sich unter der Haut eine große reizlose Zyste bilden, aus der 350 ccm und später nochmals 250 ccm Rückenmarksflüssigkeit abpunktiert werden konnte. Durch örtliche Kompression und Beckenhochlagerung konnte das Ausfließen der Rückenmarksflüssigkeit zum Versiegen gebracht werden. Der Kranke fühlte sich 8 Monate wohl, bekam aber dann kurz hintereinander mehrere Kollapsanfälle mit Bewußtlosigkeit beim Erheben des linken Arms nach oben und hinten. Der neurologische Befund war normal, bei der Lumbalpunktion wurde ein Liquordruck von 10 mm Hg festgestellt, der sich aber beim Erheben des linken Armes auf 30 mm steigerte, während bei der Erhebung des rechten Armes nur eine Erhöhung von 2 mm eintrat. Als Ursache wurde unter dem linken Schulterblatt eine große, etwa 300 ccm Liquor enthaltende Tasche festgestellt, deren weißlich glänzende Wand exsidiert wurde; die Fistel wurde durch eine Seidennaht geschlossen und mit einem Faszienmuskellappen gedeckt.

Die Korrekturplastik. Es kann vorkommen, daß trotz technisch einwandfrei durchgeführter, gut sitzender Thorakoplastik eine kleine Restkaverne übrigbleibt oder auch das Sputum positiv bleibt, obgleich auf der Schichtaufnahme keine Kaverne mehr festzustellen ist. Diese Fälle sind aber seltene Ausnahmen und müssen immer den Verdacht einer Bronchustuberkulose wachrufen, die nach den neuesten Erfahrungen am sichersten durch eine Lungenresektion geheilt wird. Weit häufiger sind Mißerfolge nach einer Thorakoplastik auf eine technisch mangelhafte Durchführung der Operation zurückzuführen. Mit Recht beklagt sich Brauer darüber, wieviel verschandelte Plastiken man immer noch zu sehen bekommt. Diese unzulänglichen Plastiken bedeuten für den Kranken nicht nur einen unnützen Verlust an Zeit und Geld, sondern zwingen ihn, sich noch einer zweiten, bedeutend schwierigeren und den Kranken stärker mitnehmenden Operation zu unterziehen.

Die Feststellung kleiner Restkavernen kann dazwischen erhebliche Schwierigkeiten machen. Da die Lunge durch die Plastik stark eingeengt ist, so stellen die Restkavernen meist nur einen schmalen Spalt dar, der leicht durch die Rippenstümpfe, die unregelmäßig verlaufenden Rippenregenerate und narbige Schwarten verdeckt werden kann. Auch wenn sie frei im Lungengewebe liegen, ist ihre Erkennung und Deutung auf dem von zahlreichen sich kreuzenden Strängen und Rippenspangen durchzogenen Film nicht einfach. Das einzig sichere Röntgenzeichen der Restkaverne ist der bewegliche Flüssigkeitsspiegel, der in solchen spaltförmigen Kavernen natürlich nur sehr klein und undeutlich sein kann. Um einen möglichst deutlichen Flüssigkeitsspiegel zu erhalten, haben Leon, Green und Serbst bei 18 Kranken, bei denen durch keine der üblichen Methoden, einschließlich der Schichtaufnahme, eine Restkaverne nachzuweisen war, zur Nacht Codein und ein Barbitursäurepräparat gegeben. Den Kranken wurde eingeschärft, nicht abzuhusten und sie wurden dann am nächsten Morgen um 5,45 Uhr geröntgt, wobei zunächst eine Aufnahme in aufrechter und eine in geneigter Stellung gemacht wurden. Darauf wurden die Kranken aufgefordert, möglichst ausgiebig abzuhusten und dann wurden wieder 2 Aufnahmen wie vorher gemacht. Auf diese Weise gelang es bei 7 von den 18 Kranken doch noch einen kleinen beweglichen Flüssigkeitsspiegel nachzuweisen. Verff. glauben, daß bei Restkavernen mit sehr geringen Exsudatmengen der Auswurf wahrscheinlich überhaupt keinen waagerechten Spiegel bildet, sondern eher einen linsenförmigen Schatten am Grunde der Kaverne. Bei Haltungswechsel des Kranken kennzeichnet sich diese minimale Flüssigkeitsansammlung auf dem Röntgenfilm wahrscheinlich nur durch eine Veränderung der unteren Begrenzung der Kaverne. Bei so geringen Mengen von Kaverneninhalt empfehlen die Verff. eine Anreicherung durch mehrtägige Bettruhe der Kranken zu versuchen. Vor der Anwendung von Kontrastmittel warnen sie mit Recht wegen der Gefahr eines Aufflackerns des Prozesses und einer Streuung in die Umgebung.

Wenn eine Restkaverne festgestellt ist, so ist damit die Anzeige zur Korrekturplastik noch nicht ohne weiteres gegeben. Da jede Korrekturplastik immer einen ausgedehnten schweren Eingriff darstellt, dessen unmittelbare Sterblichkeit im Gegensatz zu der Behauptung von G. MAURER, erheblich höher als bei einer gewöhnlichen Plastik ist, so wird man zunächst noch abwarten, ob sich die Kaverne nicht doch noch spontan schließt.

BERNOU hat das Schicksal von 65 Kranken, bei denen nach einer Thorakoplastik eine Restkaverne zurückgeblieben war, weiter verfolgt. Bei 15 dieser Kranken hatte sich die Kaverne noch geschlossen und zwar bei 7 in etwa 2 Jahren, bei den übrigen in 3, 5, 5, 7, 7, 8 und 10 Jahren. Ein Kranker war nach 7 Jahren durch eine Speleotomie geheilt worden. 17 Kranke lebten mit ihrer Restkaverne teils ständig teils fakultativ positiv bereits 6—14 Jahre. 32 Kranke waren ihrer Tuberkulose erlegen. Da nach dieser Statistik 55% aller Kranken, bei denen sich die Restkaverne nicht innerhalb zweier Jahre geschlossen hatte, gestorben sind, hält BERNOU ein weiteres Zuwarten über diesen Zeitraum hinaus für aussichtslos.

In hierzu geeigneten Fällen wird sich zuvor noch ein Versuch mit der Saugdrainage empfehlen, die für diesen Zweck von verschiedenen Seiten empfohlen worden ist, oder eine Speleotomie nach BERNOU, die neuerdings in solchen Fällen in Frankreich häufiger angewandt wird.

EFFENBERGER hat für die Saugdrainage von Restkavernen folgende Technik angegeben:

Nach sorgfältiger Röntgenprojektion des Kavernensitzes und Bestimmung der Kavernentiefe durch tomographische Aufnahmen, möglichst kleiner Querschnitt in der vorderen Brustwand in Höhe des 1. Interkostalraumes, stumpfes Durchgehen durch den M. pectoralis, Resektion der vorderen Stümpfe der 1., gegebenenfalls auch der 2. Rippe, je nach Lage der Kaverne. Fortsetzung des Eingriffs darnach auf dem Röntgentisch: Markieren der Einstichstelle im Kavernenbereich mit einer dünnen Pneumothoraxnadel während der Durchleuchtung. Bei wieder eingeschalteter Operationsbeleuchtung sorgfältige Kontrolle der topographischen Verhältnisse, die über die zu erwartenden Risiken ohne weiteres Aufschluß gibt und insbesondere veranlassen kann, die Wahl der Einstichstelle für die Anlegung der Drainage diesen Gegebenheiten anzupassen. Einstechen mit der Pneumothoraxkanüle in die Kaverne zur Feststellung ihrer Tiefe, danach Eingehen mit einem möglichst dünnen Troikart und Einlegen des Katheters von höchstens 6 Charr. Verschluß der Operationswunde durch schichtweise Naht nach Einlegen eines Jodoformgazestreifens in das Wundbett, üblicher Verband.

Das Nähere ist im Kapitel über die Saugdrainage nachzusehen. Schließt sich die Kaverne nicht, so muß sie durch einen 2. Eingriff beseitigt werden.

Da man bei der Korrekturplastik in starrem Narbengewebe arbeiten muß und die Leitungsanästhesie wegen der Veränderung der topographischen Verhältnisse unsicher ist, so empfiehlt sich wenigstens zusätzlich eine Allgemeinnarkose mittels Evipan oder Avertin. Da die Orientierung im Narbengewebe sehr schwierig ist und man auch wegen der zahlreichen störenden Knochenspangen nur schlecht vorwärts kommt, muß zunächst die oberste stehengebliebene Rippe freigelegt und soweit nach vorn reseziert werden, daß man unter die sternalen Stümpfe der bei der 1. Plastik resezierten Rippen kommt. Diese werden dann zunächst auch noch im erforderlichen Ausmaß reseziert. Nunmehr dringt man von unten und vorn in der richtigen Schicht gegen das Narbengewebe vor. Häufig ist es dabei am zweckmäßigsten, die ganze Schwarte mit den in ihr erhaltenen Knochenspangen nach vorheriger Abpräparierung der Haut im ganzen zu exzidieren. Das genügt noch nicht, um einen vollen Kollaps der Lunge zu erreichen, da diese durch vielfache

Weichteilschwielen und Schwarten mit ihrer Unterlage und der Wirbelsäule mehr oder weniger fest verbacken ist. Diese Verwachsungen müssen Schritt für Schritt meist scharf durchtrennt werden. Besonders sorgfältig muß die Auslösung der Lunge aus dem kostovertebralen Winkel, in dem sie gewöhnlich besonders fest fixiert ist, vorgenommen werden. Die Resektion der Querfortsätze ist hierbei, wie auch Iselin hervorhebt, überflüssig. Ist die Lunge möglichst allseitig mobilisiert, so wird nach sorgfältiger Blutstillung die Wunde nach Einlegung eines Drainrohres in üblicher Weise geschlossen.

Um der Brustwand in der ersten Zeit mehr Halt zu geben, kann man nach der Empfehlung von Hedri aus der Haut einen 3—5 cm breiten Streifen exzidieren, so daß die Naht unter Spannung angelegt wird.

Hultén hält es ebenfalls für erstrebenswert, daß der Kranke eine feste, stabile Brustwand behält.

Er versucht das durch eine Kombination von Muskelplombe und Wandplastik zu erreichen, die er in 2 Sitzungen durchführt. Bei der 1. Sitzung geht er von hinten ein, wobei etwaige kollapshindernde Rippenstümpfe und Querfortsätze abgetragen werden und dann die Lunge vom kostovertebralen Winkel aus möglichst vollkommen abgelöst wird. Wenn die Pneumolyse beendet ist, kann man die Brustwand durch einen Interkostalschnitt in der Höhe des unteren Wundwinkels durchtrennen und so die obere Partie mobilisieren und an den kostovertebralen Winkel oder eine Zwischenwirbelscheibe annähen. Die Wunde wird dann durch schichtweise Naht ohne Drainage geschlossen. 1—2 Wochen später folgt die 2. Sitzung. Bei dieser wird vorn von einem Winkelschnitt eingegangen, der am unteren Rande des Schlüsselbeins entlang läuft und dann am Brustbein abwärts führt. Der Hautlappen wird freipräpariert und lateralwärts umgeklappt. Hierauf trennt man den Schlüsselbein- und den Brustbeinteil des Pectoralis stumpf bis zum Humerus, wo der Ansatz des sternokostalen Teiles durchtrennt wird. Der Muskellappen wird von der Brustwand abpräpariert und medianwärts zurückgeschlagen. Der Sternalansatz des Pectoralis bleibt erhalten, um die von der Mammaria in den Muskel gelangenden Gefäße zu schonen. Von der A. subclavia kommen mit der A. thoracoacromialis ebenfalls für die Ernährung des Lappens wichtige Gefäße, die auch geschont werden müssen, während die von der A. thoracalis lat. kommenden Äste unbeschadet geopfert werden können. Nach Abpräparieren des Muskellappens liegt die Brustwand bloß, und man kann nunmehr die Rippenstümpfe und Knorpel bis zum Brustbein entfernen. Hierauf macht man einen parasternalen Schnitt durch die Rippenperichondrien und die Interkostalmuskulatur bis auf die verklebte Pleura und löst nunmehr die Lunge auch vorn stumpf von der Brustwand und über der Spitze ab, wobei man sie auch möglichst vom Mediastinum abzulösen versucht. Nach sorgfältiger Blutstillung wird alsdann der gebildete Pektoralislappen in die entstandene extrapleurale Höhle gebracht und straff nach der Gegend der Querfortsätze hinabgenäht. Er soll nicht nur die Höhle ausfüllen, sondern sich auch als eine straffe, sagittalgestellte Wand vom Sternum bis zum kostovertebralen Winkel spannen. Der Muskellappen ist oft zu lang. Die Naht, die ihn an die Brustwand heftet, soll deshalb ungefähr in seiner Mitte, nicht an der Schnittfläche beginnen. Mit 2—3 Nähten wird der Muskel unter Straffung angenäht. Der humerale Teil des Lappens distal von den Nähten kommt zusammengefaltet zwischen die Muskelwand und das Mediastinum zu liegen und dient lediglich als Plombe. Die Brustwand mit den Rippenregeneraten wird dann nach dem Rande des Sternums oder so nahe an diesen hinaufgenäht, daß die Brustwand straff über dem Muskellappen liegt. Der durch die Pneumolyse entstandene Hohlraum wird auf diese Weise teils ausgefüllt, teils nach der Achselhöhle verlagert.

Wir haben in einem Fall mit nachgiebigem Mediastinum, bei dem die dicke derbe Schwarte mit den Rippenregeneraten als ganzes in etwa zweihandtellergroßer Ausdehnung reseziert werden mußte, die Pektoralisplastik nach Hultén mit sehr guter Wirkung ausgeführt. Wir können das Verfahren daher empfehlen.

Judd hat neuerdings die von Hertel bereits 1935 vorgeschlagene Kavernenfaltung wieder aufgegriffen und zu einer Korrekturplastik ausgebaut.

Nach Resektion der Rippenregenerate wird die Lunge vorn aus den Adhäsionen und Schwarten ausgelöst. Die sternalen Rippenstümpfe werden soweit als möglich abgetragen. Darauf wird das Narbengewebe neben der Wirbelsäule, deren Querfortsätze bereits bei der 1. Operation abgetragen wurden, der Länge nach bis auf den Knochen gespalten. Dann wird die Lunge stumpf, soweit als möglich, abgelöst, wobei man sich vor einer Verletzung der darunter liegenden Gefäße und der Lunge hüten muß, bis man in das lockere Bindegewebe der Fascia endothoracica gelangt, in der man die Lunge aus dem hinteren kostovertebralen Winkel auslöst. Darauf werden die interkostalen Weichteile vorn durchtrennt und nach hinten soweit als nötig mobilisiert ohne etwaige zur Lungenoberfläche und der Kavernenwand ziehende Gefäße zu verletzen. Ebenso muß man sich vor einer Verletzung des Grenzstranges und des Ductus thoracicus in acht nehmen. Das Ausmaß der Lungenmobilisierung richtet sich nach den jeweils vorliegenden Verhältnissen. In jedem Fall muß aber die Lunge hinten aus dem kostovertebralen Winkel vollkommen ausgelöst werden und seitlich bis über die Hälfte oder zwei Drittel der Wirbelkörper hinaus. In senkrechter Richtung muß die Auslösung vom 2. Brustwirbel bis zur ersten stehengebliebenen Rippe reichen. Die so mobilierte Lunge wird nach vorn zusammengerollt und in dieser Lage durch Nähte, die nur das schwartige Narbengewebe fassen, fixiert. Oben sollen die Nähte fester als unten geknüpft werden, wobei man aber sorgsam darauf achten muß, daß die Lunge nicht an irgendeiner Stelle abgeschnürt wird. Auf diese Weise wird ein vollständiger Kollaps der hinteren und teilweise auch seitlichen Lungenabschnitts erreicht, während vorn und mediastinalwärts lufthaltiges Lungengewebe bestehen bleibt. Darauf wird die Wunde ohne Drainage geschlossen. Unmittelbar nach der Operation erhalten die Kranken eine Bluttransfusion von 500 ccm und darauf einen intravenösen Tropfeinlauf von 1500 ccm 5%iger Traubenzuckerlösung, etwa 600—800 ccm in der Stunde. Durch eine Nasenmaske wird dem Operierten Sauerstoff zugeführt und durch Opiate der Schmerz bekämpft, aber nur soweit, daß der Hustenreiz nicht aufgehoben wird. Sobald wie möglich werden auf die Wunde und die operierte Seite Sand- oder Schrotsäcke aufgelegt.

Judd betont ausdrücklich, daß es völlig unzulässig sei, diese „Lungenmobilisation mit Fixation" schon gleich bei der primären Operation vorzunehmen, da man dann die Nähte durch das Lungengewebe legen müßte und außerdem bei den einzelnen Sitzungen die Ausdehnung des Kollapses zu gering wäre. Diese Korrekturplastik soll nicht vor 8—10 Wochen nach der letzten Plastiksitzung vorgenommen werden, damit die Knochenregenerate sich genügend entwickeln können und sicher entfernt werden.

Judd hatte zur Zeit seiner Mitteilung dieses Verfahren bei 23 Kranken mit Restkavernen nach ausgedehnten Plastiken mit Totalresektion der oberen Rippen und der Querfortsätze angewandt. Von diesen Kranken haben alle bis auf einen ihre Bazillen verloren.

Zur Beurteilung der Ergebnisse der Thorakoplastik werden gewöhnlich Sammelstatistiken herangezogen, die aber kein richtiges Bild geben können, weil weder der Ausgangsbefund, noch die Technik, noch die von den einzelnen Verff. angewandten Kriterien nachkontrolliert werden können. Daß die von J. Alexander aus der gesamten Weltliteratur zusammengestellten 1024 Fälle der Jahre 1918 bis 1923 längst überholt sind, müßte eigentlich jedem klar sein. Trotzdem wird diese Sammelstatistik immer noch häufig als Grundlage für die Berechnung der Erfolgsaussichten der Thorakoplastik zugrundegelegt. Da es sich bei der Thorakoplastik um ein verhältnismäßig junges, noch immer in Fluß begriffenes Verfahren handelt, so sind diese aus den Anfangsjahren der Plastik stammenden Zahlen sowohl durch Mängel der Anzeigenstellung, wie auch der Technik zu stark belastet. Wir haben alle, soweit wir zu den älteren Generationen gehören, beim Beginn der operativen Behandlung der Lungentuberkulose mehr oder weniger schweres Lehrgeld zahlen müssen. Auch jetzt äußert sich jede Erweiterung der Anzeigenstellung meist in der ersten Zeit durch eine Verschlechterung der allgemeinen Erfolgsstatistik. Nicht nur, weil durch die Anzeigenerweiterung das allgemeine Operationsrisiko ansteigt — mit Recht sagt Brunner, daß die Sterblichkeit bei der Thorakoplastik von der Weite der Anzeigenstellung abhängt —, sondern vor allem auch deshalb, weil wir die für diese Grenzfälle beste Operationstechnik und Behandlungsart erst herausfinden müssen.

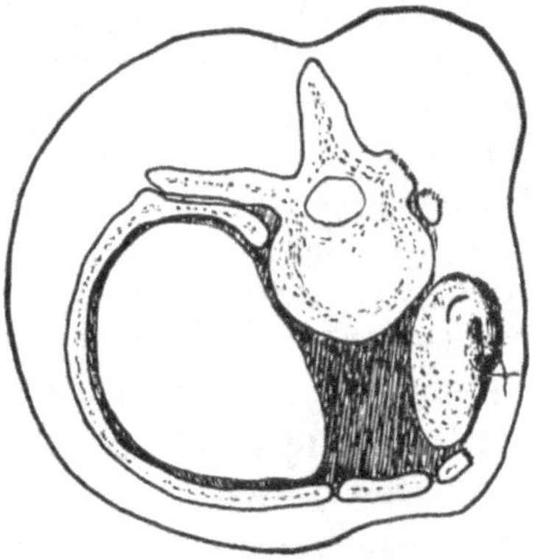

Abb. 91.
Korrekturplastik nach Judd.

Die hinten abgelöste Lunge ist zusammengerollt und wird in dieser Lage durch oberflächliche Nähte fixiert, (Schematisch nach J. thorac. Surg. 13, 256).

Wir sehen aber im allgemeinen, daß ganz übereinstimmend eine fortschreitende Verbesserung der Ergebnisse der Thorakoplastik zu verzeichnen ist. Während vor 30 Jahren noch die besten Statistiken eine Frühsterblichkeit von etwa 24% aufwiesen, erreicht diese jetzt trotz erheblich erweiteter Anzeigenstellung nur 4—6%. Ein den tatsächlichen Verhältnissen am besten gerecht werdendes Bild kann man nur aus größeren Einzelstatistiken gewinnen. Bei dem Vergleich einzelner Statistiken muß auch immer in Betracht gezogen werden, ob die Zahlen aus einem Sanatorium oder einem Krankenhaus stammen. So weist Thomsen darauf hin, daß sein früheres Krankenmaterial an einem Privatsanatorium sich überhaupt nicht mit dem seiner jetzigen Arbeitsstätte, einer sehr gut eingerichteten Eisenbahner-Heilstätte, vergleichen lasse. Coryllos unterstreicht, daß er bei seinen Sanatoriumspatienten 62,10% gute Erfolge hatte, während von seinen Krankenhauspatienten nur 36,8% geheilt und arbeitsfähig wurden. Ähnliches berichtet Bérard, der im Krankenhause eine Operationssterblichkeit von 15,7% hatte, während sie im Sanatorium nur 5% ausmachte.

Hein, von dessen 280 Kranken bei einer Frühmortalität von 7,5% 14,6% ungebessert, 52,2% gebessert und 47,8% bazillenfrei wurden, weist in seiner Statistik nur 16,7% arbeitsfähige auf. Das erklärt sich dadurch, daß in seiner Anstalt, die mit Arbeitern belegt wird, alle Kranken, bei denen eine Thorakoplastik ausgeführt worden ist, für 2 Jahre arbeitsunfähig geschrieben werden, während unsere Kranken aus dem Privatsanatorium und den Reichsversicherungsanstalten meist schon einige Wochen nach ihrer Entlassung wieder mit ihrer Arbeit beginnen können. Die Fälle dürfen also bei der Thorakoplastik niemals bloß gezählt, sondern müssen jedesmal auch abgewogen werden. Wir konnten 1939 auf Grund unserer Erfahrung bei rund 500 Plastiken eine Sterblichkeit in den ersten 2 Jahren nach dem Eingriff von 16% angeben, während über 60% symptomfrei wurden. In den Nachkriegsjahren haben sich unsere Resultate etwas verschlechtert.

Semb hat 1946 auf dem Tuberkulosekongreß in Oxford mitgeteilt, daß er bei 401 von ihm persönlich operierten Kranken bei kleinen Kavernen 95,7%, bei mittleren in 84,6%, bei großen in 76,9% und bei Riesenkavernen in 52% der Fälle Vernichtung der Kaverne und Bazillenfreiheit erreichen konnte. Die in den folgenden Tabellen zusammengestellten Statistiken aus den letzten 10 Jahren können aber immerhin im allgemeinen ein zutreffendes Bild von den tatsächlichen Verhältnissen geben.

Von den 613 im Zeitraum von 1922—1943 operierten Kranken Kinsellas lebten nach 5—26 Jahren noch 410 (66,8%). Negativ wurden durch die Operation 88,1%. Von den großen über 4 cm im Durchmesser messenden Kavernen wurden 49,6% geschlossen und 76,5% negativ; bei den kleineren Kavernen wurden 68,7% beseitigt und 91% der Kranken negativ. Von den bis 1948 verstorbenen 203 Kranken waren 169 ihrer Tuberkulose erlegen, während bei 34 der Tod weder mit dem Grundleiden noch mit der Operation im Zusammenhang stand.

Sebestény gibt bei seinen rund 3000 Thorakoplastiken folgende Mortalitätsziffern an:

Einzeitige Totalplastik nach Sauerbruch	14,8%
Zweizeitige Totalplastik	4,7%
1—5-Rippenplastik	6,0%
Einzeitige 6—8-Rippenplastik	20,0%
Zweizeitige 6—8-Rippenplastik nach Bernou (mit Streptomycin)	8,6%

Die Zahl der Heilungen erreichte 60%.

Das Tuberkulose-Krankenhaus Rohrbach hat folgende Statistiken veröffentlicht, bei denen der Stichtag der 1. Januar des übernächsten Jahres ist:

Zahl der Plastiken: 71. Operationsjahr: 1934. Stichtag: 1. 1. 1936.

Ergebnisse	Von der Gesamtzahl	Von den Überlebenden
Gestorben	26,7%	—
Davon primär	15,49%	—
Negativ	50,7%	72%
Voll arbeitsfähig	30,9%	44%
Beschränkt arbeitsfähig	25,0%	36%
Nicht arbeitsfähig	5,6%	8%
Noch in Behandlung	8,5%	12%

Zahl der Plastiken: 125. Operationsjahr: 1935. Stichtag: 1. 1. 1937.

Ergebnisse	Von der Gesamtzahl	Von den Überlebenden
Gestorben	16,8%	—
Davon primär	6,4%	—
Negativ	58,4%	69,2%
Voll arbeitsfähig	47,2%	56,7%
Beschränkt arbeitsfähig	8,0%	9,6%
Nicht arbeitsfähig	28,0%	33,7%

Zahl der Plastiken: 186. Operationsjahr: 1936. Stichtag: 1. 1. 1938.

Ergebnisse	Von der Gesamtzahl	Von den Überlebenden
Gestorben	20,7%	—
Davon primär	10,6%	—
Negativ	54,7%	69,6%
Voll arbeitsfähig	52,2%	66,4%
Nicht arbeitsfähig	26,4%	33,6%

Dolley, Jones und Paxton haben auf Grund einer von ihnen veranstalteten Rundfrage folgende Statistik nordamerikanischer Kliniken zusammengestellt:

	Anzahl der Kranken	Arbeitsfähig %	Gebessert %	Nicht gebessert %	Gestorb.: Innerhalb 8 Wochen %	5 Jahren %
Eloesser	205	36	12	9	5	14
Urquhard	200	43	32	11	9	4
E. C. Janes	64	30	9	31	17	12
Decker	59	17	24	34	12	12
R. M. Janes	120	28	37	17	6	4
Freedlander	85	46	19	13	7	7
Eggers	34	18	35	26	18	3
Raine und Vates	56	55	30	0	5	9
Gale	155	46	17	5	9	7
Thearle	45	41	40	13	4	2
Moorf	30	24	55	7	7	7
Peters und Cornish	38	50	—	16	34	0
Overholt	295	41	14	3	7	7
Dolley—Jones—Paxton	250	40	14	7	10	9
	1636	38	25	15	11	7

VALLE berichtet über folgende Resultate bei 232 Plastiken, die er in 3 Perioden einteilt:

		Zahl der Kranken	Geheilt	Stationär	Gebessert	Unverändert	Gestorb. bis 1944
1931—1935 . . .	I.	81	32,8%	14,8%	11,1%	6,1%	35,8%
1936—1938 . . .	II.	77	42,8%	20,8%	10,4%	1,3%	24,5%
1939—1941 . . .	III.	74	52,7%	21,6%	5,4%		20,2%
		232	98,0%	44,0%	21,0%	6,0%	63,0%

Dazu kommen aus der Literatur noch folgende, eine größere Anzahl von Plastiken umfassende Einzelstatistiken:

		Anzahl der Kranken	Sterblichkeit	Geheilt (negativ)	Gebessert (fakult. offen)	Verschlecht.	Voll arbeitsfähig
CORYLLOS . .		170	18,8%	62,10%	—	—	—
A. MAURER, SAVITSCH .		484	18,0%	44%	24%	14%	—
SOMMER . . .		177	9,0%	79%	—	—	—
			Früh Spät				
OVERHOLT .	I	206¹)	3,4% 2,9%	89,5%	—	—	—
	II	164²)	7,9% 9,1%	69,1%	—	—	—
GÄRBER und KUNZ .		219	3,6% 15,0%	52,3%	16,6%	—	35,7%
JOLY		210	8,6	62,4%	16,2%	3,8%	—
O'BRIEN . . .		511	9,39% 9,78%	81,65%	—	—	—
MELTZER . .		181	8,2%	79%	—	—	50,4%
FINNEY . . .		104	18,0%	62%	—	2,9%	—
ADAMS . . .		241	15,7%	62,5%	—	—	—
THOMPSON und JANES		162	4,3% 6,8%	—	16%	4,3%	60,50%
			Mißerfolge				
LE FOYER u. CHENEBAULT	I	148¹)	1,35%	85%	13,5%		
	II	35²)	5,7%	77%	7,1%		
	III	59³)	49,16%	33,8%	16,9%		
MILLER, SCHAFFNER und HILTZ		100	4,8%	77,1%	18,1%		

Von 102 Patienten von DOUGLAS waren 5 Jahre nach der Plastik 69 klinisch geheilt, 6 gebessert, 10 noch krank, 3 verschollen und 14 gestorben, davon 5 innerhalb zweier Monate nach dem Eingriff.

¹) = Chroniker mit guter Prognose.
²) = Kranke mit zweifelhafter Prognose.
³) = Kranke mit schlechter Prognose.

Die Leistungsfähigkeit der Thorakoplastik wird sehr eindrucksvoll bewiesen durch die guten Ergebnisse doppelseitiger Plastiken, über die Allen, Brunner, Coryllos, Dahl, Gravesen, Jessen, Lundquist u. a. berichten und von Plastiken bei bestehendem kontralateralem Pneumothorax wegen kavernöser Erkrankung der Gegenseite. Buxton und O'Rourke verloren von 44 Kranken, bei denen auf der Gegenseite ein Pneumothorax bestand, der 37mal wegen einer Kaverne angelegt worden war, innerhalb der ersten 3 Monate nach der Plastik 6,8%, während die Spätmortalität 22,7% betrug. 64,5% der Kranken waren negativ und bei 83,8% hatte sich die Kaverne unter der Plastik geschlossen. 17 Kranke befanden sich z. Zt. der Veröffentlichung noch in Behandlung. Von den 14 Entlassenen hatten 12 ihre Arbeit wieder aufgenommen. Harrison und Berry sahen von 48 mit einem Empyem komplizierten Fällen 63,2% negativ werden. 29% waren noch positiv, während 7,8% gestorben sind.

In der Literatur ist über mehr als 50 Geburten nach überstandener Plastik berichtet. In fast allen Fällen war die Schwangerschaft normal verlaufen und die Geburt zum Termin ohne Reaktivierung der Tuberkulose erfolgt.

Auch während der Schwangerschaft wird die Plastik meist gut vertragen. So berichten Seegers und Jahn, daß 20 Schwangere, bei denen wegen offener Lungentuberkulose 41 Plastiksitzungen während der Gravidität durchgeführt wurden, alle eine ungestörte Schwangerschaft, Geburt und Wochenbett durchmachten, während der Lungenprozeß in mindestens gleich guter Weise wie außerhalb der Schwangerschaft beeinflußt wurde.

Diese Ergebnisse der Thorakoplastik zeigen, daß wir in dieser Operation ein sehr wirksames, sich den individuellen Verhältnissen gut anpassendes und damit schonendes Verfahren besitzen, das noch viel häufiger und vor allem früher angewandt werden sollte.

Dafür sprechen auch die Nachuntersuchungen von Dabrunz, die ergaben, daß von 92 Kranken, die die ihnen vorgeschlagene Thorakoplastik abgelehnt hatten, nach 0—10 Jahren 57, d. h. 61,9% gestorben waren. 19 oder 20,7% waren verschlechtert. Im ganzen hatten also 82,6% eine schlechte Wendung genommen. Nur 9,7% waren deutlich gebessert und 7,7% unverändert. Nach einer Statistik von Barnes waren von 314 nicht kavernösen Phthisen nach 1—14 Jahren bei rein konservativer Behandlung von den Kranken mit minimalen Lungenherden 15% gestorben, von den mäßig fortgeschrittenen Fällen 31% und von den weitfortgeschrittenen Fällen 66% tot. Nach drei Jahren waren 40% aller positiven Fälle und 15% der negativen Fälle gestorben. Von den unter 20 Jahren alten Kranken waren nach drei Jahren 44% nicht mehr am Leben. Von 1601 kavernösen Lungentuberkulösen waren nach den Untersuchungen von Simpson nach fünf Jahren bereits 60% gestorben, wobei es sich in der Mehrzahl um kleine Kavernen mit einem Höchstdurchmesser von 2 cm handelte. Ähnliche Feststellungen konnte Freedlander machen. Bei einer Nachuntersuchung 1936 waren von 85 Plastiken aus den Jahren 1932—1934 von der Gruppe mit günstiger Prognose 70% negativ und 12% gestorben, während von der Gruppe mit fraglicher Prognose 43% negativ und 17% gestorben waren. Demgegenüber waren von 58 Kranken, die die Plastik verweigert hatten, von der 1. Gruppe nur 16% negativ geworden und 19% gestorben. Bei der 2. Gruppe hatten 4% die Bazillen verloren, während 35% gestorben waren. Auch die Nachuntersuchungen von Hasler, die ergaben, daß die Lebenserwartung der Kranken, die innerhalb ein Jahr lang fortgesetzter Sanatoriumskur nicht negativ werden, sehr gering ist, mahnen eindringlich, eine indizierte Plastik nicht hinauszuschieben.

Wir sehen jedenfalls keinen Anlaß, wie Ritter das neuerdings verlangt hat, die Thorakoplastik nur auf eine deutliche Heilungstendenz zeigende einseitige Prozesse zu beschränken, sondern schließen uns nach wie vor der Forderung von Brauer an, ohne Rücksicht auf die Statistik, jedem Kranken diese Chance zu bieten, wenn keine strikte Kontraindikation vorliegt.

Die Kavernen-Saugdrainage

von F. Michelsson

Die bisher besprochenen Behandlungsmethoden waren sämtlich Kollapsverfahren. Die mit großen Erwartungen begrüßte und eifrigst propagierte Kavernensaugdrainage beruht auf völlig anderer Grundlage. V. Monaldi geht bei seinem im Jahre 1938 vorgeschlagenen Behandlungsverfahren von folgenden Annahmen aus: Der Umfang der Kaverne entspricht nicht dem tatsächlichen Substanzverlust in der Lunge, sondern ist größer als dieser, und zwar einerseits infolge der Retraktion des elastischen Lungengewebes und andererseits weil in den Kavernen infolge einer Verengerung oder auch eines Ventilverschlusses der abführenden Bronchien ein erhöhter Druck besteht, der die Kaverne bläht und zu einer Atelektase des umgebenden Lungengewebes führt. Da diese Atelektase nicht entzündlichen, sondern mechanischen Ursprungs ist, bewahrt das atelektatische Lungengewebe lange Zeit seine normale Struktur und kann sich deshalb nach Beseitigung der schädigenden Ursache ohne weiteres wieder entfalten. Der größte Teil der älteren Kavernen, die gewöhnlich für starrwandig angesehen werden, ist nur scheinbar unbeeinflußbar, tatsächlich nur „träge"; sie können wieder elastisch werden und ihre Neigung zur Schrumpfung wieder erlangen, sobald die äußeren oder inneren Widerstände überwunden sind. Der spezifische Prozeß in der Kaverne beschränkt sich bei den abgegrenzten, isolierten Kavernen hauptsächlich auf die schmale exsudativ-kaseöse Schicht, die die Kaverne auskleidet. Ihrer Abstoßung folgt die Reinigung der Kaverne und das Verschwinden der Bazillen.

Durch die Saugwirkung soll der schädliche Überdruck in der Kaverne beseitigt werden, wodurch dann ihre Reinigung gefördert und die Wiederentfaltung des atelektatischen Gewebes erreicht wird, das den von der Kaverne gebildeten Hohlraum einnimmt und diese dadurch zum Verschwinden bringt.

Die Stichhaltigkeit dieser theoretischen Voraussetzung ist vielfach mit sehr gewichtigen Gründen angegriffen worden. Darauf hier einzugehen, würde zu weit führen, da uns hier vorwiegend die praktische Seite interessiert und man gelegentlich auch zu einem brauchbaren Ergebnis gelangen kann, obgleich man von falschen Voraussetzungen ausgeht.

Was die Technik anbelangt, so ist erste Voraussetzung für die Durchführung der Saugdrainage, daß die Pleurablätter an der Punktionsstelle zuverlässig verklebt sind. Es ist daher unbedingt nötig, vorher durch zahlreiche Pneumothoraxversuche an der Einstichstelle und in ihrer Umgebung sich von der Obliteration der Pleura zu überzeugen. Trotzdem können kleine offene Lücken übersehen werden, die dann später zum Empyem führen können. So berichtet Head, daß er zwei tödliche Pleuraempyeme erlebt hat, obgleich die Pneumothoraxnadel keinen Ausschlag am Manometer gezeigt hatte. Er hält deshalb ein mehrzeitiges Vorgehen für notwendig. Zunächst überzeugt er sich von einem kleinen Interkostalschnitt aus, bzw. wenn von hinten eingegangen werden soll, durch eine kleine Rippenresektion von dem Zustand der Pleurablätter. Erweisen sich die beiden Blätter fest verklebt, so wird an der Stelle ein kleines Jodipindepot gesetzt oder eine Metallmarke befestigt und die Wunde geschlossen. Nach ein bis zwei Wochen wird dann unter Leitung der zurückgelassenen Metallmarke die Punktion ausgeführt. Wenn man dagegen auf freie Pleura stößt, wird diese eröffnet und ein kleiner Jodoformmullstreifen mit einer Metallmarke eingeführt und die Wunde durch Naht geschlossen. Nach 10—14 Tagen wird der Streifen entfernt und man überzeugt sich davon, ob tatsächlich eine feste Verklebung eingetreten ist, worauf die Wunde wiederum vernäht wird. Die Drainage wird dann nach einer Woche angelegt. Die Punktion gleich vorzunehmen, sowie man die Pleuraobliteration festgestellt hat, hält Head nicht für ratsam, da dadurch Infektionen des Stichkanals hervorgerufen würden.

Dieses Vorgehen schützt wohl sicher vor allen unliebsamen Überraschungen, erscheint aber doch zu umständlich und man wird sich mit einer sorgfältigen Prüfung mittels der Pneumothoraxnadel begnügen können. Stößt man dabei auf freien Pleuraspalt, so ist vielfach empfohlen worden, zunächst einen Pneumothorax anzulegen, auch wenn es dabei nur zu einem Teilkollaps der Lunge kommen sollte. Erst wenn man sich durch mehrfache Nachfüllung davon überzeugt hat, daß ein nützlicher Pneumothorax nicht zu erreichen ist, solle der Versuch aufgegeben werden. Die Mehrzahl zieht es aber vor, wenn man nicht in weitoffene Pleura gelangt, die künstliche Verklebung der Pleurablätter am Ort des Einstichs vorzunehmen. Weber injiziert 5 ccm 40%ige Traubenzuckerlösung, worauf man, nach seinen Worten, etwa eine Woche später die Punktion gefahrlos vornehmen könne, häufiger wird nach dem Vorschlag von Flügge Talcum depuratum benutzt, von dem 0,5 bis 2 ccm genügen, um eine lokale Pleuritis mit nachfolgender fester Verklebung zu erzeugen. Gewöhnlich treten gleich nach der Puderung oder einige Stunden nachher Schmerzen auf, die ziemlich stark sein können, aber in 2—3 Tagen wieder abklingen. Gowar benutzt zu diesem Zweck Jodtalk. Talcum depuratum wird in dünner Schicht 2 Stunden lang bei einer Temperatur von 150 Grad sterilisiert, worauf die entsprechende, in einem möglichst kleinen Quantum absoluten Alkohols gelöste Jodmenge zugesetzt wird. Nach den Erfahrungen von Gowar bildet sich in 3—4 Wochen eine gleichmäßige Verklebung der Pleurablätter aus. Egger und Good haben an Stelle von Talk Kaolin vorgeschlagen, das grobkörniger ist und durch den stärkeren Reiz schneller feste Verklebung erzeugt. Demel und Hofbauer haben Pinselungen der bloßgelegten Pleura mit einem Teil Terpentinöl und zwei Teilen Olivenöl oder mit reinem Eukalyptusöl benutzt.

Von einigen Autoren wird empfohlen, zunächst einen kleinen Schnitt bis zur Interkostalmuskulatur zu machen; die überwiegende Mehrzahl geht aber perkutan ein. Monaldi führt die Kavernenpunktion gleich mit dem Troikart aus. In der ersten Zeit hat er ebenfalls die Kaverne zunächst mit einer Spritze punktiert. Diese Probepunktion hat er dann infolge weiterer technischer Verbesserungen wieder fortgelassen, wie er meint, mit dem großen Vorteil, dem Kranken durch die Nadel leicht verursachte Blutungen zu ersparen. Gerade um Blutungen und Luftembolien zu vermeiden, wird bei uns wohl ganz allgemein die Punktion zuerst mit einer feinen

Nadel und Spritze vorgenommen. Die Wichtigkeit dieser Probepunktion für die Aufdeckung etwaiger interlobärer oder paramediastinaler Exsudatreste geht u. a. aus der Beobachtung von WEISER eindrucksvoll hervor, der bei der Punktion auf ein röntgenologisch nicht feststellbares paramediastinales Exsudat stieß, das, wenn es übersehen worden wäre, leicht zu schweren Folgen hätte führen können.

Zur Punktion der Kaverne wird gewöhnlich der von BOTTARI konstruierte Spezialtroikart benutzt. Die Hülse desselben gabelt sich am oberen Ende. Durch die eine Öffnung wird der Mandrin eingeführt, während an die andere Öffnung ein zum Manometer führender Schlauch angesetzt wird. Das verdickte Ende des Mandrinschafts entspricht dem Querschnitt der Hülse, so daß diese an der Spitze luftdicht abgeschlossen ist. Direkt vor dem unteren Ende der Hülse unmittelbar über der verdickten Basis der Mandrinspitze befindet sich seitlich ein Loch. Da der Mandrinschaft dünner ist als die Hülse, sie aber am oberen Ende luftdicht abschließt, steht die Luft der Kaverne durch dieses Loch, wenn der Troikart eingeführt ist, mit dem angeschlossenen Manometer in Verbindung. Sobald der Troikart die Kavernenwand durchstoßen hat, schlägt das Manometer in charakteristischer Weise aus. Dann wird der Mandrin entfernt und der Katheter durch die Hülse eingeführt. Bevor die Troikarthülse aus der Kaverne herausgezogen wird, wird der Katheter mit dem Manometer verbunden, um seine richtige Lage zu überprüfen. Am zweckmäßigsten ist es, die Punktion am liegenden Kranken auf einem Röntgentisch mit Untertisch-Röntgendurchleuchtung auszuführen, um immer genau die Lage des Troikarts bzw. des Katheters mit dem Auge kontrollieren zu können.

DORN hat ein sehr zweckmäßiges Instrumentarium für die Kavernenpunktion angegeben. Die von ihm geübte Punktionstechnik gestaltet sich folgendermaßen: Vor der Anästhesierung der gewählten Einstichstelle wird der flachliegende Kranke nochmals durchleuchtet, um genau die Einstichstelle festzustellen. Dann wird eine etwa 5 cm lange Metallröhre genau über der Mitte der Kaverne aufgesetzt und nach nochmaliger Röntgenkontrolle die Kaverne mit dünner Hohlnadel (Marke V IIb Nr. 20), die mit einer LUERschen Glasspritze montiert ist, aufgesucht. In langsamem Tiefergehen mit der Nadel wird auch nochmals durch Stempelzug festgestellt, daß kein freier Pleuraspalt anzutreffen ist. Sowie die Nadelspitze sich in dem Hohlraum der Kaverne befindet, gibt der leicht bewegliche Glasstempel sofort nach und wird beim Pressen oder Husten des Kranken selbständig nach oben getrieben. Nach Abnahme der Spritze wird jetzt der Manometerschlauch angesetzt und unter Röntgenkontrolle das Ende der Hohlnadel so eingestellt, daß es möglichst nach der Mitte der Kaverne zeigt. Darauf wird der Manometerschlauch abgenommen und durch die Hohlnadel ein etwa 40 cm langer KIRSCHNER-Draht eingeführt, soweit, daß sein Ende sich in der Mitte der Kaverne befindet. Nun wird die Hohlnadel entfernt; um dabei zu verhüten, daß der KIRSCHNER-Draht sich in seiner Lage verschiebt, wird ein fester Metallmaßstab von etwa 30 cm Länge auf die Brustwand nahe und parallel zum aus dem Thorax herausragenden Stahldraht aufgesetzt. Das distale Ende des Maßstabes und des Drahtes werden mit zwei Fingern einer Hand fest aneinandergepreßt, mit der anderen wird die Hohlnadel langsam über den gut fixierten Draht herausgezogen. Draht und Meßstab werden nunmehr in der Nähe des Thorax aneinander fixiert und die Hohlnadel über das freie Ende des Drahtes entfernt. Statt der Hohlnadel wird nun der von DORN konstruierte Troikart mit Hülse, dessen nähere Beschreibung unten folgt, von der Spitze her in Richtung Brustwand über das freie Ende des Drahtes geführt, bis dieser im Troikartgriff zum Vorschein kommt. Darauf wird die Hand, die bisher in Thoraxnähe Maßstab und Draht fixierte, an das distale Ende, also hinter das Instrument gelegt, um hier wieder den Draht in seiner alten Lage an den Maßstab zu fixieren. Der Ansatz des Manometers wird an die freie Öffnung des Troikarts angeschlossen. Ein Assistent hat inzwischen einen Hautschnitt, der nach beiden Seiten des Drahtdurchtrittes geht, ausgeführt. In langsam schiebender Bewegung wird nun der Troikart ohne größere Gewaltanwendung am Führungsdraht entlang in die Tiefe gedrückt, bis die Spitze, was auch am Maßstab genau ablesbar ist, das innere Ende des Drahtes in der Kaverne erreicht hat.

Nunmehr muß auch das Manometer den gewohnten tieferen Ausschlag geben. Eine Röntgenkontrolle kann ausgeführt werden, ist aber in dieser Phase kaum notwendig. Nun kann der graduierte Gummikatheter eingeführt und die Troikarthülse herausgenommen werden. Nach nochmaliger Röntgenkontrolle der Katheterlage wird über ihr eine 2 mm starke Gummiplatte von etwa 3—5 cm Größe, die in der Mitte eine kleine, nicht ganz dem Durchmesser des Katheters entsprechende Bohrung hat, über den Katheter gezogen. Sie verklemmt sich durch ihre Zugwirkung in der gewünschten Stelle an der Hautoberfläche. Es wird ein kleiner geschlitzter Salbenmullstreifen untergeschoben und die Gummiplatte mit zwei Leukoplaststreifen fixiert.

Wie die Abbildung zeigt, unterscheidet sich der von Dorn konstruierte Troikart von dem von Monaldi angegebenen Instrument dadurch, daß einmal in dem distalen Ende der Troikarthülse nicht nur ein Loch seitlich, sondern ein Kranz von Löchern angebracht ist. So kann die Luft auch dann zum Manometer gelangen, wenn zufällig eines der Löcher verlegt sein sollte. Zum anderen wurde der Troikart nur soweit verjüngt, daß ein sicherer Luftmantel zwischen Troikarthülse und ihm besteht und die Verbindung von der Kaverne durch den Lochkranz zum Manometer einwandfrei sichergestellt ist. Das wesentlich Neue ist die Längsdurchbohrung des ganzen Troikarts. Hierdurch wird es möglich, den starren Stahldraht als Längsachse durch das gesamte Instrument führen zu können. Die distale Öffnung für den Draht liegt dicht neben der Spitze in einer der drei Schnittflächen des Troikarts. Eine Abdrängung des in dem Kavernenlumen liegenden Drahtes bei Einführung des Troikarts findet nicht statt. Einmal ist der besonders gehärtete Kirschner-Draht recht starr und zum anderen wird er durch das zum Teil derbe Muskel- und Bindegewebe ziemlich fest in seiner Lage gehalten. Der Griff des Troikarts ist so gewählt, daß man für zwei Finger einer Hand sicheren Halt hat und bei mäßiger Druckanwendung das Gefühl für die verschiedenen Schichten, die zu durchdringen sind, nicht verliert.

Die Technik ist somit nicht schwierig, doch ist das Verfahren nicht ganz ungefährlich, da man auch bei Röntgenkontrolle im Dunkeln arbeitet und daher vor Nebenverletzungen nie ganz sicher sein kann. Schwere Blutungen, mehr oder weniger umschriebene Empyeme, die nicht selten einen sehr bösartigen Charakter haben, und Luftembolien sind jedenfalls häufiger, als man nach den Literaturangaben annehmen könnte. Man hört von solchen Zwischenfällen öfter, als man von ihnen liest (Adelberger, Korec, G. Maurer).

Mit der Einführung des Katheters beginnt erst die eigentliche Behandlung, die Saugdrainage. MONALDI hat von Anfang an betont, daß eine dauernde Saugung nicht erfolgen dürfe, weil dadurch Störungen des Blutkreislaufes in der Kavernenwand, erleichterte Exsudation, Verringerung des Tonus und des mechanischen Widerstandes der Gewebe hervorgerufen würden. Im allgemeinen beschränkt man die Saugung jetzt auf zweimal zwei Stunden am Tage, wobei nach dem Vorschlage von MONALDI Druckwerte zwischen — 15 bis — 30 cm Wasser angewandt werden. H. ALEXANDER betont, daß die Saugung sich ganz allmählich einschleichen und ebenso langsam abklingen muß, um nicht durch plötzliche Druckschwankungen Schädigungen hervorzurufen.

Für die Nachbehandlung ist völlige Luftdichtigkeit der Saugleitung von ausschlaggebender Bedeutung und muß daher ständig nachgeprüft werden. In den

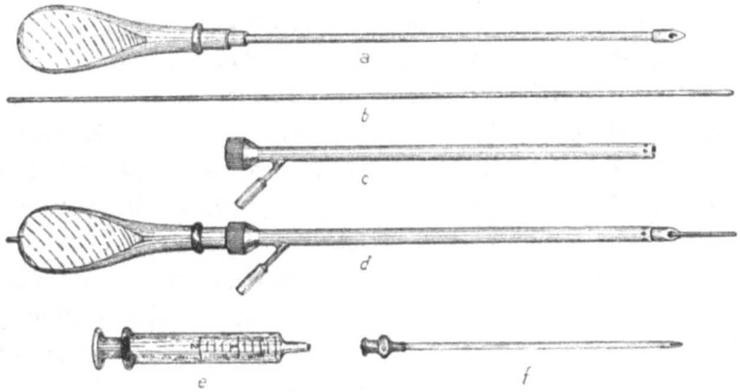

a in seiner Längsachse durchbohrter Troikart, *b* Führungsdraht, *c* Hülse, *d* Zusammengesetzter Troikart, *e* LUERsche Spritze, *f* Hohlnadel.

Abb. 92. Instrumentarium zur Kavernenpunktion nach E. DORN (Z. Tbk. **86**, 27).

ersten 24 Stunden saugt man gewöhnlich noch nicht ab, sondern drainiert nur die Kaverne durch den offenbleibenden Katheter und beginnt dann in den nächsten Tagen mit nur kurzen Saugungen bei geringem Unterdruck. Bei starker Sekretion und deutlichem Überdruck in der Kaverne rät MORDASINI ununterbrochen zu saugen. Große Bedeutung mißt er dem Absaugen morgens schon 1—2 Stunden vor Erwachen des Kranken bei, dadurch wird der morgendliche Husten mit seinen für die Kaverne ungünstigen Folgen vermieden. In den Absaugungspausen soll der Katheter nur abgeklemmt werden, wenn ein Verschluß des ableitenden Bronchus sicher festgestellt ist; in allen anderen Fällen ist eine Abklemmung nach MORDASINI unbedingt zu unterlassen, um keine Wiederaufblähung der Kaverne zu riskieren. Die Absaugung muß solange fortgesetzt werden, bis der ableitende Bronchus sicher verschlossen ist. KISS hat vorgeschlagen, gegen Ende der Saugbehandlung die Druckwerte immer mehr zu steigern bis zu 60—80 Hg, um auf diese Weise die Wände des ableitenden Bronchus anzusaugen und zum Verschluß zu bringen. Demgegenüber haben GESZTI, NAGY und DOMOKOS durch Modellversuche nachgewiesen, daß bei offenem Bronchus von einer Druckerniedrigung in der Kaverne überhaupt keine Rede sein kann. ABELLO warnt direkt vor stärkerem anhaltendem Saugen bei weitem Ableitungsbronchus, weil dadurch nicht nur Luft aus der Trachea angesaugt werden kann, sondern auch aus der kontralateralen Lunge, was zur Atelektase derselben führen könne. Die klinische Erfahrung hat ebenfalls gezeigt, daß durch forciertes Saugen der Bronchusverschluß nicht erzielt werden kann, sondern eher das Gegenteil erreicht wird (G. MAURER). ROLLAND hat sich die Installation von Eukalyptusöl mit einem Kokainzusatz nützlich erwiesen. Infolge der Kokainwirkung ginge die Schleimhautschwellung der kleinen Bronchien zurück, wodurch es bald zu einer Reinigung der Kaverne käme.

Was die Dauer der Behandlung anbelangt, so hat es sich mit der Zeit herausgestellt, daß sie viel länger fortgesetzt werden muß, als anfänglich auch MONALDI annahm; man wird mit H. ALEXANDER die Dauer mit 1—1½ Jahren nicht zu hoch angeben.

Als Anzeigen zur Saugdrainage der Kavernen werden im allgemeinen dünnwandige, möglichst in gesunder Umgebung liegende Kavernen, die, wie MONALDI sich ausdrückt, mehr Nebenerscheinungen einer allgemeinen Lungentuberkulose sind, als geeignetste Objekte angesehen, besonders, wenn sie überbläht sind. ELOESSER macht in diesem Zusammenhang darauf aufmerksam, daß eine Kaverne, die unter erhöhtem Innendruck steht, bei der Durchleuchtung in verschiedenen Körperlagen nicht ihre Form ändere. Bei solchen Kavernen sei von einer Thorakoplastik kein Erfolg zu erwarten, wenn sie nicht vorher drainiert würden.

Kavernen, die das Produkt frischer Einschmelzungen sind und in exsudativentzündetem Gewebe liegen, erklärt MONALDI für absolut ungeeignet, auch SARTORIUS warnt davor, solche Kavernen einer Saugdrainage zu unterziehen, da es leicht zu Aktivierungen und Einschmelzungen in der Umgebung der gesaugten Kaverne komme. Während KUPKA und BENNETT Kavernen mit einem Durchmesser von 3—8 cm am geeignetsten halten, da zu kleine Kavernen schwer mit dem Troikart zu treffen seien und bei zu großen Kavernen in der Umgebung nicht genügend Gewebe vorhanden sei, um sie zu füllen, sieht WOLF gerade Riesenkavernen als besonders dankbaren Gegenstand für die Saugdrainage an. Davor warnt aber ADELBERGER mit Recht ausdrücklich, da bei solchen Riesenkavernen eine Schrumpfung bis zum Verschwinden schon rein mechanisch ausgeschlossen ist.

Je mehr aber die Saugdrainage mit zunehmender Erfahrung als selbständiges Behandlungsverfahren an Boden verliert, um so mehr wird sie als vorbereitende Maßnahme für die Thorakoplastik empfohlen.

Das erklärt sich dadurch, daß die Dauererfolge bei der Saugdrainage sehr bescheiden sind. Größere Statistiken sind bisher kaum veröffentlicht; STOFFEL fand nach 9—2½ Jahren bei 113 Saugdrainagen an 94 Kranken, nur 31,0% Heilungen. MONALDI hat selbst zugeben müssen, daß sich die häufig schönen Anfangserfolge nur in einigen Fällen als dauerhaft erwiesen haben. In der Mehrzahl der Fälle kommt es bald zu Rezidiven und zur Wiedereröffnung der nur scheinbar vernichteten Kaverne. ADELBERGER hat darauf aufmerksam gemacht, daß es dabei nicht selten auch noch zu ausgedehnten Streuungen komme. Der Hinweis MONALDIS darauf, daß ein wesentlicher Vorzug der Saugdrainage die Möglichkeit sei, sie beliebig oft wiederholen zu können, hat daher nur beschränkte Gültigkeit. Die Ursache dieser geringen Wirksamkeit der Saugdrainage liegt darin, daß es nur in seltenen Fällen gelingt, den ableitenden Bronchus zu einem dauernden festen Verschluß zu bringen. Ganz übereinstimmend wird aber die gute entgiftende Wirksamkeit der Saugdrainage hervorgehoben, die schon sehr bald zu einer deutlichen Besserung des Allgemeinbefindens, einer Zunahme des Appetits und damit auch des Körpergewichts und einer Hebung der Abwehrkraft führt. Egger und Good betonen, daß die Saugdrainage besonders segensreich für die Behandlung von Kranken mit großen Einschmelzungsherden und reichlichem Auswurf bei gleichzeitig stark gestörtem Allgemeinbefinden sei. Diese Kranken, für die jeder chirurgische Eingriff zunächst eine große Gefahr bedeutet, werden durch eine mehr oder weniger lange Saugdrainage in den Stand gesetzt, ohne besondere Gefährdung eine Plastik zu überstehen. Dementsprechend ist die Saugdrainage von Adelberger, Burnand, Gravesen, Hein, v. Koslowski, Kupka und Bennett u. a. mit gutem Erfolg als Voroperation für eine Plastik angewandt worden. Woodruff, der nach dem Vorgange von Head jeder Saugdrainage eine Tamponbehandlung der Pleura vorausschickt, rät, die Zeit, die für die feste Verklebung der Pleurablätter notwendig ist, zu einer 2- bis 3-Rippenplastik auszunützen und dann 14 Tage später eine Saugdrainage anzulegen. Auch Vineberg hält für den Kranken eine 5-Rippenplastik mit Saugdrainage für vorteilhafter als eine 7-Rippenplastik. Thomsen empfiehlt von vornherein, die Plastik möglichst klein zu halten und dann die endgültige Vernichtung der Kaverne durch eine entweder vor oder wenige Tage nach der Operation angelegte Saugdrainage zu erreichen. Er will „auf diese Weise Kavernen bis Eigröße und darüber in wenigen Wochen zum Verschwinden gebracht“ haben.

Diese vorbereitende Saugdrainage erscheint aber nicht ganz unbedenklich, da sie Wundstörungen bei der nachfolgenden Plastik hervorrufen kann, auch wenn die Drainage weit ab vom Operationsgebiet vorn angelegt wird. Nagel berichtet, daß bei seinem Material die Häufigkeit von Wundstörungen und spezifischen Spätabszessen bei Plastiken nach vorhergegangener Saugdrainage 34,8% erreicht. Brunner verzeichnete in 16,6% der Fälle Wundstörungen bei der nachfolgenden Thorakoplastik.

Sollte späterhin eine hintere Plastik doch noch durch eine vordere Teilplastik ergänzt werden müssen, so wird es sich wohl empfehlen, zunächst das ganze Fistelgebiet in einer vorhergehenden Sitzung weit im Gesunden zu exzidieren und die Operationswunde evtl. nach Puderung mit Marbadal zu vernähen und dann 10—14 Tage nach der Heilung die Plastik vorzunehmen.

Auf die Bedenklichkeit der von Kux empfohlenen Kombination der Saugdrainage mit einer Pneumolyse haben wir bereits auf S. 113 aufmerksam gemacht.

Es ist auch über günstige Ergebnisse der Saugdrainage bei Restkavernen nach Plastiken berichtet worden (Brünner, Graf, Kremer u. a.). Adelberger macht aber darauf aufmerksam, das gute Resultate nur bei gutsitzenden Plastiken zu erwarten seien; bei ungenügenden Plastiken führt die Saugdrainage zu einem Mißerfolg.

Wie bereits erwähnt, ist der schwache Punkt der Saugdrainage die Erfahrung, daß der ableitende Bronchus in den meisten Fällen offen bleibt. Es ist daher verständlich, daß der wichtigen Frage des Verschlusses des Drainagebronchus viel Aufmerksamkeit gewidmet worden ist. Es konnte aber bisher nur immer über ganz vereinzelte Erfolge berichtet werden. So konnte Biaudet-Hedinger durch Einführung eines Argentum-nitricum-Stiftes durch die äußere Fistel den ableitenden Bronchus zum Verschluß bringen. Weber sah dagegen bei Anwendung einer

30%igen Argentumlösung meist sehr unangenehme Anfälle von Krampfhusten auftreten mit nachfolgender Bronchitis. Mit der Diathermiesonde hatte er in einigen Fällen Erfolg, meist erlebte er aber Mißerfolge, ebenso GRASS mit einer Eucerin-Wismutpaste. MONALDI hat bis in die letzte Zeit immer nur angekündigt, daß er kurz vor der Lösung des Problems stände, doch hat sich diese Hoffnung bisher immer als trügerisch erwiesen. Neuerdings hat DÜGGELI ein Verfahren vorgeschlagen, das ihm in 9 Fällen einen vollen Erfolg gebracht hat. Mit einer dünnen Diathermiesonde werden an der Abgangsstelle des Drainagebronchus Gewebsschädigungen bis zur Nekrose gesetzt, um durch Wucherung von unspezifischem Granulationsgewebe einen Verschluß des Bronchus zu erzwingen. Gleichzeitig wird auch in mehreren Sitzungen alles in der Restkaverne etwa befindliche tuberkulöse Gewebe in einer Tiefe von 2—3 mm verkocht. Ernstere Beeinträchtigungen des Allgemeinbefindens wurden nie beobachtet; die einzige klinisch faßbare Erscheinung war eine vorübergehende Senkungserhöhung, die sich im Laufe von 2—3 Wochen wieder zurückbildete. Zwischenfälle kamen nicht vor. DÜGGELI erinnert daran, daß bei diesen Brennungen stets auch an die Möglichkeit von Spätblutungen infolge Arrosion einer Vene in der Kavernenwand gedacht werden muß. Er empfiehlt daher, sich schon bei noch entfalteter Kaverne auf endoskopischem Wege von den Verhältnissen in der Kaverne zu überzeugen. Bei einem solchen Zwischenfall ist Tamponade mit schmalem Vioformstreifen ins Auge zu fassen. MONALDI hat zur Unterdrückung endokavitärer Blutungen vorgeschlagen, einen dünnen Gummiballon einzuführen, der dann mit Luft aufgeblasen werden soll.

Ob durch das von DÜGGELI vorgeschlagene Verfahren die Brauchbarkeit der Kavernen-Saugdrainage wesentlich erhöht werden wird, bleibt abzuwarten. Das Indikationsgebiet seines Vorgehens betrachtet DÜGGELI als streng umschrieben. Es umfaßt Restkavernen nach Saugverfahren bei offenen Ableitungswegen mit oder ohne gereinigter Kavernenwand. Voraussetzung für die Verödung von Bronchus und Kavernenwand ist eine zur Stabilisierung neigende Tuberkulose.

Doch selbst wenn das Problem des Verschlusses des Ableitungsbronchus sich befriedigend lösen lassen sollte, wird das Anwendungsgebiet der Kavernen-Saugdrainage immerhin nur eng begrenzt bleiben müssen. Das Verfahren hat wohl den großen Vorzug, daß es keine Anforderung an die Widerstandskraft des Kranken stellt und keine Einbuße an atmendem Lungengewebe mit sich bringt. Es richtet sich aber nur gegen die isolierte Kaverne, ohne sonst die erkrankte Lunge direkt zu beeinflussen. Wie MILLE nachweist, finden sich aber in der Umgebung einer Kaverne in der Regel zahlreiche kleine spezifische Herde, die durch die Saugdrainage nicht vernichtet, sondern nicht selten aktiviert werden. WEBER hat darauf hingewiesen, daß die vermeintlichen Kavernenrezidive nach der Saugdrainage nicht selten in der Nachbarschaft entstandene neue Kavernen sind.

Um die Gefahren und Mängel der Kavernen-Saugdrainage zu vermeiden, hat G. MAURER eine Abänderung des Verfahrens vorgeschlagen, daß er „unblutige breite Kaverneneröffnung" nennt.

Er geht dabei folgendermaßen vor: Unter Durchleuchtungskontrolle wird bei dem flach auf dem Röntgentisch liegenden Kranken in die vorher tomographisch genau lokalisierte Kaverne eine zentimeterweise graduierte SAUGMANN-Nadel vorsichtig eingestochen, die mit einem gutgleitenden Mandrin versehen ist, der genau

1 cm länger ist als die Nadel selbst. Im Moment, wo die Nadelspitze die Wand der Kaverne durchdringt, fällt der Mandrin infolge der senkrechten Stellung der Nadel um 1 cm tiefer und zeigt damit an, daß man sich in der Kaverne befindet. Nachdem die Stichtiefe von der Haut bis zur oberen Kavernenwand abgelesen ist, wird die SAUGMANN-Nadel vorsichtig noch weiter eingestoßen, bis der Mandrin von der Rückwand der Kaverne zurückgeschoben wird. Die Differenz zwischen der ersten und der zweiten jetzt vorgenommenen Tiefenablesung + 1 cm Mandrin ergibt den genauen Abstand zwischen vorderer und hinterer Kavernenwand.

Nunmehr kann die unblutige allmähliche Kaverneneröffnung mit dem Laminariadorn beginnen, die den grundsätzlich neuen und wichtigsten Teil der Methode bildet.

Der Laminariadorn besteht aus 3 Teilen:

1. Troikartspitze mit Metallmanschette und Stahldraht. 2. Laminariahohlstift. 3. Metallkappe mit einer zentralen Bohrung, einer Stellschraube und zwei Seitenflügeln als Handgriff.

Der Durchmesser beträgt wie beim MONALDI-Troikart 4 mm und verjüngt sich an der Spitze auf 2,5 mm. Diese Spitze verlängert sich nach hinten in eine 2 mm lange Manschette. Aus der Mitte dieses hülsenförmigen Teils entspringt ein Stahldraht von 15 cm Länge. Über den Draht ist ein 12 cm langer, 4 mm dicker, hohler Laminariastift gestülpt. Dieser Stift ist vorn so zugeschliffen, daß er genau in die Stahlhülse der Troikartspitze paßt. Am hinteren Ende des Laminariastiftes ist eine verschiebliche und fixierbare Metallkappe mit 2 Seitenflügeln angebracht. Die in ihrer Mitte durchbohrte Kappe wird durch das hintere freie Ende des Drahtes eingeführt, über das Ende des Quellstiftes gestülpt und mit einer Stellschraube fixiert.

Von einem kleinen Hautschnitt aus wird der Laminariadorn etwa 1—2 cm tief in die Kaverne gestoßen. Durch Zielaufnahmen in den beiden schrägen Durchmessern überzeugt man sich nochmals von der richtigen Lage des Instruments.

Am nächsten Tage wird der inzwischen gequollene Laminariastift gezogen und durch einen eben noch ohne Gewaltsanwendung einführbaren Kavernenkatheter ersetzt. (Von diesen Kathetern gehört, ebenso wie von den Laminariastiften ein Satz mit allmählich von 3—18 mm zunehmender Stärke zum Instrumentarium.) Die Entfernung des Laminariastifts ist nicht ganz einfach und muß in Lokalanästhesie vorgenommen werden. Einleitend wird die Flügelkappe abmontiert. Dann verlängert man den tags zuvor angelegten Hautschnitt links und rechts vom Dorn um etwa 1 cm, um die gekehlten Spezialwundhaken einsetzen zu können. Beim Einschieben dieser Haken hält man sich möglichst hart an den Quellstift und versucht, bis zur Lungenoberfläche vorzudringen. Unter Anziehen beider Haken wird der Laminariastift nunmehr herausgezogen und durch den entsprechend dicken Gummikatheter ersetzt, der genau ebenso tief wie vorher der Laminariadorn eingeführt wird. Zum Schluß wird der Hautschnitt durch je eine Naht verkleinert.

Der durch den Quellstift stark gedehnte Stichkanal schließt sich bereits nach wenigen Minuten hermetisch fest um den frisch eingeführten Katheter. Dadurch wird jede Infektion des Kanals vermieden und der Kaverneninhalt kann auch später nicht in den Drainagekanal gelangen. Ebenso wird durch den Laminariadorn die Blutungs- und Emboliegefahr eingedämmt.

In einigen Tagen bilden sich im Kanal um den Katheter frische Granulationen und der Katheter wird allmählich locker und kann nunmehr leicht entfernt und durch den nächst dickeren Laminariastift ersetzt werden. So kann man unter fortgesetztem Wechsel die Öffnung in der Kavernenwand nötigenfalls bis auf 2 cm erweitern, ohne Gefahr zu laufen, die Umgebung zu infizieren.

Das äußere Ende des Kavernenkatheters wird auf die geeignete Länge gekürzt und mit einer Flügelmanschette aus Zelluloid, die mit Aceton am Katheterende festgeklebt wird, fixiert. Über die Schlauchöffnung kommt zum Schutz gegen Stoß eine halbkugelige mit zwei Seitenflügeln versehene Zelluloidkappe, die mit Leukoplast an der Haut befestigt wird.

Die Nachbehandlung wird nach den Regeln der Saugdrainage geführt. G. Maurer weist darauf hin, daß die Saugdrainage um so unwirksamer ist, je besser der ableitende Bronchus durchgängig ist. Man soll daher in solchen Fällen von der Saugung, die hier sogar schädlich sein kann, absehen und nur den Katheter nach außen offen lassen, um eine etwaige Kavernenblähung zu verhindern. Nach seinen Erfahrungen vollzieht sich der Verschluß des ableitenden Bronchus desto eher, je weniger man das Absaugen des Kaverneneiters forciert. Maurer schreibt hierbei dem Fremdkörperreiz durch den in der Kaverne liegenden Katheter die größte Bedeutung zu. Wenn sich ein Ableitungsbronchus doch nicht schließen will, so muß er operativ verschlossen werden durch Verschorfung seiner Mündung. Hierzu hat sich Maurer das Grafsche Operationsthorakoskop besonders bewährt. Erkennt man am Boden der Kaverne die Abgangsstelle des Bronchus, was aber durchaus nicht immer der Fall ist, so kann die Kauterschlinge infolge des breiten Zugangs mit Leichtigkeit in die Bronchialöffnung eingeführt werden. Man schaltet auf verschorfende Hochfrequenz; die Schlinge bleibt in der verkochten Partie stecken und wird durch Umschalten auf schwache Rotglut gelöst. Kann man den Ableitungsbronchus nicht zu Gesicht bekommen, so wird der Kavernenboden in mehreren Sitzungen vorsichtig verschorft.

Jetzt soll die Tamponbehandlung der Restkaverne einsetzen, vor deren Einleitung der 18-mm-Katheter für mindestens 3 Tage eingelegt werden muß, um eine sichere Infektionsbarriere zu schaffen. Maurer tränkt die Tampons mit Streptomycin und glaubt, damit das Problem der Streptomycinbehandlung gelöst zu haben. Da in der verschorften Kavernenwand sich wohl kaum noch viel virulente Tuberkelbazillen finden dürften, so scheint diese Chemotherapie entbehrlich. Unseres Erachtens kommt die Hauptbedeutung der Tamponade zu, die durch den starken Anreiz zur Granulationsbildung die Resthöhle bald sich ausfüllen läßt.

Maurer möchte zunächst für seine unblutige Kaverneneröffnung vor allem Fälle herausgreifen, denen mit anderen Mitteln nicht mehr zu helfen ist. Ferner käme eine Gruppe in Betracht, die sich wegen der Größe oder Lage der Kavernen weder für einen extrapleuralen Pneumothorax noch für eine Plastik eignet; umfangreiche Kavernen der Lungenkuppe, die dem Mediastinum breit anliegen, oder in den kostomediastinalen Winkeln liegende Kavernen des Mittel- und Untergeschosses.

Des weiteren empfiehlt Maurer die Methode, falls eine respiratorische Insuffizienz, ein schwerer Myokardschaden vorliegt oder der Fall durch schwere extrapulmonale Herde, insbesondere durch Darmtuberkulose kompliziert ist. Bei Riesenkavernen wäre die Tamponade als Vorbereitung zur Thorakoplastik in Betracht zu ziehen.

Die unblutige Kavernenöffnung, die MAURER als Spéléotomie médicale oder Speleostomie bezeichnet, kehrt wieder zu den ersten Anfängen der Kavernenbehandlung zurück, die nicht nur wegen technischer Unzulänglichkeiten zum Mißerfolg verdammt war, sondern vor allem deshalb, weil die tuberkulöse Kaverne nicht bloß ein rein lokaler Lungenabszeß ist, sondern die allerdings schickslasschwere Manifestation einer Allgemeinerkrankung der Lunge, durch deren Vernichtung wohl eine ernste Gefahr für den Kranken beseitigt, die Krankheit aber noch nicht geheilt wird.

Den Schwerpunkt des ganzen Verfahrens bildet die Kombination und entsprechende Abänderungen der uns Chirurgen schon seit langem bekannten Quellstiftbehandlung von Fisteln mit der Tamponade von Wundhöhlen. Wieweit sich dieses Verfahren auch bei der Behandlung von tuberkulösen Restkavernen bewähren wird, muß natürlich erst die weitere Erfahrung lehren. Der in der 1950 erschienenen Monographie zu Tage tretende Optimismus ist durch die klinische Erfahrung, besonders im Hinblick auf die Dauerergebnisse, noch nicht begründet.

Die offene Kavernenbehandlung

von F. Michelsson

Die operative Eröffnung der Kavernen ist die erste Form der chirurgischen Behandlung der Lungentuberkulose. Sie konnte die auf sie gesetzten Hoffnungen nicht erfüllen, weil bei der Lungentuberkulose die dazu notwendigen Voraussetzungen nicht gegeben sind.

Wenn die Kranken auch nicht selten den Eingriff komplikationslos überstanden und die eröffnete Kaverne sich mit Granulationen ausfüllte, so gingen die Kranken doch meist infolge Fortschreitens ihres Leidens bald zugrunde (Mosler, Sarfert).

Von 45 von Tuffier operierten Kranken starben 17 innerhalb 3 Monate nach dem Eingriff; die übrigen 28 erlagen in 5—20 Monaten ihrer Tuberkulose. Diese Mißerfolge konnten natürlich nur abschreckend wirken und es ist daher verständlich, daß die Kaverneneröffnung sich nicht als Behandlungsmethode durchsetzen konnte, und bald wieder in Vergessenheit geriet. Wir finden aber doch immer wieder vereinzelte Fälle erwähnt, bei denen dieser Eingriff mit Erfolg auch späterhin ausgeführt worden ist (Brauer, Sauerbruch, Ziegler, Bruns und Casper u. a.).

In der letzten Zeit hat die Kaverneneröffnung in Frankreich wieder mehr Beachtung gefunden, wo sie von Bernou besonders zur Behandlung von Restkavernen nach Thorakoplastik häufiger und mit gutem Erfolge angewandt worden ist. Gegenüber der Saugdrainage hat die Spéléotomie, wie Bernou sein Verfahren nennt, vor allem den Vorzug, daß man unter genauer Kontrolle des Auges arbeitet. Marécaux und Tricoire haben darauf aufmerksam gemacht, daß Mediastinalhernien bei Restkavernen viel häufiger sind als allgemein angenommen wird. Bei den häufig im vorderen oder hinteren mediastinalen Winkel sitzenden Restkavernen ist daher die Gefahr, bei der Kavernenpunktion zwecks Drainage das Mediastinum anzustechen, durchaus gegeben. Zudem bietet die Speleotomie noch den Vorteil, daß die Behandlungsdauer erheblich kürzer ist, da einerseits durch die vorhergehende Rippenresektion das Kaverngebiet entspannt wird und außerdem durch die von Bernou geforderte Ätzung des ableitenden Bronchus und der Kavernenwand alles krankhafte Gewebe vernichtet wird und daher nicht auf dessen allmähliche Abstoßung gewartet zu werden braucht.

Bernou geht so vor, daß er zunächst über der Kaverne 1—2 Rippen reseziert und dann je nachdem, ob die Pleura obliteriert ist oder nicht, sofort oder erst nach vorhergehender Tamponbehandlung die vordere Wand der Kaverne reseziert und die Höhle dadurch in eine flache Mulde umwandelt. Die Kavernenwand und die ableitenden Bronchien von denen meist mehrere vorhanden sind (Le Carboulec) werden mit Argent. nitric. geätzt und die Wundhöhle leicht tamponiert. Diese Ätzungen werden in regelmäßigen Abständen wiederholt, wobei man in besonders hartnäckigen Fällen den Stift im Bronchiallumen steckenlassen kann. Bernou legt besonderes Gewicht auf die Zerstörung allen krankhaften Gewebes in der Kavernenwandung, um möglichst schnell frische Granulationsflächen zu schaffen, die die Verklebung und Vernarbung der Wundhöhle ermöglichen.

A. Bonniot und H. Joly äußern sich auf Grund von 318 eigenen Beobachtungen sehr befriedigt über die Ergebnisse der Speleotomie.

Daß die Speleotomie auch bei größeren, tiefer gelegenen Kavernen zum Erfolge führen kann, zeigt die Mitteilung von Dumarest und Bérard, bei der es sich um eine 1 cm tief gelegene, hühnereigroße Unterlappenkaverne handelte. Nach Resektion der 9. und 10. Rippe wurde in der gleichen Sitzung nach vorhergehender Punktion der Kaverne aus ihrer äußeren Wand mit dem elektrischen Messer ein rundes Stück exzidiert und die Wunde weiter offen behandelt.

Obgleich die Kranke, die bereits auf der gleichen Seite eine obere Teilplastik hatte, auch noch an Bronchiektasen im Unterlappen litt, trat in 4 Monaten vollkommene Heilung ein.

Über einen sehr ähnlichen Fall konnte Stojko 1940 berichten. Hier handelte es sich um eine Riesenkaverne im rechten Unterlappen. Nach Resektion der 7. Rippe wurde zunächst ein Tampon eingelegt und die Wunde über ihm wieder vernäht. In einer zweiten Sitzung wurde dann die Kaverne durch einen Kreuzschnitt mit dem Brenner weit eröffnet, mit einem Alkoholtupfer ausgewischt und ihre Wände mit Jodtinktur gepinselt, worauf die Höhle mit Salbentupfern ausgestopft wurde, die bis zum 20. bzw. 30. Tage liegenblieben. Die Wundhöhle füllte sich allmählich mit frischen Granulationen, die Bronchusfistel schloß sich nach 8 Monaten spontan und es trat auch in diesem Fall schließlich vollständige Heilung ein.

Diese Erfahrungen zeigen, daß man das Verfahren gelegentlich auch bei pleuranahen Kavernen versuchen kann. Sein vornehmliches Anwendungsgebiet scheinen uns aber Restkavernen nach technisch einwandfreien Plastiken zu sein. Die Befürchtung von G. Maurer, daß die Speleotomie häufig zu einer Brustwandphlegmone führen müsse, erscheint nicht begründet. Selbst beim akuten Pleuraempyem sehen wir diese Komplikation kaum jemals. Bei der Kaverneneröffnung ist eine Vereiterung der Operationswunde eigentlich ausgeschlossen, da wir bei dieser meist zweizeitig vorgehen müssen, um durch vorhergehende Tamponade eine feste Verklebung der Pleurablätter zu erreichen. Dabei ist es zweckmäßig, die Hautränder im ganzen Bereich der Inzision mit der Muskelfaszie zu vernähen. Durch die Tamponade wird auch eine kräftige Granulationsbildung in der Wunde angeregt, so daß sich in der trichterförmigen Wunde schon bald ein sicherer Schutzwall gegen eine Weichteilinfektion bildet. Größere Schwierigkeiten kann der Verschluß der Bronchusfistel machen. Meist schließt sich die Fistel aber spontan. Bei ihrer oberflächlichen Lage kann man sie zudem häufig durch direkte Kauterisation veröden oder mit einem gestielten Hautlappen decken.

Zur Abkürzung der langen Behandlungsdauer, die einen empfindlichen Nachteil der Methode bildet, empfiehlt Razemon in jedem Falle nach völliger Reinigung der Kavernen die Wundhöhle plastisch zu schließen. Ihm hat sich dabei zur Füllung durch vaginalen Kaiserschnitt gewonnene Plazenta gut bewährt.

R. und O. Monod machen der Speleotomie den Vorwurf, daß die Heilung nicht dauerhaft sei. Bei ihren beiden Kranken kam es nach 1—2 Jahren völliger Symptomlosigkeit zu einem Fistelrezidiv mit Bazillenausscheidung sowohl im Eiter als auch im erneut aufgetretenen Auswurf. Ob diese Rezidive der Methode zur Last fallen, muß offengelassen bleiben, da, soweit man das nach den mitgeteilten Krankenblattauszügen beurteilen kann, das tuberkulöse Gewebe nicht durch Ätzung zerstört wurde; also die Vorschriften Bernous nicht genau befolgt worden waren.

Wegen dieser Mißerfolge haben O. Monod, Warnery, Lespinasse und Leibinson in zwei Fällen von Restkavernen im Spitzengebiet die Lungenspitze mit gutem Erfolge amputiert.

Beide mal wurde von vorn eingegangen, die Knorpel der 2. und 1. Rippe reseziert und die Art. mammaria intern. unterbunden. Darauf wurde die Lunge intrapleural stumpf ausgelöst, was in beiden Fällen leicht gelang. Die allseitig ausgelöste atelektatische Lunge wurde mit dem elektrischen Messer in Höhe des oberen Randes der 3. Rippe quer abgetragen. Die Blutung war minimal. Die Wunde blieb offen und schloß sich bald spontan. Zur Zeit des Berichts waren beide Kranke über ein Jahr lang geheilt. Ein dritter Kranker war 3 Monate nach der Operation einer Darmtuberkulose erlegen, die durch den Eingriff aktiviert worden war.

Dieses etwas primitive Verfahren, mit dem Tuffier bereits 1892 in einem Falle einen guten Erfolg zu verzeichnen hatte, leitet zur modernen Resektionsbehandlung der Lungentuberkulose über.

Die Lungenresektion

von F. Michelsson

Bevor wir uns mit dieser befassen, müssen wir zuvor noch mit einigen Worten die Anatomie der Lungen und des Lungenstiels streifen, wobei wir uns im wesentlichen an die Untersuchungen von Walter Felix, Boyden, Blades und Kent, Melnikoff, Maurer und Tobé, Scannell und einzelne in der Literatur mitgeteilte Operationserfahrungen halten.

Jede Lunge wird bekanntlich durch die lange und tiefe Incisura interlobaris in eine obere und untere Abteilung getrennt, wobei bei der rechten Lunge noch durch eine Nebeninzisur ein kleiner keilförmiger Mittellappen zwischen den beiden großen Lappen abgegrenzt wird.

Der vordere untere Teil des linken Oberlappens erhält durch die Incisura cardiaca ein zungenförmiges Aussehen, weshalb er gewöhnlich als Lingula bezeichnet wird.

Die rechte Incisura obliqua beginnt neben der Wirbelsäule im 5. Interkostalraum und verläuft dann abwärts im wesentlichen mit der 7. Rippe bis zur Rippenbogenkante in der Mamillarlinie.

Die linke Incisura obliqua beginnt stets höher und zwar in der Höhe des 4. Interkostalraums und verläuft dann lateral- und abwärts zum 7. Interkostalraum, wo sie in der Mamillarlinie endigt.

Zur Projektion der Inzisuren auf die Hautoberfläche verbindet man den Kreuzpunkt der Spina scapulae und des Margo vertebralis mit dem Kreuzungspunkt der Mamillarlinie mit der 7. Rippe.

Nach den Untersuchungen von Blades und Kent an 83 frischen Leichen ist es häufig mehr Ansichtssache, was man als Lungenfissur bezeichnen will. Vollständig durchgehende Spalten gibt es überhaupt nicht. Um den Hilus herum sind alle Lappen miteinander verschmolzen. Die Pleura visceralis zieht nie in den Spalten bis zum Hilus, sondern geht schon früher auf den Nachbarlappen über, so daß man die Pleura stets scharf durchtrennen muß, wenn man in der Inzisur bis zum Lappenstiel vordringen will. Auch sonst sind die Spalten, ganz abgesehen von etwaigen entzündlichen Verklebungen nur mehr oder weniger deutlich ausgebildet. So war bei den Untersuchungen von Blades und Kent links die Incisura obliqua in 29,3% unvollständig; rechts war der Spalt zwischen Ober- und Unterlappen in 33,4% und zwischen Unter- und Mittellappen in 12,5% nur teilweise ausgebildet.

O. Kleinschmidt hat dicke Parenchymbrücken zwischen den Lappen beschrieben, die Dick auch in einem Falle angetroffen hat. Wurm, der auf Veranlassung von KLEINSCHMIDT bei seinen Sektionen auf diese Abweichung geachtet hat, konnte an 29 Leichen 14mal solche Brücken feststellen, die eine Ausdehnung von 2—9 cm zeigten. Auf mikroskopischen Schnitten durch die Brücken fand sich keine Andeutung einer früheren Spaltbildung. Die Brücken waren vielmehr durch lufthaltiges Lungengewebe mit regelmäßig entwickelten Gefäßen gebildet. Beim Versuch, die Grenzen der beiden Lappen im Bereich der Brücke durch verschiedenfarbige Injektion vom Ober- und Unterlappenbronchialbaum aus festzustellen, zeigte sich, daß die Oberlappenbronchien über die Brücke in den Unterlappen und die Unterlappenbronchien in den Oberlappen übergingen, ebenso wie die Gefäße,

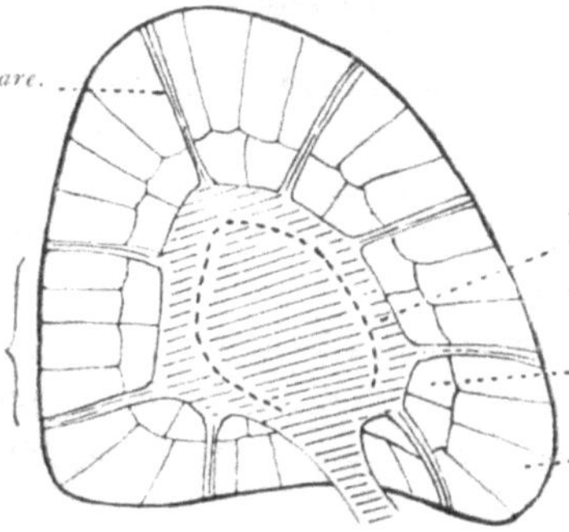

Abb. 93. Schema des Aufbaues des rechten Unterlappens nach WALTER FELIX (aus: SAUERBRUCH: Chirurgie der Brustorgane, 3. Aufl., Springer, Berlin.)

Der Lappen besteht aus einem (schraffierten) Lappenkern und einem Lappenmantel. Der Lappenkern enthält die Verzweigungen des Lappenbronchus, die Lappengefäße und die Lappennerven, ferner Bindegewebe, außerdem in seiner Außenzone rudimentäre Lungenläppchen. Vom Lappenkern ziehen zur Oberfläche stärkere bindegewebige Septa (Septa intersublobaria), die große Venen und Lymphstämme enthalten, durch sie wird der Lappenmantel in einzelne Sublobi zerlegt.

so daß eine Trennung der Lappen ohne Verletzung des Bronchialbaums nicht möglich war.

Jeder Lungenlappen besteht aus einem Lappenmantel und einem Lappenkern. Der **Lappenkern** wird von Bronchien, Gefäßen, Nerven und dem sie umhüllenden Bindegewebe gebildet, und ist von einer Schicht nur rudimentär ausgebildeter Lungenläppchen umgeben.

Diese unvollständigen Lungenläppchen sind wegen Raummangels in ihrer Entwicklung zurückgeblieben, können sich aber offenbar unter günstigen Umständen nachträglich noch entfalten und so zu einer Regeneration von Lungenteilen führen. Hierdurch erklärt sich wohl die außerordentliche Anpassungsfähigkeit der Lunge an selbst sehr ausgedehnte Gewebsverluste.

Der **Lappenmantel** umgibt allseitig den Lappenkern mit Ausnahme des Lappenstiels, wo der Kern unbedeckt zutage tritt. Der Lappenmantel wird von zwei Reihen voll ausgebildeter Läppchen gebildet, die voneinander durch eine geringe Bindegewebsschicht geschieden sind, wodurch die Lungenoberfläche ihr mosaikartiges Aussehen erlangt.

Der Lappenmantel zerfällt seinerseits wieder in eine Anzahl von Sublobi, die sich aus mehreren Außen- und Innenläppchen zusammensetzen. Sie werden voneinander durch bindegewebige Septen abgegrenzt, in denen die Vv. intersublobares verlaufen, die an der Lungenoberfläche beginnen und sich im Lappenkern zu größeren Ästen der V. pulmonalis vereinigen.

Mit der nach dem Vorgange anglo-amerikanischer Anatomen jetzt allgemein gebräuchlichen Bezeichnung dieser Sublobi als Lungensegmente soll keineswegs

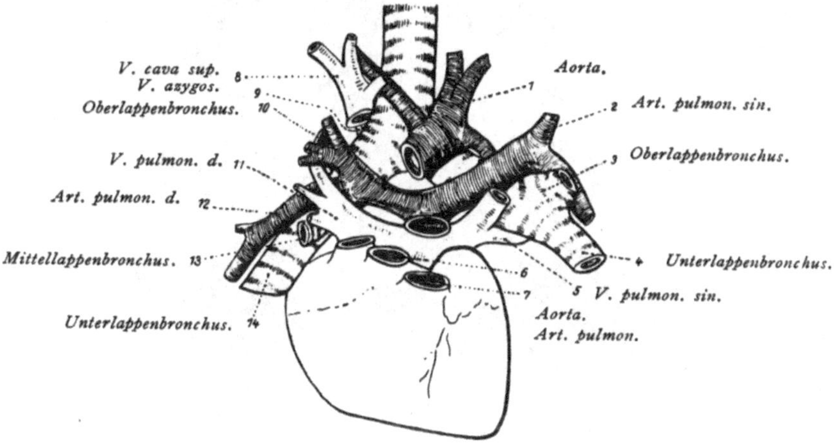

Abb. 94. Bronchien und Hilusgefäße nach MISCALL u. CORNELL. (J. thorac. surg. 12, 526.)

ein rückenmarkssegmentärer Aufbau der Lungen im Sinne von REINHARDT und KALBFLEISCH angedeutet werden. Die Anordnung und Gestalt der einzelnen Lungensegmente hat nichts mit den Rückenmarksnerven zu tun. Die Lungensegmente stellen vielmehr die kleinste noch von einem eigenen Bronchial- bzw. Arterienast versorgte anatomische Einheit der Lunge dar, so daß bei dem nicht seltenen unregelmäßigen Abgang oder völligen Fehlen eines Bronchialastes auch das zugehörige Lungensegment fehlen kann.

Der rechte Oberlappen zerfällt in der Regel in drei Segmente; der Mittellappen wird aus einem medialen und einem lateralen Segment gebildet, während sich der Unterlappen aus 5 Segmenten zusammensetzt.

Da links der R. apicalis und der R. posterior des Oberlappenbronchus in 73% mit einem gemeinsamen Stamm vom Hauptbronchus entspringen und die weiteren Zweige bald von B 2 bald von B3 abgehen, so zeigt der linke Oberlappen nur zwei Segmente (Sublobus apico-posterior und S. anterior). Die Lingula besteht wie der Mittellappen aus zwei Segmenten, die aber im Gegensatz zu rechts nicht neben, sondern übereinander angeordnet sind. Für den linken Unterlappen geben JACKSON und HUBER nur vier Segmente an, da nach ihren Untersuchungen B7 und B8 gemeinsam ein antero-laterales Basalsegment versorgen. BOYDEN konnte das aber bei seinen Untersuchungen von 60 Präparaten nicht als typisch bestätigen. Die Regel ist vielmehr, daß B7 und B8 trotz ihres gemeinsamen Ursprungs doch ein voneinander getrenntes Verbreitungsgebiet haben. BOYDEN unterscheidet außerdem noch eine zwischen oberem und lateralem Basalsegment eingeschaltete subsuperiore Zone, die in beiden Unterlappen konstant vorkommt, aber wechselnd bald von einem eigenen akzessorischen Bronchus B*, der rechts in 62% der Fälle vorkommt, bald

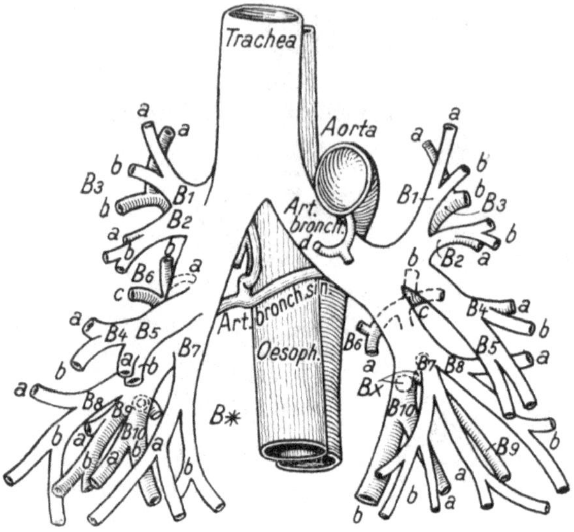

Abb. 95.

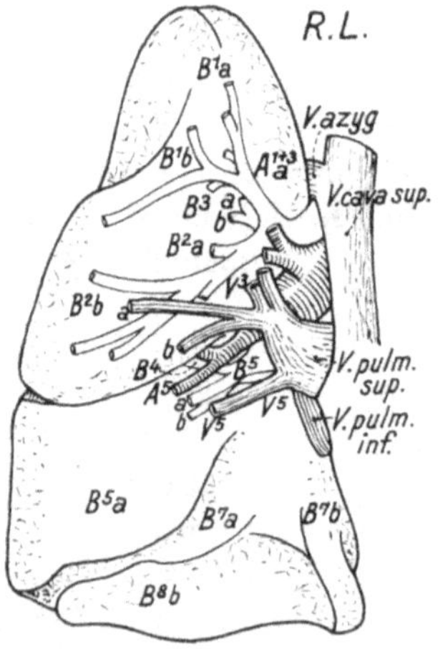

Abb. 96.

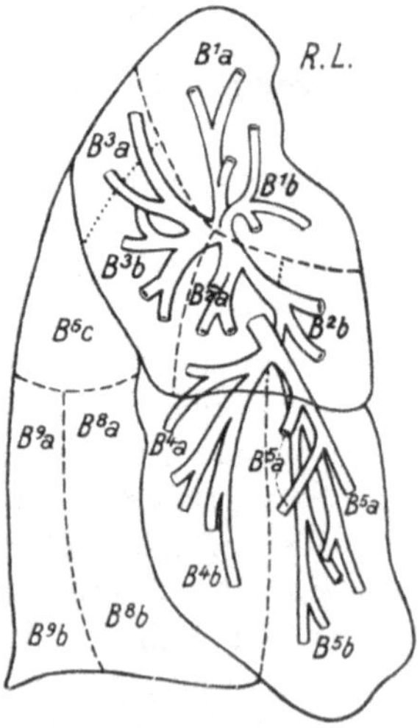

Abb. 97.

Abb. 95. Bronchialbaum. — Abb. 96. Rechte Lunge. Mediastinal. Abb. 97. Rechte Lunge. Außenseite. (Nach BOYDEN).

von einem hochabgehenden dorsalen Nebenast aus B 10 belüftet wird. Links wird der zusätzliche Bronchus B* nur im 29% beobachtet, meist erhält hier die Zone einen Ast aus B 9 oder B 10.

Die Lungenwurzel besteht aus dem Bronchusast, den großen Gefäßen: Aa. und Vv. pulmonales und bronchiales, Lymphgefäßen und Nerven, die durch Bindegewebe zusammengehalten werden. Die Wurzel der rechten Lunge liegt hinter der

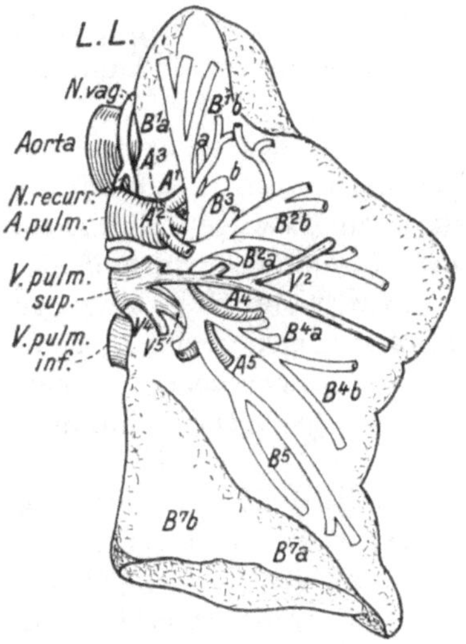

Abb. 98.

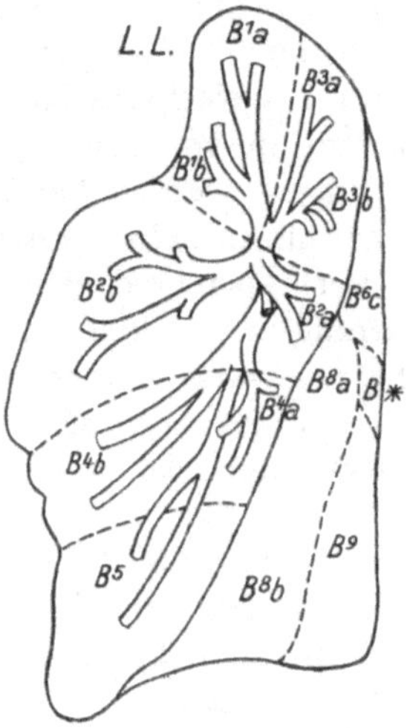

Abb. 99.

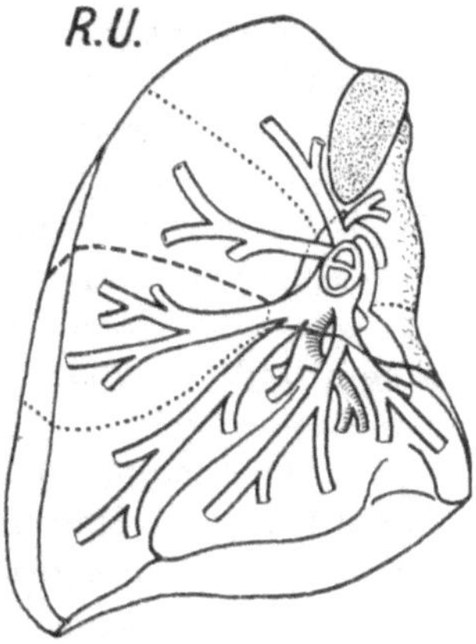

Abb. 100.

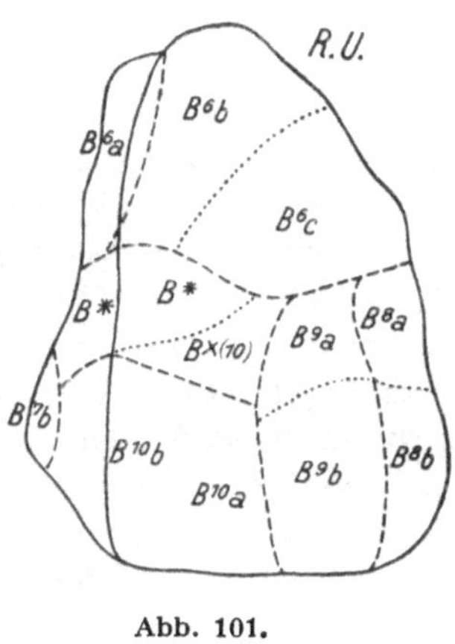

Abb. 101.

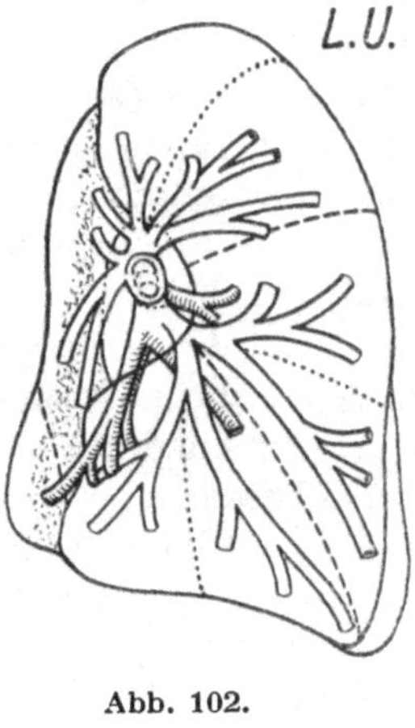

Abb. 102.

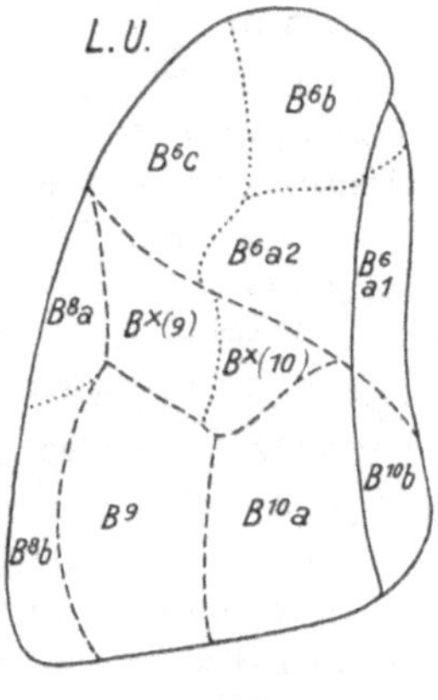

Abb. 103.

Abb. 98. Linke Lunge. Mediastinal. — Abb. 99. Linke Lunge. Außenseite. Abb. 100. Rechter Unterlappen. Mediastinal. — Abb. 101. Rechter Unterlappen. Außenseite. — Abb. 102. Linker Unterlappen. Mediastinal. — Abb. 103. Linker Unterlappen. Außenseite. Nach BOYDEN, Diseas. Chest. 15, 657.

V. cava super., einem Teil des rechten Vorhofes des Herzens und unter der V. azygos, während die Wurzel der linken Lunge vor der Aorta descend. unter dem Aortenbogen hindurchzieht. Der N. phrenicus steigt vor der Lungenwurzel herab, der N. vagus hinter der Wurzel. Der Bronchus liegt hinter dem Gefäß. Die A. pulmonalis verläuft zwischen dem Bronchus und der V. pulmonalis, die am weitesten unten liegt. Im weiteren Verlauf behalten die Arterie und der Bronchus ihre engen topographischen Beziehungen bis zu den kleinsten Verzweigungen, während die Vene bald eigene Bahnen einschlägt.

Zur Unterbindung der Arterie des linken Unterlappens muß man zunächst die Incisura obliqua darstellen, deren Lage inkonstant ist und um die Höhe eines Zwischenrippenraumes wechseln kann.

Am bequemsten erreicht man sie von einem Schnitt im 5. Interkostalraum, der nötigenfalls nach hinten verlängert werden kann. Das Eindringen in die Inzisur macht unter normalen Verhältnissen keine Schwierigkeiten. Etwaige Adhäsionen zwischen dem Ober- und Unterlappen sind meist leicht stumpf zu lösen. Falls der Interlobärspalt nur unvollständig ausgebildet ist, raten Blades und Kent scharf zu durchtrennen, anstatt durch gewaltsame Versuche stumpf vorzugehen, das Lungengewebe einzureißen. Churchill glaubt, daß man sowohl angeborene wie entzündliche Verwachsungen stets trennen kann, wenn man sich genügend Zeit nimmt und zart vorgeht.

In der Tiefe der Inzisur stößt man auf die Umschlagstelle der Pleura visceralis vom Ober- zum Unterlappen, die scharf durchtrennt wird. Etwa einen Zentimeter weiter liegt die Lungenwurzel mit dem Lappenbronchus und den Lappengefäßen. Die Vene liegt medial, die Arterie lateral. Wenn man somit an der lateralen und dorsalen Seite des Lappenstiels vordringt, stößt man gleich auf die A. lobaris; die Vene liegt noch ein Stück weiter medial und kommt häufig gar nicht zu Gesicht. Die Arterie kann hier leicht isoliert und unter doppelter Ligatur durchtrennt werden. Blades und Kent weisen darauf hin, daß der obere Abschnitt des Unterlappens, der sog. Dorsallappen, regelmäßig von einem starken arteriellen Ast versorgt wird, dessen Abgangsstelle wechselt. Gelegentlich entspringt dieser Nebenast direkt vom Hauptstamm der entsprechenden A. pulmonalis und muß dann gesondert unterbunden werden. Felix fand konstant, daß weit hiluswärts noch ein Ast für den Unterlappen entspringt und daß distal von ihm von dem gleichen Stamme noch Äste für den Oberlappen abgegeben werden. Die Unterscheidung der Ober- und Unterlappenäste ist leicht, wenn man auf die Ursprungsstelle achtet. Alle Oberlappenäste entspringen von dem ventralen Umfange des Hauptastes, der zweite Unterlappenast aber stets vom dorsalen Umfange, was auch Melnikoff feststellen konnte.

Wenn für eine Totalresektion der linken Lunge der Stamm der A. pulmonalis sin. unterbunden werden muß, so kann man ohne mit Bronchien oder Venen zusammenzustoßen zu ihm gelangen, wenn man an der Dorsalseite der A. lobaris weiter vordringt. Die A. pulmonalis sin. überkreuzt den linken Hauptbronchus und liegt in etwa 2 cm Ausdehnung auf ihm, während alle Venen ventral vom Bronchus verlaufen. Der Stamm des Vagus und der N. recurrens liegen dorsal und rechts von der hinteren Wand der A. pulmonal. sin.

Der linke Oberlappen wird infolge seiner großen Ausdehnung von der Lungenspitze bis zum Zwerchfell von 5 Arterienästen versorgt. Von diesen werden drei nämlich die A. apicalis. A. ventral. lob. sup. und A. dorsal. lob. sup. bereits vor dem Eintritt in den Hilus abgegeben, während die beiden Aa. lingulae erst weiter peripherwärts abgehen. Es ist nicht möglich, alle 5 Gefäße von dem gleichen Schnitt zu erreichen. Zur Freilegung der drei oberen Arterien des linken Oberlappens muß die 2. Rippe vorn reseziert werden. Man sieht dann unmittelbar unter der Pleura die Vene durchschimmern, während die Arterie direkt über ihr schräg nach oben und links zieht. Von den Nebenästen der Arterie ist zunächst keiner sichtbar. Die kommen erst zu Gesicht, wenn man am oberen Rande des Stiels eingeht und die Lungenspitze etwas nach unten und hinten drückt und den Bronchus aufsucht.

Die A. ventral. geht vor dem Bronchus ab, die Aa. apicalis und dorsalis hinter ihm, während die entsprechenden Venen sämtlich ventral vom Bronchus liegen.

Die Aa. lingulae werden am sichersten vom gleichen Schnitt wie die Arterien des Unterlappens erreicht.

Die Aufsuchung der drei Arterien des rechten Oberlappens erfolgt ebenso wie links von vorn. Nach Feststellung des Hauptbronchus und des Bronchus

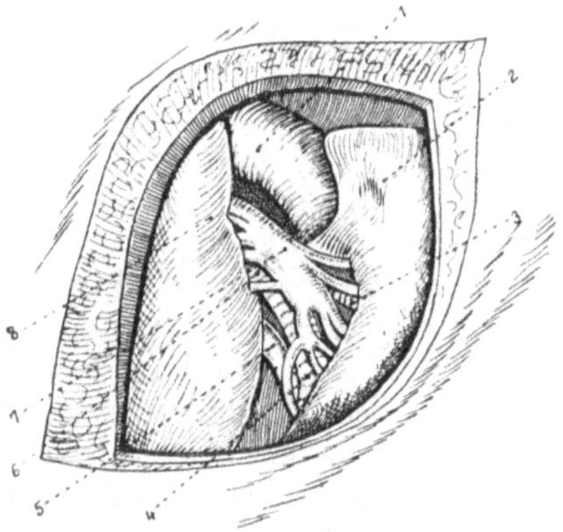

Abb. 104. Linker Lappenhilus.

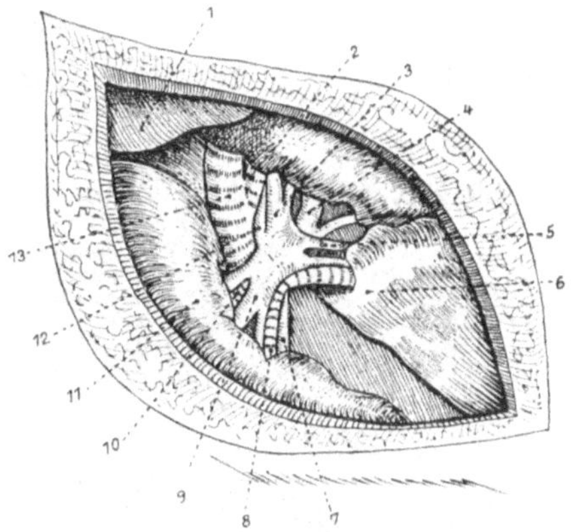

Abb. 105. Rechter Lappenhilus.

(Umzeichnungen nach HOVELACQUE, MONOD, EVRARD. Le thorax. Maloine. Paris 1937.)

1. Aortenbogen.
2. Unterlappen.
3. u. 4. Bronchien des Unterlappens.
5. V. pulmon. infer.
6. Unterlappenbronchus.
7. Art. pulmonal. sin.
8. Oberlappen.

1. Oberlappen. — 2. Oberlappenbronchus. 3. Art. retrobronchial. — 4. V. pulmon. sup. — 5. Arterien des Mittellappens. — 6. Mittellappen. — 7. V. pulmon. infer. — 8. Unterlappenbronchus. — 9. Arterien des Unterlappens. — 10. Unterlappenbronchus. — 11. Unterlappen. — 12. Art. pulmon. nach Abgabe der Kollateralen für den Oberlappen. — 13. Rechter Hauptbronchus.

eparterialis kann man ohne weiteres die Lage sämtlicher Äste der A. pulmon. d. zur Lunge bestimmen. Im Winkel zwischen Hauptbronchus und Bronchus eparterialis eingeklemmt liegt die Fortsetzung des Stammes der Pulmonalis, vor dem Bronchus eparterialis liegen die Äste für den Oberlappen. Beim Vorgehen von vorn und medial stößt man zunächst auf die Arterie, in der Mitte liegt der Bronchus und am weitesten lateral die Vene. Da die Arterien für den Oberlappen einzeln abgehen und immer mindestens zwei Arterien vor dem Bronchus eparterialis liegen, hat man auch immer 2—3 Äste zu unterbinden. A. MAURER und TOBÉ empfehlen nach Unterbindung des Hauptastes von vorn, die übrigen Äste des Oberlappens vom Interlobärspalt aus freizulegen, da sie vorn von der Vene verdeckt werden (Abb. 107).

Die Arterie für den rechten Unterlappen legt man am besten von der Seite her frei. Der Hautschnitt erfolgt im 5. Interkostalraum, so daß sein Mittelpunkt in die vordere Axillarlinie fällt. Dieser Punkt entspricht der Stelle, an der die Incisura horizontalis von vorne herkommend die Incisura obliqua erreicht. Man geht zwischen Ober- und Mittellappen in die Tiefe bis man die Umschlagstelle der Pleura erreicht, schneidet sie ein und kommt dann nach etwa 1 cm auf den Lappenstiel. Zuerst kommt die Arterie, dann der Bronchus und zuletzt die Vene.

Die Arterie zerfällt in vier radiär zur Lappenoberfläche ziehende Äste, die in verschiedener Höhe aus dem Stamm entspringen. Am weitesten oben entspringt der oberflächliche dorsale horizontale Ast. Er entspringt häufig in der gleichen Höhe auf dem dorsalen Umfang des Stammes, wie auf dem ventralen die Äste für den Mittellappen. In diesem Falle muß der Ramus dorsalis horizontalis isoliert unterbunden werden, da sonst der Mittellappen ebenfalls ausgeschaltet würde.

Beim Eindringen in die Tiefe der Incisura obliqua muß die Incisura horizontalis geschont werden, da man sonst eine Vene verletzen kann, die ihre Wurzeln von der Facies interlobaris des Ober- und Mitellappens bezieht.

Zur **Schmerzbetäubung** wird ganz allgemein der intratrachealen Narkose der Vorzug gegeben, die den großen Vorteil bietet, daß dem Kranken während der ganzen Dauer der Operation ausreichend Sauerstoff zugeführt wird und durch wiederholtes Absaugen des Bronchialsekrets einer Verbreitung der Infektion auf die gesunde Lunge vorgebeugt werden kann.

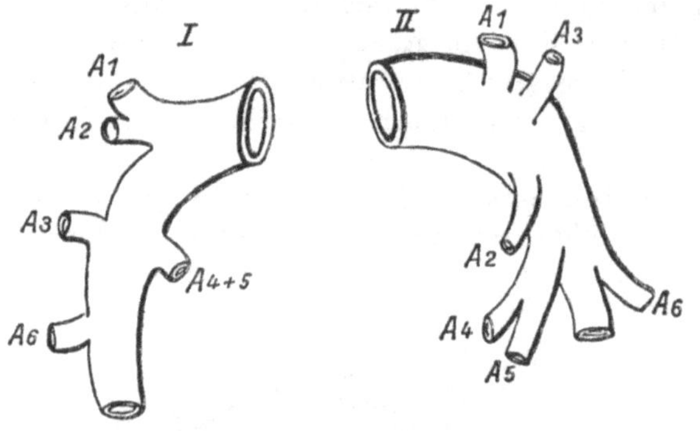

Abb. 106. Schema der Lungenarterien.

I. *Rechter Oberlappen*	II. *Linker Oberlappen*
1. *A. apicalis*	1. *A. apicalis*
2. *A. ventralis*	2. *A. ventralis*
3. *A. dorsalis*	3. *A. dorsalis*
4. *A. lateralis lobi med.*	4. *A. lingulae super.*
5. *A. medialis lobi med.*	5. *A. lingulae infer..*
6. *A. superior lobi infer.*	6. *A. superior lobi infer.*

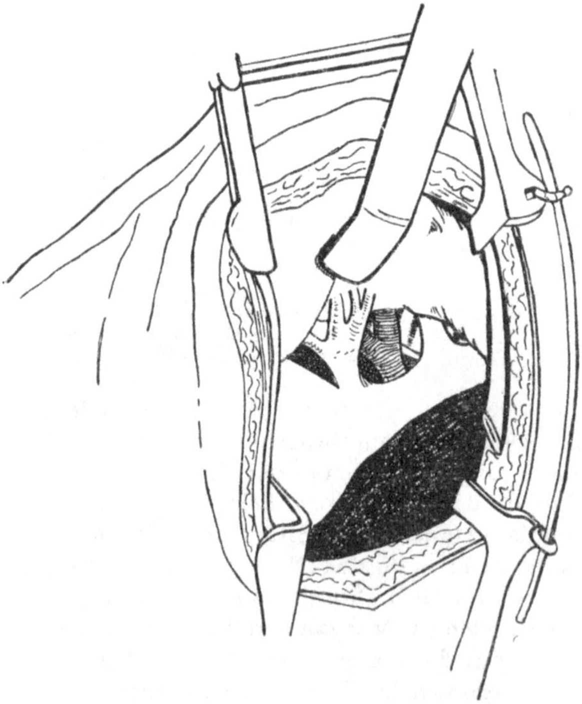

Abb. 107. Stiel des rechten Oberlappens.
(Nach A. MAURER und TOBE, [Poumon, 4,7].)

Crafoord leitet die Narkose mit Lachgas ein, um sie dann mit Cyclopropan zu vertiefen. Er verwendet dabei eine Kombination des Aga-Stilleschen Narkoseapparats mit dem Frencknerschen Spiropulsator; die Sauerstoffzufuhr erfolgt hierbei rhythmisch durch ein bequem einzuführendes und sicher ohne Verletzung der Schleimhaut liegendes Trachealrohr. Die Schleimhaut der oberen Luftwege wird mit 2% Pantocain sorgfältig anästhesiert, der Hauptbronchus der zu entfernenden Lunge durch einen ebenfalls in Pantocainlösung getauchten Tampon verschlossen. Beecher hält auf Grund seiner Erfahrungen an der Churchillschen Klinik die Äthernarkose

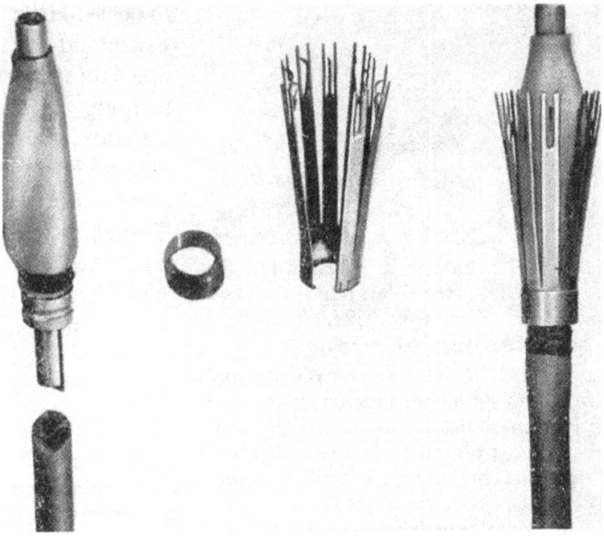

Abb. 108. Endotrachelaer Ballon nach Moody und Trent mit doppelläufigem Schlauch und Haltevorrichtung für den Ballon. (J. Thorac Surg. 16, 258, 1917.)

für das beste Betäubungsverfahren nach kurzer Einleitung der Narkose mit Lachgas. Äther wirkt günstig auf den Kreislauf und beeinträchtigt nicht die Atmung, die ruhig bleibt. Ein besonderer Vorzug des Äthers ist, daß er mit 95% Sauerstoff zugeführt werden kann; die Sterblichkeit ist daher bei der Äthernarkose niedriger als bei allen anderen Mitteln. Cyclopropan, das vornehmlich wegen des schnellen glatten Einschlafens, der ruhigen Atmung und des schnellen Erwachens vielfach bei Lungenoperationen empfohlen wird, hält Beecher bei Lungenresektionen nicht für geeignet, da die Sterblichkeit bei dieser Narkose höher ist und die Blutung während der Operation stärker zu sein scheint. H. C. Maier betrachtet die ungenügende Tiefe der Cyclopropannarkose als ernsten Nachteil. Wenn die Zuführung des Anästhetikums vorübergehend während der Absaugung des Bronchialsekrets unterbrochen wird, wachen die Kranken in der Regel soweit auf, daß die Reflexe wiederkehren. Er glaubt einen Todesfall dem Umstand zuschreiben zu müssen, daß es während einer solchen Unterbrechung der Narkose zu heftigen Hustenanfällen kam, die eine ausgedehnte Streuung zur Folge hatten, der der Kranke später erlag. Avertin, das Beecher früher als Basisnarkotikum gebraucht hat, wurde wieder verlassen, weil häufig Atem- und Zirkulationsstörungen vorkamen. Der Eintritt der

Narkose wird häufig verzögert und es können auch beim Erwachen Erregungszustände eintreten. Außerdem ist das Mittel nicht steuerbar und die Sterblichkeit wird bei Avertin deutlich erhöht. Auch SAUERBRUCH hat sich nach mehrfachen Versuchen mit der Avertinnarkose bei intrathorakalen Operationen, nicht davon überzeugen können, daß sie hier anderen Betäubungsverfahren überlegen sei. Die regelmäßigen Begleiterscheinungen der Avertinnarkose: Zyanose der Haut, oberflächliche Atmung und Blutdrucksenkung machten die Entscheidung unsicher, ob das Herz durch Überdruckatmung zu stark belastet und die Lungen ausgiebig genug ventiliert werden. Der neueste Fortschritt auf diesem Gebiete ist die e n d o t r a c h e a l e N a r k o s e m i t C u r a r e u n d k ü n s t l i c h e r B e a t m u n g mit halboffenem oder geschlossenem Pendelsystem.

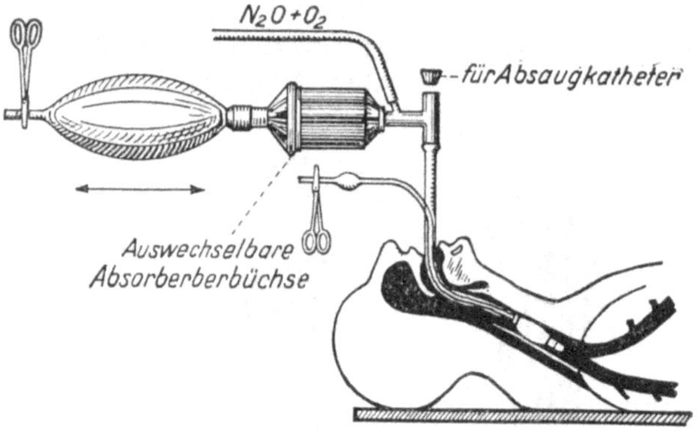

Abb. 109. Endotracheale Narkose mit vollständig geschlossenem System. (To-and-fro-Methode.) Nach K. HAUBER, Med. Klin. 1950, 681. Urban & Schwarzenberg, München.

Die ausgeatmete Luft wird durch den endotracheal liegenden Schlauch in einen Absorber geleitet, der dicht vor dem Gesicht des Patienten liegt und dessen Natronkalk die CO_2 absorbiert. Am anderen Ende des Absorbers ist der Atembeutel angebracht, der sich mit der gereinigten Atemluft füllt. Diese Luft wird durch rhythmischen Druck auf den Beutel wieder in die Lunge gepreßt. Der in der Lunge verbrauchte O_2 wird durch Zuleitung von einem Apparat her ersetzt, der eine genaue Einstellung der zugeführten Menge gestattet. Der Hauptbronchus der erkrankten Lunge bzw. des erkrankten Lappens wird durch einen aufblähbaren Gummiballon verschlossen, um den Übertritt von Sekret in die gesunden Lungenteile zu verhindern.

Bei dem in Amerika bevorzugten geschlossenen System (to-and-fro-Methode) wird die durch den endotracheal liegenden Schlauch ausgeatmete Luft in einem dicht vor dem Gesicht liegenden Absorber von CO_2 gereinigt. Am anderen Ende des Absorbers ist der aus dünnem Gummi bestehende Atembeutel angebracht, in dem sich die gereinigte Atemluft sammelt. Durch Druck mit der Hand auf den Beutel wird dann diese Luft wieder durch den Absorber in die Trachea geblasen, während ihr durch einen zweiten Schlauch vom Narkoseapparat O_2 und nötigenfalls auch N_2O zugemischt wird.

In England ist fast durchweg das halboffene System in Gebrauch. Hier ist der endotracheale Tubus mittels eines zuführenden und eines abführenden Schlauches mit dem Narkoseapparat und dem an ihm befindlichen Absorber verbunden. Der Atembeutel ist nicht unmittelbar am Absorber angebracht, sondern mit diesem ebenfalls durch einen Schlauch verbunden, an dem sich ebenso wie am Atembeutel ein Ausatmungsventil befindet. Durch diese regulierbaren Ventile entweicht ständig ein Teil der gebrauchten Luft, die durch O_2 bzw. Narkosegemisch ersetzt wird.

Das geschlossene Pendelsystem, bei dem das Narkosegemisch wiederholt durch die Lungen streicht, ist sehr sparsam. Wenn man die Intubation in tiefer Äthernarkose vorgenommen hat, kann man häufig die weitere Narkose nur mit den in der Exspirationsluft des Kranken enthaltenen Ätherdämpfen fortführen. Außerdem ist die ganze Apparatur gut zu sterilisieren, was bei Tuberkulösen natürlich sehr wertvoll ist.

Nachteilig ist, daß Absorber und Atembeutel so dicht am Gesicht des Kranken angebracht sind. Dadurch wird die Bedienung unbequem und außerdem erhitzt sich der Absorber bald, so daß er von Zeit zu Zeit ausgewechselt werden muß.

Beim halboffenen System fallen diese Übelstände fort. Außerdem ist bei diesem System stets eine genügende Sauerstoffversorgung des Kranken gesichert, während beim geschlossenen System alles darauf ankommt, daß der Absorber auch wirklich alle CO_2 aufsaugt, was nicht unmittelbar kontrolliert werden kann. Ein Nachteil des halboffenen Systems liegt darin, daß der Patient infolge des verhältnismäßig langen Schlauchsystems gegen einen gewissen Überdruck atmen muß (Hauber).

Durch die gleichzeitige Anwendung von Curare, das bereits 1912 von Läwen zur Bauchdeckenentspannung bei Lokalanästhesie angewandt worden war, aber erst 1942 von Griffith zur Ergänzung der endotrachealen Narkose allgemein eingeführt wurde, wird nicht nur die notwendige Menge des Narkotikums weiterhin stark herabgesetzt, weil die Narkose nicht bis zur Muskelentspannung vertieft zu werden braucht. Die durch das Curare bewirkte Ausschaltung der Atembewegungen bedeutet auch eine außerordentliche Erleichterung des operativen Eingriffs und beseitigt außerdem die Gefahr einer Luftembolie.

Von den gebräuchlichsten Präparaten enthalten das amerikanische Intocostrin (Squibb), das d-Tubocurarin (Abbot) und das deutsche Curarin HAF 3 mg im ccm, während das englische Tubarin (Burrough und Wellcome) in Ampullen zu 1,5 ccm in den Handel kommt, die 15 mg enthalten, also dreimal mehr als die erstgenannten Präparate.

Als Anfangsdosis injiziert man gewöhnlich etwa 15 mg intravenös und gibt späterhin nach Bedarf je 3—6 mg, da die Wirkung nur ungefähr $^1/_2$ Stunde anhält. Etwa 1 Stunde vor Beendigung der Operation soll mit Curaregaben aufgehört werden. Bei Äthernarkose darf nur $^1/_3$ der sonst üblichen Menge Curare gegeben werden (Mülly), sonst ist bei der raschen Ausscheidung des Curare eine Überdosierung nicht zu befürchten, wenn man die angegebenen Einzeldosen einhält. Als gutes Antidot wirkt Prostigmin 2—3 Ampullen intravenös.

Zu Kontroversen hat nur die Frage geführt, wann man das Curare spritzen soll. Da unter Curare die Kehlkopfintubation leicht und schnell ausgeführt werden kann, so wird in England gewöhnlich zu Beginn der Narkose in gesonderten Spritzen 15 mg Curare und 1 g Pentothal gegeben, worauf in wenigen Sekunden völlige Erschlaffung der Muskulatur und Bewußtlosigkeit eintritt und die Intubation sofort vorgenommen werden kann.

Da aber durch das Curare auch die Atmung gelähmt wird, so kann die Lage sehr kritisch werden, wenn die Intubation infolge eines Glottiskrampfes nicht rasch gelingt. Prostigmin hilft hier nicht. Hauber empfiehlt in einem solchen Falle, den Thorax wie bei der künstlichen Atmung stark zusammen zu drücken. Der dabei entstehende intrapulmonale Überdruck öffnet die Stimmbänder soweit, daß man mit einem dünnen Katheter hindurchkommen und Sauerstoff zuführen kann.

Es ist aber ratsamer, wenigstens in der ersten Zeit, bis man sich die erforderliche Geschicklichkeit angeeignet hat, Curare erst nach der Intubation zu spritzen. In Amerika wird die Intubation gewöhnlich in tiefer Äthernarkose vorgenommen. Bei uns wird im allgemeinen die Lokalanästhesie mittels Spray und transkutaner Injektion in den Kehlkopf und die Trachea bevorzugt.

Overholt, der anfänglich ebenfalls in Allgemeinnarkose operiert hat, ist jetzt zur Lokalanästhesie übergegangen und glaubt diesem Umstand zum Teil die Verbesserung seiner Operationsergebnisse zu verdanken. Zwei Stunden vor der Operation erhalten die Kranken 0,2 Nembutal und eine Stunde darauf 0,01 Morphium und 0,0004 Scopolamin. Zur Lokalanästhesie benutzt er eine 0,4% Novocainlösung, von der im ganzen 400 ccm verbraucht werden. Vor der Operation wird der Rachen und Kehlkopf sorgfältig mit 10% Kokain anästhesiert und eine Trachealtube für die Sauerstoffzufuhr eingeführt. Gleichzeitig wird in die V. saphena über dem Knie eine Kanüle eingestochen, durch die zum Ersatz des bei der Operation verlorenen Blutes die gleiche Menge Zitratblut übertragen wird.

Neben der Verwendung der Lokalanästhesie schreibt Overholt die Verringerung der postoperativen Lungenkomplikationen von 19% auf 10% besonders der Lagerung der Kranken auf den Bauch zu (vgl. Abb. 59). Wenn man auch H. C. Maier, der der Lagerung der Kranken keine besondere Bedeutung zugestehen will, darin zustimmen muß, daß die Mehrzahl der Lungenkomplikationen nach Resektion wegen Tuberkulose nicht auf Streuungen, sondern auf Reaktivierung bisher latenter Herde zurückzuführen ist, so scheinen doch die Erfahrungen von Moore den günstigen Einfluß der Bauchlage zu bestätigen. Während er in Oteen, wo er die Kranken in Bauchlage operiert, nur 1,6% Lungenkomplikationen hat, betrug ihre Zahl in einem anderen Sanatorium, in dem er seine Kranken wegen Fehlens eines entsprechenden Operationstisches in Seitenlage operieren muß, im gleichen Zeitraum 14%.

Wie aus dem oben Gesagten hervorgeht, hat das Druckdifferenzverfahren, das ganz allgemein bis in die letzte Zeit als unerläßliche Voraussetzung bei jedem endothorakalen Eingriff galt, mit zunehmender Erfahrung auf dem Gebiete der Lungenchirurgie erheblich an seiner Bewertung verloren. Kirschner konnte bereits 1936 über eine einzeitige Lobektomie bei freiem Pleuraspalt berichten, die er ohne Anwendung von Überdruck ausgeführt hatte.

Crafoord, Diviš u. Skropil u. a. bezeichnen die Überdrucknarkose wegen der starken Belastung des kleinen Kreislaufs sogar als direkt schädlich; auch wird das Arbeiten am Hilus durch die Aufblähung der Lungen unübersichtlich und damit erschwert (Overholt u. a.). Die meisten Chirurgen verzichten jetzt im allgemeinen auf die Anwendung von Überdruck während der Operation und wenden ihn höchstens vorübergehend zum Schluß der Operation an, um einerseits die Dichtigkeit der Bronchusnaht zu prüfen und anderseits durch Aufblähung der Restlunge den zurückbleibenden toten Raum zu beseitigen. Die hierbei auch ohne Überdruck erzielten guten Resultate beweisen jedenfalls, daß die Gefahren eines offenen Pneumothorax früher doch überwertet worden sind und daß sie sich auch ohne Druckdifferenz vermeiden lassen. Auch die Entfaltung der Restlunge erfolgt gewöhnlich durch eine in den ersten Tagen angelegte Heberdrainage auch ohne vorhergehende Aufblähung der Lunge anstandslos.

Die Beatmung mittels des mit der Hand je nach Bedarf bald stärker oder schwächer, schneller oder langsamer zusammengedrückten Atembeutels ist jedenfalls bedeutend schonender und läßt sich den jeweiligen Verhältnissen weitgehend anpassen.

Chamberlain hält eine Heberdrainage nicht für ausreichend, sondern verlangt unbedingt eine aktive Saugdrainage, besonders beim Bestehen kleinster Lungenverletzungen, wie sie leicht beim Lösen starker Verschwartungen oder bei Segmentresektionen entstehen können. Da durch die aktive Saugung mehr Luft entfernt wird als durch die kleinen Läsionen eindringt, wird die Lunge voll entfaltet und fest an die Brustwand angesaugt, was der sicherste Weg zum Verschluß dieser kleinen Alveolar- oder Bronchialfisteln ist. Seine Operationsergebnisse scheinen ihm darin recht zu geben. Bei 85 Segmentresektionen hatte er nur 1 Empyem, obgleich außerdem noch 6 Bronchialfisteln und 3 rezidivierende Spontanpneumotoraxe festgestellt wurden. Samson sah bei seinen Segmentresektionen in 23% der Fälle Empyeme. Shaw in 13% aller Fälle.

Was die Technik der Lungenresektion anbetrifft, so ist die ursprüngliche Methode, bei der der Lungenstiel in toto umschnürt wurde und dann die spontane Abstoßung des betreffenden Lungenlappens abgewartet wurde, verlassen, nachdem von amerikanischen und englischen Chirurgen ein sicheres einzeitiges Verfahren ausgearbeitet worden ist (Brunn, Shenstone und Janes, Roberts und Nelson). Da bei der Versorgung des Bronchialstumpfes nach Art des Appendixstumpfes durch Abschnürung und Einstülpung das abgeschnürte Stumpfende nach einiger Zeit nekrotisch wird und sich abstößt, so kam es früher häufig nach anfänglich glattem Verlauf gegen Ende der 2. Woche zu einem in der Regel tödlichen Pleuraempyem mit Mediastinitis.

Die genannten Chirurgen ließen daher die Abschnürung fort und verschlossen den Stumpf nur durch Knopfnähte und deckten ihn darauf mit einem kleinen Lappen Lungengewebe, das bei der Resektion am Hilus zurückgelassen wurde. Außerdem wird durch eine zum Schluß der Operation angelegte Heberdrainage die Entfaltung der Restlunge möglichst beschleunigt. Diese füllt in einigen Tagen den Brustraum wieder voll aus und legt sich auch dem Mediastinum an, so daß selbst beim Insuffizientwerden des Bronchusstumpfes kein diffuses Empyem entstehen kann, sondern nur eine umschriebene Eiterung, die dem Leben des Kranken nicht gefährlich wird, wenn sie auch die Nachbehandlung kompliziert und verlängert.

Kirschner hat bei seiner auf dem Chirurgenkongreß 1936 vorgestellten Kranken den Bronchialstumpf durch Katgutnähte verschlossen und dann ein dickes Drainrohr über ihn gestülpt, das durch eine Kontrainzision herausgeleitet und an eine Saugvorrichtung angeschlossen wurde. Dadurch wurde ein allseitig abgeschlossener Granulationskanal gebildet, in den der Bronchialstumpf sich ohne Gefährdung des Kranken hätte öffnen können. Ähnlich ist Becker vorgegangen. Daß diese gezielte Drainage tatsächlich einen vollkommenen Schutz gegen eine Infektion beim Aufgehen des Bronchialstumpfes bietet, beweisen die sechs von Dick veröffentlichten Beobachtungen. Um kein Lungengewebe zurückzulassen, verzichtete Dick bewußt auf die Übernähung des Stumpfes mit Lungengewebe und begnügte sich mit einer bloßen festen Umschnürung mit 1—2 Seidenfäden, die lang gelassen und durch das dicke Drainrohr herausgeleitet wurden. Die Abstoßung des nekrotischen Bronchusstumpfes erfolgte in der 3. Woche. Es kam dabei nur in zwei Fällen zu einer vorübergehenden Fistelbildung, in keinem Fall trat eine Wundstörung ein.

Neben der Einzelversorgung der Hilusgebilde und der Heberdrainage nach der Operation hatte Brunn in seiner 1929 erschienenen Arbeit die Phrenikusausschaltung und eine etwa dreiwöchige vorhergehende Pneumothoraxbehandlung für das Endergebnis der Lungenresektion für wichtig erklärt. KULENKAMPFF befürwortet ebenfalls diese Maßnahme, die die Operation außerordentlich erleichtere. „Man arbeitet wie bei einer Bauchhöhlenoperation." Auch BRACCO weist auf die große Erleichterung der Operation hin. Außerdem wird nach seinen Erfahrungen durch den vorhergehenden Pneumothorax der Operationsschock vermieden. Die Lunge gewöhnt sich schon vor der Resektion an die veränderten mechanischen und zirkulatorischen Verhältnisse und das Mediastinalflattern wird stark vermindert oder ganz aufgehoben. SAROT gibt gleichfalls zu, daß die Orientierung bei kollabierter Lunge leichter sei, rät aber höchstens einen Mantelpneumothorax von etwa 300 ccm anzulegen, da sonst die Wiederentfaltung der Lunge erschwert werden könnte. DICK befürchtet ebenfalls, daß die Lunge durch einen längere Zeit vorher angelegten Pneumothorax infolge von Schrumpfung ihre Elastizität einbüßen und sich daher nur unvollkommen wieder ausdehnen könnte. MONOD und BONNIOT weisen außerdem noch darauf hin, daß durch den Pneumothorax eine Infektion der Pleurahöhle mit Exsudatbildung hervorgerufen werden kann.

Die Mehrzahl der Chirurgen operiert daher ohne vorhergehende Pneumothoraxanlage (CEBALLOS, CHURCHILL, DOLLEY, NELSON, ROBERTS, BRUNNER, MAURER, MONOD, MOORE, OVERHOLT, SANTY, SWEET u. a.). KLEINSCHMIDT, der ebenfalls einen Pneumothorax für überflüssig hält, rät, zunächst nur einen kleinen Einschnitt in die Pleura zu machen, den man zeitweise mit einem Tupfer verschließen soll, damit die Luft nur langsam in die Pleurahöhle eindringt.

RIENHOFF versucht vor der Pneumonektomie stets einen künstlichen Pneumothorax anzulegen. Gelingt der Versuch, so werden 48—72 Stunden vor der Operation 50 ccm Rinderbouillon (pH 7,45; 1% Peptongehalt) in die Pleurahöhle eingespritzt. Das infolge der Peptoninjektion entstehende Exsudat hat eine ausgesprochene bakterizide Wirkung gegenüber Pneumo- und Streptokokken. RIENHOFF hat bei seinen 23 Pneumonektomien nie ein Empyem oder eine Mediastinitis erlebt. Die durch die Peptonwirkung angeregte starke Granulationsbildung führt sehr bald zu einer Verödung des nach der Pneumonektomie zurückbleibenden toten Raumes. Diese recht massive Vorbehandlung wird man Lungentuberkulösen wohl kaum zumuten wollen, bei denen übrigens in den meisten Fällen ein Pneumothorax überhaupt nicht möglich sein wird. Eine vorhergehende Einengung des Brustraums mit teilweisem Lungenkollaps ist hier nur durch eine vorhergehende Thorakoplastik zu erreichen, die von verschiedenen Chirurgen empfohlen wird (DOLLEY, JONES, MOORE, SAMSON u. a.). Man wird sich zur Plastik um so leichter entschließen, als nach dem Vorschlage von OVERHOLT jetzt meist jeder Lungenresektion wegen Tuberkulose eine Thorakoplastik angeschlossen wird. GALE bezeichnet eine vorhergehende Thorakoplastik nur als unnützen Zeitverlust. Auch SANTY und BÉRARD halten es für zweckmäßiger, wenn eine Indikation für eine Resektion besteht, zunächst diese auszuführen und dann erst die Plastik folgen zu lassen. Andere Chirurgen wie IVERSON und SKINNER schließen die Plastik unmittelbar der Resektion in der gleichen Sitzung an; bei einer Lungentuberkulose dürfte das wohl zu heroisch sein.

DOLLEY und JONES heben hervor, daß durch die vorhergehende Thorakoplastik mit einem kleinen Schnitt schnell ein guter übersichtlicher Zugang zum Hilus zu erreichen ist, der viel oberflächlicher liegt und sowohl von vorn als hinten gut zugänglich ist.

Bei bereits kollabierter Lunge ist die Aspirationsgefahr bedeutend geringer; das Mittelfell ist fest und die Wundhöhle kann daher offengelassen werden. Die Lungenresektion schon bei der letzten Sitzung der Plastik vorzunehmen, empfiehlt sich nicht. Nicht nur weil dadurch die Operation zu eingreifend wird, sondern vor allem deshalb, weil man die Festigung des Mediastinums abwarten soll und der Pleura Zeit zum Schrumpfen lassen muß, damit der nach der Lungenresektion zurückbleibende tote Raum möglichst klein wird.

Allgemein üblich ist die Zwerchfellähmung bei der Lungenresektion, die jetzt häufig bei Anwendung der intratrachealen Narkose durch eine Curareinjektion (Intocostrin, Tubarin) erreicht wird. Gewöhnlich wird aber die Ruhigstellung des Zwerchfells durch direkte Leitungsunterbrechung des N. phrenicus bewirkt.

Von einigen Chirurgen wird sie in typischer Weise vor der Operation am Halse vorgenommen. Sarot warnt aber davor, zwischen der Phrenikusquetschung und der Lungenresektion zu viel Zeit verstreichen zu lassen, da sich sonst leicht ausgedehnte Verwachsungen zwischen dem Zwerchfell und der Lunge bilden können. Arce und Brea empfehlen die Blockade in der Supraklavikulargrube mit 2% Novocainlösung kurz vor der Operation, wobei gleichzeitig auch der Vagus ausgeschaltet wird. Meistens wird der Phrenikus während der Operation am Hilus gequetscht oder mit Novocain infiltriert, wobei gewöhnlich gleichzeitig auch der Vagus umspritzt wird, in der Annahme, daß seine Reizung während der Isolierung des Lungenstiels ein starkes Absinken des Blutdruckes verursache (O'Shaugnessy u. a.). Nach sehr sorgfältigen Tierversuchen von Bilfeldt-Nichols und Bawden hat weder die mechanische noch die direkte elektrische Reizung des Lungenplexus einen Einfluß auf den Blutdruck. Ein sehr erhebliches vorübergehendes Sinken des Blutdrucks konnten sie dagegen stets trotz ausgiebigster Novocaininfiltrierung des Nervenplexus durch Zerren am Lungenstiel mit stärkerer Verlagerung des Mediastinums hervorrufen. Auch die Versuche von Bross und Lueken beweisen, daß der Vagus hier nicht in Betracht kommt, da bei ihren Versuchstieren beide Vagi durchschnitten waren. Beim Anlegen einer weichen Klemme an den Hauptbronchus der rechten Lunge, die durch Bronchustamponade von der Atmung ausgeschaltet war, wurde nicht nur regelmäßig eine Senkung des Blutdruckes um $^1/_3$ bis $^1/_2$ der Norm beobachtet, sondern es kam auch stets zu einer merklichen Verkleinerung des Atemvolumens der gegenüberliegenden Lunge, so lange die Klemmen lagen. Durch Novocainumspritzung des Bronchus wurden diese Störungen vermieden, die offenbar durch Reizung der am Bronchus verlaufenden Nervenfasern bzw. der in der Bronchialwand liegenden Endorgane bedingt werden. Das macht zartes vorsichtiges Arbeiten im Hilusgebiet zur unbedingten Pflicht.

Die starke Senkung des Blutdruckes bei Lungenresektionen wird neben Zerrungen am Mediastinum auch noch durch den erheblichen Blutverlust und die lange Dauer der Operation verursacht. H. C. Maier gibt die mittlere Dauer einer Lobektomie bei Tuberkulose mit 4½ Stunden an. White hat den Blutverlust bei der Lobektomie auf Grund von 10 Operationen im Mittel auf 1607,5 ccm berechnet. Bei der Lungenexstirpation ergab sich ein mittlerer Blutverlust von 1458 ccm.

Miller, Gibbon und Albritten fanden als Mittel für den Blutverlust bei der Lobektomie 1778 ccm und bei der Pneumonektomie 1915 ccm.

Fast alle Chirurgen verbinden deshalb mit der Operation einen intravenösen Dauertropfeinlauf von NaCl-Lösung oder meist Zitratblut. Bei der Durchsicht der Ergebnisberichte fällt aber auf, daß verhältnismäßig häufig als Todesursache Folgen einer Bluttransfusion angegeben wird. Das könnte den Eindruck erwecken, als vertrügen Kranke mit Lungenresektionen besonders schlecht Bluttransfusionen. Thornton, Adams, Bryant und Carlton haben daher diese Frage eingehend experimentell nachgeprüft. Es zeigte sich dabei, daß bei langsamer Transfusion einer etwa dem Blutverlust gleichkommenden Zitratblutmenge weder ein Lungenödem noch eine Zitratvergiftung zu befürchten ist. Bei einer sehr erheblichen Übertransfusion in 7—12 Minuten zeigte keines der Versuchstiere ein Lungenödem, während bei einer forcierten Transfusion der gleichen Menge in 3—6 Minuten fünf von den sechs Versuchshunden an Lungenödem eingingen.

Man kann also ohne Bedenken während der Operation 1000—1500 ccm Blut übertragen, muß dann aber natürlich entsprechend die NaCl- oder Glukoseinfusion einschränken. H. C. Maier weist darauf hin, daß bei der Lobektomie außerdem auch noch viel Plasma verloren wird, besonders auch noch nach der Operation; er überträgt immer während der Operation bedeutend mehr Blut als der Blutverlust beträgt, ohne jemals irgendwelche Störungen erlebt zu haben.

Santy und Bérard warnen ausdrücklich vor einer Überlastung des Kreislaufs durch zu reichliche Flüssigkeitszufuhr, sie halten eine Seruminfusion während der Operation für gefährlich und bevorzugen auch bei der Nachbehandlung Blutübertragungen. Sie betonen dabei, daß gruppengleiches Blut einem sog. Universalblut unvergleichlich überlegen ist. Sie halten Transfusionen von 1000—2500 ccm je nach dem Blutverlust für ausreichend.

Wenn wir uns jetzt der speziellen Operationstechnik der einzeitigen Lungenresektion zuwenden, so wird von allen Chirurgen übereinstimmend betont, wie wichtig für den postoperativen Verlauf die Wiederherstellung des Gefüges des Brustkorbes ist. Einige Chirurgen verzichten daher ganz auf eine Rippenresektion und durchtrennen nur eine oder zwei Rippen dicht an der Wirbelsäule. Dick hat die Rippenresektion aufgegeben, weil er in zwei Fällen eine Wundstörung durch eine leichte Osteomyelitis der Rippenstümpfe erlebte. Die meisten Chirurgen resezieren aber eine Rippe in ganzer Ausdehnung vom Querfortsatz bis zum Knorpel (Crafoord, Churchill, Maier, Overholt, Brunner, Frey, Nissen, Sebestény u. a.).

Crafoord benutzt einen wellenförmigen Schnitt, der am 4. Querfortsatz beginnt, den Schulterblattwinkel umschneidet und in der mittleren Axillarlinie die 5. Rippe erreicht, auf der er weiter nach vorn bis zum Knorpel verläuft. Die Muskulatur wird mittels eines nach oben konvexen Bogenschnitts, der bis zur 3. Rippe hinaufgeht und ebenfalls auf der 5. Rippe ausläuft, durchtrennt.

Durch die Muskulatur des Schulterblattwinkels werden starke Fadenzüge gelegt, an denen die Skapula hochgezogen wird, so daß die 5. Rippe in ihrer ganzen Ausdehnung freiliegt. Die Rippe wird vom Knorpelansatz bis zum Querfortsatz subperiostal reseziert, wobei die Interkostalmuskulatur peinlichst geschont werden muß. Die Pleura wird durch einen Schnitt in der ganzen Länge des Periostbettes der 5. Rippe weit eröffnet, was bei der Überdrucknarkose keinerlei Atemstörungen hervorruft. Um die infolge der Manipulationen am Hilus auftretenden Hustenanfälle auszuschalten, wird der untere Abschnitt der Luftröhre und der Hauptbronchus mit 0,5% Novocain umspritzt und die Hilusgegend reichlich mit dieser Lösung infiltriert. Als erster Akt der Lungenauslösung wird der Hauptbronchus durchtrennt. Das erleichtert ungemein die Isolierung und Unterbindung der Lungengefäße und verhütet ein Überfließen des Sekrets der kranken Lunge auf die Gegenseite, worauf H. C. Maier besonders nachdrücklich hinweist. Die Unterbindung der Gefäße soll möglichst nahe am Perikard vorgenommen werden, um einer etwaigen Thrombenbildung in den Gefäßstümpfen vorzubeugen. Im lockeren Bindegewebe verläuft noch eine Anzahl feinerer Arterien, die ebenfalls unterbunden werden müssen. Die zur Lunge ziehenden Vagusäste werden durchtrennt. Zum sicheren Verschluß des Bronchialstumpfes wird zunächst der Knorpel herauspräpariert und dann die Bronchialöffnung durch mehrere Knopfnähte geschlossen. Darüber kommt eine fortlaufende Naht und dann wird der Stumpf mittels zweier um die beiden Enden dieser Naht gelegte Tabaksbeutelnähte versenkt und noch mit Pleura übernäht. Nach Abtragung des kranken Lungenteils wird die Pleurahöhle durch zwei fortlaufende Katgutnähte geschlossen, von denen die erste das hintere Periostblatt mit der Pleura, die zweite das vordere Periostblatt mit der Interkostalmuskulatur faßt. Dadurch wird ein luftdichter Verschluß der Pleurahöhle erreicht, der ein Ausfließen des Exsudats in die Wunde verhindert, wodurch die Primärheilung gestört werden könnte. Darüber werden die Muskeln der Brustwand und die Haut schichtweise vernäht. Auf eine Drainage hat Crafoord bei seinen letzten Resektionen verzichtet und sich nur mit einer regelmäßigen Druckregulierung begnügt.

Nissen bevorzugt einen Hakenschnitt, der paravertebral in der Höhe der 3. Rippe beginnt, bis zur 8. Rippe senkrecht nach unten fortgeführt wird und von dort horizontal nach vorn bis zur vorderen Axillarlinie verläuft. Die Muskulatur wird in der Hautschnittlinie durchtrennt, das Schulterblatt nach vorn oben abgezogen. Die nun freiliegende 6. Rippe wird in fast voller Ausdehnung reseziert. Um späteren Neuralgien vorzubeugen, werden der 5. und 6. Interkostalnerv dicht an ihrer Austrittsstelle durchtrennt. Wenn bei ausgedehnten Verwachsungen der Zutritt nicht genügt, können noch die 5. oder 7. evtl. auch beide paravertebral durchtrennt werden.

Die rechtsseitige Pneumonektomie beginnt nach Nissen mit der Längsspaltung der die Gefäße bedeckenden Pleura mediastinalis. Um im Bereich der A. pulmonalis die Inzision weit genug nach oben durchführen zu können, empfiehlt Nissen die V. azygos dicht an ihrem Eintritt in die V. cava nach doppelter Ligatur zu durchtrennen. Von oben nach unten sieht man jetzt die in lockeres Bindegewebe eingebetteten A. pulmonalis, V. pulmonalis sup. und V. pulmonalis infer. Der freie Abschnitt der A. pulmonalis, die als erste unterbunden wird, beträgt etwa 2—3,5 cm von der Teilungsstelle bis zum Eintritt in das Lungengewebe und ist zum Teil von der V. cava sup. überlagert, die nach medial abgezogen werden muß, um die erste Ligatur möglichst zentral anlegen zu können. Die Isolierung der Arterie und die Umgehung ihrer Hinterwand mit einer feinen, halbkreisförmig gebogenen Klemme muß sehr vorsichtig vorgenommen werden, da die Gefäßwand sehr dünn und zerreißlich ist. Aus diesem Grunde muß auch der Knoten des Seidenfadens nur langsam angezogen werden; eine zweite Ligatur wird darauf möglichst peripher angelegt.

Ist der zwischen den beiden Ligaturen liegende Arterienabschnitt kürzer als 2 cm, dann besteht die Gefahr des Abgleitens nach der Durchschneidung der Arterie. Nissen empfiehlt in solchen Fällen, zentral und peripher von der zweiten Ligatur eine gerade schmale Klemme anzulegen und dicht zwischen zweiter Ligatur und Klemme die Arterie zu durchschneiden. Die am Pulmonalisstamm verbleibende Klemme wird nach Sicherung mit einer Umstechungsligatur entfernt, während die periphere Klemme liegenbleibt. Die zentrale Ligatur soll in jedem Falle auch bei genügend langem Arterienstumpf noch durch eine Umstechungsnaht gesichert werden.

Als zweites Gefäß wird die V. pulmonal. sup. freigelegt, die dazwischen von einem feinen Venengeflecht überlagert ist, das reseziert werden muß. Die Länge des freien Venenabschnittes zwischen Herzbeutel und Lunge beträgt 2—3 cm. Die Unterbindung erfolgt wie bei der Arterie.

Die V. pulmonal. infer. wird von hinten freigelegt in ihrem Verlauf im Lig. pulmonale, zur Erleichterung des Arbeitens wird vorher der N. phrennicus dicht über dem Zwerchfell gequetscht. Die Lunge wird nach medial und oben abgezogen und das Lig. pulmonale in seinem oberen Abschnitt gespalten; mittels Durchleuchtung mit der Leuchtsonde von unten her kann man sich jetzt die Vene gut zu Gesicht bringen. Da ihr freier Teil sehr kurz ist, empfiehlt es sich im allgemeinen eine zentrale Ligatur um den Gefäßstamm und drei feinere Ligaturen um die drei ins Lungengewebe ziehenden Äste zu legen. Die Durchtrennung erfolgt dann zwischen diesen drei Ligaturen und feinen Klemmen, die noch weiter peripher angelegt werden.

Zur Darstellung der aus der Aorta entspringenden A. bronchialis und des Bronchus wird die Lunge kräftig vom Mediastinum abgedrängt, wobei sich die Arterie anspannt und bequem unterbunden werden kann. Danach wird zentral um den Bronchus provisorisch ein Leinenbändchen geknüpft und distal davon zwei Haltefäden in die Bronchialwand gelegt. Der Bronchus wird peripher davon durchschnitten, seine Schleimhaut mit Jodtinktur betupft und seine Umgebung mit feuchten Kompressen abgestopft. Der Bronchialstumpf wird darauf mit Seideneinzelnähten verschlossen und mit einem gestielten Pleuralappen gedeckt. Wenn kein Deckungsmaterial vorhanden ist, kann man sich nach dem Vorschlage von Nissen durch „vergraben“ des Stumpfes links in die Nische zwischen medialer Aortenwand und Brustwand, rechts zwischen V. azygos und Brustwand helfen, indem man die laterale Wundlefze der mediastinalen Pleura über die Vorderwand des Bronchialstumpfes zieht und dort durch Seidenknopfnähte befestigt.

Bei der linksseitigen Lungenexstirpation wird die mediastinale Pleura etwa 1 cm dorsal von dem deutlich durchscheinenden N. phrenicus gespalten und das Lig. arteriosum aufgesucht. Man durchtrennt dieses sodann dicht an der Aorta und zieht es mit einer Klemme an, wodurch die A. pulmonal. vorgezogen wird und leicht isoliert werden kann, wobei an den unter dem Aortenbogen liegenden N. recurrens gedacht werden muß.

Die Freilegung der beiden Pulmonalvenen geschieht ebenso wie rechts.

Overholt, der wie bereits erwähnt seine Kranken in Lokalanästhesie und Bauchlage operiert, hält Überdruck meist für entbehrlich. Die Übersicht über den Hilus ist bei kollabierter Lunge, namentlich in Bauchlage, besser. Wenn Pleuraadhäsionen bestehen, kann die vorläufige Unterbindung des Bronchus fast ohne Präparation und ohne weitere Manipulationen an der Lunge vorgenommen werden. Die Lunge sinkt durch ihr eigenes Gewicht nach vorn und es braucht kein Zug an ihr ausgeübt zu werden. In den meisten Fällen kann der Hilus von hinten freigelegt werden. Störungen der Herztätigkeit während des Eingriffes kommen kaum vor, weil während der Präparation kein Zug am Hilus nötig ist.

Der Hautschnitt beginnt hinten über der 4. Rippe zwischen Wirbelsäule und Schulterblatt und läuft dann nach unten und vorwärts etwa 5 cm unterhalb des Schulterblattwinkels bis zur vorderen Axillarlinie.

Bei der Pneumonektomie muß man Vorsorge treffen für die Möglichkeit, die Operationswunde luftdicht zu verschließen. Overholt hat gefunden, daß das leichter zu erreichen ist, wenn man die Rippe in ihrer ganzen Länge reseziert, da das Periost und die Interkostalmuskeln sich dann ohne Spannung gut luftdicht vernähen lassen. Bei Pneumonektomien reseziert er daher die 6. Rippe in ihrer ganzen Länge und dann noch ergänzend paravertebral kleine Stücke aus der 5. und 7. Rippe. Die dazwischen liegenden Muskeln werden durchtrennt, die Gefäße unterbunden, die Nerven freipräpariert und reseziert.

Nach einer Lobektomie ist kein luftdichter Abschluß der Pleurahöhle notwendig. Das schnelle Entweichen des Exsudats und der Luft aus der Pleurahöhle in den subskapularen Raum begünstigt die Ausdehnung der Restlunge, ist daher wünschenswert. Eine Wundstörung hat Overholt ebenso wie Moore dabei nie erlebt.

Bei der Ausführung der Operation ist folgendes zu beachten:

Die Lösung der Pleuraadhäsionen muß sehr sorgfältig und zwar scharf vorgenommen werden, um das Lungengewebe nicht zu traumatisieren. H. C. Maier rät bei festeren Verwachsungen und über dem Kavernengebiet die Pneumolyse immer extrapleural vorzunehmen, so daß die verschwartete Pleura parietalis auf der Lunge liegen bleibt. Die Auslösung der Lunge muß im Gebiet der geringsten Verwachsung begonnen werden. Meist liegt dieses vorn. Selbst in Fällen, in denen die Lunge fest mit der Brustwand verwachsen ist, kann man ihre Auslösung auf diese Weise sauber und mit geringem Blutverlust ausführen. Auch H. C. Maier unterstreicht, daß man die Auslösung der Lunge in jedem Fall durchführen kann, wenn man nur mit der erforderlichen Behutsamkeit vorgeht und sich die nötige Zeit nimmt. Die vorbereitende Pneumolyse kann bis zu 3 Stunden erfordern, da sie sich nicht nur auf den zu resezierenden Lappen, sondern ebenso auch auf die zurückbleibende Lunge erstrecken muß. Sonst kann sich die Restlunge später nicht genügend ausdehnen, wodurch der Erfolg der Operation vereitelt würde. Von mancher Seite wird zur Mobilisierung der Lunge als schonenderes und häufig technisch leichteres Mittel die Dekortikation der Lunge empfohlen (Gurd, Mulvihill, Weinberg u. a.). Um das Lungengewebe nicht zu quetschen soll der Rippensperrer erst eingesetzt werden nachdem die Lunge seitlich genügend von der Brustwand abgelöst ist. Lungenklemmen oder Faßzangen sollen nicht benutzt werden, weil sie das Lungengewebe schädigen, dadurch Infektionen begünstigen und außerdem die Assistenten dazu verleiten unvorsichtig an der Lungenwurzel zu ziehen.

Um eine Infektion der kontralateralen Lunge zu verhüten, muß der Hauptbronchus provisorisch unterbunden werden bevor mit Manipulationen an der Lunge begonnen wird. Während SANTY und BÉRARD hervorheben, daß die Lungenwurzel stets stark verwachsen ist und häufig ausgedehnte Drüsenschwellungen alles verdecken, ist nach den übereinstimmenden Erfahrungen von CHURCHILL, MAIER, OVERHOLT u. a. bei Lungentuberkulose der Hilus in der Regel nicht entzündlich verändert, so daß die Darstellung des Hauptbronchus gewöhnlich leicht gelingt. ohne daß dabei die Lunge gedrückt oder gezerrt werden müßte.

Wenn nur ein Lungenlappen entfernt werden soll, ist es vorteilhafter, zuerst die Äste der Lungenarterie zu unterbinden bevor die Bronchien durchtrennt werden. Bei der Resektion des Unterlappens kann der Bronchus sofort nach der Unterbindung der Arterien durchtrennt werden, noch vor weiterer Mobilisierung der Lunge.

Die größte Vorsicht muß beobachtet werden, um die Umgebung vor einer tuberkulösen Infektion zu schützen. Bei der Durchtrennung eines Bronchus muß die Umgebung sorgfältig abgedeckt werden und dann nachher die Tücher und Instrumente gewechselt werden. BLADES und KENT betupfen außerdem den Bronchusstumpf sofort mit Karbol. Alle Chirurgen erklären übereinstimmend zartes und schonendes Operieren als erste Voraussetzung für den Operationserfolg. OVERHOLT erwähnt, daß er anfangs, als er sich noch bemühte möglichst schnell zu operieren, häufiger Empyeme gesehen hat, weil bei der Operation Verletzungen des Lungengewebes und Kaverneneinrisse vorkamen. Da OVERHOLT eine Aspiration während der Operation besonders fürchtet, durchtrennte er den Lappenbronchus gleich zu Beginn der Operation und entleerte den Inhalt größerer Kavernen. Obgleich er die Kavernenwand sofort wieder durch Naht verschloß, die Pleurahöhle mit NaCl-Lösung spülte und Instrumente und Tücher wechselte, nahmen die postoperativen Wundstörungen und Empyeme bei dieser Technik deutlich zu. OVERHOLT wendet diese Vorsichtsmaßnahme daher jetzt nur noch bei sehr festen Verwachsungen oder bei Riesenkavernen an.

Die Blutstillung muß sehr sorgfältig vorgenommen werden. BLADES und KENT warnen wegen der großen Zerreißlichkeit der Gefäßwände davor, die Klemmen liegenzulassen, die Gefäße müssen immer sofort unterbunden werden, nachdem sie genügend isoliert sind. OVERHOLT hält es für notwendig, daß wenigstens drei Seiten des Gefäßes freipräpariert sind, bevor es durchtrennt wird, damit man das Gefäß im Falle einer Verletzung sofort digital komprimieren kann. Vor der Durchtrennung des Hauptstammes der Pulmonalarterie oder der Oberlappenäste müssen die Äste des Vagus durchschnitten und die Pleura mediastinalis weit abgeschoben werden.

Bei der Pneumonektomie können die distalen Gefäßäste umstochen werden, um mehr Raum für die Ligaturen zu gewinnen. OVERHOLT legt immer nach der vorläufigen Massenligatur an jedes Gefäß zwei proximale Ligaturen.

Über die zweckmäßigste Verschlußtechnik des Bronchialstumpfes ist mit der Zeit eine umfangreiche Literatur entstanden, und es sind zum Teil recht umständliche Verfahren ausgearbeitet worden, wie etwa die in den Abb. 110. wiedergegebene Technik von OVERHOLT. Experimentelle Untersuchungen und die zunehmende klinische Erfahrung haben aber gezeigt, daß Bronchialwunden im allgemeinen eine sehr große Heilungstendenz haben, wenn keine Infektion eintritt. Die zirkuläre Umschnürung des Stumpfes, die ursprünglich ganz allgemein angewandt wurde, ist daher zu verwerfen, weil sie stets zur Nekrose und damit zur

Infektionsgefahr führt. Ebenso ist die in der ersten Zeit vielfach empfohlene Zerstörung der Bronchialschleimhaut vor der Stumpfversorgung ein Fehler, weil die Vernarbung der Wunde gerade mit dem Hinüberwuchern des Schleimhautepithels beginnt, wodurch schon sehr bald ein wasserdichter Abschluß erreicht wird (DANIEL, JACKSON). Im allgemeinen muß man sich beim Verschluß des Bronchialstumpfes von folgenden Gesichtspunkten leiten lassen: Der Bronchus muß möglichst nahe seiner Teilungs- oder Abgangsstelle durchtrennt werden, damit ein möglichst kleiner Blindsack zurückbleibt. Dadurch wird verhindert, daß sich im Stumpf eine größere Sekretmenge stauen und die Verschlußnaht sprengen kann. Das Sekret zersetzt sich zudem leicht in solchen Taschen und führt durch die Stichkanäle hindurch zu einem peribronchialen Stumpfabszeß und im Anschluß daran zur Bronchusfistel und zum Empyem. Eine hohe Amputation des Bronchus erlaubt dem Stumpf, sich weit ins Mediastinum zurückzuziehen, wo er mit dem lockeren Bindegewebe gut gedeckt werden kann. Man braucht sich dabei nach den Erfahrungen von SANTY u. a. nicht davor zu scheuen, den Schnitt nötigenfalls durch krankhaftes Gewebe zu legen, da die Festigkeit des Stumpfverschlusses dadurch nicht beeinträchtigt wird. AUERBACH fand bei darauf gerichteten Untersuchungen in 40% der Fälle miliare Tuberkel in der Schleimhaut der Bronchialstümpfe, ohne daß es deshalb zu einer Nahtinsuffizienz gekommen wäre. THOMAS und LEE LANDER machen darauf aufmerksam, daß sich die Abgangsstelle des Lappenbronchus wegen der häufigen entzündlichen Verdickung des peribronchialen Gewebes nicht immer genau feststellen läßt und man sich daher leicht über die Länge des zurückbleibenden Stumpfes täuschen kann. Sie entfernen daher nach Abtragung des Lungenlappens die den Bronchusstumpf verschließende Klemme und stellen durch Inspektion von innen die Stelle fest, an der der Bronchus endgültig reseziert werden muß, ohne daß sich eine Tasche bildet. Den an dieser Stelle gekürzten Stumpf verschließen sie durch einfache fortlaufende Zwirnnaht. Dieses Vorgehen hat den Vorzug, daß nicht nur ein ganz kurzer Stumpf zurückgelassen wird, sondern auch die Wundränder nicht durch Quetschung mit einer Klemme in ihrer Ernährung beeinträchtigt werden, worauf auch RIENHOFF, JACKSON, LINDSKOG u. a. besonderen Nachdruck legen. Bei der Verschlußnaht muß deshalb auch peinlichst darauf geachtet werden, daß die Blutversorgung des Stumpfes nicht leidet. RIENHOFF empfiehlt während der Naht die Bronchialarterie bluten zu lassen, um sicher zu gehen, daß sie nicht mit einer Naht gefaßt werde. Die Knopfnähte müssen möglichst dicht am Wundrande angelegt werden, etwaige Matratzennähte sollen in der Längsrichtung verlaufen. Ganz auf sie zu verzichten hält OVERHOLT nicht für ratsam, weil sie die den Bronchus verschließenden Knopfnähte bei Hustenstößen sehr wesentlich entlasten. SWEET und die meisten amerikanischen Chirurgen halten diese Nähte dagegen für entbehrlich.

Bei der Stumpfdeckung mit Mediastinalpleura rät RIENHOFF, die Naht nicht zu dicht anzulegen, damit notfalls beim Undichtwerden des Stumpfverschlusses die Luft entweichen kann und ein Mediastinalemphysem vermieden wird.

Einen sehr einfachen und dabei doch sicheren Bronchusverschluß hat AUBERT angegeben, die Nahttechnik ist aus Abb. 111 ersichtlich.

Zunächst werden die Nähte an den beiden Wundwinkeln des mit einer Klemme gefaßten Stumpfes angelegt, indem man etwa 7—8 mm vom Winkel und ebensoweit vom Wundrande

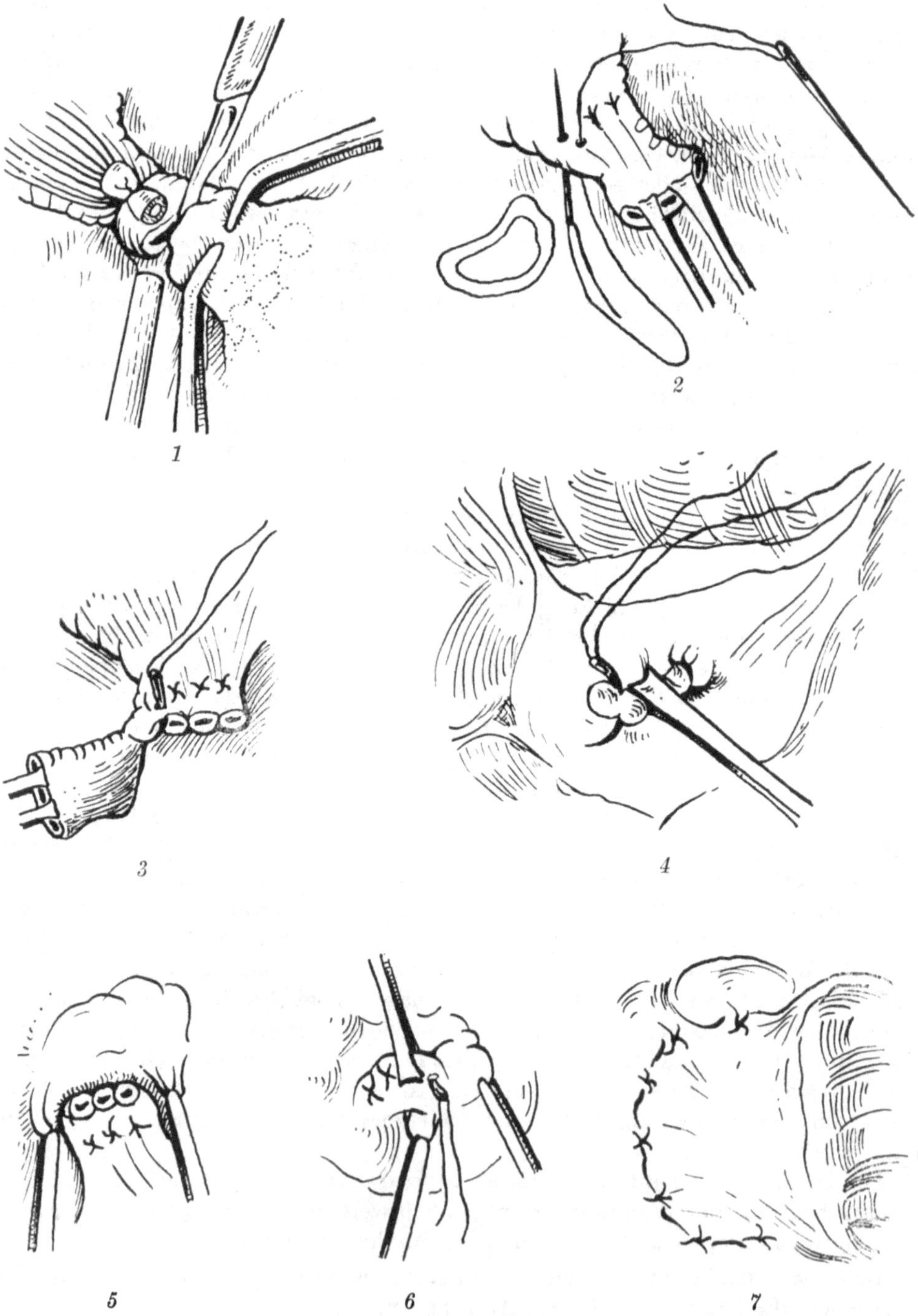

Abb. 110. Versorgung des Bronchialstumpfes nach Overholt. (J. thorac. Surg. 15, 384 1946)

entfernt die Nadel von außen nach innen durchsticht und möglichst dicht am Wundrand 2 mm vom Winkel wieder aussticht. Darauf folgen zwei je 2 mm lange LEMBERTnähte dicht am Wundrand, worauf die Nadel schließlich auf der Gegenseite 7—8 mm vom Wundrande und vom Wundwinkel wieder von innen nach außen ausgestochen wird. Zwischen diesen beiden Nähten werden 1—2 Nähte zum Verschluß des Bronchiallumens so angelegt, daß die Nadel etwa 8 mm vom Wundrande von außen eingestochen und dann senkrecht über der Einstichstelle dicht am Wundrande wieder von innen ausgestochen wird. Dann wird die Nadel an der gegenüberliegenden Wundlippe dicht am Wundrande von außen eingestochen und etwa 8 mm unterhalb wieder von innen herausgestochen. Zuerst werden die Nähte am Wundwinkel geknüpft, dann die mittleren Nähte, wobei sich die Wundränder automatisch einstülpen und einen sicheren Verschluß des Bronchialstumpfes herbeiführen, der evtl. durch eine zweite Nahtreihe noch gesichert werden kann, was aber AUBERT für unnütz hält.

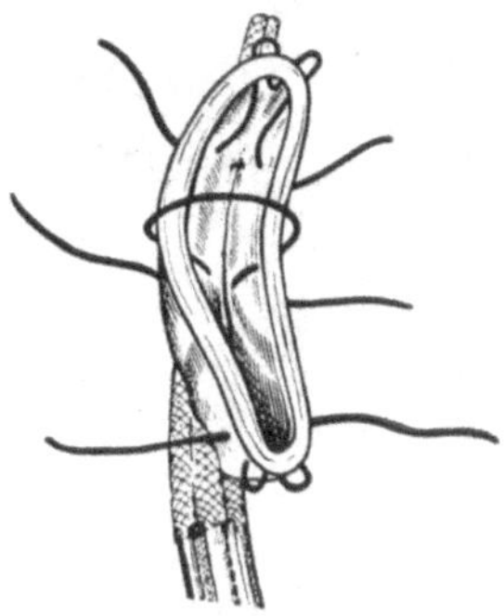

Abb. 111. Bronchusverschluß nach AUBERT. (Poumon. 4, 153)

Als Nahtmaterial kommt nur feinste Seide oder rostfreier Stahl in Frage. Ob es empfehlenswert ist, nach dem Vorschlage von HANLON die Naht durch Bestreichen mit Gelatine zu verstärken, muß fraglich erscheinen. JACKSON konnte allerdings auch bei seinen Tierversuchen feststellen, daß Gelatine eine lebhafte Bindegewebsproliferation hervorruft und damit die Bildung einer festen Narbe begünstigt. Es liegt aber, wenigstens theoretisch, die Gefahr vor, daß durch die nachfolgende narbige Schrumpfung des übermäßig gewucherten Bindegewebes eine Bronchusstenose eintreten könnte.

Wenn in der Umgebung kein geeignetes Material zur Übernähung des Stumpfes vorhanden ist, so kann man auch einen gestielten oder freitransplantierten Pleuralappen verwenden (CHURCHILL, GRAHAM, OCHSNER, OVERHOLT u. a.). GIERTZ hat zu diesem Zweck frei transplantierte Fascia lata empfohlen.

Erläuterungen zur nebenstehenden Abb. 110.

1. Bronchus proximal provisorisch über einem kurzen Gummirohr zirkulär unterbunden. Distal werden 2 rechtwinklig abgebogene Klemmen angelegt.

2. Der Bronchialstumpf wird mit 2 gezähnten Klemmen gefaßt. Die zirkuläre Ligatur und das Gummirohr werden entfernt und drei Matratzennähte dicht an der Abgangsstelle des Bronchus in der Längsrichtung durch alle Schichten des Stumpfes gelegt. Diese Matratzennähte sollen die Verschlußnähte vor zu starker Spannung beim Husten schützen, außerdem flachen sie den Stumpf ab und verkleinern daher den Blindsack.

Der Bronchus wird dann nochmals 3 mm distal von den Matratzennähten reamputiert, wobei aber der distale Teil nicht vollständig abgetragen wird, um als Handhabe zu dienen. Der Knorpel wird mit einem kleinen Messer durchtrennt, damit sich die Bronchuswände besser aneinanderlegen können.

3. Der Stumpf wird nunmehr mit 3—4 Knopfnähten verschlossen und der Zipfel vollständig abgetragen.

4. Darauf wird der Stumpf mit einem der Thoraxwand entnommenen gestielten Pleuralappen gedeckt, der mit 3 Knopfnähten an ihm befestigt wird.

5—7. Veranschaulicht die Stumpfdeckung mit einem freitransplantierten Faszien- oder Pleuralappen. Der mit dem transplantierten Lappen gedeckte Stumpf zieht sich ins Mediastinum zurück. Die Öffnung in diesem wird darauf mit einem gestielten Pleuralappen verschlossen (7).

Wie Tierversuche von JACKSON und Mitarbeitern und eine klinische Erfahrung von TUTTLE zeigen, braucht man sich bei einer Lobektomie nicht davor zu scheuen, nötigenfalls auch den Bronchialstamm oberhalb der Abgangsstelle des den zurückbleibenden Lungenlappen versorgenden Astes zu durchschneiden und diesen dann mit dem Hauptbronchus zu anastomosieren. In dem Falle von TUTTLE heilte der mit dem Hauptbronchus durch zirkuläre Seidenknopfnähte vereinigte Oberlappenbronchus störungslos an, der Oberlappen war vollkommen entfaltet und gut durchlüftet.

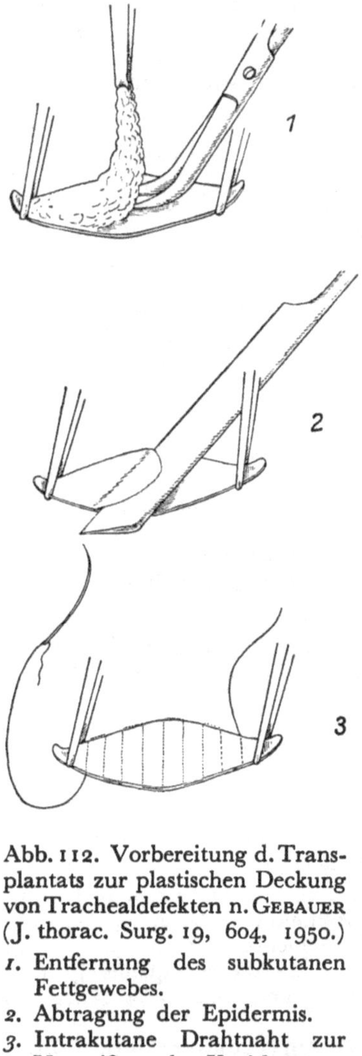

Abb. 112. Vorbereitung d. Transplantats zur plastischen Deckung von Trachealdefekten n. GEBAUER (J. thorac. Surg. 19, 604, 1950.)
1. Entfernung des subkutanen Fettgewebes.
2. Abtragung der Epidermis.
3. Intrakutane Drahtnaht zur Versteifung des Kutislappens, damit er bei der Inspiration nicht angesaugt wird. Die Knopfnähte. mit denen das Transplantat in den Defekt eingenäht wird, fassen jeweils eine der Drahtschlingen mit.

GEBAUER hat mit sehr gutem Erfolge Tracheal- und Bronchusdefekte durch frei transplantierte Kutis gedeckt. Die Hautlappen werden sorgfältig von subkutanem Fett und ihrer Epidermis befreit und durch schlingenförmige, ihre ganze Breite durchsetzende intrakutane Nähte mit feinstem, rostfreiem Draht versteift. Die Transplantate heilten gut ein und wurden bald von normalem Epithel bekleidet.

Wenn die Ausdehnung der Krankheit es erforderlich macht, auch einen Teil des Nachbarlappens zu resezieren, so ist die früher allgemein übliche Technik, bei der der Schnitt zwischen zwei Klemmen mitten durch das Lungenparenchym geführt wurde, allgemein verlassen. Wenn auch nach den sehr sorgfältigen experimentellen Untersuchungen von JOANNIDES und HESSE als erwiesen gelten kann, daß auch Kontinuitätsresektionen aus der Lunge gewöhnlich primär heilen, so ist doch in unseren klinischen Fällen das Risiko größer.

H. C. MAIER scheut sich im allgemeinen, bei Tuberkulose transpulmonal vorzugehen, der großen Infektionsgefahr wegen. Er versucht in jedem Falle vor der Operation sich vom gegenseitigen Verhältnis von Interlobärspalt und tuberkulösem Herd zu vergewissern, wozu sich ihm Schichtaufnahmen im schrägen Durchmesser besonders aufschlußreich erwiesen haben. Zeigt es sich auf der Aufnahme, daß der Interlobärspalt in den Krankheitsprozeß hineingezogen ist, so verzichtet er lieber auf die Lobektomie. Ebenso auch, wenn die genaue Abtastung der Lunge bei eröffnetem Thorax vor Beginn der Pneumolyse eine Ausdehnung des Krankheitsprozesses bis über den Interlobärspalt erkennen läßt.

Man braucht aber in solchen Fällen nicht gleich den ganzen Lungenflügel zu extirpieren, sondern kann häufig mit einer vorwiegend stumpf in den präformierten Septen durchführbaren Segmentresektion nur den erkrankten Teil des Unterlappens entfernen.

Da jeder Sublobus von einem eigenen Bronchialast versorgt wird, so kann man sich diesen als Wegweiser dienen lassen. Bei der von Clagett und Deterling beschriebenen, an der Mayo-Klinik ausgearbeiteten „Traction-Dissection" wird zunächst der den Sublobus versorgende Bronchus durchtrennt. Dann kann unter leichtem Zug an ihm der zugehörige Sublobus meist ohne Schwierigkeit stumpf ausgelöst werden. Etwaige derbere Stränge werden mit einem Scherenschlag durchtrennt und es müssen einige Gefäße (1—6) unterbunden werden.

Wenn man im Zweifel ist, ob man es mit einem feinen Bronchialast oder einem Gefäß zu tun hat, so wird das Gebilde zunächst durchschnitten. Blutet es, so wird es unterbunden; war es ein Bronchus, so wird er bis zu seinen Endverzweigungen herauspräpariert.

Die Wundfläche des zurückbleibenden Lappens braucht weiter nicht versorgt zu werden.

Um die häufig nur angedeuteten rudimentären Spalten zwischen diesen Segmenten deutlicher hervortreten zu lassen, empfiehlt Overholt zunächst durch zeitweilige Kompression des zugehörigen Bronchialastes den Sublobus zum Kollaps zu bringen und dann die Lunge durch Erhöhung des intratrachealen Drucks aufzublähen. Dadurch zeichnet sich dann der kollabierte Sublobus deutlich gegen seine Umgebung ab.

Rubenstein, O'Neill und Glover empfehlen zum gleichen Zweck in den zuvor durchtrennten Segmentbronchus mittels einer mit einem Sperrhahn versehenen Kanüle und Spritze langsam 15 ccm H_2O_2 mit einigen Tropfen Methylenblau zu injizieren. Durch den freiwerdenden O_2 wird das entsprechende Segment stark gebläht und gleichzeitig blau gefärbt, so daß es sich deutlich von seiner Umgebung abhebt.

Um bei der gleichzeitigen Resektion des rechten Mittel- und Unterlappens nur einen Bronchialstumpf zurückzulassen, haben Churchill und unabhängig von ihm Lindskog, Liebow und Hales den rechten Hauptbronchus über der Abgangsstelle des Mittellappenbronchus durchtrennt und dann beide Lappen im Zusammenhang abgetragen. Nach der von Lindskog ausgearbeiteten „Bilobektomie"-Technik wird der Bronchus dabei nicht proximal abgeklemmt, sondern unter ständigem Absaugen des Sekrets schrittweise durchtrennt und sofort durch Seidenknopfnähte verschlossen, wie das schon Overholt angegeben hat (Abb. 110, 3). Man erhält auf diese Weise nur einen, dazu sehr kurzen und tief im Mediastinum liegenden Stumpf, der leicht und sicher zu versorgen ist. Bei der Lungentuberkulose kommt dieses Verfahren allerdings kaum in Betracht.

Um einen sicheren und den Wundschmerz möglichst verringernden Verschluß der Pleurahöhle zu erreichen, hat Janes vorgeschlagen, die über und unter der resezierten Rippe liegenden beiden Rippen mittels perikostaler Drahtnähte miteinander zu verbinden. Wichtig ist dabei, daß an der Nahtstelle das Periost vollkommen entfernt wird, um Druckschmerzen durch den Draht zu vermeiden (Abb. 113). Overholt hat sich dieses Verfahren ebenfalls bewährt, das er noch durch die Resektion des Interkostalnerven ergänzt.

Klassen, der sich mit einem Interkostalschnitt nach paravertebraler Durchtrennung zweier Rippen begnügt, erreicht einen festen Thorax durch Bolzung der Rippenstümpfe, die sich ihm bei 50 Lungenresektionen sehr gut bewährt hat.

Vom unteren Rande der freigelegten Rippen werden subperiostal 3 cm lange Späne entnommen, die an ihren Enden zugespitzt und in die Markhöhle der Rippen eingetrieben werden.

Johnson legt besonderen Nachdruck auf die Quetschung des 2. bis 7. Interkostalnerven während der Operation. Infolge der dadurch erreichten Unempfindlichkeit

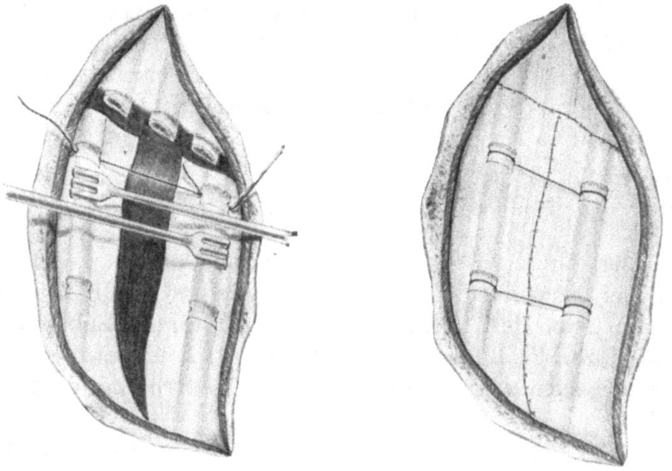

Abb. 113. Perikostalnaht zum Verschluß des Brustkorbes.

Die beiden nur paravertebral durchtrennten Rippen werden an den Nahtstellen etwa 1 cm weit vollständig von Periost entblößt und ihre Kanten leicht eingekerbt, damit der Draht nicht abgleite. Darauf werden die beiden Rippen durch starken Zug soweit einander genähert, daß die Inzisionswunde nach Fixation der Rippen in ihrer Stellung ohne jede Spannung vereinigt werden kann; durch Drahtnähte, die um die Rippen herumgeführt werden. Das Periostbett der resezierten Rippe und die Weichteile werden schichtweise mit Seiden-Knopfnähten verschlossen und das Periost der durchtrennten Rippen mit Katgut vereinigt, worauf diese Naht noch mit dem herabgezogenen Latissimus dorsi gedeckt wird. Durch diese Nahttechnik wird nicht nur ein luftdichter Verschluß der Pleurahöhle erreicht, sondern durch den festen Halt, den die Drahtnähte dem Thorax geben, postoperativer Wundschmerz fast vollkommen ausgeschaltet.

können die Kranken nach der Pneumonektomie auf der operierten Seite liegen, wodurch Anschoppungen und Ödem der kontralateralen Lunge vermieden werden. Ebenso wird dadurch eine Aspiration bei Entstehen einer Bronchusfistel und eine Kompression der Lunge infolge Verdrängung des Mittelfells durch das sich bildende Exsudat verhindert; außerdem können die Operierten sofort tief durchatmen und gut abhusten. Durch diesen kleinen zusätzlichen Eingriff kann somit die Gefahr der meisten drohenden Komplikationen nach der Operation gebannt werden.

Nach der Lungenresektion wird die Wundhöhle mittels zweier Gummikatheter drainiert, die aus dem vorderen Wundwinkel herausgeleitet und an einen Saugapparat mit einem negativen Druck von 12 cm Wasser angeschlossen werden. Die

Drainage wird nach 24—48 Stunden entfernt. Sie hat den Zweck, durch das Absaugen von Luft und Sekret die Ausdehnung der Restlunge zu fördern. Bei der Pneumonektomie ist keine Drainage erforderlich; der intrapleurale Druck wird nötigenfalls durch Punktionen auf negative Werte eingestellt. Nur wenn die Lungenflügelresektion nach einer vorhergehenden Thorakoplastik vorgenommen wird, rät Overholt die Pleurahöhle doch lieber für 2 Tage zu drainieren, da bei dem engen Pleuraspalt die Gefahr einer Lungenverletzung bei einer Punktion groß ist.

Von postoperativen Komplikationen droht besonders älteren Leuten ein Lungenödem infolge unbefriedigender Herztätigkeit. Akute, unmittelbar zum Tode führende Ödeme kommen bei sorgsamer Auslese der Kranken selten vor, dagegen sind aber partielle Ödeme in den abhängigen Partien eine recht häufige Ursache für die Entstehung postoperativer Bronchopneumonien. Auch Aspirationen in die Gegenseite sind nicht selten, besonders wenn die Kranken auf der gesunden Seite liegen, da das Abhusten in den ersten Tagen recht erschwert ist. Eine weitere Gefahr droht den Operierten durch die Verdrängung des Mediastinums zur gesunden Seite hin, infolge Sekretstauung in der Pleurahöhle der operierten Seite, dadurch kann es zu einer Atelektase der Gegenseite kommen. Wenn der Pleuraraum nicht drainiert ist, muß der Druck in der Höhle sorgfältig überwacht werden. Beim Entstehen einer Bronchialfistel ist die Gefahr einer Aspiration besonders groß. Es kann dabei zu einer plötzlichen Überschwemmung des Bronchialbaums der gesunden Lunge kommen, die sogar zur Erstickung führen kann. Johnson macht darauf aufmerksam, daß eine einfache Drainage der Pleurahöhle vor diesen Zufällen nicht schützen kann, da die Höhle durch die Drainage nicht völlig trockengelegt wird und immer ein Serothorax zurückbleibt.

Wenn man dagegen oben einen zweiten dünnen Schlauch in die Pleurahöhle einführt, durch den man von Zeit zu Zeit Luft eindringen läßt, so wird das Exsudat durch den entstehenden Pneumothorax herausgedrückt und dadurch die Aspirationsgefahr beseitigt.

Zur Vermeidung von Wundstörungen und Empyemen infolge Bronchialfisteln haben Valle und White empfohlen, 2—3 Tage vor der Operation und ebenso 3—4 Tage nachher alle 3 Stunden intramuskulär 10000 E. Penicillin zu spritzen und 50000 E. in 10 ccm NaCl-Lösung bei der Operation in die Pleurahöhle zu instillieren und das 6—7 Tage lang fortzusetzen. Als Beweis für die Zweckmäßigkeit dieses Vorgehens führen sie zwei Versuchsreihen an. Die erste umfaßt 3 Pneumonektomien und 25 Lobektomien, die ohne Penicillin-Prophylaxe operiert wurden, während die nächsten 5 Pneumonektomien und 15 Lobektomien mit Penicillin behandelt wurden. In der ersten Reihe kam es bei den 3 Pneumonektomien zu einem Empyem infolge Bronchusfistel; bei den Lobektomien traten in 40% Fisteln und in 100% Empyeme auf. Außerdem wurden in 14% der Fälle Wundstörungen beobachtet. Demgegenüber kam es bei den Operationen der zweiten Reihe nur einmal zu einem Empyem. Diese Zahlen können aber nicht als beweisend angesehen werden, da die Kranken der ersten Reihe sämtlich wochenlang offen drainiert worden waren, während bei der zweiten Reihe nur für 1—2 Tage eine Heberdrainage angelegt worden war. Bei dieser Art der Nachbehandlung sind aber nach der übereinstimmenden Erfahrung aller Chirurgen Empyeme und Bronchialfisteln äußerst selten. Ihre Seltenheit in der zweiten Vergleichsreihe ist daher in erster Linie der Änderung der Technik und erst in zweiter dem Penicillingebrauch zuzuschreiben. Damit soll aber keineswegs der Penicillinprophylaxe überhaupt der Wert abgesprochen werden. Auf ihre große Bedeutung für die Verhütung von Wundvereiterung und Empyemen haben wir bereits beim extrapleuralen Pneumothorax hingewiesen (S. 133).

Eine größere Rolle kommt aber bei Lungenresektionen wegen Tuberkulose, die vor allem von spezifischen Lungen- und Pleurakomplikationen bedroht sind, dem Streptomycin zu.

Wie aus einer Vergleichsreihe von je 100 Lungenresektionen mit und ohne Streptomycinvorbehandlung hervorgeht, die BAILEY, GLOVER und O'NEILL veröffentlicht haben, wurde durch die Streptomycinvorbehandlung die Zahl der Komplikationen von 49% auf 10% herabgedrückt, obgleich sich unter den mit Streptomycin vorbehandelten Kranken 22 weitgehende Lungenzerstörungen und je 14 Fälle von akuter käsiger Pneumonie und Empyem bzw. Bronchusfisteln befanden. Die fast vollständige Ausmerzung der spezifischen Lungenkomplikationen springt besonders ins Auge. In der 2. Gruppe kam nur ein einziger Fall vor, und zwar im Anschluß an eine Bronchusfistel. Während in der 1. Gruppe es auf 23 massive Infektionen während der Operation infolge Kaverneneinriß und ähnlichem, 13mal (58%) zu einem Empyem kam, trat diese Komplikation in der 2. Gruppe bei 18 Infekten nur 3mal (18%) ein. MOORE, MURPHY und ELROD hatten vor Benutzung von Streptomycin bei 11 Resektionen 18% Früh- und ebensoviel Spättodesfälle; in je 55% traten Fisteln bzw. Empyeme auf und in 27% kam es zu Streuungen bzw. Reaktivierungen. Negativ wurden 55% der Operierten. Durch Streptomycinvorbehandlung konnten die Ergebnisse bei den folgenden 77 Lungenresektionen ganz wesentlich verbessert werden. Die Frühsterblichkeit sank auf 8,1%, Spättodesfälle kamen überhaupt nicht vor. Empyeme und Fisteln machten je 5% aus, während Streuungen in 4% der Fälle beobachtet wurden. Negativ wurden 87% der Kranken, von denen bei 34% die Gegenseite vor der Operation ebenfalls erkrankt, während das bei der 1. Gruppe nur in 9% der Fall gewesen war. Wenn man auch ohne weiteres zugeben muß, daß auch hier die Verbesserung der Ergebnisse zum Teil der Verbesserung der Operationstechnik und der größeren Erfahrung in der Auswahl und Nachbehandlung der Kranken zuzuschreiben ist, so ist doch der große Nutzen der Vorbehandlung mit Streptomycin ganz unverkennbar.

Am zweckmäßigsten hat sich die Verabfolgung von je 0,5 g morgens und abends etwa 1 Woche vor und 2 Wochen nach der Operation erwiesen. Wie auch die von der Trudeau-Gesellschaft an mehreren großen Heilanstalten nach einheitlichen Gesichtspunkten durchgeführte Erprobung des Mittels gezeigt hat, ist seine Wirkung am ausgesprochensten bei akuten Schüben, während chronische Prozesse kaum beeinflußt werden. Insbesondere nimmt unter Streptomycinwirkung der Auswurf an Menge und auch an Bazillengehalt stark ab, was für die Vermeidung von postoperativen Komplikationen von besonderem Wert ist. Wenn auch nach allen bisherigen Erfahrungen das Streptomycin nicht als sicheres Heilmittel gegen Tuberkulose angesehen werden kann, so ist es doch im höchsten Grade geeignet, ebenso wie die Jodvorbehandlung beim Basedow, unsere Operationserfolge in bisher ungeahnter Weise zu verbessern. Aber ebenso wie Jod darf auch Streptomycin nicht zu lange verabreicht werden, da in etwa 8 Wochen die Tuberkelbazillen häufig streptomycinfest werden und wir dadurch eines unserer wirksamsten Hilfsmittel verlieren. MOORE erwähnt, daß der einzige Todesfall wegen kontralateraler Aktivierung, den er in der Streptomycinära erlebte, eine Patientin betraf, die vor der Operation 7 Monate lang täglich mit Streptomycin behandelt worden war. Die Warnung SANTYS und BÉRARDS davor, schwerkranke Lungentuberkulose längere Zeit mit Streptomycin zu behandeln, muß daher sehr ernst genommen werden, da sie dadurch ihrer letzten Chance durch eine Operation geheilt zu werden, beraubt werden. Mit Recht bezeichnen sie eine längere Vorbehandlung mit Streptomycin geradezu als Gegenanzeige gegen eine Operation, während durch eine sachgemäße Vorbehandlung mit Streptomycin und Penicillin die Anzeigenstellung bedeutend erweitert und die Erfolgsicherheit ganz wesentlich gesteigert werden könne, nicht nur bei der Lungenresektion, sondern auch bei allen anderen operativen Eingriffen wegen Lungentuberkulose, insbesondere auch bei der Thorakoplastik. GALE, MOORE u. a. weisen darauf hin, daß jetzt selbst bei tuberkulösen und mischinfizierten Empyemen Plastiken und Lungenresektionen risikolos ausgeführt werden können.

CHAMBERLAIN hält einen schematischen Streptomycinschutz bei jeder Lungenresektion für entbehrlich. Er wendet das Mittel nur beim Eintreten von Komplikationen an, wo es dann allerdings von größtem Wert ist. Bei einer Vorbehandlung mit Streptomycin muß immer erst der Erfolg abgewartet werden; es darf nicht im Vertrauen auf das Streptomycin voreilig operiert werden. Streptomycin kann nie die fehlende Widerstandskraft ersetzen und auch nicht eine falsche Indikationsstellung oder mangelhafte Operationstechnik ausgleichen.

GÜRICH berichtet über ebenso günstige Erfolge mit Conteben aus der Heilanstalt Oderberg. Häufig konnten sonst nicht operable Fälle durch die Vorbehandlung operationsfähig gemacht werden, wobei nicht selten infolge der inzwischen eingetretenen Rückbildung des Krankheitsherdes der operative Eingriff kleiner gestaltet werden konnte. Die Vorbehandlung soll etwa drei Monate dauern; danach beobachtet man häufig Stillstand in der Besserung oder gar wieder eine Verschlimmerung. Anzeichen für eine eintretende Contebenfestigkeit konnten nicht sicher nachgewiesen werden. Die Operation kann in unmittelbarem Anschluß an die Vorbehandlung vorgenommen werden; nach dem Eingriff muß das Conteben in den ersten 14 Tagen wegen Beeinträchtigung des Appetits und der Verdauung durch Streptomycin ersetzt werden.

Eine sekundäre tuberkulöse Infektion wird durch das Streptomycin nach den Erfahrungen von SANTY nicht verhindert. Mehrere seiner Patienten bekamen noch während der Streptomycinnachbehandlung ein Spätempyem, dessen Prognose bei gleichzeitiger Bronchusfistel auch trotz Streptomycin recht ernst bleibt. Lokal erwies sich Streptomycin unwirksam. Auch bei wochenlang fortgesetzter täglicher intrapleuraler Verabfolgung von Streptomycin kam es in einigen Fällen zu einem Empyem.

Auch CHAMBERLAIN weist darauf hin, daß das Auftreten eines Pleuraempyems bei Ausbleiben der Entfaltung der Restlunge durch Streptomycin nicht verhindert wird; es kann aber bei langsamer Entfaltung der Lunge diese Komplikation häufig verhüten.

Wenn man bedenkt, daß die Lungenresektion bei Tuberkulose, wenn sie auch bereits 1881 von BLOCK, GLUCK und SCHMID unabhängig voneinander auf Grund von Tierversuchen empfohlen wurde, tatsächlich noch ein sehr junges Verfahren ist, so muß seine Entwicklung und Vervollkommnung in so kurzer Zeit erstaunlich erscheinen.

Behrend konnte aus der Zeit von 1881—1942 aus der Literatur nur 34 Lobektomien und 30 Pneumonektomien wegen Tuberkulose zusammenzustellen. Von den Lappenresektionen waren 11 alsbald gestorben, von den Lungenexstirpationen 18. Dolley und Jones erwähnen in ihrem 1940 auf dem Kongreß der Amerikanischen Gesellschaft für Thoraxchirurgie gehaltenen Vortrage 19 Totalresektionen der Lunge wegen Tuberkulose, von denen nur 3 zur Heilung führten, 6 Kranke wurden gebessert, 2 blieben unverändert und 8 waren gestorben. Von den 31 Lobektomien ergaben 16 ein gutes Resultat, 8 Kranke waren gestorben, 7 wurden gebessert.

1946 konnte Overholt bereits über 225 von ihm mit gutem unmittelbarem Erfolge ausgeführte Lungenresektionen wegen Tuberkulose berichten.

Er hält eine Anzeige zur Lungenresektion bei Tuberkulose für gegeben, vor allem bei schweren Lungenerkrankungen, die durch Bronchustuberkulose kompliziert sind, besonders wenn infolge eines schlechten Allgemeinzustandes des Kranken andere Maßnahmen nicht in Betracht kommen. Weiterhin nennt er Bronchektasen in einer tuberkulösen Lunge, starre Restkavernen nach Thorakoplastik, ausgedehnte fast die ganze Lunge zerstörende Prozesse (destroyed lung), große Unterlappenkavernen, Riesenkavernen beider Oberlappen und schließlich Tuberkulome. Auf diesem Standpunkt stehen auch die meisten amerikanischen Chirurgen (Bailey, Chamberlain, Churchill, Dolley, Gale, Head, Janes, Jones, H. C. Maier, O'Brien, O'Neill, Sampson, Sweet u. a.). Nur J. Alexander macht einschränkend geltend, daß man selbst bei hochgradiger narbiger Bronchusstenose mit ausgedehnten tuberkulösen Ektasien mit der Plastik sehr schöne Erfolge erzielen könne. Von 29 Kranken, bei denen er aus diesem Grunde eine Plastik ausgeführt hatte, war nur einer gestorben, 18 waren negativ geworden.

Santy und Bérard unterscheiden in einer kürzlich erschienenen Arbeit eine unbedingte und eine fragliche Indikation.

Als unbedingte Anzeigen gelten ihnen a) Bronchusstenosen, b) Resthöhlen nach Thorakoplastik, c) Kavernenperforationen und Kavernenvergrößerungen bei extrapleuralem Pneumothorax, d) drohende Perforation bei unwirksamem künstlichem Pneumothorax; trotz Kollaps weiterbestehende Lungenblutungen und Atelektase der Kollapslunge und schließlich e) Tuberkulome.

Als fraglich betrachten sie die Anzeige bei Riesenkavernen der Lungenspitze oder -basis, bei zerstörter Lunge, sie befürworten aber in diesen Fällen zunächst einen Plastikversuch, da von ihren 25 unter diesen Indikationen resezierten Kranken 7 starben. Als letzter Versuch muß man schließlich an eine Lungenresektion bei anderer Therapie trotzenden Empyemen und Lungeneiterungen denken, die durch Bronchusfisteln unterhalten werden. Dem Allgemeinzustand der Kranken und dem Verhalten der Gegenseite schreiben sie keine ausschlaggebende Bedeutung zu. Im Hinblick auf die Prognose muß zwischen einem kleinen hämatogenen Herd und einer bronchogenen Streuung auf der Gegenseite durchaus unterschieden werden. Im ersten Fall droht die Gefahr einer sekundären Entwicklung, während bronchogene Streuungsherde nicht selten nach Beseitigung des Infektionsherdes von selbst sich zurückbilden.

Die deutschen Chirurgen ziehen die Grenzen im allgemeinen etwas enger und empfehlen die Lungenresektion hauptsächlich bei stenosierender Bronchustuberkulose mit infizierter sekundärer Bronchektasie oder Atelektase, bei Restkavernen nach Thorakoplastik, bei großen Unterlappenkavernen und bei Tuberkulomen (K. H. Bauer, Brunner, Frey u. a.).

Zu erwägen wäre eine Lobektomie auch noch nach französischem Vorschlage als Notoperation bei großen Kaverneneinrissen während einer Pneumolyse oder Thorakoplastik, um die sonst häufig tödliche schwere Infektion zu verhüten.

Was die Ausdehnung der Lungenresektion anbelangt, so ist vom funktionellen Standpunkt stets die Lobektomie anzustreben. Churchill und Klopstock unterstreichen, daß bei einer Oberlappenresektion weniger funktionstüchtiges Lungengewebe geopfert wird als bei einer 7-Rippenplastik und wahrscheinlich auch bei einem künstlichen Pneumothorax. Voraussetzung für die Lobektomie ist natürlich, daß der tuberkulöse Prozeß praktisch auf einen einzigen Lappen beschränkt ist. Vor der Operation muß daher durch Serien-Röntgenaufnahmen die Ausdehnung der Erkrankung möglichst genau festgestellt werden. Die amerikanischen Chirurgen nehmen gewöhnlich auch noch eine Bronchoskopie vor, da die meisten auf dem Standpunkt stehen, daß eine Tuberkulose des Hauptbronchus eine Totalresektion erfordert, unabhängig vom Lungenbefund. Overholt reseziert bei Erkrankung des rechten Unterlappens mit Beteiligung des Bronchus neben dem Unterlappen auch immer den Mittellappen. Der Mittellappenbronchus soll dabei so hoch als möglich amputiert werden. In jedem Falle muß bei der Operation die ganze Lunge genau auf etwaige weitere Herde abgetastet werden. Erweist sich die Lunge in weiterer Ausdehnung erkrankt als nach den Schichtaufnahmen angenommen werden konnte, so ist es besser, die Resektion weiter auszudehnen als anfänglich geplant war. Tuberkulöse Herde in der Restlunge zurückzulassen ist gefährlich, da sie meist aktiviert werden und dann in der Regel einen fatalen Verlauf nehmen. Wenn neben dem Oberlappen nur der obere Teil des Unterlappens mit erkrankt ist, so empfiehlt Overholt mit dem Oberlappen nur den oberen Teil des Unterlappens (Dorsallappen) zu resezieren. Ein verschwarteter oder unterentwickelter Interlobärspalt erfordert noch keine Pneumonektomie, wenn der entsprechende Lungenlappen gesund ist. Wie die Erfahrungen Kleinschmidts zeigen, können auch breite Gewebsbrücken zwischen den benachbarten Lappen anstandslos durchtrennt werden.

Bei der Durchsicht der in der Literatur veröffentlichten Krankengeschichten zeigt sich aber doch, daß nicht selten der ursprünglich geplante Eingriff aus technischen Gründen oder infolge des ausgedehnten pathologischen Befundes erweitert werden mußte. In solchen Fällen wird man vor die Frage gestellt, ob es nicht richtiger ist, auf die Resektion zu verzichten und lieber eine Plastik auszuführen, die unter den gegebenen Umständen häufig bessere Aussichten bieten dürfte.

Mit Rücksicht auf die spätere Atemfunktion ist nach den Erfahrungen von Rossier und Bühlmann, die die von Brunner operierten Kranken vor und nach der Lungenresektion untersucht haben, eine Lobektomie oder Pneumonektomie nur dann kontraindiziert, wenn schon vor der Operation eine erhebliche Verminderung der Atemreserven besteht. Eine Vitalkapazität und ein Atemgrenzwert von 50% des Sollwertes bieten im allgemeinen genügend Sicherheit dafür, daß nach der

Lungenresektion keine Anstrengungsdyspnoe auftritt, da die Sauerstoffsättigung des Blutes bei diesen Werten auch nach der Lobektomie gewöhnlich normal bleibt.

Die Auswirkungen der Lungenresektion auf die Atemleistung sind überhaupt nach den übereinstimmenden Angaben aller Untersucher auffallend gering. Im amerikanischen Heere werden Soldaten nach einer Lobektomie wieder dienstfähig geschrieben, wenn es sich nicht gerade um Tuberkulose oder Krebs handelt (Forsee). Nach einer Pneumonektomie nimmt die Atemreserve ab, aber selbst bei älteren Personen nicht so weit, daß eine Insuffizienz im Sinne einer unvollständigen Arterialisierung des Blutes entstände. In Fällen, bei denen vor der Operation durch Lungeninfiltrate, Atelektase und ähnl. größere Toträume oder Nischen bestanden, wird die Funktion durch die Pneumonektomie sogar deutlich gebessert. Die Abnahme der Vitalkapazität nach der Lungenresektion ist nach Ansicht von Rossier und Bühlmann vorwiegend durch eine Vermehrung der Residualluft bedingt, wegen Emphysembildung in der zurückbleibenden Lunge. Durch die zusätzliche Plastik wird daher das Minutenvolumen wieder bedeutend kleiner als nach der Pneumonektomie allein. Zudem wirkt die Plastik günstig auf die Kreislaufverhältnisse, da diese nach der Pneumonektomie in erster Linie von dem Grade der Mediastinalverschiebung abhängig sind (Cournand und Berry). Den Atemgrenzwert fanden Rossier und Bühlmann ebenso wie Burnett und Mitarbeiter nur wenig vermindert (im Mittel um 23%). Burnett schreibt das vornehmlich einer Abnahme der Atemtiefe zu, die aber durch Steigerung der Atemfrequenz zum Teil ausgeglichen wird. Die Beschleunigung der Atmung, die auch gleich nach der Pneumonektomie in unkomplizierten Fällen 20 Atemzüge in der Minute nicht übersteigt, nimmt in den nächsten Wochen wieder ab, wie es überhaupt allmählich zu einem immer vollkommeneren Ausgleich kommt, der es auch älteren Personen gestattet, ohne Beschwerden ihrer gewohnten Beschäftigung nachzugehen. Bronchospirometrische Untersuchungen von Burnett und seinen Mitarbeitern bei 16 Kranken im mittleren Alter von 53 Jahren zeigten, daß in den ersten Monaten nach der Pneumonektomie die Atemtiefe der einzigen Lunge sich mehr als verdoppeln kann, ebenso kann das Minutenvolumen fast dreimal so hoch werden und die Sauerstoffaufnahme über die doppelte Menge im Vergleich zur Zeit vor der Operation betragen. Es tritt also eine sehr weitgehende Kompensation des Funktionsausfalls der entfernten Lunge ein. Darüber, ob diese starke Überbeanspruchung der restierenden Lunge mit der Zeit doch vielleicht zu stärkeren Störungen führt, liegen noch keine Untersuchungen vor. Cournand und Mitarbeiter konnten bei ihren Untersuchungen an 14 Patienten im Alter von 14—72 Jahren noch jahrelang nach der Pneumonektomie ausnahmslos schon nach mäßiger körperlicher Arbeit einen erheblichen arteriellen Hochdruck feststellen, obgleich der Lungenkreislauf in der Ruhe kaum verändert war, wie ja auch Neuhof und Nabatoff auf angiographischem Wege bei 12 Patienten feststellen konnten, daß durch die Pneumonektomie keine merklichen Veränderungen am Gefäßsystem der Restlunge hervorgerufen werden. Die Ursache dieses Arbeitshochdrucks konnte nicht gefunden werden, wahrscheinlich ist sie darin zu suchen, daß die Gefäße der zurückbleibenden Lunge sich nicht dem ungewöhnlich großen Blutzufluß anpassen können.

Neben den mehr oder weniger jede Lungenresektion unabhängig vom Grundleiden bedrohenden Komplikationen ist die Lobektomie bei Lungentuberkulose noch ganz besonders durch die hohe Zahl schwerer Rezidive belastet. Es darf eben nicht übersehen werden, daß die Verhältnisse bei einer Bronchiektasie und einer Lungentuberkulose ganz verschieden sind. Bei den Bronchektasen handelt es sich in der Regel um jugendliche Kranke, deren übrige Lunge gesund ist. Wie die Tierversuche von Longacre und Johansmann zeigen, wird der Funktionsausfall nach einer Lungenresektion nur von jungen Tieren in 9—12 Monaten voll ausgeglichen. Bei erwachsenen Tieren wird in 9—12 Monaten trotz vollständiger Entfaltung der Restlunge nur eine Atemfunktion von 75—80% erreicht, weil die Ausdehnung der Lunge beim Erwachsenen zum Teil durch Emphysem erfolgt.

Bei der Lungentuberkulose liegen die Verhältnisse aber noch viel ungünstiger, da wir es praktisch so gut wie nie mit einer gesunden Restlunge zu tun haben. Diese kann sich daher infolge Elastizitätsverlustes nur unvollkommen ausdehnen. Die Pleurahöhle wird daher nach der Resektion sehr häufig nicht vollkommen von der Lunge ausgefüllt, es bleibt vielmehr ein Hohlraum zurück, in dem sich nicht selten später ein Empyem bildet. Außerdem kommt es wegen der starken funktionellen Überbeanspruchung der Restlunge in einem hohen Prozentsatz der Fälle zu einem Wiederaufflackern alter latenter, vor der Operation meist übersehener Herde. Die Lobektomie bei Lungentuberkulose verstößt gegen das Grundprinzip jeder Tuberkulosebehandlung: Entspannung und Ruhigstellung der Lunge. Bei der Lobektomie wird infolge des großen Substanzverlustes für die äußerst schonungsbedürftige Restlunge gerade das Gegenteil erreicht, eine außerordentliche Überdehnung und funktionelle Anspannung, die nur tragbar wäre, wenn mit dem Eingriff tatsächlich alles Kranke entfernt würde. Das ist aber selbst bei der Pneumonektomie sehr fraglich.

Sweet hat die bei der Resektionsbehandlung der Lungentuberkulose beobachteten Komplikationen tabellarisch zusammengestellt.

Komplikationen	Lobektomien (27)		Pneumonektomien (36)		Gestorben
	Früh	Spät	Früh	Spät	
Reaktivierungen					
homolateral	2	3	—	—	4
kontralateral	0	2	3	7	6
beidseitig	0	6	—	—	—
Tuberkulöses Empyem					
mit Bronchusfistel	0	0	1	0	1
ohne Bronchusfistel	1	0	0	2	
Staphylokokken-Empyem	1	0	0	1	1
Eitrige Pneumonie und Bakterämie					
Streptokokken	0	0	2	0	2
Pneumokokken	1	0	0	0	
Psychose	0	0	1	0	
Ateminsuffizienz	1	0	1	0	2
Kreislaufdekompensation	0	0	0	1	1
	6	11	8	11	17

Nach einer Zusammenfassung mehrerer von OVERHOLT veröffentlichter Statistiken wurden von ihm bei 196 Lungenresektionen folgende Komplikationen beobachtet.

Komplikationen	Lobektomien (69)			Pneumonektomien (127)		
	Früh.	Spät.	1944 bis 1946[1])	Früh.	Spät.	1944 bis 1946[1])
1. Tbc. Wundinfektion	0	2	0	0	1	4
2. Tbc. Empyem						
a) mit Fistel	4	0	0	3	1	0
b) ohne Fistel	0	0	0	1	0	5
3. Unspez. Empyem						
a) mit Fistel	2	0	0	0	0	1
b) ohne Fistel	0	1	0	5	0	0
4. Bronchusfistel						
a) vorübergehend	3	0	0	0	0	0
b) dauernd	4	0	0	4	1	2
5. Streuung der Gegenseite	3	2	2	12	7	7
6. Exazerbation der Gegenseite	0	2	0	2	4	5
7. Brustwand-Tbc.	0	0	0	0	3	2
8. Gleichseitige Streuung	1	1	1	—	—	—
9. Gleichseitige Exazerbation	3	11	0	—	—	—
10. Ulkus des Bronchialstumpfes	0	2	0	1	5	0
11. Kontralaterale exsudative Pleuritis	0	0	0	0	2	0

GALE berichtet über folgende Ergebnisse:

	Anzahl	Streuung		Auswurf		Gestorben
		Gleichseit.	Gegenseit.	Positiv	Negativ	
Pneumonektomie						
Rechts	18	—	2	2	15	1
Links	29	—	2	3	24	2
Lobektomie						
1 Lappen	21	2	2	2	18	1
2 Lappen	11	—	—	1	9	1
Segmentresektionen	1	—	—	—	1	—
Summe:	80	—	—	8 (10%)	67 (83,75%)	5 (6,25%)

Nach einer Sammelstatistik von MOORE aus der amerikanischen Literatur von 1934—1948 wurden bei insgesamt 456 Resektionen 117 (26%) Streuungen bzw. Reaktivierungen beobachtet, der Prozentsatz der Empyeme und Bronchusfisteln betrug im gleichen Zeitraum bei 421 Operationen 12 bzw. 6%.

Die Sterblichkeit bei 607 Operationen aus den Jahren 1881—1948 zeigte folgendes Verhalten:

[1]) In der 3. bzw. 6. Reihe sind die Ergebnisse der beiden letzten Jahre, in denen die Kranken unter Lokalanästhesie und in Bauchlage operiert wurden, gesondert angeführt.

Berichterstatter	Anzahl der Fälle	Gesamtmortalität	Frühsterblichkeit innerhalb der ersten 2 Monate
Sammelbericht THORNTON, DOLLEY und BEHREND . .	85	40%	nicht angegeben
OVERHOLT	196	24%	14%
BAILEY	129	29%	23%
SWEET	63	33%	16%
JANES	32	19%	6%
CLAGETT	29	14%	7%
STRIEDER	23	17%	13%
CARR	18	39%	33%
MAIER und KLOPSTOCK . . .	16	6%	6%
CHURCHILL	9	11%	0
DUNCAN	5	0	0
SHENSTONE	4	0	0
Summe:	607	26%	15%

Die Operationsmortalität betrug bei OVERHOLT bei allen Lobektomien 7,3%, bei den Pneumonektomien 17,3%. In den letzten Jahren konnte OVERHOLT die Operationssterblichkeit bei den Lappenresektionen auf 5,7% und bei den Totalresektionen auf 13% herabdrücken, wobei noch zu berücksichtigen ist, daß sich unter den Pneumonektomierten 24,6% sonst aussichtslose Kranke (desperate risk) befanden. Von diesen Kranken starben 43,7%, während die in befriedigendem Allgemeinzustand zur Operation gekommenen Kranken nur eine Mortalität von 3,8% zeigten. CHURCHILL hatte nach Lobektomien eine primäre Sterblichkeit von 7,4% und nach Pneumonektomien von 19,4%.

Die unmittelbaren Erfolge der Lungenresektionen sind somit auch ohne Vorbehandlung der Kranken mit Penicillin und Streptomycin auch bei Lungentuberkulose sehr befriedigend; sehr unbefriedigend sind aber die Spätergebnisse der Lappenresektionen. Nach 2—4 Jahren hatten 48% der Patienten OVERHOLTS eine aktive Tuberkulose der Restlunge, die vor der Operation keine klinischen Zeichen einer Erkrankung aufgewiesen hatte. Nach dem Vorschlage von OVERHOLT fügt man daher jetzt nach jeder Lobektomie noch eine obere Teilplastik hinzu, bei der die 2. und 3. Rippe vollkommen und von der 4. der hintere Abschnitt reseziert wird, während die 1. Rippe stehenbleibt. Nach Unterlappenresektionen wird nach 10 Tagen eine Zwerchfellähmung ausgeführt. Nach Pneumonektomien wird 6 Wochen nach der Operation eine Resektion der 2.—4. Rippe mit den Knorpeln von vorn vorgenommen, wobei rechts auch noch die 5. Rippe reseziert wird. Nach 10—14 Tagen werden dann die vertebralen Stümpfe dieser Rippen ebenfalls entfernt. Dadurch wird einer Überdehnung der kontralateralen Lunge wirksam vorgebeugt und das Mediastinum soweit gestützt, daß es nicht auf die operierte Seite hinübergezogen wird. Durch diese Ergänzungsplastiken konnte die Zahl der Rezidive nach Lobektomien auf 16% herabgedrückt werden, während die Phrenikotomie sich nur wenig wirksam erwies (42% Rezidive). Ohne ergänzende Kollapsmaßnahmen kommt es bei 50% aller Kranken zu einer Aktivierung alter latenter Herde.

Bei der Nachuntersuchung von 54 im Jahre 1946 operierten Kranken mußte Sweet feststellen, daß 35 von ihnen eine Reaktivierung ihrer meist alten Tuberkulose erlebt hatten. (76% bei den Lobektomien und 55% bei den Pneumonektomien.) Bei den Pneumonektomien waren außerdem vier Spätempyeme, zwei davon mit Fisteln, aufgetreten. In bezug auf die Dauererfolge schneiden die Pneumonektomien mit 54% gegenüber nur 24% bei den Lobektomien mithin besser ab. Wenn man aber die größere Operationssterblichkeit der Pneumonektomien mit berücksichtigt, so ist der Unterschied auf die Zahl der Operationen berechnet nur gering. Bei den Lobektomien waren nach 3—7 Jahren 44,4%, bei den Pneumonektomien 38,9% Heilungen zu verzeichnen.

Overholt unterstreicht daher mit Recht, daß die obere Lappenresektion niemals als Konkurrenz- oder Ersatzoperation für eine Thorakoplastik in Frage kommen könne. Wir sehen auch an seinem Material, daß sich das Verhältnis der Lappen- zu den Totalresektionen immer mehr zugunsten der letzteren verschiebt; unter seinen letzten 25 Resektionen figuriert nur eine einzige Lobektomie. Die Lungenflügelexstirpation bei Tuberkulose ist aber keine selektive Methode; dadurch verliert die Resektionsbehandlung der Lungentuberkulose das wichtigste zu ihren Gunsten angeführte Argument. Wenn dazu nach jeder Lungenresektion doch noch eine Thorakoplastik ausgeführt werden muß, die Resektion also gewissermaßen nur zu einer Voroperation für eine allerdings kleinere und leichtere Plastik wird, die aber wie die Literatur lehrt bei inzwischen eingetretener Streptomycinfestigkeit durchaus nicht immer harmlos ist, so verliert die Resektion auch in den Augen vieler Kranker ganz erheblich an Anziehungskraft. Die lange Nachkur muß ebenfalls abschreckend wirken, Overholt verlangt nach einer Resektion mindestens 6 Monate strenge Bettruhe, nicht bloß Liegekur; Santy und Bérard fordern die Schaffung besonderer Preventorien für die Nachkur, damit die Operierten nicht in den Anstalten mit Offentuberkulösen in Berührung kommen und Gefahr laufen, ihre Restlunge zu infizieren.

Bei nüchterner kritischer Abwägung aller Umstände werden wir kaum vielen unserer Kranken eine Lungenresektion ernstlich empfehlen können, wenn es sich nicht gerade um eine irreversible Bronchusstenose mit infizierter sekundärer Bronchektasie oder ein Tuberkulom handelt oder etwa die Beseitigung einer sonst nicht zu beeinflussenden Restkaverne nach Thorakoplastik. In jedem Fall muß aber dieser Eingriff Spezialkliniken vorbehalten bleiben, die über die notwendigen technischen Voraussetzungen und vor allem einen auf dem Gebiete der Lungenchirurgie erfahrenen Narkotiseur verfügen, von dessen Können und Erfahrung das Schicksal der Kranken nicht weniger als vom Operateur abhängt.

In den Vereinigten Staaten haben sich die Wogen der anfänglichen Begeisterung inzwischen auch schon gelegt und die Zahl der Resektionen wegen Lungentuberkulose ist erheblich eingeschränkt worden (H. C. Maier, O'Brien, Sweet).

Eingriffe an den Lungengefäßen und Bronchien zur Förderung der Lungenschrumpfung

von F. Michelsson

Inwieweit begrenzte Eingriffe am Lungenhilus, wie Gefäßunterbindungen oder der Verschluß des Lappenbronchus sich praktisch bewähren, kann noch nicht gesagt werden.

Die Ligatur der V. pulmonalis ist bereits 1911 von Tiegel bei Lungentuberkulose empfohlen worden. Sein Vortrag auf dem Kongreß der Deutschen Gesellschaft für Chirurgie, in dem er über seine sehr schönen Erfolge im Tierexperiment berichtete, führte aber zu keinen praktischen Folgen. Offenbar fürchtete man das Auftreten eines Lungenödems, das Bruns und Sauerbruch wiederholt bei der experimentellen vollkommenen Unterbindung der Lungenvenen sahen. Da es sich aber bei der Lungentuberkulose nicht darum handelt, den Blutstrom vollkommen zu unterbrechen, sondern ihn nur zu drosseln, so ist diese Gefahr durchaus zu vermeiden. Das beweisen die Erfahrungen von Kerschner, der diesen Eingriff 20 Jahre später zum erstenmal am Menschen, an 4 Kranken von Edel komplikationslos und mit deutlichem unmittelbarem Erfolg durchführte.

Nach Resektion der 3. Rippe mit ihrem Knorpel in etwa 8—10 cm Ausdehnung löste er die in allen Fällen vorhandenen flächenhaften Verwachsungen stumpf und legte den Lungenstiel frei. Dabei stößt man zuerst auf die Venen, die am oberflächlichsten liegen. Der starke Oberlappenast mit seinen Verzweigungen war leicht aufzufinden, während der Unterlappenast, der etwas weiter dorsalwärts schräg nach abwärts verläuft, regelmäßig in derbe Schwielen eingebettet war. Unterbunden wurden stets alle Äste vom Ober- und Mittellappen, während am Unterlappen nur ein stärkerer Ast ligiert wurde. Der Seidenfaden wurde dabei nicht maximal zugezogen, um möglichst keine Intimaverletzung zu setzen, die eine Thrombenbildung begünstigen könnte. Da der Hauptstamm der V. pulmonalis durchschnittlich nur 1,5 cm lang ist, so muß man mit der Möglichkeit rechnen, daß ein Thrombus beim Weiterwachsen in die linke Vorkammer eintauchen oder vom Herzen angesaugt werden könnte. Nach der Ligatur wurde die Wunde ohne Drainage wieder geschlossen. Alle Kranken überstanden den Eingriff ohne wesentliche Reaktion. Auffallend war bei allen das starke Ansteigen der Auswurfmenge im unmittelbaren Anschluß an den Eingriff. Bei allen Kranken war ein deutlicher günstiger Einfluß auf die Krankheitsherde und die Kavernen festzustellen. Der erste Kranke arbeitete bereits 3 Monate nach der Operation als Tischler 8 Stunden täglich in einer Fabrik. Starre Kavernen schienen besonders durch die Ligatur zu schnellem Schrumpfen angeregt zu werden.

Neuerdings hat HESSE die Einwirkung der Unterbindung der Lungengefäße auf die Lungentuberkulose nochmals experimentell nachgeprüft. Er kam dabei zum Ergebnis, daß eine Verschlechterung der Durchblutung der Lunge infolge Unterbindung der Art. pulmonalis das Haften der tuberkulösen Infektion und ihre Ausbreitung begünstigt. Eine Blutstaunng in der Lunge infolge Unterbindung der V. pulmonalis erzeugt im Gegensatz dazu eine deutliche Resistenz gegen Tuberkulose, so daß alle Versuchstiere nicht nur die Kontrollen überlebten, sondern bei der 8 Wochen nachher vorgenommenen Sektion sogar fast stets frei von Tuberkulose waren.

Die bisherigen experimentellen Ergebnisse und die allerdings sehr beschränkten klinischen Erfahrungen scheinen somit eine weitere klinische Erprobung dieses Verfahrens zu rechtfertigen.

ADAMS hat in zahlreichen Experimenten an Hunden den Einfluß, den der Verschluß des Lappenbronchus auf die Entwicklung der Lungentuberkulose ausübt, untersucht. Er konnte dabei nachweisen, daß der Verschluß des Bronchus eine Atelektase des entsprechenden Lungenlappens mit starker Blutstauung und nachträglicher Schrumpfung bis auf ein Drittel seines ursprünglichen Umfangs hervorruft. Diese künstliche Atelektase erzeugte durchweg eine erhebliche Resistenzsteigerung gegenüber einer tuberkulösen Infektion. In den atelektatischen Bezirken waren nur spärlich Tuberkel entwickelt, die zudem meist keine säurefesten Stäbchen enthielten, während in den beatmeten Partien ausgedehnte Käseherde mit massenhaft Tuberkelbazillen nachgewiesen wurden. Mit der Zeit kam es nicht selten in den atelektatischen Lungenteilen zu einer vollkommenen Ausheilung der Tuberkulose.

Den Verschluß des Bronchus erreicht ADAMS sehr einfach durch endoskopische Ätzung der Bronchialschleimhaut mit 35% Argentum nitricum-Lösung.

Er hat seine Methode auch bei vier hoffnungslosen Fällen versucht. Von den Kranken ist einer 1½ Monate nachher gestorben. Eine Sektion hat nicht stattgefunden. Die drei übrigen Kranken konnten nicht dauernd nachkontrolliert werden, so daß über das Endergebnis nichts bekannt ist.

Für die Klinik ist dieses Verfahren daher noch nicht reif, eine weitere experimentelle Nachprüfung dürfte sich aber doch rechtfertigen.

Die Behandlung der tuberkulösen Empyemresthöhle

von F. Michelsson

Die Spülbehandlung des frischen tuberkulösen und mischinfizierten Pleuraempyems wurde schon bei der Besprechung der Komplikationen des künstlichen Pneumothorax auf S. 38 beschrieben. Bei der Behandlung der mit Recht gefürchteten häufig starren Resthöhlen nach tuberkulösen Empyemen hat sich in den letzten Jahren in zunehmendem Maße die Lungenentrindung durchgesetzt.

Dieses bereits 1894 von Delorme empfohlene Verfahren hatte sich wegen seiner hohen Operationsmortalität bisher nicht recht einbürgern können. Erst in dem letzten Kriege wurde es von amerikanischen Chirurgen zur Behandlung von Hämothoraxfolgen wieder aufgegriffen und technisch vervollkommnet.

Die guten Erfolge dieser Früh-Dekortikationen führten dann zu erneuten Versuchen auch bei Empyemresthöhlen, die auch bei tuberkulösen Empyemen, an die man aus begreiflichen Gründen nur sehr zögernd herangegangen war, sehr schöne Ergebnisse brachten, die die Erfahrungen mit den bisherigen Behandlungsmethoden weit übertrafen. Auch die Hellersche Riemenplastik, die in den Händen von Bernhard nur eine Sterblichkeit von 3% zeigte, erreicht in ihren Resultaten die Lungenentrindung nicht, da sie ebenso wie die älteren Methoden mit starker Verunstaltung und langer Behandlungsdauer belastet ist.

Die Riemenplastik besteht darin, daß nach Abpräparieren eines Hautlappens und ausgiebiger Rippenresektion über der Resthöhle die parietale Schwarte nicht exzidiert, sondern durch parallele Querschnitte in Streifen zerlegt wird. Diese werden dann, eventuell nach teilweiser Abtragung des Schwielengewebes von unten her an beiden Enden der Streifen (Lauber) mit Tampons fest in die Höhle hineingedrückt, wo sie bald mit ihrer Unterlage verwachsen und die Höhle ausfüllen. Sörra fügt noch ergänzend quere Einschnitte in die viszerale Schwiele bis auf das Lungengewebe hinzu.

Nach den Erfahrungen von Weinberg und Davis braucht man mit der Gefahr, daß der tuberkulöse Prozeß durch die Entrindung wieder aufflackern könnte, praktisch nicht zu rechnen. Auch Zukschwerdt hat bei seinen Kranken nie eine Streuung gesehen. O'Rourke und Mitarbeiter erlebten bei 43 Dekortikationen, die in 32 Fällen bei noch bestehendem eitrigen Exsudat vorgenommen wurden, zweimal eine Streuung bzw. Reaktivierung alter Herde bei Patienten, die noch ohne Streptomycinschutz operiert worden waren. Bei 34 Kranken war das Endergebnis gut, 5 wurden nur gebessert, insofern als eine Resthöhle übrigblieb, die durch eine spätere Thorakoplastik beseitigt werden mußte; bei 4 Kranken hielt die Lungenentfaltung nicht an.

In den meisten Fällen können die Kranken nach der Lungenentrindung bereits nach 6—8 Wochen mit verheilter Wunde und entfalteter normal atmender Lunge entlassen werden, auch wenn die „Panzerlunge" jahrelang bestanden hatte, während bei den älteren Behandlungsmethoden mehrfache Nachoperationen häufig sind und die Kranken auch nach glücklich überstandenem Eingriff noch später der monatelang anhaltenden Eiterung erliegen können.

Für das Endergebnis ist die Vorbehandlung vor der Lungenentrindung von großer, häufig ausschlaggebender Bedeutung. Bluteiweiß- und Kochsalzspiegel im Blut und der Hämoglobingehalt müssen wieder auf normale Höhe gebracht werden, was am besten durch wiederholte Vollbluttransfusionen erreicht wird (Bernhard, Zukschwerdt). Auch Traubenzuckerinjektionen sind zur Regelung der Leberfunktion häufig angebracht. Die Nierenfunktion muß ebenfalls geprüft und nötigenfalls reguliert werden. Eine geringe Albuminurie ohne Sedimentbefund und ohne Reststickstoff- und Blutdruckerhöhung ist nach Zukschwerdt noch keine Gegenindikation. Meist wird sich auch eine parenterale und auch lokale Streptomycin- bzw. Contebenvorbehandlung, eventuell mit Penicillin oder Supronal kombiniert, empfehlen.

Zweckmäßigerweise kann man diese Operationsvorbereitung mit einem Versuch einer Dauersaugbehandlung mittels Wasserstrahlpumpe nach Perthes-Hartert verbinden. Goepel, der sich in einer vor einigen Jahren erschienenen größeren Arbeit eingehend mit dieser Behandlung befaßt, hat eine sehr zweckmäßige Saugungskontrollanlage angegeben, die eine genaue Einstellung des Druckes gewährleistet und auch bei der Nachbehandlung nach der Dekortikation gute Dienste leisten kann.

Manchmal kann man mit der Dauersaugung selbst bei scheinbar aussichtslosen Spätfällen mit dicker Schwartenbildung noch sehr gute Erfolge erzielen. Aber auch eine bloße Verkleinerung der Höhle ist schon ein großer Vorteil, weil sie auch den operativen Eingriff zur endgültigen Beseitigung der Resthöhle verringert.

Die Saugbehandlung darf aber nicht über Gebühr ausgedehnt werden, da der durch sie bedingte gesteigerte Säfteverlust die Kranken zu stark mitnehmen kann. Zeigen die in etwa monatlichen Abständen vorgenommenen Röntgenkontrollen keinen Fortschritt der Höhlenschrumpfung, so hat eine weitere Fortsetzung der Saugung keinen Zweck und es muß nach einer zwischengeschalteten Erholungspause von mindestens 4 Wochen (Goepel) dann die Entrindung vorgenommen werden.

Was die Technik der Lungenentrindung anbelangt, so ist man von den großen Rippenresektionen, wie sie Schede forderte, mit der Zeit ganz abgekommen. Zukschwerdt hält eine begrenzte Resektion von 3 bis höchstens 5 Rippen auch bei totalen Resthöhlen für ausreichend. Weinberg und Davis verzichten überhaupt auf eine Rippenresektion und begnügen sich mit einem Interkostalschnitt. Am zweckmäßigsten ist es, die Entrindung an der Umschlagsstelle der parietalen und pulmonalen Schwarte zu beginnen, da man hier am leichtesten in die richtige Schicht gelangt, wenn man die Schwarte mit dem Messer so tief spaltet, bis das an seiner Farbe sofort kenntliche Lungengewebe durchschimmert. Jetzt läßt sich unter Leitung der Leuchtsonde die Schwarte teils mit dem Finger, teils mit einem Stieltupfer in der Regel auffallend leicht von der Lunge ablösen. Besonders sorgfältig muß die Entfernung der Schwarte an der Lungenspitze und im Zwerchfellbereich vorgenommen werden. Die Lösung vom Mediastinum darf nicht forciert werden. Wie die Abb. 42 u. 43 zeigen, riskiert man dabei, abgesehen von Einrissen des Mittelfells, leicht sehr unangenehme venöse Blutungen aus den Venengeflechten an der lateralen Seite der Wirbelkörper, die sich nur durch feste Tamponade beherrschen lassen. Dadurch wird aber der primäre Wundverschluß vereitelt, der einen der wesentlichsten Fortschritte in der Technik der Dekortikation bedeutet.

Bei der Entrindung muß man immer streng in der richtigen Schicht bleiben, um keine Lungenverletzungen zu setzen. Nach übereinstimmender Erfahrung ist auch die Blutung beim Vorgehen in dieser Schicht auffallend gering, besonders wenn man die freigelegten Lungenteile sofort mit heißen Kochsalzkompressen bedeckt (ZUKSCHWERDT).

Stößt man bei der Ablösung auf fest mit der Lunge verbackene Bezirke, so ist es ratsamer, ihre Ablösung nicht zu erzwingen, sondern lieber an dieser Stelle die Schwarte zu umschneiden und auf der Lunge zurückzulassen. Wenn bei der Dekortikation eine ausgedehntere Zerstörung des Lungenlappens, etwa infolge Durchbruchs einer großen Kaverne, festgestellt wird oder wenn man in der Lunge noch einen aktiven Herd findet, so tut man am besten, sofort die Lobektomie vorzunehmen, ohne erst viel Zeit mit weiteren Auslösungsversuchen zu verlieren. Das zweckmäßigste Verfahren in solchen Fällen ist die von M. BÉRARD empfohlene Costo-Pleuro-Pneumonektomie, bei der der zerstörte Lungenlappen im Zusammenhang mit der verschwarteten Pleura und den dazugehörigen Rippen in einer Sitzung entfernt wird. Die Freilegung der großen Gefäße: Aorta und A. subclavia bzw. V. cava und V. azygos kann dabei mitunter mühsam und zeitraubend sein, während die Isolierung des Lungenstieles meist keine besonderen Schwierigkeiten bereitet. CHAMBERLAIN empfiehlt als Normalverfahren ein zweizeitiges Vorgehen. In der 1. Sitzung wird der Unterlappen entrindet und der Oberlappen abgetragen. Der mobilisierte Unterlappen wird darauf durch aktive Saugung wieder voll entfaltet. Nach 3 Wochen wird die Tasche in der Thoraxkuppe wieder eröffnet, die parietale Schwarte ausgelöst und exzidiert und die 2. bis 4. Rippe in erforderlichem Ausmaße reseziert.

Kleine Lungeneinrisse und Fisteln, die bei aller Vorsicht doch immer wieder vorkommen, müssen sofort durch Naht geschlossen und versenkt werden oder mit einem Muskellappen gedeckt werden. Sonst kann es, wenn sich die Lunge nach der Operation nicht dicht der Thoraxwand anlegt, in der Folge zu einem Spontanpneumothorax kommen, der die Lunge an ihrer völligen Wiederentfaltung hindert bzw. sie wieder kollabieren läßt. In einem Falle von WEINBERG und DAVIS mußte aus diesem Grunde die Brusthöhle am 9. Tage nochmals geöffnet und ein kleiner Lungenriß sekundär vernäht werden, worauf die nach der ersten Operation wieder kollabierte Lunge sich dauernd entfaltete.

Nach beendeter Entrindung wird die Brusthöhle wieder fest verschlossen bis auf eine kleine Lücke, durch die luftdicht ein Drain eingeführt und an den Saugapparat angeschlossen wird. Durch den ständigen negativen Druck, dessen Höhe den jeweiligen Verhältnissen angepaßt werden muß, wird die Lunge allmählich entfaltet. Die Gefahr einer Nachblutung oder Infektion besteht dabei nicht, auch die Befürchtungen, daß durch die Wiederausdehnung der Lunge alte tuberkulöse Prozesse reaktiviert werden könnten, haben sich, wie bereits gesagt, als übertrieben erwiesen.

Dagegen muß man beim tuberkulösen Empyem durchaus damit rechnen, daß in einem gewissen Prozentsatz der Fälle die Lunge sich nicht voll entfaltet und in normaler Weise an der Atmung beteiligt, weil sich in ihr Narben oder bindegewebige Indurationsbezirke gebildet haben. Dadurch bleibt nicht nur eine kleine Höhle zurück, sondern es kann auch zu einem respiratorischen Sauerstoffdefizit kommen, weil das Blut in den von der Atmung ausgeschalteten Bezirken nicht voll arterialisiert wird. Sowohl Gordon und Welles als auch Wright, Yee, Filley und Stranahan sahen in einigen Fällen von Tuberkulose trotz guter Entfaltung der komprimiert gewesenen Lunge eine Verschlechterung der Sauerstoffsättigung des Blutes nach der Dekortikation auftreten. Diese Nischenbildung muß ebenso wie die zurückbleibende Resthöhle durch eine entsprechende Eindellung der Brustkorbwand beseitigt werden. Zum Teil wird das schon durch die Rippenresektion bei der Entrindung erreicht, nötigenfalls muß später dann noch eine ergänzende Spitzenplastik angeschlossen werden. Zukschwerdt hat sich auf der Tagung der Bayerischen Chirurgen-Vereinigung 1950 dafür ausgesprochen, die Plastik gleich in einer Sitzung mit der Entrindung vorzunehmen, wenn gegen die Entfaltung der kollabierten Lunge in ganzer Ausdehnung Bedenken bestehen oder wenn, wie wir hinzufügen möchten, diese wegen Fibrose des Lungengewebes nicht zu erwarten ist.

Schlußwort

Wenn wir jetzt zum Schluß nochmals die Möglichkeiten überblicken, die uns die operative Behandlung im Kampf gegen die wieder bedrohlich anwachsende Lungentuberkulose bietet, so können wir mit Genugtuung feststellen, daß wir dieser Volksseuche nicht wehrlos gegenüberstehen.

Wir besitzen vielseitige und wirksame Waffen, an deren weiterer Vervollkommnung auch bei uns unablässig gearbeitet wird.

Unter den großchirurgischen Eingriffen gebührt der Thorakoplastik bei der tertiären kavernösen Lungentuberkulose unstreitig nach wie vor der erste Platz. Es ist ein Mißverstehen des Schonungsprinzips, wenn die Thorakoplastik noch immer häufig möglichst lange hinausgeschoben wird. Eine Methode, die bei rechtzeitiger Anwendung 95% Heilungen ergibt (Semb) bei einer Einbuße von 6—10% an Atemleistung (Decker, Michaud und Rossier) hat das Ziel der Restitutio ad integrum praktisch weitgehend erreicht. Sie muß als Methode der Wahl angesehen werden, neben der alle anderen Verfahren nur an zweiter Stelle bei spezieller Anzeige als Hilfs- oder Notmaßnahmen in Betracht kommen.

Der Pneumothoraxbehandlung soll damit keineswegs der ihr gebührende Platz streitig gemacht werden. Ihre Erfolge sind offensichtlich und die im allgemeinen ablehnende Haltung der amerikanischen Lungenfachärzte ihr gegenüber (Lecoeur) ist sicher unbegründet, ganz abgesehen davon, daß ein so armes Volk, wie wir es sind, es sich gar nicht leisten kann, die Lungentuberkulose mit strengen Liegekuren von 2—3 Jahren Dauer zu behandeln.

Wie das Ulrici seit jeher gefordert hat, müssen wir alles daran setzen, unsere Kranken möglichst schnell zu heilen und vom Arzt unabhängig zu machen. Von diesem Gesichtspunkte aus kann nicht scharf genug Stellung genommen werden, gegen das leider noch so häufige schematische Fortführen eines unvollkommen wirksamen künstlichen Pneumothorax, was häufig genug nur zu einem Exsudat führt. In völliger Verkennung der Tatsachen wird das Pneumothoraxexsudat häufig nicht nur als belangloser Schönheitsfehler gewertet, sondern mitunter sogar begrüßt, weil es die bis dahin hartnäckige Kaverne komprimiert. Graf hat immer wieder mit Nachdruck davor gewarnt, die Gefahr dieser Exsudate zu unterschätzen, da sie in der Regel den funktionellen Tod der Lunge bedeuten. Ein Arzt, der trotz eines immer wieder ansteigenden Exsudats monatelang unbekümmert mit den Nachfüllungen fortfährt, handelt fahrlässig.

Selbst bei einem sonst wirksamen Pneumothorax muß in solchen Fällen eine Umstellung der Therapie vorgenommen werden, wenn man den Kranken nicht zu einem „Atmungskrüppel" werden lassen will, wie die Amerikaner treffend solche unglücklichen Opfer eines gedankenlosen Schematismus bezeichnen, die trotz geheilter Tuberkulose schlimmer daran sind, als vor der „erfolgreichen Behandlung".

Damit soll natürlich nicht einer, stets falschen, Polypragmasie das Wort geredet werden, die sich bei uns in der Tuberkulosebehandlung leider immer wieder bemerkbar macht und sich u. a. auch in immer neuen Therapievorschlägen äußert. Wir glauben, daß das zum Teil auf dieselben Gründe zurückgeht, die SAUERBRUCH für die vielfachen Ersatzvorschläge für die Lokalanästhesie bei der Thorakoplastik verantwortlich gemacht hat. Die vollkommene Beherrschung der Technik ist die selbstverständliche Voraussetzung für jede operative Tätigkeit. In den Händen eines Operateurs, der aus Angst vielleicht Unheil anzurichten, nur zaghaft „Millimeter für Millimeter" vorzugehen wagt, wird auch die beste Methode nur Unzulängliches ergeben. Was die Thorakoplastik in berufenen Händen leistet, sehen wir an den Erfolgsstatistiken von BRUNNER, CORYLLOS, OVERHOLT, SEMB u. a.

Es liegt gar keine Veranlassung vor, immer wieder neue Ersatzmethoden oder Modifikationen der Thorakoplastik zu ersinnen, die angeblich dem Schonungsprinzip mehr entsprechen sollen, tatsächlich aber nicht selten infolge ungenügender Mobilisierung der Lunge zu einem erheblichen Funktionsausfall führen, der sich allerdings erst später bemerkbar macht. Bei unzureichender Umformung der Brustwand kann der Raumausgleich in der Brusthöhle bei dem einsetzenden Schrumpfungsprozeß nur durch Verziehung des Mittelfells und emphysematöse Überdehnung der restlichen und der kontralateralen Lunge erreicht werden, während eine richtig berechnete und kunstgerecht ausgeführte Plastik keine Funktionsstörung der gesunden Lungenteile und des Kreislaufs bedingt, also dem Schonungsprinzip weit mehr gerecht wird.

Um erfolgreich chirurgische Therapie zu treiben, genügt es nicht, daß man sich nur die technische Fertigkeit aneignet, sondern man muß auch chirurgisch denken können. Auch bei Ausübung der Lungenchirurgie kann man sich nicht von internen Betrachtungs- und Behandlungsweisen leiten lassen. Chirurgie kann nur nach chirurgischen Grundsätzen und auf dem sicheren Fundament der allgemeinen Chirurgie ausgeübt werden, sonst bleibt es nur bei einem mehr oder weniger erfolgreichen Dilettantismus. Erst durch die Arbeit von SAUERBRUCH und seiner Schüler hat die von BRAUER inaugurierte operative Kollapsbehandlung der Lungentuberkulose ihre heutige Leistungsfähigkeit und technische Vollkommenheit einer sicher begründeten chirurgischen Methode erlangen können. Die Hoffnung, daß die neuen chemotherapeutischen Mittel die operative Behandlung der Lungentuberkulose ersetzen oder auch nur wesentlich einschränken könnten, hat sich nicht erfüllt. Bei den frischen exsudativen Prozessen sind die Erfolge dieser Mittel recht ermutigend, bei der tertiären kavernösen Lungentuberkulose versagen aber nach den bisherigen Erfahrungen sowohl Streptomycin als auch Conteben und Pas in den meisten Fällen, diese bleiben daher nach wie vor der operativen Behandlung vorbehalten. Auf die günstige Wirkung einer Streptomycin- oder Contebenvorbehandlung ist in den vorhergehenden Kapiteln wiederholt hingewiesen worden. Diese Mittel haben mit dem Penicillin bzw. Supronal somit eher eine Erweiterung als Einschränkung der Operationsanzeigen gebracht, besonders beim extrapleuralen Pneumothorax und der Lungenresektion.

Die vielfach propagierte „endokavitäre Chemotherapie" ist nur ein lokal angreifender Notbehelf, der besonders für die Vernichtung von Restkavernen in Betracht kommen kann, sonst aber kein allgemeineres Anwendungsgebiet besitzt.

Mit kritikloser medikamentöser Behandlung und halben Maßnahmen darf die heute besonders kostbare Zeit nicht vergeudet werden. Sobald ein Stillstand in der Besserung oder gar ein Rückschlag eintritt, muß die Notwendigkeit einer etwaigen operativen Behandlung ernstlich erwogen werden. Die Grenzen sowohl der konservativen wie der operativen Behandlung müssen klar erkannt und eingehalten werden. Eine etwaige Usurpationsneigung des Chirurgen (GRAF) ist ebenso falsch wie ein starres Festhalten an der konservativen Therapie. Mit Recht sagt CHAMBERLAIN, daß es bei der Bekämpfung der Lungentuberkulose ebenso wie im Kriege vor allem darauf ankommt, daß das richtige Mittel zur richtigen Zeit eingesetzt wird. Darauf müssen Lungenarzt wie Chirurg in gleicher Weise bedacht sein.

Ein weiterer Ausbau und Fortschritt in der Behandlung der Lungentuberkulose scheint uns nur im Sinne und in den Bahnen möglich, die uns BRAUER und SAUERBRUCH vorgezeichnet haben: durch eine verständnisvolle kollegiale Zusammenarbeit von Lungenfacharzt und Chirurg.

Wenn dieses Buch dazu auch nur in bescheidenstem Maße beitragen und bei den Chirurgen das Interesse für dieses reizvolle und dankbare Teilgebiet beleben sollte, so hat es seinen Zweck voll erreicht.

Literaturverzeichnis

Wirkungsmechanismus des Lungenkollapses

1. Adams, W. E. and Vorwald, A. J.: The treatment of pulmonary tuberculosis by bronchial occlusion. J. thorac. surg. 3, 633 (1934).
2. Bronkhorst, W. und Dijkstra, C.: Das neuromuskuläre System der Lunge. Anatomische u. physiol. Untersuchungen über die Lungenmuskulatur u. ihre Bedeutung für die Klinik der Tuberkulose. Beitr. Klin. Tbc. 94, 445 (1940).
3. Brauer, L.: Die chirurgische Behandlung der Lungenkrankheiten. Intern. Kurse ärztl. Fortbild. 1910, 44.
4. Michetti, D.: Aspects thoracoscopiques (Contribution à l'étude de la pathogénèse des pleurésies du pneumothorax). Rev. de la Tbc. 1938, 298.
5. Schulze, W. und May, H.: Über die Einwirkung lungeneinengender Operationen auf Blut- u. Lymphkreislauf der Kaninchenlunge. Dtsch. Z. Chir. 230, 86 (1931).
6. Wurm, H.: Die pathologisch-anatomischen Grundlagen der Kollapsbehandlung der Lungentuberkulose. In: Hein, Kremer, Schmidt: Kollapstherapie der Lungentuberkulose. Leipzig. G. Thieme 1938.

Beurteilung der Operationsfähigkeit

1. Adam, R.: Evaluation of pulmonary function tests in determination of risk prior to thoracic surgery. J. thorac. Surg. 9, 623 (1940).
2. Banyai, A. L. and Caldwell, E.: Normal sedimentation rate in open pulmonary tuberculosis. Amer. Rev. Tbc. 38, 491 (1938).
3. Björkman, S.: Bronchospirometrie, eine klinische Methode. Acta med. scand. 1934, Suppl. 56.
4. Bogard, W. und Hermannsen, J.: Kombinierte Herz- und Lungenfunktionsprüfung. Dtsch. Arch. Klin. Med. 175, 545 (1933).
5. Brauer, L. und Wolf, W.: Einführung in die Spirographie u. Ergometrie. Beitr. Klin. Tbc. 94, 504 (1940).
6. Carlens, E.: A new flexible double-lumen catheter for bronchospirometry. J. thorac. Surg. 18, 742 (1949).
7. Dijkstra, C.: Über die Innervation der Lunge. Beitr. Klin. Tbc. 92, 445 (1939).
8. Doetsch, H.: Die Bedeutung des Atemzentrums für das Atemanhaltevermögen als Herzfunktionsprüfung. Dtsch. med. Rsch. 1948, 377.
9. Domanig, E.: Die Bedeutung der Toxämie bei der operativen Kollapstherapie der Lungentuberkulose. Dtsch. Z. Chir. 241, 188 (1933).
10. Gaubatz, E.: Über Funktionsprüfungen vor u. nach operativer Kollapstherapie. Beitr. Klin. Tbc. 88, 730 (1936).
11. Gaubatz, E.: Über Funktionsprüfungen vor u. nach operativer Kollapstherapie. II. Mitt. Funktionsprüfungen zur Pneumolyse. Beitr. Klin. Tbc. 91, 201 (1938).
12. Gaubatz, E.: Indikationsstellung zur operativen Behandlung der Lungentuberkulose. In: Neuere Tbc-Forsch. 1, 69 (1949).
13. Glaser, W.: Unsere Erfahrungen mit der Paraffinplombe. Beitr. Klin. Tbc. 98, 679 (1942).
14. Götzky, P.: Die normale Blutsenkung bei aktiver Lungentuberkulose. Tbc.-Arzt 1949, 281.
15. Harbitz, H. Fr. und Jervell, A.: Importance of electrocardiography for judgment of risk of operation by strumectomy for thyreotoxicosis and by thoracoplasty for pulmonary tuberculosis. Acta chir. scand. 81, 64 (1938).

16. Herrlinger, R.: Der willkürliche Atemstillstand als Funktionsprüfung. Z. exper. Med. 109, 357 (1941).
17. Holst, J., Semb, C., Friman-Dahl, J.: On the surgical treatment of pulmonary tuberculosis. Acta chir. scand. Supp. 37. (1935).
18. Ickert, F.: Kreislaufprüfungen bei Tuberkulösen. Z. Tbc. 89, 123.
19. Jacobaeus, H. C.: Ergebnisse der Bronchospirometrie. Schweiz. med. Wschr. 1936, 865.
20. Knipping, H. W.: Über das sog. arterielle Sättigungsdefizit u. die Auswertung der spirographischen Lungenfunktionsprüfung bei Herz- u. Lungenkranken. Beitr. Klin. Tbc. 97, 176 (1941).
21. Kutzim, H. und Müller, P.: Sauerstoffmangelatmung als Funktionsprüfung für Lunge und Herz. Beitr. Klin. Tbc. 102, 187 (1949).
22. Le Foyer et Delbecq: Les cas limites du traitement chirurgical de la tuberculose pulmonaire. Paris. G. Doin & Cie. 1941.
23. Levy, L., Seabury, J. H. and Hull, E.: Functional pulmonary capacity and surgical risk. Amer. Rev. Tbc. 57, 254 (1948).
24. Naegeli, Th.: Die Bedeutung der Atemfunktionsprüfung und die Bewertung des Atemmechanismus für die Indikationsstellung der verschiedenen chirurgischen Eingriffe bei der Behandlung der Lungentuberkulose. D. m. W. 1947, 97.
25. Pessar, H. T. and Hurst, A.: Erythrocyte sedimentation its practical value in an ambulatory tuberculosis clinic. Amer. Rev. Tbc. 38, 495 (1938).
26. Rauchwerger, S. M. and F. A. Erskine: Significant electrocardiographic changes following chest surgery. Electrocardiographic changes currently considered indicative of serious heart disease occuring postoperatively in patients with complete absence of clinical manifestations of heart disease. Amer. Rev. Tbc. 59, 128 (1949).
27. Schmidt, W.: Technik u. Bedeutung der Röntgendiagnostik für die Erkennung der Lungentuberkulose, mit bes. Berücksichtigung der neuen Verfahren d. Bewegungsbilder u. der Schichtaufnahmen. Fortschr. Röntgenstr. 56, 1 (1937).
28. Schmidt, W. und Gaubatz, E.: Grundsätze u. Methoden der Indikationsstellung zur Kollapstherapie. In: Hein, Kremer, Schmidt: Kollapstherapie d. Lungentuberkulose. G. Thieme, Leipzig 1938.
29. Schulte-Tigges, H.: Unspezifische und spezifische serologische Untersuchungsmethoden bezüglich Lungentuberkulose. Zbl. Tbc. 32, 153.
30. Thiele, G.: Über den Wert der Bestimmung der Blutkörperchensenkungsgeschwindigkeit für die Diagnose und Prognose bei der Lungentuberkulose. Beitr. Klin. Tbc. 85, 302 (1935).
31. Vaccarezza, R., Lanari, A. and Soubrié, A.: Discrepancies between clinical-radiological and bronchospirometric findings. Amer. Rev. Tbc. 55, 128 (1947).

Einseitiger und doppelseitiger künstlicher Pneumothorax

1. Ahringsmann, H.: Die ambulante Pneumothoraxanlage — ein praktischer Vorschlag zur Intensivierung der Tuberkulosebekämpfung. Hippokrates 7, 204 (1948).
2. Anthony, Schwarz, Slotty: Über Pneumothoraxgase. Beitr. Klin. Tbk. 88, 477 (1936).
3. Beekmann, A.: Beeinflussung einer tuberkulösen Kaverne durch kontra-lateralen Pneumothorax. Z. Tbk. 83, 137—140 (1939).
4. Banyai und Jurgens: Mediastinalemphysem als Komplikation des künstl. Pneumothorax. Amer. J. Thoracic Surg. 8, 329 (1939).
5. Berg, G.: Die Prognose pneumothorax-behandelter Fälle von offener Lungentuberkulose und diese beeinflussende Faktoren. Das Gotenburger Material 1910—1934. Beitr. Klin. Tbk. 96, 533 (1941).
6. Bollinger: Erfahrungen mit der Wiederanlage eines Pneumothorax. Beitr. Klin. Tbk. 99, 493 (1943).
7. Brügger, Müller und Birkenfeld: Die Tuberkulose des Kindes. Verlag Thieme-Stgt. 1948.

8. DABRUNZ, B. M.: Die Folgen des abgelehnten Pneumothorax; Bericht über 222 Fälle. Beitr. Klin. Tbk. 96, 344 (1941).
9. DUMAREST, F.: Indikationsgrenzen für den Pneumothorax. Rev. de la Tbc. 1943, 20.
10. ENGEL, ST.: Die Muskulatur der Lunge. Tuberkulosearzt 3, 63 (1949).
11. FICK, W.: Chirurgische Anzeigestellung bei Komplikationen des Pneumothorax. Arch. klin. Chir. 183, 454 (1935).
12. FLEISCHNER und NEUMANN: Zur Genese der Pleuraexsudate während und nach der Auflassung des Pneumothorax. Beitr. Klin. Tbk. 88, 426 (1936).
13. FRICKE, K. F.: Wie kann für Tbc.-Kranke die Wartezeit bis zur Einberufung in eine Heilstätte nutzbringend ausgefüllt werden. Dtsch. Gesdh.Wes. 2, 497—500 (1947).
14. GRIESBACH, R.: Die ambulante Gasbrustbehandlung bei Lungentuberkulose vom Standpunkt des Kostenträgers. Dtsch. Tbk.bl. 1943, 121.
15. HANTSCHMANN: Resorptionsatelektase und Pneumothorax. Z. Tbk. 80, 350 (1938).
16. HARTMANN, E.: Kritische Betrachtungen zur Pneumothoraxbehandlung. Dtsch. Tbk.bl. 1942, 51.
17. JONKE, R.: Die Luftembolie in der Pneumothoraxbehandlung. Tuberkulose 1935, 341.
18. JOOST, van: Luftembolie nach Anlegung eines künstl. Pneumothorax. Geneesk. Tijdschr. Nederl.-Indie. 76, 75 (1936).
19. KRINGS, H.: Die paradoxe Verschattung des Pneumothorax als besondere Darstellungsweise der verschatteten Pleura pulmonalis. Beitr. Klin. Tbk. 101, 164 (1948).
20. KUGELMEIER: Der subphrenische „Pneumothorax". Subphrenischer Pneumothorax kombiniert mit Phrenicusexairese; Heilerfolg bei kavernöser Lungenphthise. Beitr Klin. Tbk. 87, 262 (1935).
21. MARIO und FERRETTI: Die Anwendung des Druckpneumothorax. Policlinico Sez. med. 46, 468 (1939).
22. MÀRTONFI, J.: Die Verhütung der Lebensgefährlichkeit der Luftembolien beim Pneumothorax. Orv. Hetil (Ungarn) 1942, 534.
23. MINET, JEAN und CORNILLE: Die Zukunft des vorzeitig aufgelassenen Pneumothorax. Arch. méd. chir. Appar. resp. 10, 382 (1935).
24. MÜLLER, W.: Der Medikothorax. Eine neue Pneumothoraxbehandlungsmethode. Beitr. Klin. Tbk. 87, 258 (1935).
25. PAPANIKOLAU: Beitrag zum Studium der Pleuraexsudate beim künstlichen Pneumothorax. Z. Tbk. 79, 7 (1938).
26. PFAFF: Auf halbem Wege. Dtsch. Tbk.bl. 1942, 172.
27. RENNER, C.: Embolie ins Gehirn nach Pneumo- und Oleothorax. Beitr. Klin. Tbk. 85 226 (1934).
28. SEIDEL, H.: Das neuromuskuläre System der Lunge und sein Einfluß auf den Erfolg der einzelnen Methoden der Kollapstherapie. Beitr. Klin. Tbk. 101, 505 (1948).
29. STURM: Die Wirkung des Pneumothorax auf den vegetatio-nervösen Lungentonus. Klin. und Praxis 1946, 33.
30. ULRICI: Verspätung der Pneumothoraxbehandlung. Dtsch. Tbk.bl. 1942, 108.
31. VOIT, K.: Diagnostische und therapeutische Eingriffe in der Inneren Medizin. Verl. Enke, Stgt. 1945.
32. WEICKSEL: Richtlinien zur Pneumothorax-Behandlung. Dtsch. Gesdh.Wes. 3, 736—738 (1948).
33. WEINAND: Pneumothoraxbehandlung und Exsudatbildung. Königsberg, Diss. 1936.

Oleothorax

1. BREUHAUS: Der Oleothorax. Med. Welt 1937, 533.
2. BROWNING, DUNDON und RAY: Der Oleothorax. Eine neue Behandlung mit einer Übersicht über 101 Fälle. Amer. Rev. Tbc. 43, 319 (1941).
3. CHANDLER, F. G.: Der Wert des Oleothorax bei Pleuritis obliterans. Brit. med. J. Nr. 3966, 65 (1937).
4. GEIESSON und TORNING: Antisymphysärer und reizender Oleothorax. Nord. Med. (Stockh.) 1942, 717.

5. v. HAFFNER, G.: Beitrag zur Frage der Oleothoraxtherapie. Beitr. Klin. Tbk. 79, 485 (1932).
6. HEYMER, A.: Die Indikation zur Behandlung mit intrapleuralem Oleothorax. Beitr. Klin. Tbk. 98, 358 (1942).
7. KNOFF, E.: Pleuritis exsudativa im tuberkulösen Geschehen. Med. M.schr. 477, 1948.
8. LAURIN: Über prophylaktische Ölinstillation zur Verhinderung von Pneumothoraxexsudaten. Beitr. Klin. Tbk. 88, 59 (1936).

Pneumoperitoneum

1. BANYAI und JUUGENS: Accidenteller Pneumothorax während einer Pneumoperitoneumbehandlung. Amer. Rev. Tbc. 42, 688 (1940).
2. BARRON: Das Pneumoperitoneum. Rev. espan. Tbc. 9, 430 (1940).
3. CENTOSCUDI: Das Pneumoperitoneum in der Behandlung der Lungentuberkulose. Riv. Pat. e Clin. Tbc. 10, 22 (1936).
4. CENTOSCUDI und AGOSTINI: Unmittelbare und spätere Heilwirkungen des Pneumoperitoneum in der Behandlung tuberkulöser und abszedierender Lungenprozesse. Riv. Pat. e Clin. Tbc. 13 (1939).
5. ENRICO, F.: Das gleichzeitige Bestehen von linksseitigem Pneumothorax und therapeutischem Pneumoperitoneum. Riv. Pat. Appar. resp. 4, 144 (1935).
6. HERNÁNDEZ: Die Verbindung von Pneumoperitoneum und Phrenicusexairese bei der Lungentuberkulose. Rev. Clin. españ. 2, 62 (1941).
7. JONES: Pneumoperitoneum. Amer. Rev. Tbc. 42, 805 (1940).
8. KLOPSTOCK und SCHÜLER: Das Pneumoperitoneum als Behandlungsmethode der Darmtuberkulose. Beitr. Klin. Tbk. 83, 1 (1933).
9. LINGEMANN: Kasuistischer Beitrag zum Pneumoperitoneum. Med. Klin. 1949, 20.
10. NEGRO: Nervöser Zwischenfall bei Punktion im Pneumoperitoneum. Rev. Tbc. Uruguay 8, 222 (1939).
11. D'ORIDIO: Behandlung der Lungentuberkulose durch das Pneumoperitoneum. An. Fac. di. méd. La Plata 4, 125 (1938).
12. REHFELD: Die Bedeutung des Pneumoperitoneums in der Behandlung der Lungentuberkulose. Z. Tbk. 75, 230 (1936).
13. TRIMBLE, EATON, CRENSHAW und GOURLEY: Pneumoperitoneum in the treatment of pulmonary tuberculosis. Amer. Rev. Tbc. 1948, 433.
14. VAJDA: Ob das Pneumoperitoneum in der Kollapstherapie der beiderseitigen Lungentuberkulose angewendet werden kann. Z. Tb. 67, 371 (1933).
15. VAJDA: Anwendung des Pneumoperitoneum in der Kollapstherapie der Lungentuberkulose. Ob es am Ende der Schwangerschaft oder unmittelbar nach der Geburt anwendbar ist. Z. Tbk. 79, 27 (1937).
16. WERWATH: Neue Wege der chirurgischen Kollapsbehandlung der Lungentuberkulose. Verh. Dtsch. Ges. Chir. 60 (1936).
17. ZWIRNER, H.: Beitrag zur Anwendung des Pneumoperitoneums. Beitr. Klin. Tbk. 91, 438 (1938).

Die Blockade der Interkostalnerven

1. BÖHME, H.: Schädigung des Rückenmarks als Folge der Interkostalnervenblockade nach LEOTTA. Beitr. Klin. Tbk. 96, 455 (1941).
2. MURTIN, L.: Erfahrungen mit der Alkoholisation der Interkostalnerven nach LEOTTA in der Behandlung der kindlichen Lungentuberkulose. Bratislav. lék. Listy 1941, Nr. 5.
3. RICKMANN und SEIDEL: Die Ausschaltung der Interkostalnerven durch Alkoholinjektionen bei der Behandlung der Lungentuberkulose. Beitr. Klin. Tbk. 98, 230 (1942).
4. SEIDEL, G.: Die Behandlung der Lungentuberkulose durch Blockierung der Interkostalnerven nach LEOTTA. Inaug.-Diss. Breslau 1941.
5. ŠEININ: Vergleichende Bewertung der Alkoholisierung der interkostalen Nerven als eine neue Methode der Kollapstherapie bei der Lungentuberkulose. Klin. Med. 12, 1781 (1935) russisch.

6. Šeinin, Kogan, Winstock und Kiselev: Weitere Beobachtungen über die Alkoholisation der Interkostalnerven in der Klinik der Lungentuberkulose. Vrač. Delo 18, 981 (1935) (russisch).
7. Smelev: Paravertebrale Alkoholisierung bei Lungentuberkulose. Probl. Tbk. 1940, 54 (russisch).

Thorakokaustik

1. Bortolotti, R.: Betrachtungen über das Pleuraempyem nach der Jacobaeus-Operation. Lotta Tbc. 14, 187 (1943).
2. Cory: Schwere Blutung bei einer geschlossenen intrapleuralen Pneumolyse. J. Thoracic Surg. 13, 32 (1944).
3. Goorwitsch: Geschlossene intrapleurale Pneumolyse. J. Thoracic Surg. 13, 223 (1944).
4. Herholz: Intrathorakale Lösung flächenhafter Verwachsungen beim inkompletten Pneumothorax. Beitr. Klin. Tbk. 92, 569 (1939).
5. Hosemann: Zur offenen Strangdurchtrennung bei Lungentuberkulose. Arch. klin. Chir. 167, 137 (1931).
6. Kameneva: Zur Frage der frühen Strangdurchtrennung. Bor'ba s Tbk. 1935, 45 (russisch).
7. Léon-Kindberg und Weiller, P.: Section de brides et chrysothérapie associées; le pneumothorax art. rapidement efficace. Arch. méd.-chir. appar. respirat. 13, 240 (1938).
8. Markgraf, E.: Zur Frage des optimalen Zeitpunktes der Thorakokaustik. Beitr. Klin. Tbk. 99, 578 (1943).
9. Maxwell: Wiederverklebung nach intrapleuraler Thorakokaustik. J. Thoracic Surg. 14, 194 (1945).
10. Michetti: Beobachtungen an 500 Thorakokaustikfällen. Schweiz. Z. Tbk. 1, 22 (1944).
11. Rickmann, L.: Zur Frage der Frühkaustik bei unvollständigem Pneumothorax. Tuberkulosearzt 2, 356 (1948).
12. Sayago: Die intrapleurale Pneumolyse. Beitr. Klin. Tbk. 88, 757 (1936).

Künstliche Zwerchfellähmung

1. Armanini, C.: La tuberculosi polmonare complicanta le funzioni di maternità. Studio clinico. Pneumotorace terapeutico e frenicoexeresi. Folia gynaec. 25, 49 (1928), Ref. Zbl. Tbk. 30, 196.
2. Aufses, A. H.: Phrenic nerve operations in the treatment of pulmonary tuberculosis. Medicine 16, 139 (1937).
3. Baer, G. und Kattentidt, B.: Phrenicusexairese nach den Beobachtungen der Tuberkulosefürsorgestelle München in den Jahren 1926 bis 1932. M. m. W. 1933, 415.
4. Ballon, H. C., Wilson, H. M., Singer, J. J. and Graham, E. A.: Esophagus stomach and heart following unilateral phrenicectomy. Arch. Surg. 21, 1291. (1930).
5. Belli, M.: L'azione vasomotorice del nervo frenico sul polmone. Osp. Magg. Milan. Suppl. 6, 411 (1928); Ref. Zbl. Tbk. 30, 689.
6. Bérard, L., Delore et Bonafé: Volvulus de l'estomac, complication rare de la phrénicectomie. Lyon Chir. 29, 463 (1932).
7. Bérard, L., Dumarest, F. et Dejacques: La phrénicectomie. Paris. Masson & Cie. 1933.
8. Bérard, L., Gauthier-Villars et Thoyer: Les accidents gastriques consécutifs à la phrénicectomie gauche. Presse méd. 1933 I, 689.
9. Berg: Über einen Todesfall nach Phrenicusexairese. D. m. W. 1928, 874.
10. Bernard, L. et Poix, G.: La phrénicectomie dans le traitement de la tuberculose pulmonaire. Presse méd. 1931 I, 201.
11. Bernou, A. et Campaux, G.: L'exérèse et l'alcoolisation du nerf phrénique. Arch. méd. chir. appar. respirat. 1935, 520.
12. Berry, F. B.: The unfavorable results of phrenicectomy. Arch. Surg. 21, 1125 (1930).
13. Bethune, N.: A phrenicectomy necklace. Amer. Rev. Tbc. 26, 319 (1932).
14. Blask, W.: Über einen Fall von Kardiospasmus nach rechtsseitiger Phrenicusexairese. Beitr. Klin. Tbk. 78, 638 (1931).
15. Bonacorsi, A.: Contributo sperimentale allo studio dell'embolia asettica nel polmone frenicectomizzato ed in quello controlaterale. Arch. ital. Chir. 36, 445 (1934); Ref. Zbl. Tbk. 41, 281.

16. BONAFÉ et POULAIN: Contribution à l'étude des troubles gastriques consécutifs à la phrénicectomie. Volvolus de l'estomac. Presse méd. 1932 II, 1104.

17. BREA, M. und FERRARI, R. C.: Zum Studium der Einwirkung der Phrenikotomie auf den Gasstoffwechsel. Bol. Inst. Clin. quir. Univ. Buenos Aires 8, 323 (1932); Ref. Zbl. Tbk. 39, 456.

18. BRUNNER, A.: Die künstliche Zwerchfellähmung bei der Behandlung der Lungentuberkulose. Ther. Gegenw. 1925, 8.

19. BURNAND: Un cas de mort rapide après phrénicectomie chez un diabétique. Soc. Hôp. Paris, 23. I. 1929. Zit. nach BÉRARD-DUMAREST-DEJACQUES.

20. CASSIDY, M. and LEE, R. O.: A fatal case of phrenic avulsion. Brit. med. J., 3797, 684, 1933.

21. CASTAGNA, P.: La frenicoexeresi nel trattamento della tbc. polm. in gravidanza. Clin. ostetr. 1930, 761.

22. COENEN, J.: Übersicht über die Erfolge der temporären Phrenikusausschaltung. Beitr. Klin. Tbk. 99, 698 (1943).

23. CORDEY, F. et PHILARDEAU, P.: L'alcoolisation du nerf. phrénique dans la tuberculose pulmonaire. Rev. de la Tbc. 1933, 594.

24. CUTLER, J. W.: An improved forceps for operations on the phrenic nerve. Amer. Rev. Tbc. 32, 543 (1935).

25. DALTO, A.: BÉRNARD-HORNERsches Symptom nach Phrenikotomie. Prensa med. argent. 1933, 819. Zit. bei AUFSES.

26. DONATI, M.: Sull'azione simpatica della frenico-exeresi. Riforma med. 1933, 1805; Ref. Zbl. Tbc. 40, 179.

27. DOUADY, D. et MICHEL, R.: Exploration électrique des fonctions motrices du diaphragme et phrénicetomie. Arch. méd. chir. appar. respirat. 9, 46 (1934).

28. DRÜKE, O.: Die Erfolge der Phrenikusexairese. Diss. Freiburg. 1940.

29. DURYEA, A.: Pregnancy and bilateral phrenic exairesis post partum. Amer. Rev. Tbc. 24, 256 (1931).

30. ERNST, M.: Künstliche Zwerchfellähmung u. Kardiospasmus. Dtsch. Z. Chir. 220, 258 (1929).

31. ERNST, M.: Die künstliche Zwerchfellähmung in der chirurgischen Behandlung der Lungentuberkulose. Dtsch. Z. Chir. 222, 30 (1930).

32. ERNST, M.: Mißerfolge nach künstlicher Zwerchfellähmung. Dtsch. Z. Chie. 231, 449 (1931).

33. FELIX, W.: Anatomische, experimentelle u. klinische Untersuchungen über den Phrenicus u. über die Zwerchfellinnervation. Dtsch. Z. Chir. 171, 283 (1922).

34. FELIX, W.: Die Phrenikusausschaltung bei Lungenerkrankungen. Ergebn. Chir. 18, 690.

35. FISHER, L.: Observations on accessory roots in phrenic exairesis. Amer. Rev. Tbc. 25, 497.

36. FOIX, J. et MATTEI, J.: Remarques sur la cure post-opératoire en décubitus lateral et déclive dans la phrénico-exérèse. Rev. de la Tbc. 1931, 225.

37. FRISCH, A.: Phrenicoexhairese und Pneumothorax. Wien. klin. W. 1922, 572.

38. GOETZE, O.: Die radikale Phrenikotomie als selbständiger therapeutischer Eingriff bei der chirurgischen Behandlung der Lungentuberkulose. Arch. klin. Chir. 121, 224 (1922).

39. GOETZE, O.: Die effektive Blockade des Nervus phrenicus. Arch. klin. Chir. 134, 595.

40. GRAMAZIO, V.: Della frenicoexeresi (con un contributo casistico di 133 casi). Az. antitbc. 11, 3 (1940), Ref. Zbl. Tbc. 53, 412.

41. GUGLIELMETTI, P.: Le azione secondarie della frenico-exeresi. Giorn. Tisiol. 13, 213; Ref. Zbl. Tbc. (1934).

42. HASSELBACH, F. und KORSCH, K. H.: Behandlungsergebnisse bei sog. hilusnahen Kavernen mit der Phrenikusausschaltung. Z. Tbc. 90, 176 (1943).

43. HERCZOG, T.: Vom Wert der Phrenikus-Operation, die keine Zwerchfellähmung zur Folge hat. Beitr. Klin. Tbc. 88, 198 (1936).

44. HITZENBERGER, R.: Das Zwerchfell im gesunden u. kranken Zustand. J. Springer. Wien. (1927).

45. JESSEN, H.: Phrenikusexairese u. Lungenblutung. Z. Tbc. 61, 20 (1931).

46. KAWANA, M.: Über den Einfluß der Phrenikusexairese auf die Magenfunktion. Verh. japan. Chir. Ges. 45, 1934; Ref. Zbl. Tbc. 43, 670.
47. KLEINSCHMIDT, P.: Verletzung des Ductus thoracicus bei Phrenikusexhairese. D. m. W. 1927, 473.
48. KOMIS, A.: Tod an Lungenödem nach Phrenikotomie. Tuberkulose 14, 97 (1934).
49. KREMER, W.: Die künstliche Zwerchfellähmung. In: HEIN, KREMER, SCHMIDT: Kollapstherapie der Lungentuberkulose. Thieme, Leipzig. 1938.
50. KREMER, W. und v. d. WETH: Der Wert der Röntgenkymographie des Atemzuges für die Indikationsstellung zur Phrenikusexairese. Z. Tbc. 71, 261 (1934).
51. KUTAMANCFF: Zur Frage der chir. Anatomie des N.phrenicus am Halse. Dtsch. Z. Chir. 193, 529 (1925).
52. LANDOLT, E.: Der Erfolg der Zwerchfellähmung in der Behandlung der Lungentuberkulose. Schweiz. Z. Tbc. 1949, 316.
53. LARDANCHET, J.: Phrénicectomie et alcoolisation du phrénique. Une statistique de 150 interventions en milieu sanatorial. Rev. de la Tbc. 1938, 1113.
54. LAUFER: Über die Wirkung der Phrenikusexhairese auf den Venendruck. Z. Kreislaufforsch. 23, 290 (1931).
55. LAVANDIER, C. et JASIENSKI, M.: De la cure post-opératoire après la phrénicoexérèse. Rev. Méd. 1931, 682.
56. LUSENA, R.: Frenicectomia e pressione venosa. Boll. Soc. Biol. sper. 4, 381 (1929); Ref. Zbl. Tbc. 31, 740.
57. MAENDL, M. und SCHWARZMANN, E.: Unsere Erfahrungen bei 100 Phrenikusexairesen. Beitr. Klin. Tbc. 71, 80 (1928).
58. MARGARIA, R.: Studii sulla fisiologia del nervo frenico. Arch. de fisiol. 26, 44 (1928); Ref. Zbl. Tbc. 30, 4.
59. MAURER, A., ROLLAND, J. et MONOD, O.: Resultats éloignés de 285 opérations de phrénicectomie autonome en milieu sanatorial. Rev. de la Tbc. 1934, 832.
60. MIGLIAVACCA, A.: Rilievi clinici sul pneumotorace terapeutico e la frenicoexeresi in gravidanza. Ann. Ostetr. 56, 229 (1934); Ref. Zbl. Tbc. 40, 517.
61. MILLER, A. F. and SCHAFFNER, V. D.: The results of phrenic paralysis in thre treatment of pulmonary tuberculosis. Canad. med. Ass. J. 40, 55. (1939)
62. MUES, H.: Erfahrungen mit der isolierten Phrenikusexhairese bei Lungentuberkulose. Dtsch. Z. Chir. 233, 20.
63. NAEGELI, TH.: Tödliche Lungenblutung 3 Tage nach einer Phrenikusexhairese. Zbl. Chir. 1930, 2962.
64. NAEGELI, TH. und SCHULTE-TIGGES: Die künstliche Zwerchfellähmung bei der Behandlung der Lungentuberkulose. Tbc. Bibl. 54 (1935).
65. NEDDERMEYER, A. und WALTHER, G.: Unsere Erfahrungen mit Phrenikusexhairese. M. m. W. 1931, 476.
66. NORDGREN, B.: Experiences and results of phrenic nerve operation, performed after certain observation periode. Acta tbc. scand. 13, 286 (1939).
67. OEHLECKER: Zur Klinik u. Chirurgie des N.phrenicus. Zbl. Chir. 1913, 852.
68. OHLIG, W.: Zur Behandlung der Unterlappenkavernen. Tbc-Arzt 1948, 625.
69. ORSOS: Die generelle mechanische Disposition der Lungenkuppen zur Tuberkulose. Beitr. Klin. Tbc. 70, 504 (1929).
70. PETZOLD, G.: Die funktionelle Beurteilung der Phrenikusoperation. Beitr. Klin. Tbc. 97, 161 (1941).
71. PIGORINI, L.: Ancora sullo stomaco da frenicoexeresi. Ann. Istit. Forlanini. 3, 603 (1939); Ref. Zbl. Tbc. 51, 654.
72. PLENK, A. und MATSON, R. C.: Zur Phrenikotomiefrage. Beitr. Klin. Tbc. 62, 350.
73. PORTA, G.: Lesione del dotto toracico nel corso di una frenicoexeresi. Ann. Ist. Forlanini 4, 175 (1940); Ref. Zbl. Tbc. 52, 609.
74. RAZEMON, P.: Production expérimentale de pneumonies et d'abscès du poumon par inoculations intraveineuses après phrénicectomie. Arch. méd. chir. appar. respirat. 5, 32. (1930).

75. RICKERS, LUISE: Fälle von linksseitiger Phrenikusexairese mit typischer Verlagerung des Magendarmtraktus. Beitr. Klin. Tbc. **83**, 175.
76. ROLOFF, W.: Dauererfolge der Lungenkollapsbehandlung. Beitr. Klin. Tbc. **78**, 495 (1931).
77. ROLOFF, W.: Die künstliche Zwerchfellähmung bei Lungentuberkulose. Ergebn. Tbc. **6**, 285 (1934).
78. ROUSSEAUX et MICHEL: Notes sur innervation du diaphragme. Rôle du nerf phrénique et du système sympathique dans la motricité du diaphragme. Bull. Assoc. Anatom. **18**, 446 (1929); Ref. Zbl. Tbc. **33**, 288.
79. RUHEMANN, E.: Die Verlaufsvarietäten des sog. Nebenphrenikus. Beitr. Klin. Tbc. **59**, 553. (1934).
80. RUHEMANN, E.: Die Topographie des N.phrenicus unter abnormen Verhältnissen. Arch. klin. Chir. **139**, 557 (1926).
81. RUHEMANN, E.: Verletzbarkeit des Gefäß- u. Lymphgefäßsystems bei den verschiedenen Methoden der operativen Zwerchfellähmung. Beitr. Klin. Tbc. **62**, 517 (1926).
82. SALE, E.: Sulla frenicoexeresi nella cura della tubercolosi polmonare. Studi clin. e soz. Tisiol. **6**, 163 (1939) Ref. Zbl. Tbc. **53**, 85.
83. SALOMON, E.: Phrenikusexairese bei tiefer Vereinigung des Haupt- u. Nebennerv unmittelbar über dem Zwerchfell. Klin. Wschr. 1929, 409.
84. SAUERBRUCH, F.: Die Beeinflussung von Lungenerkrankungen durch künstliche Lähmung des Zwerchfells. M. m. W. 1913, 1041.
85. SCHNIPPENKÖTTER: Zur Frage der operativen Zwerchfellähmung. Beitr. Klin. Tbc. **65**, 56 (1926).
86. SERGENT, E., LAUNAY, Cl. et LONGUET, J.: Le phrenique nerf sympathique. Arch. méd. chir. appar. respirat. **9**, 32, (1934).
87. SINDING-LARSEN, CHR. M. F.: Über den Wert der Phrenikoexairese für die Behandlung der Lungentuberkulose. Acta tbc. scand. **8**, 207. 1934,
88. SLAVIN, P.: The comparative value of artificial pneumothorax and induced phrenic-paralysis in the treatment of centrally located, isolated pulmonary tuberculous cavities. Amer. Rev. Tbc. **33**, 215 (1936).
89. STONEY, R. A.: Phrenico-exairesis, Puncture of internal jugular vein during operation. Lancet 1935, I, 1043.
90. STRAUSS, L. H.: Beitrag zur motorischen Innervation des Zwerchfells beim Menschen u. bei Tieren. Z. exper. Med. **86**, 244 (1933).
91. STRAUSS, L. H.: Der Wirkungskomplex der Phrenikusexairese. Beitr. Klin. **88**, 374 (1936).
92. STUERTZ: Künstliche Zwerchfellähmung bei chronischer einseitiger Lungentuberkulose. D. m W. 1911, 2224.
93. STURM, A.: N.phrenicus u. Zwerchfell in ihren vegetativ nervösen Beziehungen zur Lunge. Med. Rdsch. 1947, 39.
94. STURM, A.: Die klinische Pathologie der Lunge in Beziehung zum vegetativen Nervensystem. Wissensch. Verlags-Ges. Stuttgart 1948.
95. VACCAREZZA, O. A.: Magenkomplikationen nach Phrenikektomie. Art der Entstehung u. Behandlung. Rev. argent. Tbc. 1936, 27; Ref. Zbl. Tbc. **45**, 204.
96. VASILESCO, J.: L'influence de la phrénicectomie ou de l'alcoolisation du nerf phrénique au cours de la tuberculose pulmonaire sur la pression veineuse périphérique. Rev. de la Tbc. 1935, 178.
97. VERCESI, R.: Sulla frenicexairesi in gravidanza. Atti Conv. sci. Lotta Tbc. 1933, 126; Ref. Zbl. Tbc. 40, 518
98. WALTHER, H. E.: Röntgenologische Untersuchungen über die Wirkung der Phrenikotomie. Beitr. klin. Chir. **90**, 358 (1914).
99. WEBER, H. H.: Atemmechanische Röntgenstudien. Beitr. Klin. Tbc. **84**, (1934).
100. WEBER, H.H.: Kritik u. röntgenkymographische Überprüfung der mechanischen Atemtheorien. D. m. W. 1934, 1091.
101. WEBER, J.: Death following phrenicectomy. J. Amer. med. Assoc. **103**, 107 (1934).

102. Welles, E. S.: Phrenicectomy in 300 cases of pulmonary tuberculosis. Arch. Surg. **19**, 1169 u. 1203 (1929).
103. Wirth, A. und G. Köhn-von Jaski: Erfahrungen bei 600 Phrenikusoperationen. Beitr. Klin. Tbc. **73**, 1 (1929).
104. Zubiani, V.: Considerazioni su circa 200 casi di frenicoexeresi operati alla Alpina nel decennio 1930—1940. Az. antitbc. **11**, 100 (1940); Ref. Zbl. Tbc. **53**, 324.

Ergänzungsoperationen zur Zwerchfellähmung und zum künstlichen Pneumothorax

1. Antelawa, N. et Bodungen, N.: Le traitement chirurgical des cavernes juxta — mediastines antéro — supérieures. Rev. Phtisiol. 1934, 451.
2. Antelawa, N., Bodungen, N. und Netschajewa, M.: Neue Wege der operativen Behandlung der Oberlappentuberkulose. Suchum. 1933 (russisch).
3. Berndt, F.: Die Resektion der 1. Rippe. Dtsch. Z. Chir. **197**, 74 (1926).
4. Bodungen, N.: Dauerergebnisse der Operation von Coffey-Antelawa nach den Erfahrungen des Lenin-Sanatoriums in Gulripsche u. des städt. Krankenhauses Suchum. In: Antelawa-Bodungen-Netschajewa (russisch).
5. Bremer, H. und Uhlenbruck, P.: Klinische Erfahrungen bei der Behandlung tuberkulöser Spitzenprozesse mit der Apikolyse nach Lauwers. Z. Tbk. **63**, 1 (1931).
6. Brown, A. L. and Atkinson, J.: An evaluation of scaleniotomy accompanying phrenic evulsion. Amer. Rev. Tbc. **28**, 175 (1933).
7. Clyne, M.: Scalenectomy in the treatment of tuberculosis. Amer. Rev. Tbc. **26**, 771 (1932).
8. Coffey, Jay R.: Treatment of surgical collapse of the lung. (A method involving removing the first rib through the posterior triangle of the neck, and at the same time, if desired avulsing the phrenic or posterior thoracic nerve, or both.) Ann. Surg. **86**, 683 (1927).
9. Durante, L. e Agnoli, R.: La scalenotomia nella cura della tuberculosi polmonare. Tecnica e clinica. Torino. Ediz. Minerva med. 1934.
10. Els, H.: Über erfolgreiche Versuche bei einseitiger Lungen-Tbc. den therapeutischen Erfolg der Phrenikusexairese durch Resektion der Skalenusmuskeln zu steigern. Zbl. Chir. 1930, 2228.
11. Fisher, L.: Scalenectomy as an adjunct to collapse therapy. Amer. Rev. Tbc. **26**, 776 (1932).
12. Giauni, G.: La resezione degli scaleni nella cura delle tuberculosi polmonare. Riv. Pat. e Clin. Tbc. 1932, 769.
13. Grégoire, R.: Les scalénes et la thoracoplastie pour tuberculose pulmonaire. Paris méd. 1930, 265.
14. Harms u. Grünewald: Eine neue chirurgische Behandlung der Lungentuberkulose. Beitr. Klin. Tbk. **74**, 316 (1930).
15. Joannides, M. et Shapiro, Ph: Extra-intrapleural supraclavicular apicolysis. J. thorac. Surg. **3**, 315 (1934).
16. Joly, H. et Vincent, Ph.-A.: Role respiratoire des muscles scalènes et inter-costaux étudié en fonction de la collapsothérapie pulmonaire. Arch. méd. chir. Appar. respirat. **12**, 392 (1937).
17. Kochs, Els und Junkersdorf: Tierexperimentelle u. klinische Versuche, den therapeutischen Erfolg der Phrenikusexairese durch Resektion der Skalenusmuskeln zu steigern. Beitr. Klin. Tbk. **75**, 772 (1930).
18. Kremer, W.: Die Lauwerssche Apikolyse als Ergänzung zum unvollständigen Pneumothorax. Beitr. Klin. Tbk. **80**, 623 (1932).
19. Lauwers, E. E.: Note sur un nouveau procédé d'apicolyse. J. Chir. (Fr.) 33 (1929).
20. Loeschke und Rost: Wege zur operativen Beeinflussung der Lungentuberkulose. Dtsch. Z. Chir. **227**, 491 (1930).
21. Mantau, A.: Beitrag zur Behandlung der Lungenspitzentuberkulose mit der Apikolyse nach Lauwers. Z. Tbk. **68**, 323. (1933).
22. Maurer, A. et Kanony, M.: Pneumothorax rendu totalement efficace gràce à des résections costals pratiquées en regard d'une zone d'adhérence pulmonaire. Rev. de la Tbc. 1933, 843.

23. MONOD, R. et LELONG: Détente elective par thoracoplastie aprés pleuroscopie. Répérage endoscopique de l'adhérence par tatouage de la zone d'insertion pariétale. Rev. de la Tbc. 1938 348.
24. SAVIČ, V., VASILENKO, S. und WERNER, M.: Die obere Thorakoplastik nach dem Material des Tbc-Instituts in Kiew. Probl. Tbk. **3**, 367 (1938); Ref. Zbl. Tbk. **46**, 738.
25. STEGEMANN: Umschriebene extra- und intrapleurale Eingriffe bei Lungentuberkulose. Arch. Klin. Chir. **173**, 67 (1932).
26. STEGEMANN, H.: Über elfjährige Erfahrungen mit der chirurgischen Therapie der Lungentuberkulose. Arch. Klin. Chir. **193**, 503 (1938).
27. THOMPSON, B. C.: Decollation of intrapleural adhesions by open extrapleural pneumonolysis. J. thorac. Surg. **18**, 496 (1949).
28. TÖRNBLOM, A.: Scalenotomy in pulmonary tuberculosis. Acta tbc. scand. **9**, 329 (1935).
29. TSOUTIS, N. G. et JANVIER, R.: Résections costales limitées adjuvantes au pneumothorax. Rev. de la Tbc. 1939 285.

Plombe

1. ALEXANDER, H.: Über Plombenbehandlung der Lungentuberkulose. Beitr. Klin. Tbk. **72**, 380 (1929).
2. ALEXANDER, J.: Supraperiostal and subcostal pneumolysis with filling of pectoral muscles. Arch. Surg. **28**, 538 (1934).
3. BAER, G.: Beitrag zur Kavernenchirurgie. Berl. klin. Wschr. 1913, 107.
4. BAER, G.: Über extrapleurale Pneumolyse mit sofortiger Plombierung bei Lungentuberkulose. M. m. W. 1913, 1587.
5. BAER, G.: Unsere bisherigen Resultate bei der Behandlung von Lungentuberkulose mittels Plombierung u. verwandte Methoden. Z. Tbk. **23**, 209 (1915).
6. BAER, G.: Die extrapleurale Plombierung bei Lungentuberkulose. M. m. W. 1921, 1582.
7. BAER, G.: Neunzehn Jahre Paraffinplombe in der Lungenchirurgie. Z. Tbk. **64**, 319(1932).
8. BEITZ, J.: Spätresultate nach der Oberlappenplombierung. Z. Tbk. **77**, 333. (1937).
9. BÉRARD, L.: Sur l'apicolyse simplifiée avec plombage par voie antérieure. Lyon chir. **28**, 125 (1931).
10. BÉRARD, L.: Les apicolyses. Arch. méd. chir. appar. respirat. **7**, 511 (1932).
11. BERNOU, A. et FRUCHAUD, H.: Les plombages chez les tuberculeux bilatéraux. Rev. de la Tbc. 1932, 726.
12. BERNOU, A. FRUCHAUD, H.: et ROUSSEL ot. Mode réactionel de l'organisme à la suite des apicolyses avec plombage. Rev. de la Tbc. 1940, 1314.
13. BRANTIGAN, O. C.: Diskussionsbemerkung. J. thorac. Surg. **18**, 190 (1949).
14. BRANTIGAN, O. C. and H. L. RIGDON: Pulmonary prosthesis after pneumonectomy. J. thorac. Surg. **20**, 109 (1950).
15. BRUNNER, A.: Plombe oder Spitzenplastik bei der chirurgischen Behandlung der isolierten Oberlappenkaverne. Schweiz. med. Wschr. 1933, 939.
16. CLAGETT, O. TH.: Diskussionsmitteilung von HARRINGTON. J.thorac. Surg. **18**, 910. (1949).
17. COURCOUX, A., SOUPAULT, BIDERMAN, ALIBERT et MÉRY: Resultats de 38 apicolyses avec plombage paraffiné. Rev. de la Tbc. 1936, 575.
18. CUTLER, J. W.: Plombage in pulmonary tuberculosis. A progress report based on animal and clinical experiments with an agar compound. Amer. Rev. Tbc. **38**, 62 (1938)
19. DECKER, H. R.: Evaluation of extrapleural pneumolysis and paraffin plombage for chronic pulmonary tuberculosis. J. thorac. surg. **19**, 629 (1950).
20. DIEBOLD, O.; Über doppelseitige Plombierung bei Lungentuberkulose. Z. Tbk. **83**, 182(1939).
21. EICHELTER, G.: Zur Frage der Lungenplombierung im Rahmen der heutigen Kollapstherapie. Beitr. Klin. Tbk. **96**, 209 (1941).
22. EISELSBERG, Flora: Über den charakteristischen Temperaturanstieg nach Lungenplomben. Arch. klin. Chir. **163**, 286 (1930).
23. EISLER: Die Muskeln des Stammes. In: BARDELEBEN, Handb. d. Anatomie des Menschen. II, 1. 522.
24. FELIX, W. und MINDUS, W.: Zur extrapleuralen Plombierung bei kavernöser Lungentuberkulose. Dtsch. Z. Chir. **233**, 1 (1931).

25. GEEVER and STONE: Fatal asphyxia as a complication of Lucite plombage. Amer. Rev. Tbc. **61**, 422 (1950).
26. GLASER, W.: Unsere Erfahrungen mit der Paraffinplombe. Beitr. Klin. Tbk. **98**, 679 (1942).
27. GRINDLAY, O. TH., CLAGETT and J. R. RYDELL: Permanent filling of dead space in the pleural cavity after pneumonectomy. J. thorac. Surg. **19**, 391 (1950).
28. GROW, J. B. and DWORK, R. E.: Extrapleural pneumolysis with Lucite plombage. Brit. j. tbc. **42**, 24 (1948).
29. GWERDER: Die Plombierung der tuberkulösen Lunge. M. m. W. 1913, 2668.
30. HÄBERLIN, F.: Über die gestielte Pectoralis-Muskelplombe nach DE WINTER zur Behandlung großkavernöser Lungentuberkulose. Beitr. Klin. Tbk. **88**, 19 (1936).
31. HÄBERLIN, F.: L'apicolyse avec plombage dans le traitement de la tuberculose pulmonaire. Rev. belge Tbc. **29**, 111 (1938).
32. HANRAHAN, E. H., ADAMS, R. and KLOPSTOCK, R.: The role of experimentally produced intrapleural adhesions in the prevention of surgical atelectasis in animals. J. thorac. surg. **10**, 28 (1940).
33. HAUKE: Erfahrungen mit der Paraffinplombe bei der Oberlappentuberkulose. Arch. klin. Chir. **157**, 395.
34. HEIDELBACH, H.: Die Paraffinplombe nach BAER im Rahmen der heutigen Lungenkollapstherapie. Beitr. Klin. Tbk. **99**, 661 (1943).
35. HEINE, K.: Über eine neue organisierte Gußplombe zur extrapleuralen Plombierung der Lunge. Beitr. Klin. Tbk. 73, 808, (1930)
36. HELLER, E. und SCHRÖDER, V.; Erfahrungen mit der Anwendung der Paraffinplombe bei Lungentuberkulose. Dtsch. Z. Chir. **250**, 197 (1938).
37. HERLEMANN, A.: Über die Einheilung von extrapleuralen Paraffinplomben bei Lungenkavernen. Virch. Arch. **303**, 745 (1939).
38. HERTEL, E.: Zur Technik der extrapleuralen Plombierung. Chirurg 1934, 95.
39. HINAULT: Diskussionsbemerkung. Rev. de la Tbc. 1936, 586.
40. HOVELACQUE, PR., MONOD, O. et EVRARD, H.: Le thorax. Anatomie médico-chirurgicale. Paris. Maloine. 1937.
41. JEHN, W.: Die Entwicklung u. das Schicksal der Lungenplombe. Bruns Beitr. **161**, 489.
42. JOHNSON, J., KIRBY, CH. K., LAZATIN, C. S. and COCKE, J. A.: The clinical use of a prosthesis to prevent overdistension of the remaining lung following pneumonectomy. J. Thorac. Surg. **18**, 164 (1949).
43. JOLY, H.: Un an d'experimentation des balles de lucite en collapsothèrapie chirurgicale. Poumon. **7**, 133 (1951).
44. KLOPSTOCK, R.: Diskussionsbemerkung. J. thorac. Surg. **18**, 193 (1949).
45. KRAMPF, F.: Plastischer Rippenverschluß nach Plombierung. Zbl. Chir. 1936, 10.
46. KREMER, W.: Zur Technik der Oberlappenplombierung und Oberlappenplastik. Z. Tbk. **78**, 331 (1937).
47. KREMER, W.: Die Paraffinplombe. In: HEIN-KREMER-SCHMIDT, Kollapstherapie der Lungentuberkulose. G. Thieme, Leipzig. 1938.
48. KREMER, W. und BEITZ, J.: Anfangsresultate nach Oberlappenplombierung. Z. Tbk. **66**, 177. (1932.)
49. LEMBERGER, A.: Auswertung von Spätresultaten nach Oberlappenplombierung. Tbk. bibl. Nr. 82 (1941).
50. MC INDOE, R. B. and ALEXANDER, J.: Extrapleural paraffin pneumolysis for phthisis. Amer. Rev. Tbc. **29**, 270 (1934).
51. MAENDL, H. und SCHWARZMANN, E.: Zur Operationstechnik der Lungenplombe (Temporäre Rippenumklappung). Wien. klin. Wschr. 1929, 48.
52. MAURER, A. et LEVADITI, J. C.: Paraffinome, réaction de l'organisme à l'égard de la paraffine placée au cours de l'apicolyse avec plombage. Rev. de la Tbc. 1941, 2.
53. MAURER, A., DELARUE, J. et LEVADITI, J. C.: Mode de formation des paraffinomes à la suite des apicolyses avec plombage. Rev. de la Tbc. 1944/45, 99.
54. MORR, H.: Die extrapleurale Pneumolyse u. Plombierung in der chirurgischen Behandlung der Lungentuberkulose. Diss. Würzburg. 1937.

55. Neddermeyer, A.: Erfahrungen mit der Paraffinplombe bei Oberlappenkavernen. Beitr. Klin. Tbc. **85**, 543 (1934).
56. O'Neill, Th. J. E., Redondo Ramirez, H. P. and Trout, R. G.: Experimental and clinical study of collapse therapy using fiberglas wool and fabric. J. thorac. Surg. **18**, 181 (1949).
57. Ottaviano, F.: The paraffin pack in the treatment of pulmonary tuberculosis. Am. Rev. Tbc. **41**, 334 (1941); **43**, 785 (1941).
58. Rehn, E.: Über das Plombierungsverfahren u. die Polyviolplombe. Arch. klin. Chir. **193**, 613 (1938).
59. de Rougemont, J. et L. Meyer: 50 premiers cas de plombage extrapériosté à la résine acrylique. Poumon, **7**, 101 (1951).
60. Sauerbruch, F.: Zur chirurgischen Behandlung der Lungentuberkulose mit extrapleuraler Plombierung. Bruns Beitr. **90**, 247 (1914).
61. Schmidt, P. G.: Versuche mit einer neuen Masse zur extrapleuralen Plombierung. Beitr. Klin. Tbk. **84**, 363.
62. Schmidt, P. G.: Die Wachs-Gelatineplombe. Beitr. Klin. Tbk. **85**, 611 (1934).
63. Trent, J. C., Moody, J. D. and Hiatt jun., J. S.: An evaluation of extrapleural pneumonolysis with lucite plombage. J. thorac. Surg. **18**, 173 (1949).
64. Trout, H. H.: An appraisal of the surgical treatment of pulmonary tuberculosis. Surg. etc. **55**, 607 (1932).
65. Tuffier, Th.: Gangrène pulmonaire ouverte dans les bronches et traitée par décollement pleuro-pariétal et greffe d'une masse lipomateuse entre la plèvre décollée et les espaces intercostaux. Bull. mém. Soc. Chir. Paris. **36**, 529 (1910).
66. Tuffier, Th.: Abscès gangreneux du poumon ouvert dans les bronches, hémoptysies répétées. Opération par décollement pleuro-pariétal Greffe entre la face interne du thorax et la plèvre pariétal d'un épiploon, conservé pendant cinq jours à la glacière. Guérison. Bull. mém. Soc. Chir. Paris. **37**, 134 (1911).
67. Tuffier, Th.: Résultat éloigné d'une greffe graisseuse intrathoracique sous pleurale dans un cas de cavité suppurée intrapulmonaire. Bull. mém. Soc. Chir. Paris **39**, 740 (1913).
68. Tuffier, Th.: Tuberculose cavitaire du sommet du poumon droit. Décollement pleuro-pariétal, compression du sommet du poumon par une greffe de tissu adipeux conservé au cold-storage depuis 48 heures. Bull. mém. Soc. Chir. Paris **39**, 908 (1913).
69. Wilson, D.: Extrapleural pneumonolysis with Lucite plombage. J. thorac. Surg. **17**, 111 bis 122 (1948).
70. de Winter, L. et Goffaerts: La chirurgie de la tuberculose pulmonaire. L'apicolyse dans le traitement de la tuberculose pulmonaire. Rev. belge Tbc. 1927, 207.
71. de Winter, L. et Sebrechts, J.: Le collapsus électif et l'apicolyse avec plombage par muscles munis de leur pédicule vasculaire dans le traitement de la tuberculose pulmonaire. Arch. méd. chir. Appar. respirat. 7, 377 (1932).
72. Winternitz, A.: Erfahrungen mit der Plombenoperation bei Lungentuberkulose. Dtsch. Z. Chir. **235**, 752 (1932).
73. Zaremba, H.: Rippenneubildung nach Oberlappenplombierung mit Zurücklassung des Periosts auf der Lunge. Beitr. Klin. Tbk. **95**, 532 (1940).

Extrapleuraler Pneumothorax

1. Abruzzini, P.: Sul dolore diaframmatico, segno di allarme nella emorragia postoperatoria da Pnx extrapleurico chirurgico. Lotta Tbc. **11**, 746 (1940). Ref. Zbl. Tbc. **54**, 69.
2. Adelberger, L.: Die Pneumolyse mit nachfolgendem extrapleuralem Pneumothorax oder Oleothorax. Beitr. Klin. Tbc. **93**, 413 (1939).
3. Adelberger, L.: Der heutige Stand der Behandlung der Lungentuberkulose mit extrapleuraler Pneumolyse. Beitr. Klin. Tbc. **96**, 505 (1941).
4. Alarcon, D. G.: Récentes acquisitions dans le traitement de la caverne géante. Poumon, **6**, 135 (1950).
5. Amschler, H.: Über die Indikation zur Pneumolyse mit extrapleuralem Pneumothorax. Z. inn. Med. 1946, 101.

6. ANSTETT, F. und MARKGRAF, E.: Zur Praxis der Pneumolyse mit nachfolgendem extrapleuralem Pneumothorax oder Oleothorax. Beitr. Klin. Tbc. **95**, 78 (1940).

7. BALLIVET: Réinterventions précoces pour les symphyses du pneumothorax extra-pleural. Poumon, **6**, 183 (1950).

8. BONNIOT, A. et H. LE BRIGAND: Complications du pneumothorax extrapleural en dehors des hémorrhagies. Poumon, **5**, 341 (1949).

9. BROCK, R. C.: Extrapleural pneumothorax, Views and experiences. Brit. J. Tbc. **32**, 173; (1938) Ref. Zbl. Tbc. **49**, 776.

10. BRUNNER, A.: Erfahrungen mit dem extrapleuralen Pneumothorax. Z. Tbc. **83**, 170 (1939).

11. BRUNNER, A.: Der extrapleurale Pneumothorax. T. Tbk. **94**, 129 (1950).

12. CLELAND, W. R.: Hemorrhage after extrapleural pneumolysis. Thorax. **3**, 127 (1948).

13. CORYLLOS, P. N. and WELKIND, A.: The diagnosis of „silent" bronchopleural fistula by gas analysis. Quart. Bull. Sea View Hosp. 1939, 377. Zit. nach KIVIKANERVO.

14. CURSCHMANN, W.: Über Technik u. Erfolge der extrapleuralen Pneumolyse. Beitr. Klin. Tbc. **94**, 99 (1939).

15. CURSCHMANN, W.: Beitrag zur Technik der Apikolyse. Beitr. Klin. Tbc. **96**, 627 (1941).

16. DIETHELM, L.: Chronische Mediastinitis als Folge primärer Paraffinölplomben mit Ösophagus- und Trachealstenose. Fschr. Röntgenstr. **71**, 941 (1949).

17. DOR, J. et CHASSON: Les réinterventions précoces pour P. E. P. Poumon, **6**, 195 (1950).

18. DÜGGELI, O.: Erfahrungen mit dem extrapleuralen Pneumothorax. Schweiz. Z. Tbc. 1944, 42.

19. EMMLER, A.: Zur Technik der Pneumolyse. Dtsch. Tbk. bl. 1939, 214.

20. ERDMANN, H.: Ungewöhnliche Spätkomplikationen nach primärer Ölplombe. Tbk.-Arzt 1949, 136.

21. FRANCILLON, J.: Le pneumothorax extrapleural-chirurgical. Paris. L. Arnette, 1938.

22. FRIEBEL, P.: Vereinfachung der Nachbehandlung extrapleuraler Pneumolysen durch primäre Öleingießung. Z. Tbc. **86**, 309 (1941).

23. GARRAUD: Du choix de la voie axillaire pour la création des pneumothorax extrapleuraux. Poumon, **5**, 369 (1949).

24. GEARY, P.: Extrapleural pneumothorax. Amer. Rev. Tbc. **11**, 9 (1939).

25. GRAF, W.: Das Pleurolyseprinzip in der großchirurgischen Behandlung der kavernösen Lungentuberkulose. Med. Welt 1939, 779.

26. GÜRICH, W.: Die Behandlung der Pneumolysen-Infekte. Tbc. Arzt 1948, 736.

27. GULLBRING, A.: Extrapleuraler Oleothorax. Nord. Med. 1942, 665. Ref. Zbl. Tbc. 56, 77.

28. HEAD, J. R. and MOEN, Ch. W.: Extrapleural pneumothorax. Amer. Rev. Tbc. 1948, 471.

29. HEIDELBACH, J. F.: Über die postoperativen Blutungen und Bronchusfisteln nach Pneumolyse unter bes. Berücksichtigung der immunbiologischen Lage. Z. Tbc. **83**, 185 (1939).

30. HEIDELBACH, J. F.: Die Verhütung von Komplikationen bei der Führung des extrapleuralen Pneumothorax. Beitr. Klin. Tbc. **97**, 49 (1941).

31. HERHOLZ, G.: Zur Pneumolyse mit nachfolgendem extrapleuralen Oleothorax. Z. Tbc. **82**, 1 (1939).

32. HORSCH, ELLEN: Die Indikationsstellung zur extrapleuralen Pneumolyse bei tuberkulösen Oberfeldkavernen in ihrer Auswirkung auf postoperativen Verlauf u. Enderfolg. Diss. Frankfurt/M. 1939.

33. HUTTER, K.: Der heutige Stand der Apiko-Pneumolyse. Vorteile u. Ergebnisse sofortiger postoperativer Ölfüllung. Tbk. e Küzd. 1943, 189. Autorref. Zbl. Tbc. **56**, 289.

34. JANAUSCHEK, K.: Die operative Ausräumung der vollgebluteten Pneumolyse. Wien. klin. Wschr. 1948, 680.

35. KIVIKANERVO, K.: Über die bei der extrapleuralen Pneumo- u. Oleothoraxbehandlung der Lungentuberkulose vorkommenden Komplikationen u. ihre Beherrschung. Acta tbc., scand. Suppl. 8, 1942.

36. KIVIKANERVO, K.: Über die Anwendung zweckmäßiger Luftmengen u. Drucke in der extrapleuralen Pneumothoraxtherapie. Wien. med. Wschr. 1941, 957.

37. KIVIKANERVO, K.: Über die postoperativen Vorgänge in der Pneumolysenhöhle bei der extrapleuralen Pneumothoraxbehandlung der Lungentuberkulose. Zbl. Chir. 1943, 812.
38. KLEESATTEL, H.: Extrapleuraler Pneumothorax u. Oleothorax. Ergebn. Tbc. 9, 453 (1939).
39. KLEESATTEL, H.: Die Ölplombe. Z. Tbc. 86, 280 (1941).
40. KLEESATTEL, H.: Erfahrungen mit der Ölplombe. Beitr. Klin. Tbc. 99, 446. (1943.)
41. KLEESATTEL, H.: Zur Ölplombe. Tbc. Arzt 1948, 671.
42. KLEESATTEL, H.: Indikationen u. Gegenindikationen d. Pneumolyse. Z. Tbk. 93, 204 (1949).
43. KUX, E.: Zur Pleurolysentechnik. Beitr. Klin. Tbc. 99, 511. (1943.)
44. LANGER, W.: Lokal angewandte Gelatine zur Verhütung der Nachblutung der Pneumolysenhöhle. Beitr. Klin. Tbc. 101, 497 (1947).
45. LAUR, O.: Spätkomplikationen nach primärer Paraffinölplombe. Tbk.-Arzt 1949, 513.
46. LE FOYER, P. et DELBECQ, E.: Quelques améliorations apportées à la technique du pneumothorax extra-pleural. Rev. de la Tbc. 1946, 287.
47. LE FOYER, O. et DELBECQ E.: Les cavernes résiduelles du pneumothorax extrapleural et leur traitement par le pneumothorax extrapleural de complément. Poumon, 6, 85. (1950).
48. LE FOYER, P. et DELBECQ, E.: Traité du pneumothorax extrapleural. Paris, G. Doin et Cie. 1950.
49. LE FOYER, P. et LAUMONIER: Les hémorrhagies dans le pneumothorax extrapleural. Poumon, 5, 321 (1949).
50. LEMBERGER, A.: Neue Wege in der Pneumolysenbehandlung der Lungentuberkulose. Beitr. Klin. Tbc. 101, 147 (1947).
51. MAURER, A.: Diskussionsbemerkung. Poumon, 5, 337, (1949).
52. MAURER, A. et CHENEBAULT, J.: Résultats de 115 cas de pneumothorax extrapleural. Rev. de la Tbc. 1941, 370.
53. MAXWELL, R. J. C.: Thoracoscopy of the extrapleural pneumothorax. Brit. med. J. Nr. 4151, 107. 1940.
54. MAYER, A.: Die Behandlung der kavernösen Phthise durch extra- u. intrapleuralen Pneumothorax. D. m. W. 1913, 2347.
55. MERTENS, G.: Anatomisch-technische Studie zur Frage der Pneumolyse. Dtsch. Z. Chir. 131, 140 (1914).
56. METRAS: Diskussionsbemerkung. Poumon 5, 337 (1949).
57. MONOD, O.: Diskussionsvortrag. Poumon, 5, 336 (1949).
58. MONOD, O. et GARCIA-BENGOCHEA: Du pneumothorax extrapleural. Rev. de la Tbc. 1938, 742.
59. MONOD, R.: A propos du pneumothorax extrapleural. L'apicolyse par les ballonets de caoutchouc gonflés d'air. Mém. Acad. Chir. 63, 836; Ref. Zbl. Tbc. 47, 536.
60. MONOD, R.: Diskussionsbemerkung. Poumon 5, 333 (1949).
61. MUTSCHLER, S.: Eine Standardmethode zur blutigen Lungenkollapstherapie. Chirurg 1938, 538.
62. NAGEL, O.: Ösophagusstenosen nach primärer Paraffinölplombe. Tbc-Arzt 1948, 242
63. OMODEI-ZORINI, A.: Die klinischen Indikationen der Apikolyse mittels extrapleuralem chirurgischem Pneumothorax. Z. Tbc. 89, 251 (1942).
64. OMODEI-ZORINI, A.: Sur le pneumothorax extrapleural. Rev. de la Tbc. 14, 250 (1950).
65. OVERHOLT, R. H.: Airtight closure of the chest following pneumolysis. The use of a muscle plug. J. thorac. Surg. 7, 99. (1937.)
66. PAXTON, J. R., CHURCHILL, A. S. and SKILLEN, J.: Extrapleural pneumothorax and oleothorax. Their management. Amer. Rev. Tbc. 41, 163 (1940).
67. POLICARD, A. et GALY, P.: Etude histologique sur les plèvres costale et apicale et sur le fascia endothoracique. Arch. méd. chir. appar. respirat. 15, 1 (1942).
68. RAZEMON. A propos des suites immédiates du pneumothorax extrapleural. Acta tbc. Belg. 1949, Suppl. 3.
69. RAZEMON, COUPAIN et DELACROIX: A propos des réinterventions dans les pneumothorax extrapleuraux. Poumon, 6, 191 (1950).

70. ROBERTS, A. T. M.: Extrapleural pneumothorax. Thorax 3, 166 (1948).
71. ROBERTS, J. E. H.: Extrapleural pneumothorax. Brit. J. Tbc. 32, 68 (1938).
72. ROLOFF, W.: Pseudo-Aktinomykose, zugleich ein Beitrag zur Frage der Infektion der Pneumolysenhöhle. Beitr. Klin. Tbc. 98, 100. (1942.)
73. ROTH, W.: Verbesserung in der Pneumolysentechnik. Zbl. Chir. 1950, 1293,.
74. RUSSO, J. G.: Extrapleural pneumothorax. J. thorac. Surg. 12, 316 (1943).
75. SAUERBRUCH, F. und FICK, W.: Die Beeinflussung der Lungentuberkulose durch operative Brustkorbeinengung u. Plombierung. Ergebn. Tbc. 6, 369 (1934).
76. SCHMIDT, P. G.: Die Bedeutung der Pneumolyse in der operativen Behandlung der Lungentuberkulose. Tbc. Arzt. 1948, 347.
77. SCHMIDT, P. G.: Die Pneumolyse u. ihre Komplikationen. Beitr. Klin. Tbc. 101, 59 (1947).
78. SCHMIDT, P. G.: Die gezielte Ölplombe. Beitr. Klin. Tbc. 101, 86 (1947).
79. SCHMIDT, W.: Gezielte Teilplastik, Pneumolyse, extrapleuraler Pneumothorax u. Oleothorax als Methoden einer erhaltenden u. schonenden operativen Kollapsbehandlung. Beitr. Klin. Tbc. 88, 599 (1936).
80. SCHMIDT, W.: Die Pneumolyse mit nachfolgendem extrapleuralem Pneumothorax oder Oleothorax. Beitr. Klin. Tbc. 91, 121 (1938).
81. SCHMIDT, W.: Die Pneumolyse mit nachfolgendem extrapleuralem Pneumo- oder Oleothorax. In: HEIN, KREMER, SCHMIDT: Kollapstherapie der Lungentuberkulose. G. Thieme. 1938.
82. SEBESTÉNY, J.: Indikationen u. Kontraindikationen der chirurgischen Kollapstherapie. Z. Tbk. 93, 124 (1949).
83. SELLORS, T. H.: Extrapleural pneumothorax. Brit. J. Tbc. 32, 182 (1938).
84. TOREK, F.: Pneumolysia interpleuralis. Ein operativer Eingriff bei der Lungentuberkulose. Dtsch. Z. Chir. 131, 132 (1914).
85. TUFFIER, M.: Décollement pleuropariétal en chirurgie pleuropulmonaire. Arch. méd. chir. appar. respirat. 1, 28. (1926).
86. ULRICI, H.: Der extrapleurale Pneumothorax. Z. Tbk. 93, 174 (1949).
87. UNHOLTZ, K.: Ätiologie u. Therapie der Infektion der extrapleuralen Pneumolysenhöhle. Beitr. Klin. Tbc. 95, 150 (1940).

Thorakoplastik

1. ABELLO, J. und TAMAMES, M.: Eine neue Technik zur Hemmung der Lungenspitze bei den Thorakoplastiken mit Apikoyse. Rev. espan. Tbc. 1943, 11; Ref. Zbl. Tbc. 56, 372.
2. ADAMS, R. and DUFAULT, P.: Surgery in pulmonary tuberculosis. A study of collapstherapy with special reference to thoracoplasty, based upon the results of thirteen years. J. thorac. surg. 11, 43 (1941).
3. ADAMESTANU, C.: Akute Magenerweiterung nach paravertebraler Thorakoplastik wegen Lungentuberkulose. Spitalul 1942, 4. Ref. Zbl. Tbc. 55, 566.
4. ADELBERGER, L.: Über Technik u. Nachbehandlung der gezielten Teilplastik u. Pneumolyse. Beitr. Klin. Tbc. 88, 715 (1936).
5. ADELBERGER, L.: Neuere Ergebnisse der chirurgischen Behandlung der Lungentuberkulose. Beitr. Klin. Tbc. 97, 511 (1942).
6. ALARCÓN, D. G.: Récentes acquisitions dans le traitement de la caverne géante. Poumon 6, 135 (1950).
7. ALEXANDER, H.: Doppelseitige Lungenkollapstherapie mit Ausnahme des gleichzeitig beiderseitigen Pneumothorax. Beitr. Klin. Tbk. 95, 182 (1940).
8. ALEXANDER, J.: Some advances in the technic of the thoracoplasty. Ann. Surg 545 (1936).
9. ALEXANDER, J.: Postoperative managament of thoracoplasty patients. Amer. Rev. Tbc. 61, 57 (1950).
10. ALLBRITTEN, F. F., LIPSHÜTZ, H., MILLER, B. J. and GIBBON, J. H.: Blood volume changes in tuberculous patients treated by thoracoplasty. J. thorac. Surg. 19, 71 (1950).
11. ALLEN, D. S.: Bilateral partial thoracoplasty for bilateral pulmonary tuberculosis. J. thorac. Surg. 1, 587. 1932.

12. Ameuille: Injection transpariétale de lipiodol dans une caverne pulmonaire. Production sous l'écran du phénomene de l'embolie bronchique. Bull. mém. Soc. méd. hôp. Paris. 48, 791 (1924).

13. Amorini, A.: Tuberculose, grossesse et thoracoplastie. Rev. Phtisiol. 1934, 461; Ref. Zbl. Tbc. 41, 726.

14. Andersen, K.: Einzeitige oder zweizeitige Thorakoplastik Zbl. Chir. 1930, 523.

15. Antelawa, N. W.: Die selektive obere Thorakoplastik als eine Methode der Therapie der Lungentuberkulose. Beitr. Klin. Tbc. 86, 200.

16. Aufses, A. H.: Results in ninety consecutive thoracoplasties for pulmonary tuberculosis I. J. thorac. Surg. 11, 98 (1941).

17. Becker, E.: Über die Technik der ausgedehnten extrapleuralen Thorakoplastik. Festschr. Eppendorf. Krkh. z. 25jähr. Bestehen. Leipzig u. Hamburg. 1914.

18. Beecher, H. K.: Principles of anesthesia for lobectomy and total pneumonectomy. Acta med. scand. Suppl. 90, 146 (1938).

19. Beecher, H. K.: II. Some controversial matters of anesthesia for thoracic surgery. J. thorac. Surg. 10, 202 (1940).

20. Bérard, L.: La thoracoplastie dans la tuberculose pulmonaire. Presse méd. 1936, 1247

21. Bérard, L.: Les apicolyses. Etude critique et indications. Arch. méd. chir. Appar. respirat. 7, 511 (1932).

22. Bérard, L., Dargent et Francillon: La cleidectomie, opération complémentaire de la thoracoplastie. Arch. méd. chir. Appar. respirat. 12, 122 (1937).

23. Bérard, L. et Delgoffe, A.: Onze années de pratique de la thoracoplastie dans un service hospitalier urbain. Arch. méd. chir. Appar. respirat. 7, 1 (1932).

24. Bernou, A. et Fruchaud, H.: Thoracoplastie anterieure par voie parasternale complémentaire d'une thoracoplastie para-vertébrale chez les tuberculeux pulmonaires. J. de Chir. 41, 381 (1933).

25. Bernou, A., Fruchaud, H. et Gautier, M.: De quelques cas de rechutes survenues sur une série de 242 opérés ayant paru guéris, par thoracoplastie, d'une tuberculose pulmonaire unilatérale. Rev. de la Tbc. 1940, 1212.

26. Bernou, A., Fruchaud, H. et Marécaux, L.: Thoracoplasties et flottement médiastinal. Etude sur la mobilité du médiastin. Arch. méd.-chir. Appar. respirat. 14, 34 (1939).

27. Bernou, A., Fruchaud, H. et Marécaux L.: Les déformations thoraciques et les modifications de la paroi après thoracoplastie. Rev. de la Tbc. 1938, 775.

28. Bernou, A., Fruchaud, H. et Marécaux, L.: A propos des thoracoplasties avec apicolyse. Etude statistique sur les pneumothorax efficaces. Arch. méd.-chir. Appar. respirat. 14, 201. (1939)

29. Bisgard, I. D.: The management of threatened thoracogenic spinal curvature. Tubercle. 20, 13 (1938).

30. Blumensaat: Diskussionsbemerkung. Zbl. Chir. 1949, 888.

31. Böhme, H.: Das Verhalten der kontralateralen Lunge nach Thorakoplastik u. Pneumolyse. Beitr. Klin. Tbk. 100, 358 (1944).

32. Bönsdorff, K.: Beitrag zur Frage der Behandlung von Kavernen. Beitr. Klin. Tbk. 91, 605—625. (1938.)

33. Bonniot, A. et Latreille, J.: Réflexions sur l'opération de Semb. Rev. de la Tbc. 1939, 522.

34. Bonniot, A. et Poliak, D.: Technique de l'apicolyse secondaire dans le traitement des cavernes résiduelles après thoracoplastie supérieure. Poumon. 4, 109 (1948).

35. Bowers, W. F.: Rib regeneration from the standpoint of thoracic surgery. Arch. Surg. 36, 949 (1938).

36. Brauer, L.: Die ausgedehnte extrapleurale Thorakoplastik. Beitr. Klin. Tbk. 12, 49 (1909).

37. Brauer, L.: Das Ziel und die Abarten der extrapleuralen Thorakoplastik sowie die Methode der subskapular-paravertebralen Form. Beitr. Klin. Tbk. 51, 319 (1922).

38. Brauer, L.: Die wissenschaftlichen Grundlagen der Lungenkollapstherapie. Hamburg 1930.

39. Brauer, L. und Spengler, L.: Die operative Behandlung der Lungentuberkulose (Lungenkollapstherapie). In: Brauer, Schröder, Blumenfeld: Handbuch d. Tuberkulose. 3. Aufl. Bd. II. Leipzig, J. A. Barth, 1923.

40. Briest, K.: Die Bedeutung des Verhaltens der Gegenseite für die Anzeigenstellung zur operativen Behandlung der Lungentuberkulose. Beitr. Klin. Tbk. **100**, 398 (1944).

41. Brock, J. und Sauer, W.: Über Thorakoplastik bei kindlicher Lungentuberkulose. Z. Kinderheilk. **46**, 403 (1928).

42. Brügger, H.: Über die aktive Behandlung der offenen Lungentuberkulose bei Kindern. M. m. W. 1941, 466.

43. Brügger, H.: Über die Kollapsbehandlung der offenen Tuberkulose bei Kindern u. Jugendlichen, insbesondere über die Kaustik u. über plastische Thoraxoperationen. Mschr. Kinderheilk. **79**, 393 (1939).

44. Brügger, H.: Die aktive Behandlung der offenen kavernösen Lungentuberkulose im Kindes- und jugendlichen Alter. Z. Tbk. **93**, 233 (1949).

45. Brunner, A.: Die Prognose der operativen Behandlung der Lungentuberkulose. Arch. Klin. Chir. **121**, 482 (1922).

46. Brunner, A.: Die chirurgische Behandlung der Lungentuberkulose nach den Erfahrungen der chir. Univ.-Klin. München aus den Jahren 1918—1922. Tbk. Bibl. Nr. 13 Leipzig 1924.

47. Brunner, A.: Schärfere Abgrenzung und trotzdem Erweiterung der Anzeigenstellung bei der chirurgischen Behandlung der Lungentuberkulose. Dtsch. Z. Chir. **247**, 663 (1936).

48. Brunner, A.: Die chirurgische Behandlung der großen Kaverne. Beitr. Klin. Tbk. **97**, 34 (1941).

49. Brunner, A.: Die Kombination von Saugdrainage und Plastik. Helv. med. acta 11. 551 (1944).

50. Bruns, E. H. and Casper, J.: The present status of chest surgery in the treatment of pulmonary tuberculosis. With special reference to thoracoplasty. Amer. Rev. Tbc. **26**, 665 (1932).

51. Bsteh, O.: Gipsverband zur Verhinderung des Mediastinalflatterns. Wien. klin. Wschr. 1938, 1267.

52. Buchholz, H. W. und Lesse, K. Th.: Die extradurale Spinalanästhesie, eine Erweiterung der periduralen segmentären Anästhesie. Arch. klin. Chir. **264**, 248 (1950).

53. Bull, P.: La thoracoplastie dans le traitement de la tuberculose pulmonaire. Oslo 1930.

54. Busch: Thorakoplastik und Geburt. Beitr. Klin. Tbk. **74**, 223 (1930).

55. Bürkle de la Camp: Zur Technik der Lungenexstirpation. Dtsch. Z. Chir. 233, 290 (1931).

56. Carter, B. N.: Thoracoplasty as a method of treatment in pulmonary tuberculosis. Report of 53 cases. Arch. Surg. **22**, 289 (1931).

57. Catta, J., Picard-Leroy, G. et Massendari, A.: Le traitement d'emblée chirurgical des volumineuses cavernes du sommet pulmonaire. Poumon. **6**, 155 (1950).

58. Cleveland, M.: Lateral curvature of the spine following thoracoplasty in children. J. thorac. Surg. **6**, 595 (1937).

59. Cory, R. A. S.: Report of a clinical trial of oxidized gauze in seven thoracoplasties. J. thorac. Surg. **15**, 261 (1946).

60. Coryllos, P. N.: 170 cases of thoracoplasty (307 operations) for pulmonary tuberculosis, operated on from 1931 to 1933. J. thorac. Surg. **3**, 441 (1934).

61. Costantini, H.: La position déclive en chirurgie pulmonaire chez les cracheurs. Arch. méd.-chir. Appar. respirat. **13**, 445 (1938).

62. Dabrunz, B. M.: Schicksal von 106 Patienten nach Ablehnung einer vorgeschlagenen Thorakoplastik. Beitr. Klin. Tbk. **98**, 431 (1942).

63. Decker, P.: La fonction respiratoire après les thoracoplasties pour tuberculose pulmonaire. Helvet. med. acta **4**, 662 (1937).

64. Delbecq, E.: Action de l'extirpation isolée de la première cote sur une cavité tres sécrétante. Rev. de la Tbc. 1937, 331.

65. DERSCHEID, G. et TOUSSAINT, P.: A propos des résultats de la chirurgie thoracique dans le traitement de la tuberculose pulmonaire. Arch. méd.-chir. Appar. respirat. **7**, 588 (1932).
66. DERSCHEID, G. et TOUSSAINT, P.: Résultats éloignés de la thoracoplastie antituberculeuse. Etude anatomo-clinique. La thoracoplastie antiséquelle et antipneumonique. Rev. belge Tbc. 29, 265 (1938).
67. DI PAOLA, N.: Obere partielle Thorakoplastik auf axillärem Wege nach MORELLI. Z. Tbk. **93**, 180 (1949).
68. DIETL, K.: Zur Entstehung der tuberkulösen Spitzenbronchitis. Beitr. Klin. Tbk. **98**, 452.
69. DOLLEY, F. S., JONES, J. C. and PAXTON, J. R.: Late results of thoracoplasty. An evaluation of results from fourteen American clinics in 1636 cases. Amer. Rev. Tbc. **39**, 145 (1939)
70. DOMOKOS, K.: Über die chirurgische Behandlung des Lungenkollapses. Z. Tbk. **93**, 266 (1949).
71. DOUGLAS, R.: Late results of thoracoplasty. Amer. Rev. Tbc. **56**, 175 (1947).
72. DUVAL, P., QUÉNU, J. et WELTI, H.: La thoracoplastie extrapleurale par voie axillaire. Technique opératoire, J. de Chir. **32**, 641 (1928).
73. EDWARDS, F. R.: A preliminary note on sympathetic shock in thoracoplasty. Brit. j. Tbc. **31**, 712 (1937).
74. EFFENBERGER, H.: Zur Technik der Saugdrainage von Restkavernen nach Thorakoplastiken. Z. Tbc. **88**, 171.
75. ELOESSER, L.: Osteoplastic thoracoplasty. Amer. Rev. Tbc. **45**, 703 (1942).
76. FINKELSTEIN, M. und GUGGENHEIM, A.: The contralateral lung after thoracoplasty. Amer. Rev. Tbc. **42**, 82 (1940).
77. FINNEY, G.: Analysis of 104 cases of thoracoplasty for pulmonary tuberculosis. J. thorac. surg. **11**, 76 (1941).
78. FISCHER, A. W.: Über Vor- u. Nachteile zweiseitigen Operierens. Arch. klin. Chir. **183**, 292 (1935).
79. FREEDLANDER, S. O. und WOLPAW, S. E.: A control group for studying the endresults of thoracoplasty. An analysis of the course of those patients refusing operation. J. thorac. surg. **6**, 477 (1937).
80. FRIEDRICH, P. L.: Die Chirurgie der Lungen. Unter gleichzeitiger Mitteilung von Versuchen zur Lungenphysiologie u. von eigenen operativen Erfahrungen. Arch. klin. Chir. **82**, 1147 (1907).
81. FRIEDRICH, P. L.: Die operative Beeinflussung einseitiger Lungenphthise durch totale Brustwandmobilisierung u. Lungenentspannung. Arch. klin. Chir. **87** (1908).
82. GÄRBER, H. und KUNZ, H.: Dauerergebnisse thorakoplastischer Eingriffe bei Lungentuberkulose. Wien. klin. Wschr. 1940, 957.
83. GALE, J. W. und OATWAY jr., W. H.: Indications, hazards, and results of apicolysis thoracoplasty. J. thorac. Surg. **8**, 78 (1938).
84. GATELLIER, J.: L'emphysème médiastinal aigu. Arch. méd. chir. Appar. respirat. **6**, 210 (1931).
85. GOOD, H.: Zur Kollapsmechanik der Thorakoplastik. Beitr. Klin. Tbk. **102**, 202 (1949).
86. GOEPEL, H.: Die Periduralanästhesie in der Chirurgie. Chirurg. 1943, 134.
87. GRAF, W.: Zur Resektion der ganzen 1. Rippe bei der extrapleuralen Thorakoplastik u. die Möglichkeit einer isolierten Entrippung von Spitzen- u. Oberfeld („thorakoplastischer Selektivkollaps"). D. m. W. 1930, 1647.
88. GRAF, W.: Thorakoplastik bei Lungentuberkulose. Arch. klin. Chir. **177**, 149 (1933).
89. GRAF, W.: Ein Beitrag zur Technik der Thorakoplastik. Chirurg 1936, 469.
90. GRAF, W.: Über die thorakoplastische Totalausschaltung des Spitzenoberfeldbereichs der Lunge u. die klinische Auswertung des extrapleuralen Selektivpneumothorax u. -oleothorax zur Einengung des Anzeigengebietes der „primären Thorakoplastik" D. m. W. 1936, 632 u. 671.
91. GRAF, W.: Über die letzten Möglichkeiten planmäßiger Auswertung des Schonungsprinzips in der chirurgischen Behandlung der kavernösen Lungentuberkulose. Ther. Gegenw. 1937, 515.

92. GRAF, W.: Ausblick auf neue Wege in der chirurgischen Kollapstherapie der Lungentuberkulose. D. m. W. 1937, 4.
93. GRAF, W.: Ein Beitrag zur Technik der kombinierten Pleurolyse-Spitzenplastik. Chirurg 12, 405 (1940).
94. GRAF, W.: Die biologisch gesteuerte Anzeigenstellung in der Lungenkollapstherapie. Beitr. Klin. Tbk. **95**, 312 (1940).
95. GRAF, W.: Neuere Ergebnisse der chirurgischen Behandlung der Lungentuberkulose. Beitr. Klin. Tbk. **97**, 479 (1942).
96. GRANJON, P.: La cleidectomie partielle associée à la thoracoplastie postérieure haute dans le traitement de la tuberculose pulmonaire. Rev. de Chir. **58**, 405 (1939).
97. GRAVESEN, J.: Ein mit doppelseitiger Thorakoplastik behandelter Fall. Z. Tbk. **66**, 53.
98. GÜRICH, W.: TBI/698 im Rahmen der chirurgischen Kollapstherapie. Tbc. Arzt 1949, 628.
99. GURD, F. B., VINEBERG, A. M. and BOURNE, W.: Further experiences in the use of spinal anesthesia for thoracoplasty. Ann. Surg. **110**, 872 (1939).
100. HARRISON, A.W. and BERRY, F. B.: Analysis of 150 cases of thoracoplasty for tuberculosis. J. thorac. Surg. **12**, 292 (1943).
101. HART, D.: Sterilization of the air in the operating room with bactericidal radiation. J. thorc. Surg. 7, 525 (1938).
102. HARTER, J. S., OVERHOLT, R. H. and PERKIN, H. J.: The lung volume after thoracoplasty. J. thorac. Surg. 7, 290 (1938).
103. HARTTUNG, H.: Totale Thorakoplastik und Geburt. Zbl. Gynäk. 1938, 2865.
104. HASLER, H. P.: Ergebnisse der Kollapstherapie bei schweren Lungentuberkulosen. Schweiz. Z. Tbc. 1941, 1.
105. HEAD, J. R.: Prevention of the regeneration of the ribs. Arch. Surg. **14**, 1209 (1927).
106. HEAD, J. R.: Extrapleural thoracoplasty. Further experiences with a muscle splitting operation. J. thorac. Surg. **8**, 55 (1938).
107. HECHT, H.: Magenbeschwerden bei Lungentuberkulose u. Magenblutungen nach Thorakoplastik. Beitr. Klin. Tbk. **95**, 377 (1940).
108. HEDRI, A.: Zur Technik der SAUERBRUCHschen extrapleuralen paravertebralen Thorakoplastik. Arch. klin. Chir. **164**, 825 (1931).
109. HEIN, J.: Kosmetik der Thorakoplastik. Beitr. Klin. Tbk. **95**, 330 (1940).
110. HEIN, J.: Die Thorakoplastik. In HEIN, KREMER, SCHMIDT: Kollapstherapie der Lungentuberkulose. G. Thieme, Leipzig 1938.
111. HENKEL, H. G.: Der Einfluß von Scopolamin-Eukodal-Ephetonin (S.E.E.) bei Vagusreizung und Konstitutionsanomalien auf den Operationsverlauf. Chirurg 1949, 653.
112. HERTEL: Kavernenfaltung als Lungenkollapstherapie. Arch. klin. Chir. **183**, 170 (1935).
113. HOHENNER, K.: Über die anterolaterale, elastische Thorakoplastik. M.m. W. 1937, 976.
114. HOLMAN, E.: Partial resection of the lower scapula as an aid in compressing apical tuberculous abcesses and in conserving vital capacity. J. thorac. Surg. **6**, 496 (1937).
115. HOLMANN, E.: Complete excision of first three ribs trough short anterior and posterior incision at same operation. Ann. Surg. **117**, 305 (1943).
116. HOLST, J.: Weitere Erfahrungen mit selektiver Thorakoplastik bei Lungentuberkulose. Arch. klin. Chir. **186**, 401 (1936).
117. HOLST, J., SEMB, C. and FRIMANN-DAHL, I.: On the surgical treatment of pulmonary tuberculosis. Acta chir. scand. 76, Suppl. 37 (1935).
118. HOSMER, E.: The location of peri-hilar shadows in pulmonary tuberculosis. Quart. Bull. Sea View Hosp. 5, 408 (1940). Zit. n. RAFFERTY.
119. HULTÉN, O.: Über Korrektionsplastik bei Restkavernen. Acta chir. scand. **86**, 315 (1942).
120. HUNTER, J. T.: Anesthesia in thoracic surgery. Brit. med. J. 4072, 102 (1939).
121. ISELIN, M.: L'apicolyse extrafasciale (Méthode de SEMB). Rev. de la Tbc. 1937, 1139.
122. ISELIN, M.: La thorcaoplastie complementaire de l'apicolyse extra-fasciale total. Rev. de la Tbc. 1942, 31.
123. ISELIN, M. et JULIA, A.: Le décubitus ventral en chirurgie thoracique. Arch. méd.-chir. Appar. respirat. **13**, 214 (1938).

124. Jaki, J.: Spitzenplastik mittels Verlegung des Schulterblattes in den Brustraum. Beitr. Klin. Tbk. 95, 124 1940.
125. Jakob, F.: Ermüdungsbruch einer Rippe nach Maurerscher Thorakoplastik. Zbl. Chir. 1944, 1146.
126. Jessen, H.: Thorakoplastik und Geburt. Z. Tbk. 63, 182 (1932).
127. Jessen, H.: Über einen Fall von doppelseitiger Spitzenthorakoplastik. Beitr. Klin. Tbk. 81, 672 (1932).
128. Jessen, H.: Über Thorakoplastik bei doppelseitiger Lungentuberkulose. Beitr. Klin. Tbk. 83, 61 (1933).
129. Joly, H.: La collapsothérapie hypotensive. Appliquée au traitement médico-chirurgical de la tuberculose pulmonaire. 1937. G. Doin & Cie. Paris.
130. Joly, H.: La résection de la partie postéro-interne des cotes et ses apophyses transverses dans la thoracoplastie. Une technique simplifiée. Rev. de la Tbc. 1937, 38.
131. Joly, H.: La thoracoplastie partielle postéro-inférieure. J. de Chir. 55, 501 (1940).
132. Joly, H.: A propos des pneumolyses associées à la thoracoplastie. La technique de Semb. Presse méd. 1940 I, 522.
133. Joly, H.: La résection de pointe de l'omoplate au cours des thoracoplasties. Rev. de la Tbc. 1942 245.
134. Joly, H.: La collapsothérapie chirurgicale chez l'enfant tuberculeux de 5 a 15 ans. Rev. de la Tbc. 1948, 309.
135. Joly, H. et Carcopino, C.: Statistique de 210 thoracoplasties pratiquées en deux ans dans un centre sanatorial. Poumon 2, 237 (1946).
136. Judd, A. R.: Surgical managment of residual tuberculous cavities following primary thoracoplasty. J. thorac. Surg. 13, 249 (1944).
137. Junghanns, H.: Die intrasternale Evipan-Narkose. Zbl. Chir. 1943, 931.
138. Kinsella, T. J., Mariette, E. S., Matill, P. M., Fenger, E. P. K., Funk, V. K., Larson, L. M., Cohen, S. S. and Nemec, F. C.: Thoracoplasty in the treatment of pulmonary tuberculosis. Amer. Rev. Tbc. 59, 113 (1949).
139. Kirschner: Ein Verfahren, die schädliche Einwirkung der Thorakoplastik auf Atmung und Kreislauf zu mindern und den Grad der Einengung genauer zu bestimmen. Arch. klin. Chir. 167, 557 (1931).
140. Kleesattel, H.: Avertin und Evipan zur Schmerzbetäubung bei thorakoplastischen Operationen. Z. Tbk. 69, 18 (1933).
141. Kleesattel, H.: Die „hilusnahe" Kaverne, eine unrichtige Bezeichnung. Dtsch. Tbk.bl. 1940, 131.
142. Klapp, R. und O. Wiedhopf: Beiträge zur Thorakoplastik im Kindesalter. Dtsch. Z. Chir. 225, 50 (1930).
143. Koske, H. J.: Thorakoplastik und Schwangerschaft. Beitr. Klin. Tbk. 93, 392 (1939).
144. Kosters, J. B.: Über die Thorakoplastik mit intrathorakaler Skapulaluxation. Nederl. Tijdschr. Geneesk. 1939, 5250; ref. Zbl. Tbk. 52, 90.
145. Kremer, W.: Einige prinzipielle Erwägungen zur Thorakoplastik. D.m.W. 1932 Nr. 36.
146. Kremer, W.: Extraperiostale Apicolysenplastik mit Resektion der zweiten und dritten Rippe von einem hinteren Schnitt aus. Beitr. Klin. Tbk. 97, 71 (1941).
147. Kremer, W.: Bemerkungen zur chirurgischen Behandlung der Lungentuberkulose. Beitr. Klin. Tbk. 97, 528 (1942).
148. Kroh: Gefäßverletzung bei der Resektion der 1. Rippe. Zbl. Chir. 1932, 2282.
149. Kux, E.: Zur chirurgischen Behandlung der Lungentuberkulose. Mitt. Grenzgeb. 46, 477 (1943).
150. Lambert, A., Berry, F. B., Cournand, A. and Richards jr., D. W.: Pulmonary and circulatory function before and after thoracoplasty. J. thorac. Surg. 7, 302 (1938).
151. Lambert, A.: Partial claviculectomy as an adjunct to surgical collapse of the chest wall. J. thorac. Surg. 15, 266 (1946).
152. Lardennois, G. et Monod, O.: L'opération de Semb dans la cure opératoire de la tuberculose pulmonaire. J. de Chir. 54, 458 (1939).
153. Leahy, L. J.: Transplantation of the lower scapula within the thoracic cage following upper thoracoplasties. Surgery 7, 975 (1940).

154. Le Foyer et E. Delbecq: Les cas limites du traitement chirurgical de la tuberculose pulmonaire. Paris. G. Doin & Co. 1941.

155. Lemberger, A.: Die Thorakoplastik. Auswertung ihrer Spätergebnisse. Tbk. Bibl. Nr. 86. Leipzig 1947.

156. Leon, J. L., Green, H. and Serbst, C. A.: Visualization of cavities in post-thoracoplasty lung. Quart. Bull. Sea View Hosp. 6, 197 (1941)

157. Leuret, E., Loubat, E. et Magendie, J.: Etude sur l'emploi du tanin pour retarder la régénération périostée costale dans les thoracoplasties au cours de la tuberculose pulmonaire (Méthode de Magendie). Rev. de la Tbc. 5 170 (1939).

158. Lewis, R. M.: Muscle-splitting thoracoplasty. J. thorac. Surg. 13, 431 (1944).

159. Lindskog, G. E. and Friedman, L.: The effect of thoracoplasty and phrenic paralysis on the volume of the lung and its component parts. Amer. Rev. Tbc. 34, 505 (1936).

160. Lose, K. E. und Knab, R.: Die fraktionierte intravenöse Tropfnarkose. Ein Beitrag zur Frage der Evipannarkose. Chirurg. 1947, 107.

161. Lundberg, S.: Einige Erfahrungen mit der Entwicklung der Thorakoplastiktechnik. Acta tbc. scand. 12, 336 (1938).

162. Lundberg, S.: Durée de survie et pourcentage de mortalité dans la tuberculose pulmonire après thoracoplastie avec apicolyse et après phrénicectomie. Poumon 5, 179 (1949).

163. Lundberg, S.: Experiences of surgical collaps treatment of pulmonary tuberculosis with particular consideration of postoperative duration of life. Acta tbc. scand. 1949, Suppl. XX.

164. Lundquist, J. et Odelberg, A.: Quelques cas de thoracoplastie bilatérale. Ann. Méd. 46, 441 (1940); Ref. Zbl. Tbk. 55, 461.

165. Mac Cordock, H. and Ballon, H.: The mechanism of the development of tuberculous pneumonia following thoracoplasty. J. thorac. Surg. 2, 24 (1932).

166. Marx, H.: Die Periduralanästhesie in der Thoraxchirurgie. Zbl. Chir. 1950, 303.

167. Maurer, A. et Dreyfus-Le Foyer: La thoracoplastie extraperiostée paravertebrale. Rev. de la Tbc. 1937, 431.

168. Maurer, G.: Eine kombinierte Lungenkollapsmethode zur Kavernenbehandlung. Helv. Med. Acta Suppl. 9 (1942).

169. Meiss, W. C.: Experimenteller Beitrag zur Vereinfachung der Thorakoplastik in mehreren Tempi. Zbl. Chir. 1930, 349.

170. Meltzer, H.: Thoracoplastic collaps of acute progressive tuberculosis. J. thorac. Surg. 8, 627 (1939).

171. Meltzer, H.: Results of thoracoplasty. J. thorac. Surg. 11, 84 (1941).

172. Merlini, A.: Toracoplastica e scoliosi. Arch. Soc. ital. Chir. 1939, 890; Ref. Zbl. Tbk. 52, 226.

173. Michelsson, F.: Zur Behandlung großer Spitzenkavernen. Beitr. Klin. Tbk. 84 (1934).

174. Michelsson, F.: Darmlähmung nach extrapleuraler Thorakoplastik. Beitr. Klin. Tbk. 95, 475 (1940).

175. Mille, J.: Pneumothorax oder Thorakoplastik bei großen Kavernen. Beitr. Klin. Tbk. 87, 535 (1936).

176. Miller, A. F., Schaffner, V. D. and Hiltz, J. E.: Thoracoplasty in treatment of pulmonary tuberculosis. J. thor. Surg. 9, 634 (1940).

177. Monaldi, V.: Résumé de trois ans d'étude sur la cure de la tuberculose pulmonaire, par la thoracoplastie antéro-latérale. Arch. méd.-chir. Appar. respirat. 1936, 174.

178. Moore, J. A., Murphy, J. D. and Elrod, P. D.: An evaluation of streptomycin as a protective agent in pulmonary resection for tuberculosis. J. thorac. Surg. 18, 45 (1949).

179. Mueller, H. Cl.: Schwangerschaft und normale Entbindung nach Thorakoplastik. Med. Welt 1932, 1756.

180. Mulvihill, D. A., Miscall, L., Klopstock, R. and Bitsack, I.: Streptomycin as an adjunct in surgical treatment of pulmonary tuberculosis. J. thorac. Surg. 18, 1 (1949).

181. Mutschler, S.: Eine Standardmethode zur blutigen Lungenkollapstherapie. Chirurg. 10, 538 (1938).

182. NOACK, R.: Technische Verbesserungen zur Thorakoplastik. Beitr. Klin. Tbk. **86**, 146 (1935).
183. NOVEL, H.: Contribution à l'étude des troubles provoqués par la thoracoplastie étendue dans la statique et la dynamique du scelette et du médiastin. Thèse de Lyon 1924.
184. OATWAY, W.. H. jr. and GALE, J. W.: Mechanical aids to collapstherapy. J. thorac. Surg. **9**, 656 (1940).
185. O'BRIEN, E. J., DAY, J. C., CHAPMAN, P. P. and TUTTLE, Wm. M.: A study of the immediate and late results on 511 patients subjected to thoracoplasty. J. thorac. Surg. **9**, 364 (1940).
186. OSTERMEYER, K.: Die Mobilisierung des ganzen Schultergürtels als Hilfsmittel bei der Thorakoplastik wegen Lungentuberkulose. Zbl. Chir. 1922, 1504.
187. OVERHOLT, R. H.: Thoracoplasty with lungmobilization. Amer. Rev. Tbc. **35**, 411 u. 430 (1937);
188. OVERHOLT, R. H.: Thoracoplasties in older patients. Amer. Rev. Tbc. **41**, 143 (1940).
189. OVERHOLT, R. H.: Permanent collapse therapie in pulmonary tuberculosis. J. amer. med. Assoc. **117**, 1681 (1941).
190. OVERHOLT, R. H. and BETTS, R. H.: A comparative report on infection of thoracoplasty wounds. Experiences with ultraviolet irradiation of operating room air. J. thorac. Surg. **9**, 520 (1940).
191. OVERHOLT, R. H. and TUBBS, O. S.: Partial scapulectomy in selective upper thoracoplasty. Tubercle **20**, 263 (1939).
192. PATARD, H.: Contribution à l'étude clinique et radiologique du pneumothorax extrapleural après thoracoplastie. Lyon 1935.
193. PETERS, LE ROY S. and CORNISH, P. G.: End results of thoracoplasty. Amer. Rev. Tbc. **38**, 586 (1938).
194. PETZOLD, G. und SPIEGELHOFF, W.: Über die funktionelle Beurteilung von plastischen Operationen der Lunge. Klin. Wschr. 1940, 763.
195. PIOTET, G. et URECH, E.: La thoracoplastie de Roux. Schweiz. med. Wschr. 1929.
196. PIEPER, W.: Zwei Zwischenfälle nach Novokainblockade des Halsgrenzstranges. Zbl. Chir. 1950, 4.
197. POP, A. und SPATARU, T.: Die Bekämpfung der Lymphorrhoe in der großen Chirurgie. Chirurg 1948, 518.
198. RAFFERTY, T. N. and SHIELDS, D. O.: The managemant of pulmonary tuberculosis complicated by bronchial tuberculosis. J. thorac. Surg. **12**, 225 (1943).
199. RAQUET, B.: Bericht über die thorakoplastischen Operationen des Jahres 1934, nach dem Stand vom 1. Januar 1936. Zwangl. Abh. Kollapsther. Lungentbk. I. 1939.
200. RAZEMON, P.: L'utilisation du muscle grand dentelé pour maintenir l'affaisement pulmonaire dans la thoracoplastie suivie d'apicolyse. Poumon **4**, 147 (1948).
201. REHN, E.: Über die intrathorakale Druckstabilisierung in der Chirurgie. Arch. klin. **189**, 553 (1937).
202. RITTER, J.: Ergebnisse der Nachuntersuchungen von Thorakoplastiken nach zwei bis sieben Jahren. Tbk.-Arzt 1948, 419.
203. RÖHRICH, H.: Die Verminderung postoperativer Sekretion bei Thorakoplastiken. Zbl. Chir. 1939, 32.
204. SAUERBRUCH, F.: Die Chirurgie der Brustorgane. Bd. I. 3. Aufl. Berlin, J. Springer 1930.
205. SAUERBRUCH, F.: Stand und Kritik der operativen Behandlung der Bronchiektasen und der Lungentuberkulose. Arch. klin. Chir. 193, 456.
206. SCHAFFNER, V. D. and FOUND, E. M.: Spinal anesthesia in thoracoplasty. J. thorac. Surg. **12**, 190 (1942).
207. SCHIMERT, G.: Über die spezifische Kreislaufwirkung des Honigpräparates M 2 Woelm und seine klinische Indikation. Med. Klin. 1950, 65.
208. SCHMIDT, W.: Gezielte Teilplastik, Pneumolyse, extrapleuraler Pneumothorax und Oleothorax als Methoden einer erhaltenden u. schonenden operativen Kollapstherapie. Beitr. Klin. Tbk. **88**, 689 (1936).
209. SCHMIDT, W. und BILLIG, E.: Über zwei Fälle von Querschnittslähmung im Anschluß an thorakoplastische Operationen und Lokalanästhesie. Bruns Beitr. **162**, 441 (1935).

210. SCHNEIDER, P. P.: Über Gymnastikbehandlung von Tuberkulösen, insbesondere über Nachbehandlung der Plastik. Dtsch. Tbk.bl. 1938, Nr. 4.

211. SCHUBERTH, O.: Spinal anesthesia in thoracoplasty. Acta chir. scand. 41, 220 (1944).

212. SEBESTÉNY, J.: Indikationen u. Kontraindikationen der chirurgischen Kollapstherapie. Z. Tbk. 93, 124 (1949).

213. SEEGERS, J. und JAHN, F.: Die große Thoraxchirurgie während der Schwangerschaft. Beitr. Klin. Tbk. 102, 127 (1949).

214. SEIDEL, H.: Das neuromuskuläre System der Lunge u. sein Einfluß auf den Erfolg der einzelnen Methoden der Kollapstherapie. Beitr. Klin. Tbk. 101, 505 (1948).

215. SEMB, C.: Thoracoplasty with extrafascial apicolysis. Acta chir. scand. Suppl. 37 (1935).

216. SEMB, C.: Thorakoplastik mit extrafascialer Apicolyse. I. Theoretische Grundlagen, II. Technik und Ergebnisse. Chirurg 9, 81 u. 121 (1937).

217. SEYBOLD, W. D., GRINDLAY, J. H., PFUETZE, K. H. and CLAGETT, O. Th.: The use of polythene film in posterior thoracoplasty wounds. J. thorac. Surg. 18, 129 (1949).

218. SHIPMAN, S. J., W. L. ROGERS and A. C. DANIELS: Decompression of tuberculous cavities. A skin flap operation for residual cavities following thoracoplasty. Amer. Rev. Tbc. 44, 588 (1941).

219. SOMMER, G. N. J. and EHLER, A. A.: Results of extrapleural thoracoplasty for pumlonary tuberculosis. Amer. Rev. Tbc. 41, 675 (1940).

220. SPRÖHNLE, G.: Kasuistischer Beitrag z. Doppelpneumolyse mit doppeltem extrapleuralem Pneumothorax. (Eigene Krankengeschichte.) Dtsch. Tbk.bl. 1941, 63.

221. STEINBACH, M. M., LEINER, G. C., POLACHEK, A. A. and HELLER, P.: Streptomycin and thoracoplasty. Amer. Rev. Tbc. 57, 593 (1948).

222. STRODE, J. E. and WALKER, H. H.: Leakage of spinal fluid during thoracoplasty with subsequent formation of subarachnoid fistula. J. thorac. Surg. 10, 701 (1941).

223. STURZENEGGER, H.: Cavernensaugdrainage und Thorakoplastik. Schweiz. Z. Tbc. 7, 146 (1950).

224. THOSTESON, G. C. and MAC KEAN, R. M.: Thoracoplasty in the tuberculous diabetic patient. J. thorac. Surg. 10, 682 (1941).

225. TÖRNING, K.: On the technique of thoracoplasty. Acta tbc. scand. 16, 153 (1942).

226. URQUHART, R. G.: A review of 200 consecutive thoracoplasties. Amer. Rev. Tbc. 35, 443 (1937).

227. VALLE, A. R.: Thoracoplasty for tuberculosis. (Late results.) J. thorac. Surg. 13, 36 (1944).

228. VÉRET, J., MERIGOT, R. et CHEVALLIER, CH.: L'exploration fonctionelle de la thoracoplastie. Indications. Résultats. Poumon. 2, Nr. 5 (1946).

229. VINEBERG, A. M.: Diskussionsbemerkung. J. thorac. Surg. 18, 191 (1949).

230. WALLACE, F. L. and TURNER, P.: Thoracoplasty in the treatment of pulmonary tuberculosis. Ann. Surg. 107, 745 (1938).

231. WANGENSTEEN, O. H.: Complete costectomy. A new and simple method of rib excision applicable in thoracoplasty and chronic empyema. Surgery 2, 852 (1937).

232. WASSNER, U. J.: Bemerkungen zur Anwendung des ultravioletten Lichtes in der Chirurgie Strahlenther. 8, 419 (1950).

233. WEINSTEIN, M.: Thoracoplasty operations under local and regional anesthesia. Amer. Rev. Tbc. 58, 173 (1948).

234. WEISEL, W. and CASSEL, M. A.: Partial scapulectomy. An anterior approach. Amer. Rev. Tbc. 57, 587 (1948).

235. WILLAM, K.: Erfahrungsbericht über weitere 1000 Peridural-Anästhesien. Zbl. Chir. 1950, 721.

236. WI MS: Pfeilerresektion oder Plombierung bei Lungentuberkulose. D.m.W. 1914, 859.

237. WISCHNACK, G.: Bericht über die thorakoplastischen Operationen des Jahres 1936, nach dem Stande vom 1. Januar 1938. Zwangl. Abh. Tbk. Krkh. Rohrbach H. 3. 1941. Thieme, Leipzig.

238. WU, J. K. and PIANETTO, M.: The problem of wound infection in thoracoplasty. J. thorac. Surg. 12, 648 (1943).

239. ZADEK, I. und SONNENFELD, A.: Die chirurgische Behandlung der Lungentuberkulose bei Kindern. Dtsch. Z. Chir. **213**, 175 (1928).
240. ZOLLENKOPF, H.: Über intrasternale Evipanlangnarkosen. Zbl. Chir. 1950, 300.

Kavernensaugdrainage

1. ADELBERGER, L.: Formänderungen vermeintlich „starrer Kavernen" nach neueren Operationsmethoden. Beitr. Klin. Tbc. **97**, 135 (1942).
2. ADELBERGER, L.: Die Saugdrainage nach MONALDI im Rahmen der operativen Therapie der Lungentuberkulose. Beitr. Klin. Tbc. **99**, 1 (1943).
3. ALEXANDER, H.: Kritische Bemerkungen zur Saugdrainage tuberkulöser Kavernen. Beitr. Klin. Tbc. **100**, 145 (1944).
4. BIAUDET-HEDINGER, E.: Medikamentöser Verschluß des Ableitungsbronchus einer tuberkulösen Kaverne im Verlauf einer Saugbehandlung nach MONALDI. Schweiz. med. Wschr. 1941, 151.
5. BOTTARI, G. et BABOLINI, G.: La disintossicazione dell'organismo nel procedimento di aspirazione endocavitaria. Ann. Ist. FORLANI 4, 718 (1940); Ref. Zbl. Tbc. **53**, 533.
6. BRUNNER, A.: Die Saugdrainage nach MONALDI in Verbindung mit der operativen Behandlung der Lungentuberkulose. Z. Tbc. **87**, 285 (1941).
7. BRUNNER, A.: Die Stellung der Saugdrainage nach Monaldi in der Kollapstherapie der Lungentuberkulose. Schweiz. Z. Tbc. **3**, 371 (1946).
8. BURNAND, R. et FRANCKEN, W.: Remarques sur 19 cas de cavernes tuberculeuses traitées par l'aspiration endocavitaire. Aperçu général sur la valeur thérapeutique de la méthode. Rev. med. Suisse rom. **61**, 237 (1941).
9. DEMEL, R. und HOFBAUER, L.: Erzeugung künstlicher Pleuraverwachsungen. Dtsch. Z. Chir. **225**, 382 (1930).
10. DORN, E.: Zur Technik der Kavernensaugdrainage nach MONALDI. Z. Tbc. **86**, 27 (1941).
11. DÜGGELI, O.: Bronchus- u. Kavernenwandverödung bei Anwendung des Kavernensaugverfahrens. Schweiz. Z. Tbc. 1947, 434.
12. EGGER, K. und GOOD, H.: Zur Technik der künstlichen Pleuraverödung als Vorbereitung für die Kavernensaugdrainage. Schweiz. Z. Tbc. 1945 24.
13. EMMLER, A.: Entwicklung und Fortschritte der Kollapstherapie der Lungentuberkulose und deren Beeinflussung durch Antibiotica. Dtsch. med. Rdsch. 1950, 5 und 38.
14. FLÜGGE, M.: Über die künstliche Verklebung teilweise freier Pleuraspalten vor Anwendung der Kavernensaugdrainage. Z. Tbc. **85**, 215 (1940).
15. GESZTI, J., NAGY, L. und DOMOKOS, K.: Versuche u. Überlegungen zur Kavernendrainage nach MONALDI. Beitr. Klin. Tbc. **95**, 100 (1940).
16. GOWAR, F. J.: Artificial pleurodesis in relation to pulmonary lobectomy. J. thorac. Surg. **12**, 234 (1943).
17. GRASS, H.: Über Kavernenheilung durch Saugdrainage nach MONALDI. Z. Tbc. **84**, 1 (1939).
18. GRASS, H.: Saugdrainage u. Pleurolyse. Beitr. Klin. Tbc. **97**, 520 (1942).
19. GRAVESEN, J.: Kavernenbehandlung. 1. Pneumolyse. 2. Kavernendrainage. Nord. Med. 1943, 489; Ref. Zbl. Tbc. **56**, 372.
20. HEAD, J. R.: Intracavitary (MONALDI) suction. J. thorac. surg. **15**, 153 (1946).
21. KISS, L.: Die MONALDIsche Saugdrainage im Lichte der neuen Erfahrungen. Z. Tbc. **87**, 24 (1941).
22. KISS, L.: Die Wiedereröffnung saugdrainierter Kavernen u. ihre Vermeidung. Z. Tbc. **89**, 11 (1942).
23. KOREC, S.: Komplikationen bei MONALDIS Kavernendrainage. Wien. m. Wschr. 1941, 352.
24. v. KOSLOWSKI, J. H.: Über die Zweckmäßigkeit frühzeitiger Ergänzung der Kavernensaugdrainage durch callusfreie Obergeschoßkleinplastik im Bedarfsfalle. Z. Tbc. **88**, 281 (1942).
25. KREMER, W.: Kavernen-Saugdrainagebehandlung bei Restkavernen. Z. Tbc. **85**, 11 (1940).
26. KUPKA, EDW. and BENNETT, E. S.: MONALDIS suction aspiration of tuberculous cavities. Amer. Rev. Tbc. **42**, 614 (1940).

27. Lemberger, A.: Beitrag zur Anzeigenstellung der Kavernensaugdrainage an Hand unserer bisherigen Erfahrungen. Beitr. Klin. Tbc. **96**, 467 (1941).
28. Malluche, H.: Eine neue Behandlungsmethode tuberkulöser Kavernen. Beitr. Klin. Tbc. **102**, 321 (1949).
29. Malluche, H: Die lokale Behandlung der tuberkulösen Kavernen mit TB I-698. In: Domagk, Chemotherapie der Tuberkulose mit den Thiosemikarbazonen. S. 336. Thieme, Stuttgart 1950.
30. Maurer, G.: Die unblutige breite Cavernenöffnung und ihre therapeutischen Aussichten. Schweiz. med. Wschr. 1948, 345.
31. Mille, J.: Zur Frage der Wirkungsart der Monaldi-Methode. Beitr. Klin. Tbc. **98**, 655 (1942).
32. Monaldi, V.: Über die Saugdrainagebehandlung tuberkulöser Lungenkavernen. Z. Tbc. **82**, 273 (1939).
33. Monaldi, V.: Der gegenwärtige Stand des Kavernen-Saugdrainageverfahrens in der Behandlung der tuberkulösen Lungenkavernen. Ergebn. inn. Med. **62**, 68 (1942).
34. Monaldi, V.: Versuche über den Verschluß der Drainagebronchien bei Anwendung des Verfahrens der Kavernensaugdrainage. Z. Tbc. **89**, 105 (1942).
35. Monaldi, V.: Die Kavernensaugdrainage in ihren theoretischen Grundlagen u. in ihren klinischen Indikationen. D. m. W. 1942, 673.
36. Monaldi, V.: Die Kavernensaugdrainage in ihrer praktischen Applikation u. ihren Resultaten. Beitr. Klin. Tbc. **97**, 499 (1942).
37. Monaldi, V.: Die Kavernensaugdrainage nach den heutigen therapeutischen Richtlinien bei der Lungentuberkulose. Z. Tbk. **93**, 161 (1949).
38. Mordasini, E.: Beitrag zur Technik der Nachbehandlung bei Saugdrainage tuberkulöser Kavernen. Acta Davosiana 6, H. 20 (1943).
39. Mordasini, E.: Die Saugdrainage nach Monaldi im Rahmen der chirurgischen Behandlung der kavernösen Lungentuberkulose. Acta Davosiana 6, H. 21/22 (1943).
40. Nagel, O.: Wundinfektionen bei Thorakoplastiken nach Kavernensaugdrainagen. Beitr. Klin. Tbc. **99**, 383 (1943).
41. Rolland, J. et Tsoutis, N.: Contribution à l'étude du drainage des cavitées tuberculeuses du poumon. Rev. de la Tbc. 1940, 1433.
42. Sartorius, A.: Die Behandlung tuberkulöser Kavernen mit dem Saugdrainageverfahren. M. m. W. 1941, 459.
43. Schmidt, H.: Wandlungen der Kollapstherapie durch die Indikation zur Kavernensaugdrainage. Z. Tbc. **89**, 123 (1942).
44. Schmidt, P. G.: Die Kavernensaugdrainage nach Monaldi als Hilfsoperation für die Thorakoplastik. Chirurg. 1947, 700.
45. Schuberth, A.: Die Behandlung der tuberkulösen Kaverne mit der Kavernensaugdrainage. Z. Tbc. **84**, 185 (1940).
46. Schuberth, A.: Über Restkavernen nach Thorakoplastik u. ihre Behandlung mit der Kavernensaugdrainage. Z. Tbc. **85**, 87 (1940).
47. Schuberth, A.: Die Kavernensaugdrainage zur Behandlung tuberkulöser Lungenkavernen. Theorie, Technik, Ergebnisse. Tbc. Bibl. 78 (1941).
48. Sturzenegger, H.: Cavernensaugdrainage und Thorakoplastik. Schweiz. Z. Tbc. **7**, 146 (1950).
49. Weber, H.: Saugdrainageverfahren zur Heilung tuberkulöser Kavernen in der Lunge. Z. Tbc. **84**, 19 (1939).
50. Weber, H.: Behandlung tuberkulöser Kavernen in der Lunge durch Saugdrainage. Beitr. Klin. Tbc. **96**, 171 (1941).
51. Weber, H.: Indikation zur Kavernensaugdrainage, Beitr. Klin. Tbc. **98**, 90 (1942).
52. Weiser, F.: Der paramediastinale Pleuraerguß, ein Gefahrenmoment der Kavernendrainage. Beitr. Klin. Tbc. **98**, 405 (1942).
53. Wolf, J. E.: Über Möglichkeiten u. Aussichten der Kavernen-Saugdrainage nach Monaldi. Schweiz. med. Wschr. 1940, 600.
54. Woodruff, W.: Diskussion. J. thorac. Surg. **15**, 156 (1946).
55. Zeschnall, W.: Klin. Ber. über Kavernendrainagen. Beitr. Klin. Tbc. **98**, 302 (1942).

Offene Kavernenbehandlung

1. Aulanier et Liron: Spéléotomie chez des malades à la limite de l'opérabilité. Rev. de la Tbc. 1944/45, 200.
2. Bariéty, M. et Paillas, J.: Reflexions sur la bronche de drainage des cavernes ballonées. Rev. de la Tbc. 1944, 27.
3. Bernou, A.: Pronostic des fentes cavitaires sous thoracoplastie. Rev. de la Tbc. 1946, 144.
4. Bernou, A.: Le traitement chirurgical des cavernes „en tension". Rev. de la Tbc. 1946, 343.
5. Bernou, A. et Goyer, R.: La spéléotomie large dans le traitement des cavernes tuberculeuses du poumon. Rev. de la Tbc. 1943, 71.
6. Bernou, A. et Goyer, R.: Spéléotomie et pleurectomie transcavitaire. Rev. de la Tbc. 1946, 579.
7. Bernou, A., Goyer, R. et Marécaux, L.: Quelques exemples de spéléotomie pour cavernes résiduelles sous thoracoplastie. Rev. de la Tbc. 1944, 24.
8. Bernou, A. et Peltier, J.: Essais de cautérisation ou d'exstirpation de cavernes tuberculeuses et de masses caséeuses superficielles des poumon. Rev. de la Tbc. 1940, 1216.
9. Dumarest, F. et Bérard, M.: Spéléotomie d'une cavité lobaire inférieure après thoracoplastie étendue du sommet. Guérison. Rev. de la Tbc. 1944/45, 196.
10. Iselin, M. et Gaucher, M.: L'ouverture chirurgicale des cavités pulmonaies. Rev. de la Tbc. 1941, 48.
11. Le Carboulec, G.: Les bronches de drainage des cavernes tuberculeuses vues après spéléotomie. Rev. de la Tbc. 1944, 26.
12. Marécaux, L. et Tricoire, J.: Spéléotomie et hernies médiastines. Rev. de la Tbc. 1946, 445.
13. Monod, O. et Gellé: Ouverture opératoire d'une caverne tuberculeuse du poumon. Rev. de la Tbc. 1939/40, 1481.
14. Monod, O., Warnery, M., Lespinasse et Leibinson: Amputation du sommet pour caverne tuberculeuse résiduelle après thoracoplastie. Rev. de la Tbc. 1944/45, 252.
15. Monod, R. et Monod, O.: Réflexions sur les résultats à distance de la spéléotomie à propos de deux observations. Rev. de la Tbc. 1944/45, 53.
16. Mosler: Zur lokalen Behandlung der Lungenkavernen. Bln. klin. Wschr. 1873, 43.
17. Sarfert: Operative Behandlung der Lungentuberkulose. D. m. W. 1901, 7.
18. Stojko, N. G.: Über offene Kavernenbehandlung. Probl. Tbc. 1940, Nr. 9, 55 (russisch).
19. Theys: Beitrag zur Kaverneneröffnung. Beitr. Klin. Tbc. **50**, 388 (1922).

Lungenresektionen bei Tuberkulose

1. Alexander, J.: Total lobectomy. Surg. gyn. obst. **56**, 658 (1933).
2. Alexander, J., Sommer, G. N. J. and Ehler, A. E.: Effect of thoracoplasty upon pulmonary tuberculosis complicated by stenotic tuberculous bronchitis. J. thor. surg. **11**, 308 (1942).
3. Albritten, F. F., Flick, J. B. and Gibbon, J. H.: The use of sulfonamide in partial and total resection of the lung. J. thorac. Surg. **11**, 187 (1941).
4. Allbritten jr., Frank F., Lipshutz, H., Miller, B. J. and Gibbon jr., J. H.: Bloodvolume changes in tuberculous patients treated by thoracoplasty. J. thorac. Surg. **19**, 71 (1950).
5. Arce, J. and Brea, M.: Preliminary phrenic-Vagus-inhibition in thoracic surgery. J. thor. Surg. **12**, 544 (1943).
6. Aubert, V.: Sur la fermeture de la bronche dans les exérèses pulmonaires. Poumon **4**, 153 (1948).
7. Bailey, Ch. P., Glover, R. P. and O'Neill, Th. J. E.: Comparison of results in 200 consecutive resections for pulmonary tuberculosis. 100 without streptomycin therapy and 100 with streptomycin therapy. J. thorac. Surg. **18**, 36 (1949).
8. Bauer, K. H.: Über die einzeitige Lungenlappenexstirpation bei freiem Brustfellraum. Chirurg. 1943, 1.

9. Beattie, Edw. J., Blades, B. and Horton, Ch.: Experimental a. clinical studies of the role of streptomycin in the pleural cavity. J. thorac. Surg. 18, 25 (1949).
10. Becker, W. H.: Entfernung eines Lungenlappens wegen Bronchektasen u. gleichzeitiger Lungentuberkulose. D. m. W. 1949, 14.
11. Behrend, M.: Total Pneumonectomy for Pulmonary Tbc. J. thor. Surg. 12, 484 (1943).
12. Bérard, M., Germain, J. et Ollagnier, C.: La costopleuro-pneumonectomie. Rev-de la Tbc. 13, 768 (1949).
13. Berg, R. M. and Boyden, Edw. A., Smith, F. A.: An analysis of variationes of the segmental bronchi of the left lower lobe of fifty dissected and ten injected lungs. J. thorac. Surg. 18, 216 (1949).
14. Bilfeldt-Nicholls, W. H. and Bawden, A. E.: Role of the pulmonary plexus in lung surgery. J. thor. Surg. 15, 422 (1946).
15. Blades, Br.: Conservation of lung tissue by partial lobectomy. Ann. Surg. 118, 353 (1943).
16. Blades, Br. and Kent, E. M.: Individual ligation technique for lower lob lobectomy. J. thor. Surg. 10, 84 (1940).
17. Block: Experimentelles zur Lungenresektion. D. m. W. 1881, 634.
18. Boyden, E. A.: The intrahilar and related segmental anatomy of the lung. Surgery 18, 706 (1945).
19. Boyden, E. A.: A synthesis of the prevailing patterns of the bronchopulmonary segments in the light of their variations. Dis. Chest. 15, 657 (1949).
20. Boyden, E. A. and Hartmann, J. F.: An analysis of variations in the bronchopulmonary segments of the left upper lobes of 50 lungs. Amer. J. Anat. 79, 321 (1946).
21. Boyden, E. A. and Scannell, J. G.: An analysis of variations in the bronchovascular pattern of the right upper lobe of fifty lungs. Amer. J. Anat. 82, 27—74. (1948).
22. Bracco, R.: Sull'importanza de pneumothorace preoperatorio negli interventi di pneumectomia. Arch. ital. Chir. 55, 348; Ref. Zbl. Tbk. 54, 24.
23. Bross, W. et Lueken, Über den Einfluß von chirurgischen Eingriffen an der Lungenwurzel auf Kreislauf und Atemvolumen. Arch. klin. Chir. 185, 334 (1936).
24. Brunn, H.: The technique of lobectomy in one stage. Surg. etc. 55, 616; Ref. Zbl. Tbk. 38, 606.
25. Brunner, A.: Die chirurgische Behandlung der Bronchustuberkulose. Z. Tbk. 93, 72 (1949).
26. Brunner, A.: Die Lungenresektion bei der chirurgischen Behandlung der Lungentuberkulose. D. m. W. 1950, 501.
27. Brunner, A.: Lobektomie und Pneumonektomie bei der chirurgischen Behandlung der Lungentuberkulose. Zbl. Chir. 1950, 743.
28. Burnett, W. E., Long, J. H., Norris, Ch., Rosemond, G. P. and Wester, M. R.: The effect of pneumonectomy on pulmonary function. J. thorac. Surg. 18, 569 (1949.)
29. Bürkle de la Camp: Erfahrungen mit der Evipan-Natrium-Langnarkose. Zbl. Chir. 1950, 902.
30. Ceballos, A.: Die einzeitige Lobektomie. Dtsch. Z. Chir. 249, 579 (1938).
31. Chamberlain, J. M.: Aspects of streptomycin in the surgical treatment of pulmonary tuberculosis. Bull. New York Acad. Med. II, 26, 289 (1950).
32. Chamberlain, J. M. and Finnerty, J. J.: Modern technics in thoracic surgery. Surg. Clin. N. Amer. 1949, 557.
33. Chamberlain, J. M. and Ryan, Th. C.: Segmental resection in pulmonary diseases. J. thorac. Surg. 19, 199 (1950).
34. Chapman, P. T., O'Brien, E. J., O'Rourke, P. V. and Douglas, B.: The role of streptomycin in the surgery of pulmonary tuberculosis. J. thorac. Surg. 18, 15 (1949).
35. Churchill, E. D.: Resection of the lung. Surg. 8, 961 (1940).
36. Churchill, E. D.: The segmental and lobular physiology and pathology of the lung. J. thorac. Surg. 18, 279 (1949).
37. Churchill, E. D. and Klopstock, R.: Lobectomy for pulmonary tuberculosis. Ann. Surg. 117, 641 (1943).
38. Clagett, O. Th. and Deterling jr., R. A.: A technique for segmental pulmonary resection with particular reference to lingulectomy. J. thor. Surg. 15, 227 (1946).

39. COURNAND, A. and BERRY, F. B.: The effect of pneumonectomy upon cardiopulmonary function in adult patients. Ann. Surg. **116**, 532 (1942).

40. COURNAND, A., RILEY, R. L., HIMMELSTEIN, A. and AUSTRIAN, R.: Pulmonary circulation and alveolar ventilation-perfusion relationships after pneumonectomy. J. thorac. Surg. **19**, 80 (1950).

41. CRAFOORD, Cl.: On the technique of pneumonectomy in man. A critical survey of the experimental and clinical development and a report of the autors material and technique. Acta chir. scand. **81**, Suppl. 54 (1938).

42. DANIEL, R. A.: The regeneration of defects of the trachea and bronchi. J. thorac. Surg. **17**, 335 (1948).

43. DAUMET, PH.: La chirurgie thoracique au Brompton Hospital de Londres. Rev. de la Tbc. 1946, 233.

44. DICK, W.: Einzeitige Lungenlappenresektion bei freiem Pleuraspalt. Zbl. Chir. 1943, 1817.

45. DIEBOLD, O. W.: Extradurale Spinalanästhesie bei intrathorakalen Eingriffen. Arch. klin. Chir. **264**, 252 (1950).

46. DIVIS, J.: Dreijährige Rezidivfreiheit und glücklich überstandene Schwangerschaft nach Lobektomie wegen Lungentuberkulose. Zbl. Chir. 1934, 2087.

47. DIVIS, J. u. SKORPIL, F.: Klinischer und pathologisch-anatomischer Beitrag zur einzeitigen Lobektomie wegen Lungenkrebs alveolär-epithelialer Abstammung. Arch. klin. Chir. **202**, 611 (1941).

48. DOLLEY, F. S.: Pulmonary resection in treatment of tuberculosis. J. thorac. Surg. **14**, 1 (1945).

49. DOLLEY, F. S. and JONES, J. C.: Experiences with lobectomy and pneumonectomy in pulmonary tuberculosis. J. thorac. Surg. **10**, 102 (1940).

50. ELOESSER, E.: Bilateral lobectomy. Surg. Gyn. Obst. **57**, 247 (1933).

51. FELIX, WALTER: Topographische Anatomie des Brustkorbes, der Lungen u. des Lungenfells. In: SAUERBRUCH, Die Chir. d. Brustorgane. I, 1. 3. Aufl. Berlin, J. Springer 1928.

52. FINDLAY, CH. W. and SWEET, R. H.: Aerosol penicillin as a therapeutic adjunct in the preparation of patients with suppuration of the lung for pulmonary resection. J. thorac. Surg. **16**, 81 (1947).

53. FORSEE: Diskussionsbemerkung. J. thorac. Surg. **18**, 604 (1949).

54. FREY, E. K.: Über Lungenflügelexstirpationen. Arch. klin. Chir. **200**, 238 (1940).

55. FREY, E. K.: Über doppelseitige Unterlappenexstirpation bei der Bronchektasiekrankheit. Zbl. Chir. 1947, 651.

56. FREY, E. K.: Lungenresektion. Arch. klin. Chir. **264**, 265 (1950).

57. FREY, E. K. und LÜDEKE, H.: Über Lungenlappenexstirpation u. Lungenresektion. Zbl. Chir. 1939, 851.

58. GALE, J. W., DICKIE, HELEN A. and CURRERI, A. R.: Pulmonary resection in the treatment of tuberculosis. Amer. Rev. Tbc. **59**, 10 (1949).

59. GEBAUER, P. W: Plastic reconstruction of tuberculous bronchistenosis with dermal grafts. J. thorac. Surg. **19**, 604 (1950).

60. GEISSENDÖRFER, R.: Die Lungenlappen- u. Lungenflügel-Entfernung. Ergebn. Chir. **35**, 1—173 (1949).

61. GIBBON, J. GIBBON, M. and KRAUL: Experimental pulmonary edeme following lobectomy and blood transfusion. J. thorac. Surg. **12**, 60 (1943).

62. GIERTZ, K. H.: Über Exstirpation von Lungen u. Lungenlappen mit Versorgung des Bronchialstumpfes durch frei transplantierte Fascia lata. Zbl. Chir. 1914, 1433.

63. GLUCK, TH.: Experimenteller Beitrag zur Frage der Lungenexstirpation. Berl. Klin. Wschr. 1881, 645.

64. GOEPEL, H.: Die Periduralanästhesie in der Chirurgie. Chirurg 1943, 134.

65. GOEPEL, H.: Die Periduralanästhesie mit Blutplombe. Zbl. Chir. 1950, 308.

66. GOOD, H.: Über einen Fall von Kavernenexstirpation bei Lungentuberkulose. Z. Tbk. **90**, 30 (1943).

67. GOOD, H.: Zum heutigen Stand der intrathorakalen Lungenresektion und -amputation. D. m. W. 1949, 1253.

69. HANLON, C. R.: Observations on the use of gelatin sponge in closure of experimentally produced defects of the bronchus. Surg. Gynec. Obstet. **86**, 551 (1948).

70. HART, A.: Zur Frage der einzeitigen Lungenlappenentfernung ohne Überdruckverfahren. Chirurg. 1943, 702.

71. HAUBER, K.: Über die endotracheale Narkose bei Eingriffen im Thorax mit Anwendung von Curare. Med. Klin. 1950, 681.

73. HORATZ, K.: Erfahrungen bei der kombinierten Curare-Lachgas-Narkose. Zbl. Chir. 1950, 289.

74. HUDSON, W. A. and MACKENSIE, W. G.: Combined nitrous oxide, Pentothal-sodium Anesthesia in thoracie surgery. J. thorac. Surg. **17**, 792 (1948).

75. IRMER, W. und KOHS, F.: Über die endotracheale Narkose mit zusätzlicher u. künstlicher Beatmung in der Thoraxchirurgie. Dtsch. med. Rdschau 1949, H. 17.

76. IVERSON, R. K. and SKINNER, H. L.: Pneumonectomy followed by immediate thoracoplasty. J. thorac. Surg. **19**, 491 (1950).

77. JACKSON, C. L. and HUBER, I. F.: Correlated applied anatomy of the bronchial tree and lungs with a system of nomenclature. Dis. Chest. **9**, 1 (1943).

78. JACKSON, T. L., LEFKIN, PH., TUTTLE, W. and HAMPTON, F.: An experimental study in bronchial anastomosis. J. thorac. Surg. **18**, 630 (1949).

79. JANES, R. M.: Total and partial pneumonectomy in treatment of pulmonary tuberculosis. J. thorac. Surg. **14**, 3 (1945).

80. JOANNIDES, M.: Care of stump in pneumonectomy and lobectomy. Arch. Surg. **17**, 91 (1928).

81. JOANNIDES, M., HESSE, A. L. and JOANNIDES JR., M.: Surgical wounds of the lung. J. thorac. Surg. **18**, 695 (1949).

82. JOHNSON, J.: Postoperative pain following total pneumonectomy. J. thorac. Surg. **12**, 697 u. 702 (1943).

83. JONES, J. C.: Closure of the bronchus in pulmonary resection. Amer. Rev. Tbc. **51**, 55 (1945).

84. JONES, J. C. and DOLLEY, F. S.: Lobectomy and pneumonectomy in pulmonary tuberculosis. J. thorac. Surg. **8**, 351 (1939).

85. JONES, J. C. and J. L. ROBINSON: Pulmonary resection in tuberculosis; its hazards, indications and results. J. thorac. Surg. **20**, 882 (1950).

86. KENT, E. M. and BLADES, BR.: The surgical anatomy of the pulmonary lobes. J. thorac. Surg. 12, 18 (1943).

87. KIRSCHNER, M.: Einzeitige Exstirpation eines Lungenlappens bei freiem Brustfellraum. Arch. klin. Chir. **186**, 407 (1936).

88. KLASSEN, K. P.: Medullary pegging in thoracotomy incisions. J. thorac. Surg. **18**, 90 (1949).

89. KLEINSCHMIDT, O.: Lungengewebsbrücken zwischen den Lungenlappen u. ihre Bedeutung für die Lungenlappenentfernung. Chirurg 1939, 710.

90. KULENKAMPFF, D.: Präliminärer Pneumothorax oder Überdruckverfahren. Zbl. Chir. 1944, 895.

91. LECOEUR, L.: L'étude et le traitement de la tuberculose pulmonaire aux Etats-Unis. Rev. de la Tbc. **10**, 523 (1946)

92. LILIENTHAL, H.: Results of lobectomy. Ann. Surg. **66**, 108 (1917); **75**, 257 (1922).

93. LINDSKOG, G. E., LIEBOW, A. A. and HALES, M. R.: Bilobectomy. Surgical and anatomic considerations in resection of right middle and lower lobes through the intermediate bronchus. J. thorac. Surg. **18**, 616 (1949).

94. LONG, J. H., WESTER, MARY R. and OPPENHEIMER, M. J.: Immediate cardiovascular and respiratory adjustments to pneumonectomy. J. thorac. Surg. **18**, 269 (1949).

95. LONGACRE, J. and JOHANSMANN, R.: An experimental study of the fate of the remaining lung following total pneumonectomy. J. thorac. Surg. **10**, 131 (1940).

96. LORGE, H. J. and DUFAULT, P.: Pneumectomy in pulmonary tuberculosis. Amer. Rev. Tbc. **48**, 229 (1943).

97. LOWSON, D.: A case of pneumonectomy. Brit. med. j. 1893, I., 1152.

98. MAIER, H. C. und KLOPSTOCK, R.: Lobectomy for pulmonary tuberculosis. J. thorac. Surg. 14, 20 (1945).

99. MARMET: Une indication d'urgence de l'exérese en phthisiologie; la perforationpleuro-pulmonaire. Acta tbc. Belg. 1949, Suppl. 64.

100. MASON, A. G.: Pulmonectomy. Brit. med. j. 3867 (1935).

101. MAURER, A. et MATHEY, J.: Note sur les indications des exérèses dans le traitement de la tuberculose pulmonaire. Rev. de la Tbc. 10, 512 (1946)

102. MAURER, A. et MATHEY, J.: Technique de la lobectomie supérieure par dissection des éléments du pédicule. Poumon 4, 21 (1948),

103. MAURER, A. et TOBÉ, F.: Les pédicules des lobes pulmonaires supérieurs. Poumon 1948, 7.

104. MELNIKOFF, A.: Die chirurgische Anatomie der intrapulmonalen Gefäße u. der Respirationswege. Arch. klin. Chir. 124, 460 (1923).

105. MENEFEE, E. E. and FOGEL, D. H.: Penicillin aerosol therapy. North Karolina Med. j. 1947, 165. Zit. nach MOODY.

106. MILLER, B. J., GIBBON JR., J. H. and ALLBRITTEN, F. F.: Blood volume and extracellular fluid changes during thoracic operations. J. thorac. Surg. 18, 605 (1949).

107. MISCALL, L. and CORNELL, M.: Surgical anatomy of the bronchi and vessels. J. thorac. surg 12, 256 (1943).

108. MONOD, O., Lobectomie pour bronchiectasie sèche hémoptoique. Rev. de la Tbc. 9, 41 (1944/45),

109. MONOD, O.: Les opérations d'exérèse dans le traitement de la tuberculose pulmonaire. Poumon 4, 321 (1948).

110. MONOD, R., SAUVAGE, R., PICARD-LEROY et MERLIER: La lobectomie infér: ıre. Anatomie chirurgicale et technique opératoire. Poumon. 5, 389 (1949)

111. MOODY, J. D.: A method of bronchial occlusion for the prevention of transbronchial spread during lobectomy. Clinical application. J. thorac. Surg. 17, 641 (1948).

112. MOODY, J. D.: Endobronchial occlusion during pulmonary resection. J. thorac. Surg. 18, 82 (1949).

113. MOORE, J. A., MURPHY, J. D. and ELROD, P. D.: The use of streptomycin in pulmonary resections. Surg. Clin. N. Amer. 1948, 1543.

114. MOORE, J. A., MURPHY, J. D. and ELROD, P. D.: An evaluation of streptomycin as a protective agent in pulmonary resection for tuberculosis. J. thorac. Surg. 18, 45 (1949).

115. MÜLLY, K.: Unsere Erfahrungen mit der endotrachealen Narkose mit Curare und künstlicher Atmung. Helvet. chir. acta 15, 292 (1948).

116. MÜLLY, K.: Diskussionsbemerkungen. Helvet. chir. acta 1949. 353.

117. MULVIHILL, D. A., MISCALL, L., KLOPSTOCK, R. and BITSACK, J.: Streptomycin as an adjunct in surgical treatment of pulmonary tuberculosis. J. thorac. Surg. 18, 1 (1949).

118. NEUHOF, H. and NABATOFF, R. A.: An angiographic study of the form and function of the remaining lung after pneumonectomy. J. thorac. Surg. 17, 799 (1948).

119. NISSEN, R.: Die Technik der Lungenexstirpation (totale Pneumonektomie). Chirurg 1949, 577.

120. O'ROURKE, P. V., O'BRIEN, E. J. and TUTTLE, W. L.: Decortication of the lung in patients with pulmonary tuberculosis. Amer. Rev. Tbc. 59, 30 (1949).

121. O'SHAUGNESSY, L.: Vagus and its relation to surgery of the lung. J. thorac. Surg. 5, 386 (1943).

122. OVERHOLT, R. H. and LANGER: A new technique for pulmonary segmentalresection. Surg. etc. 84, 257 (1947).

123. OVERHOLT, R. H., LANGER, SZYPULSKI, J. T. and WILSON, N. F.: Pulmonary resection in the treatment of tuberculosis. J. thorac. Surg. 15, 384 (1946).

124. OVERHOLT, R. H., WILSON, N. J., SZYPULSKI and LANGER, L.: Pulmonary resection in the treatment of pulmonary tuberculosis. Amer. Rev. Tbc. 55, 198 (1947).

125. OVERHOLT, R. H., WOODS, F. M. and RAMSAY, B. H.: Segmental pulmonary resection. Details of technique and results. J. thorac. Surg. 19, 207 (1950).

126. PAZIENZA, M.: Pneumotorace preparatorio e resezioni polmonari sperimentali. Ann. ital. chir. 9, 771 (1930). Ref. Z. O. Chir. 53, 37 (1931).

127. v. Rechenberg, H. K.: Zur Klinik der Bronchustuberkulose. Acta Davos. 1949, H. 2.
128. v. Rechenberg, H. K. und Labhart, A.: Ein Beitrag zur Kenntnis u. Therapie der Bronchustuberkulose. Schweiz. Z. Tbk. 1949, 29.
129. Rienhoff jr., W. Fr.: A two-stage operation for total pneumonectomy in the treatment of carcinoma of lung, demonstrating a new technique for closure of the bronchus. J. thorac. surg. **8**, 255.
130. Rienhoff, W. F., Gannon, J. and Sherman, J.: Closure of bronchus following total pneumonectomy. Ann. Surg. **116**, 481 (1942).
131. Riggins, H. and Hinshaw, H. C.: Streptomycin-Tuberculosis Research project of the American Trudeau-Society. A summary report. Amer. Rev. Tbc. **59**, 140 (1949).
132. Rossier, P. H. und Bühlmann, A.: Die Pathophysiologie der Atmung nach Lobektomie und Pneumonektomie. Schweiz. Zschr. Tbc. 7, 1 (1950).
133. Rubenstein, L. H., O'Neill, Th. J. E. and Glover, R. P.: A technique for pulmonary segmental delineation. J. thorac. Surg. **18**, 75 (1949).
134. Santy, P. und Bérard, M.: Die pulmonale Resektion in der chirurgischen Behandlung der Lungentuberkulose. Z. Tbk. **93**, 211 (1949).
135. Sarot, J. A.: Practical points in lobectomy. J. thorac. surg. **8**, 300 (1939).
136. Sauerbruch, F.: Die operative Behandlung der kongenitalen Bronchektasen. Arch. klin. Chir. **148**, 312 (1934).
137. Scannell, J. G.: A study of variations of the bronchopulmonary segments in the left upper lobe. J. thorac. Surg. **16**, 530 (1947).
138. Scannell, J. G.: An anatomic approach to segmental resection. J. thorac. Surg. **18**, 64 (1949).
139. Scannell, J. G. and Boyden, E. A.: A study of variations of the bronchopulmonary segments of the right upper lobe. J. thorac. Surg. **17**, 232 (1948).
140. Schmid, H.: Experimentelle Studien über partielle Lungenresektion. Bln. Klin. Wschr. 1881, 757.
141. Sebestény, J.: Über die Exstirpation der Lungenlappen u. der einen Lungenhälfte. Chirurg 1938, 73.
142. Sebestény, J.: Zur chirurgischen Behandlung der Bronchektasen. Dtsch. Z. Chir. **249**, 529 (1938).
143. Smith, F. R. and Boyden, A. Edw.: An analysis of variations of the segmental bronchi of the right lower lobe of fifty injected lungs. J. thorac. Surg. **18**, 195 (1949).
144. Stretton, J. L.: A case of successfull excision of a portion of the right lung for pulmonary tuberculosis. Lancet 1906, II., 161.
145. Sweet, R. H.: Lobectomy and pneumonectomy in the treatment of pulmonary tuberculosis. J. thorac. surg. 15, 373 (1946). und **19**, 298 (1950).
146. Sweet, R. H.: Closure of the bronchial stump following lobectomy on pneumonectomy. Surgery **18**, 1945.
147. Sweet, R. H. et Le Brigand, H.: La lobectomie supérieure. Poumon **4**, 46 (1948)
148. Thomas, Cl. P. und Lander, F. L.: Indikationen für die Lobektomie in der Behandlung der Bronchiektasie. Z. Tbk. **93**, 147 (1949).
149. Thornton jr., T. F., Adams, W. E., Bryant, J. E. and Carlton jr., L. M.: The use of whole blood transfusion in resections of the lung. J. thorac. Surg. **14**, 176 (1945).
150. Tuffier, Th.: Resection du sommet du poumon droit pour tuberculose au debut. Résultat éloigné. Bull. mém. Soc. Chir. Paris **18**, 726 (1899).
151. Tuffier, Th.: Résection du sommet du poumon pour induration regardée comme tuberculose. Bull. mém. Soc. Chir. Paris 1914. (18. II.)
152. Valle, A. R. and White, M. L.: Penicillin in pulmonary resection. J. thorac. surg. **14**, 437 (1945).
153. Weinberg, J. A. and Davis, J. D.: Decortication of the unexpanded tuberculous lung following pneumothorax. J. thorac. Surg. **18**, 363 (1949).
154. White, M. L. and Buxton, R. W.: Blood loss in thoracic operations. J. thorac. surg. **12**, 198 (1942).

155. Zaeper, G. und Herbig, H.: Über die Lungenfunktion nach Mittellappenexstirpation. Chirurg 1939, 666.

156. Zatkin, S. L.: Zur Frage der Pneumektomie bei Lungentuberkulose. (Sovrem. Chir. [russ.] 3, 813.) Ref.: Zbl. Chir. 1929, 1339.

Ligatur der V. pulmon. und Bronchusverschluß

1. Adams, W. E.: Detailed description of a safe and reliable method for closi· large bronchi. J. thorac. Surg. 3, 198 (1933).

2. Adams, W. E. and Livingstone: Closing the bronchial stump in pulmonary surgery. Ann. Surg. 95, 106; Ref. Zbl. Tbc. 36, 662.

3. Adams, W. E. and Vorwald, A. J.: The treatment of pulmonary tuberculosis by bronchial occlusion. J. thorac. Surg. 3, 633 (1934).

4. Edel, H.: Die therapeutische Wirkung der Lungenvenenligatur bei kavernösen Lungentuberkulosen. Z. Tbc. 60, 187 (1931).

5. Kerschner, F.: Die Ligatur der V. pulmonalis bei Lungentuberkulose. Z. Tbc. 60, 198 (1931).

6. Hesse, H.: Der Einfluß der Lungendurchblutung u. der Herzfunktion auf die Lungentuberkulose. (Artefizielle Lungenstauung am Versuchstier u. Lungentuberkulose.) D. m. W. 1949, 13.

7. Tiegel: Operative Lungenstauung u. deren Einfluß auf die Lungentuberkulose. Arch. klin. Chir. 95, 810 (1911).

Behandlung der tuberkulösen Empyemresthöhle

M. Bérard, J. Germain et C. Ollagnier. La costo-pleuro-pneumonectomie. Rev. de la Tbc. 13, 768 (1949).

M. Berard, J. Germain, C. Ollagnier et P. Juttin. La pleuro-pneumonectomie. Mode de traitement radical de la pleurésie purulente tuberculeuse associee à des lésions du parenchyme pulmonaire. Rev. de la Tbc. 13, 589 (1949).

F. Bernhard. Erfahrungen mit der Gitterplastik von Heller bei 100 operativ behandelten Empyemresthöhlen. Zbl. Chir. 1947, 385.

F. Bernhard. Behandlung der Empyemresthöhlen unter Berücksichtigung der Totalhöhlen. (Bayer. Chir. Vereinigung, 22 23. 10. 48) Zbl. Chir. 1949, 971.

Durau et Bourdet. Décortication de poumon et tuberculose. Paris méd. 1950, 122.

Chr. van Geldern. Empyemresthöhlen und paravertebral-subskapulare Brustwandreseck-tion. Zbl. Chir. 1949, 912.

H. Goepel. Das Pleuraempyem und seine Behandlung mit dosierter Dauersaugung. Chirurg. 1949, 245.

J. Gordon and Edw. S. Welles. Decortication in pulmonary tuberculosis including studies of respiratory physiology. J. thorac. Surg. 18, 337 (1949).

E. Heller. Über Verhütung und Behandlung der Empyemresthöhlen. Chirurg. 1934, 297.

H. J. Lauber. Zur operativen Behandlung der Empyemresthöhlen. Chirurg. 1947, 253.

Mulvihill, D. A. and Klopstock, R.: Decortication of the nonexpandable postpneumothorax tuberculous lung. J. thorac. Surg. 17, 723 (1949).

R. Nissen. Der operative Verschluß von großen Bronchialfisteln. Dtsch. Z. Chir. 509, 573 (1932).

P. V. O'Rourke, E. J. O'Brien and Wm. L. Tuttle. Decortication of the lung in patients with pulmonary tuberculosis. Amer. Rev. Tbc. 59, 30 (1949).

Scheicher. Die chirurgische Behandlung der Empyemresthöhlen unter besonderer Berücksichtigung der totalen und großen Resthöhlen. (Bayer. Chir. Vereinigung.) Zbl. Chir. 1949, 960.

E. SERGENT, M. ISELIN et P. WIEHN. Traitement des grandes cavités pleurales résiduelles par la pleuro-thoraco-pleurectomie. Arch. méd. chir. appar. respirat. **12**, 257 (1937).

J. SÖRRA. Zur operativen Behandlung von Empyemresthöhlen mit und ohne Bronchialfisteln. Chirurg. 1947, 696.

J. A. WEINBERG and J. D. DAVIS. Decortication of the unexpanded tuberculous lung following pneumothorax. J. thorac. Surg. **18**, 363 (1949).

G. W. WRIGHT, L. B. YEE, G. F. FILLEY and A. STRANAHAN. Physiologic observations concerning decortication of the lung. J. thorac. Surg. **18**, 372 (1949).

L. ZUKSCHWERDT. Die Dekortikation in der Behandlung der Empyemresthöhlen. (Bayer. Chir. Vereinigung, 22/23. 10. 48.) Zbl. Chir. 1949, 960.

L. ZUKSCHWERDT. Diskussionsbemerkung Bayer. Chir. Vereinignng 1950.

Namenregister

Sachregister

FSC
www.fsc.org
MIX
Papier | Fördert
gute Waldnutzung
FSC® C083411

Kolibri 360 GmbH
Ferdinand-Jühlke-Straße 7
99095 Erfurt, Deutschland
produktsicherheit@kolibri360.de